構造と機能がつながる 神経解剖生理学

[編集]

坂井 建雄　順天堂大学特任教授・保健医療学部理学療法学科
小林　靖　防衛医科大学校副校長・解剖学
宇賀 貴紀　山梨大学大学院教授・統合生理学

[執筆]（執筆順）

坂井 建雄　順天堂大学特任教授・保健医療学部理学療法学科
宇賀 貴紀　山梨大学大学院教授・統合生理学
小林　靖　防衛医科大学校副校長・解剖学
藤原 俊之　順天堂大学教授・リハビリテーション医学
武田 克彦　文京認知神経科学研究所・所長
松田 博史　福島県立医科大学教授・生体機能イメージング講座
福田 正人　群馬大学名誉教授・神経精神医学
加藤 忠史　順天堂大学主任教授・精神医学
高橋 秀俊　高知大学特任教授・児童青年期精神医学
大原 伸騎　高知大学医員・神経精神科学講座
小松 静香　高知大学特任助教・児童青年期精神医学
髙橋 英彦　東京科学大学教授・精神行動医科学

医学書院

構造と機能がつながる神経解剖生理学

発　行　2024 年 11 月 1 日　第 1 版第 1 刷 ⓒ

編　集　坂井建雄・小林　靖・宇賀貴紀

発行者　株式会社　医学書院

　　　　代表取締役　金原　俊

　　　　〒113-8719　東京都文京区本郷 1-28-23

　　　　電話　03-3817-5600(社内案内)

組　版　トップスタジオ

印刷・製本　リーブルテック

本書の複製権・翻訳権・上映権・譲渡権・貸与権・公衆送信権(送信可能化権
を含む)は株式会社医学書院が保有します.

ISBN978-4-260-04813-2

本書を無断で複製する行為(複写, スキャン, デジタルデータ化など)は, 「私
的使用のための複製」など著作権法上の限られた例外を除き禁じられています.
大学, 病院, 診療所, 企業などにおいて, 業務上使用する目的(診療, 研究活
動を含む)で上記の行為を行うことは, その使用範囲が内部的であっても, 私的
使用には該当せず, 違法です. また私的使用に該当する場合であっても, 代行
業者等の第三者に依頼して上記の行為を行うことは違法となります.

[JCOPY] 〈出版者著作権管理機構　委託出版物〉

本書の無断複製は著作権法上での例外を除き禁じられています.
複製される場合は, そのつど事前に, 出版者著作権管理機構
(電話 03-5244-5088, FAX 03-5244-5089, info@jcopy.or.jp)の
許諾を得てください.

序

　神経科学 neuroscience は，現代の医学・生物学の中で最も活発な研究領域である．さらに人間の心理・認知・行動を通して現代社会のあり方や政治・経済などにも関わり，医学・生物学の枠を越えた学際的な広がりをもつ．しかし，そのような現代の神経科学を，医療系学生が初歩から学ぶための適切なカリキュラム，あるいは教科書というものがどうにも見当たらない．脳の構造を教える「神経解剖学 neuroanatomy」の教科書はいくつもあるが，脳の機能を探究する「神経生理学 neurophysiology」と必ずしもうまく結びついていない．脳の構造と機能を有機的に結びつけて学ぶこと，これこそが現代の神経科学を医療系学生が学ぶための王道ではないだろうか．

　神経解剖学は，神経系の臨床医学（脳神経内科学，脳神経外科学）を学ぶための基礎という一面ももっている．かつて，脳の病変部位は神経症状から推理するしかなく，伝導路や神経核に関する詳細な解剖学の知識が求められていた．脳内での脳血管の詳細な走行を理解しておくことは，脳血管障害の診断・治療に必須である．しかし，1990 年代以降の医用画像（CT, MRI）の飛躍的な発展により，脳病変や脳血管の走行が生体において可視化されるようになってきた．神経解剖学のミッションは，もはや脳の構造や脳血管の走行の詳細を学ぶことだけではなく，それを脳の機能といかに結びつけるかに変わらなければならない．近年，欧米の神経解剖学の教科書には，機能との結びつきを重視したものもいくつか出版されており，一部は日本語にも訳されているが，脳の構造を扱う神経解剖学と，脳の機能を扱う神経生理学を有機的に結びつけた教科書は，まだ目にしたことがない．

　解剖学，生理学，生化学といった学問分野の垣根は次第に消えつつあり，現代の医学・生物学研究はあらゆる研究手法を総動員して行われる．医学教育モデル・コア・カリキュラムでは，科目別の授業ではなく，臓器別の統合型授業が推奨されている．しかし，大学の組織においても，また医学系の学会においても，学問分野が確実に生き残っている．そもそも学問分野とは，それぞれの教師・研究者が得意とする教育・研究のアプローチであり，人体と病気を探究するための基盤である．その基盤の上に，学問分野の枠を超えた連携を通して，総合的な理解がはじめて可能になる．私はこれまで多分野の執筆者を集めて統合型の教科書をいくつか編集・執筆してきたが，その経験からも学問分野を超えた共通の理解や協力をすることが，並大抵ではない難事であることを実感してきた．神経解剖学の専門家と神経生理学の専門家が協力して統合的な神経解剖生理学という教科書を実現することは，容易なことではないのである．

　本書『構造と機能がつながる神経解剖生理学』は，神経解剖学と神経生理学の卓越した研究者である小林靖氏と宇賀貴紀氏を，私が個人的にもよく知っていたことで実現可能となった．私が本書のグランドデザインを描き，3 人の間の緊密な協力を土台に，得意分野を分担して執筆することで，この良質の神経解剖生理学の教科書がはじめて誕生した．全頁をフルカラーの見開き構成にしたこと，最後の第 8 章では臨床の専門家も加えて精神医学領域を含む脳の高次機能障害を扱ったことは，現代の神経科学を視野に入れた本書の価値を大いに高めてくれたと思う．専門家としてのこだわりのある著者たちの間を巧みに調整し，本書を完成に導いてくれた医学書院の金井真由子氏の献身的な努力に深く感謝したい．

2024 年 8 月　　　　　　　　　　　　　　　　　　　編者を代表して　　**坂井建雄**

目次

第1章 神経系の概観—マクロ解剖学

1. 神経系の構成

1. 神経系は，中枢神経系と末梢神経系からなる
   坂井建雄……… 2
2. 末梢神経は，中枢神経からの情報を全身に伝える
   ……………………………………………… 4

2. 脊髄神経

3. 脊髄神経は脊柱管から椎間孔を通って出ていく
   坂井建雄……… 6
4. 脊髄神経の前枝は身体の大部分に，
   後枝は背部のみに分布する ……………… 8
5. 頸神経叢の枝は，頸部の皮膚・筋と横隔膜に
   分布する ……………………………………… 10
6. 腕神経叢の枝は上肢に分布する ……… 12
7. 腕神経叢の前方の枝は屈筋に，
   後方の枝は伸筋に分布する …………… 14
8. 腰神経叢の枝は，下腹部から大腿前面に
   分布する ……………………………………… 16
9. 仙骨神経叢の枝は，殿部〜大腿後面と
   下腿〜足に分布する …………………… 18

3. 脳神経

10. 脳神経は，支配領域の発生学的起源から
    ３つに分けられる
    坂井建雄…… 20
11. 嗅覚・視覚・聴覚は，特殊感覚である ………… 22
12. 眼球と舌を動かすのは，体性運動神経である … 24
13. 第１鰓弓から，三叉神経ができる …………… 26
14. 第２・３鰓弓から，顔面神経と舌咽神経が
    できる ……………………………………… 28
15. 第４〜６鰓弓から，迷走神経と副神経ができる … 30

4. 自律神経

16. 内臓と血管は交感神経と副交感神経により
    二重に支配される
    坂井建雄…… 32
17. 交感神経は内臓・血管と体壁の両方を支配する … 34
18. 自律神経は伝達物質によって作用する
    宇賀貴紀…… 36

第2章 神経系の細胞生物学—ミクロ解剖学

1. 神経系の細胞

1. 神経系の細胞には，ニューロンと支持細胞がある
   坂井建雄…… 40
2. グリア細胞はニューロンの活動環境を整える
   小林靖…… 42
3. 髄鞘が神経線維を取り巻く　坂井建雄…… 44

2. 細胞膜の興奮性

4. ニューロンは電気を帯びている　宇賀貴紀…… 46
5. 興奮は，Na^+ による活動電位によって運ばれる
   ……………………………………………… 48

3. 興奮の伝達

6. シナプスでは，化学信号を伝える　宇賀貴紀…… 50
7. シナプスの強さは，学習によって変わる ……… 52
8. 伝達物質は，受容体に働いてさまざまな
   反応を起こす ……………………………… 54

第3章 中枢神経

1. 中枢神経の発生と区分

1. 神経管から脳と脊髄が形成される　坂井建雄…… 58
2. 末梢神経は神経堤からも作られる ……………… 60
3. 脳は，大脳・間脳・小脳・脳幹に分けられる…… 62

2. 脊髄

4. 脊髄は，脊柱管の中に位置する　小林靖…… 64
5. 脊髄の後根から感覚性入力，前根から運動性
   出力がある ………………………………… 66
6. 脊髄には単純な反射回路や歩行プログラムがある
   ……………………………………………… 68
7. 脊髄損傷の症状は損傷部位によって異なる……… 70

3. 脳幹：延髄，橋，中脳

8. 脳幹は中脳・橋・延髄からなる　小林靖…… 72
9. 脳幹の脳神経核は支配器官の性質によって
   分かれている ……………………………… 74

10. 伝導路には上行性と下行性があり，その多くが
脳幹か脊髄で対側に交叉する ································ 76

11. 脳幹は生命維持と脳活動レベルの調節に関与する
·· 78

4. 視床と視床上部

12. 間脳は松果体，視床，視床下部などからなる
小林靖 ····· 80

13. 視床は大脳皮質へ入る情報の中継点である ········ 82

14. 視床が障害されると感覚障害や疼痛が生じる ··· 84

5. 視床下部と下垂体

15. 視床下部には多数の小さな神経核があり，個体と
種の維持に関わる多様な機能を営む 小林靖 ····· 86

16. 下垂体は前葉と後葉でホルモンの種類と
分泌機構が異なる ································ 88

17. 視床下部ホルモンは内分泌系の最上位に
位置する ································ 90

18. 下垂体前葉ホルモンは他の内分泌腺の機能を
調節する ································ 92

6. 辺縁葉と辺縁系

19. 嗅脳を含む辺縁葉は視床下部と深く関わる
皮質である 小林靖 ····· 94

20. 海馬はエピソード記憶の形成に重要である ········· 96

21. 扁桃体は情動反応とその記憶に重要である ········· 98

7. 小脳

22. 小脳には皮質と小脳核があり，機能的に 3 つに
区分される 小林靖 ···· 100

23. 小脳皮質には精密な神経回路が存在する ··········· 102

24. 小脳は脳幹の神経核や視床を介して他の領域に
影響を及ぼす ································ 104

8. 大脳基底核

25. 大脳の深部に大脳基底核がある 小林靖 ···· 106

26. 大脳皮質と大脳基底核のループは適切な運動の
選択を行う ································ 108

9. 大脳の皮質と髄質

27. 大脳の表面には新皮質が広がり，6 つの葉に
分かれる 小林靖 ····· 110

28. 大脳皮質の層構造は部位によって異なり，
その領域の機能を反映する ································ 112

29. 大脳皮質の各領野は異なる機能を担う ··············· 114

30. 連合野はさまざま情報を統合し，高次機能を営む
·· 116

31. 大脳髄質は 3 種類の線維で大脳皮質を
各部につなぐ ································ 118

10. 頭蓋腔と脳

32. 脳と脊髄は 3 重の髄膜で包まれる 小林靖 ···· 120

33. 髄液は中枢神経系を保護している ······················· 122

34. 脳脊髄液の過剰や減少によって，脳の機能が
障害される ································ 124

35. 脳の血液は内頸動脈と椎骨動脈によって
供給される 坂井建雄 ···· 126

36. 頭蓋腔の容積と脳の血流量は一定に保たれている
·· 128

37. 脳の循環障害は，突然発症する ···················· 130

第 4 章 感覚機能

1. 感覚機能の概観

1. 頭部で特殊感覚を，全身の体壁で体性感覚を
感知する 宇賀貴紀 ···· 134

2. 感覚は受容細胞で感知され，求心性神経を通って
脊髄，脳幹に伝えられる ······························ 136

2. 体性感覚

3. 体性感覚は，皮膚と運動器の受容器によって生じる
坂井建雄 ···· 138

4. 体性感覚の受容器は，種類によって特性が異なる
·· 140

5. 体性感覚は，対側の大脳皮質の感覚野に
伝えられる 小林靖 ···· 142

3. 視覚

6. 眼球壁は 3 層構造であり，光は 5 つの透明
構造物を通って網膜に達する 坂井建雄 ···· 144

7. 網膜には，2 種類の視細胞と 4 種類の神経
細胞が 3 層に配置されている ······················· 146

8. 色と明暗を感知する 2 種類の視細胞の配置に
より，視覚の特性が決まる 宇賀貴紀 ···· 148

9. 眼球は水晶体の厚さを変えてピントを調節し，
調節機能の障害などにより疾患を生じる ··········· 150

10. 視覚情報は，視覚伝導路を経て大脳皮質の
一次視覚野に伝えられる 小林靖 ···· 152

11. 大脳皮質の一次視覚野は，6 層のカラム構造で
情報処理を行う 宇賀貴紀 ···· 154

v

12. 視覚の情報処理は一次視覚野の単純型・複雑型細胞へと引き継がれる …… 156

4. 聴覚と平衡感覚

13. 耳は外耳，中耳，内耳から構成され，内耳では聴覚と平衡感覚を感知する　坂井建雄 …… 158

14. 基底板の部位によって，音の高さが識別される …… 160

15. 音波は，有毛細胞の感覚毛の揺れによって電気信号に変換される　宇賀貴紀 …… 162

16. 有毛細胞からの信号は，大脳皮質の聴覚野に伝えられる　小林靖 …… 164

17. ヒトの聴力は，会話に使用する周波数で高い　宇賀貴紀 …… 166

18. 前庭（耳石器）の平衡斑では直線加速度を，半規管では回転加速度を感知する …… 168

19. 平衡感覚は，身体の姿勢と眼球の向きを制御する …… 170

5. 嗅覚と味覚

20. 嗅細胞は，感覚ニューロンでもある　小林靖 …… 172

21. 味細胞は，5つの基本味を感知する …… 174

第5章　運動機能

1. 運動機能の概観

1. 脊髄前角にある運動ニューロンの神経終末が，骨格筋細胞とシナプスを形成する　宇賀貴紀 …… 178

2. 身体部分の位置や力についての固有感覚は，姿勢・運動の制御に関わる …… 180

3. 運動機能は，複数の中枢により階層的に制御される …… 182

2. 下位脳による運動制御

4. 脊髄は下位運動中枢で，脊髄反射の中枢である　宇賀貴紀 …… 184

5. 姿勢や歩行運動は，下位運動中枢が制御する …… 186

6. よく見えるように眼球を動かすのは脳幹である …… 188

3. 大脳皮質からの運動指令

7. 大脳皮質からの運動指令は錐体路を通って脊髄に伝えられる　小林靖 …… 190

8. 随意運動の指令は大脳皮質の一次運動野から送られる …… 192

9. 環境と身体の感覚情報を用いて，適切な随意運動が実現される　宇賀貴紀 …… 194

10. 小脳は，感覚情報と運動指令を統合し，的確な運動を実現する …… 196

11. 大脳基底核は，必要な運動と不必要な運動を選別する …… 198

4. 運動機能の障害

12. 錐体路を損傷すると，随意運動ができなくなる　小林靖 …… 200

13. 小脳の損傷によって運動失調が起こる …… 202

14. 大脳基底核の損傷によって不随意運動や筋緊張の異常が起こる …… 204

15. 神経可塑性によって運動麻痺を回復することができる　藤原俊之 …… 206

第6章　生命維持に関わる中枢機能

1. 生命の維持と意識水準

1. 視床下部による内臓機能の調節は生命維持に不可欠である　小林靖 …… 210

2. 睡眠と覚醒の切り替えには脳幹と視床下部が関与する …… 212

2. 本能と意欲

3. 視床下部は自律神経と本能行動の中枢である　小林靖 …… 214

4. 辺縁系は感情と情動の中枢だけではない …… 216

5. 報酬系は行動の結果を判定し，ドパミン神経は，報酬予測誤差情報を伝える　小林靖, 宇賀貴紀 …… 218

第7章　脳の高次機能

1. 認知機能

1. 視覚情報は，背側と腹側の連合野に至る　宇賀貴紀 …… 222

2. 概日リズムは視床下部で作られ，時間の感覚は大脳皮質・小脳・大脳基底核で形成される …… 224

3. 意思決定とは，複数の選択肢を1つに絞るプロセスである …… 226

4. 前頭前野は，柔軟な判断に必要である …… 228

2. 言語機能

5. 左脳のウェルニッケ野の損傷により，
感覚性失語が起こる　　　　　　宇賀貴紀 … 230

6. 左脳のブローカ野の損傷により，
運動性失語が起こる ……………………… 232

3. 学習と記憶

7. 意識にのぼる長期記憶には，エピソード記憶と
意味記憶がある　　　　　　　　宇賀貴紀 … 234

8. 海馬は，陳述記憶の形成に不可欠である ……… 236

9. 手続き記憶には，大脳基底核と小脳のループ構造
が関わる ………………………………………… 238

4. 中枢機能の差異

10. 性ホルモンは脳を分化させ，固有の性行動を
引き起こす　　　　　　　　　　　小林靖 … 240

第8章　脳の高次機能障害

1. 高次脳機能障害は，脳の損傷によって生じる
認知障害である　　　　　　　　武田克彦 … 244

2. 認知症では最近の記憶が障害される

松田 博史 … 246

3. 統合失調症では，対人・自我機能と認知と意欲に
症状が現れる　　　　　　　　　福田正人 … 248

4. 双極症とうつ病は，気分の障害である

加藤忠史 … 250

5. 自閉スペクトラム症には，独特の認知特性がある

高橋秀俊，大原伸騎，小松静香 … 252

6. 依存性の薬物は，脳の報酬回路を駆動する

髙橋英彦 … 254

索引 ……………………………………………… 256

Column　コラム目次

皮膚分節　9

筋枝と皮枝　11

神経筋特異性　11

舌の運動　25

側頭骨骨折による顔面神経障害　29

胸鎖乳突筋と僧帽筋の由来　31

鰓弓器官とは？　38

脳死　79

頸動脈洞と頸動脈小体　127

老廃物を搬出するグリンパティック系　128

てんかん：過剰な興奮の原因は？　132

素材をどのように視覚で認知するのか？　153

飛行機で，耳が痛くなるのはなぜ？　159

周波数，振動，神経応答の関係　163

臨床における外眼筋の検査　188

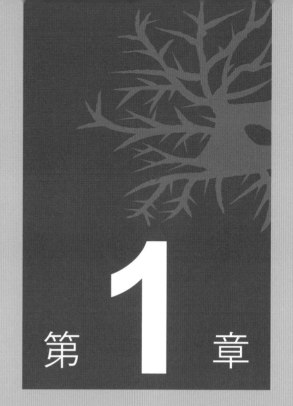

第1章

神経系の概観
―マクロ解剖学

1. 神経系の構成
2. 脊髄神経
3. 脳神経
4. 自律神経

1. 神経系は，中枢神経系と末梢神経系からなる

神経系の構成

神経系 nervous system は，外界および体内からの情報に対して，適切な反応や調節を行うシステムである．情報処理を行う**中枢神経系**と，情報を伝える**末梢神経系**に区分される（図1）．

1) 中枢神経系

中枢神経系 central nervous system（CNS）は，頭蓋腔の中にある**脳** brain と，脊柱管の中にある**脊髄** spinal cord からなる．脳は，さらにいくつかの部分に区分される（図2）．

- **大脳** cerebrum：脳の大部分を占め，高次機能を営む．発生過程において**終脳** telencephalon と呼ばれるものに相当する．
- **間脳** diencephalon：左右の大脳半球の間にあり，**視床** thalamus と**視床下部** hypothalamus からなる．
- **小脳** cerebellum：大脳の後下方にあり，運動機能を調節する．
- **脳幹** brain stem：脳の中心部分にあり，生命維持の中心である．**中脳** midbrain, **橋** pons, **延髄** medulla oblongata からなる．間脳を脳幹に含めることもある．

2) 末梢神経系

末梢神経系 peripheral nervous system は，中枢神経から出て全身に分布する神経線維からなる．脳から出る脳神経 cranial nerve が12対あり，脊髄から出る**脊髄神経** spinal nerve が31対ある．

神経機能の区分

中枢神経系は，末梢神経を通して全身と情報をやりとりする．中枢神経系の機能は，末梢神経の機能と深く関わっている．

1) 末梢神経の機能的区分

末梢神経の神経線維は，**一方向にのみ情報を伝達している**．伝達方向により神経線維は2種類に区分される．

- **感覚神経** sensory nerve（**求心性** afferent）は，全身からの感覚情報を中枢神経に向かって運ぶ．
- **運動神経** motor nerve（**遠心性** efferent）は，中枢神経からの運動指令を全身に送り届ける．

末梢神経が分布する全身の人体は，働きの異なる2つの部分（体壁と内臓）に大きく分かれる．

- **体壁** body wall は，皮膚，筋肉，骨格などからなる身体の外壁で，外に突き出す上肢・下肢もこれに含まれる．運動・感覚など生命を活用する機能（**動物性機能** animal function）を営む．
- **内臓** viscera は，胸腹部などの内部に含まれる器官からなる．消化・呼吸・血液循環など生命維持をするための機能（**植物性機能** vegetative function）を営む（表1）．

体壁と内臓に分布する神経は，それぞれ機能が異なる．

- **体性神経** somatic nerve は体壁に分布する神経で，感覚情報が意識にのぼりやすい．また意識的な運動指令を骨格筋に送る．
- **臓性神経** visceral nerve（**自律神経** autonomic nerve とも呼ばれる）は内臓・血管に分布する神経で，感覚情報が意識にのぼりにくく，また無意識の運動指令を平滑筋・腺・心筋に送る．

情報の伝達方向による区分と，神経の分布域による区分を組み合わせると4種類になる．さらに，頭部の体壁の一部が特殊感覚器を作るので，これを加えて末梢神経は機能的に5種類に分類される（図3）．

- **特殊感覚神経** special sensory nerve：視覚，聴覚，平衡感覚，嗅覚，味覚を担当する．
- **体性感覚神経** somatic sensory nerve：皮膚感覚（触圧覚，温覚・冷覚，痛覚），深部感覚（筋，腱）を担当する．

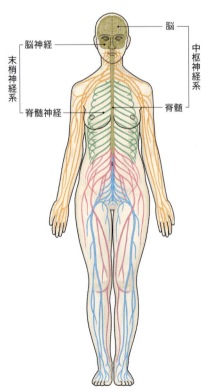

図1　神経系の概観

- **体性運動神経** somatic motor nerve：骨格筋の運動を支配する．
- **臓性感覚神経** visceral sensory nerve：内臓領域と血管系の感覚を担当する．
- **臓性運動神経** visceral motor nerve：平滑筋の運動，腺の分泌，心筋の調節を担当する．

2）中枢神経の機能的区分

中枢神経の機能は，感覚情報に関わる**感覚機能**，運動指令に関わる**運動機能**，どちらにも関係の薄い固有の**中枢神経機能**に分けられる．

感覚機能 sensory function には，特殊感覚，体性感覚，内臓感覚の3種類がある．特殊感覚と体性感覚の大部分は大脳皮質に達して**知覚** perception され，意識にのぼりやすい．しかし，内臓感覚の大部分や特殊感覚と体性感覚の一部は，下位脳に達して意識にのぼらず，内臓機能の調節，姿勢・運動制御などに役立てられる．

運動機能 motor function には，体性運動と内臓運動がある．体性運動の指令には，大脳皮質の運動野から意図して送り出されるもの（**随意運動** voluntary movement）のほかに，意図せずに送り出されるもの（**不随意運動** involuntary movement）がある．下位脳による運動制御の指令（脊髄反射，歩行運動，眼球運動の制御）や生命維持に関わる運動（嚥下，呼吸運動）の指令は，不随意運動の代表例である．また，小脳と大脳基底核は，大脳皮質の運動野にフィードバックを加えて運動・姿勢の調節を行っており，その異常によっても不随意運動が生じる．臓性運動の指令は，交感神経と副交感神経を通して伝えられるが，視床下部と脳幹により運動指令が出され，意識的な調節は不可能である．

固有の中枢神経機能 central nervous function proper にはさまざまなレベルがあり，脳の異なる部位で営まれている．認知，言語，学習などの**高次脳機能** higher brain function は大脳皮質で営まれる．意欲や感情などの脳機能は辺縁系において，循環，呼吸，嚥下など生命維持に関わる脳機能は脳幹において営まれている．

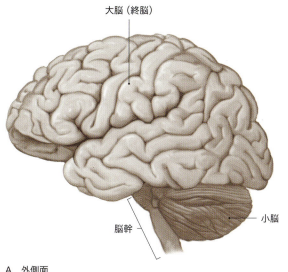
A　外側面

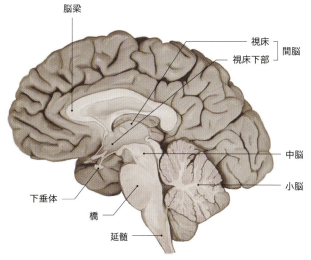
B　正中面

図2　脳の概観

表1　体壁（動物性機能）と内臓（植物性機能）の器官系

体壁 （動物性機能）	内臓 （植物性機能）
外皮系	消化器系
骨格系	呼吸器系
筋系	泌尿器系
神経系	循環器系
感覚器系	生殖器系
	内分泌系
	免疫系

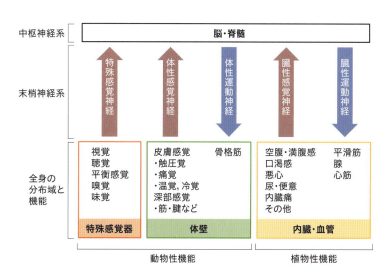

図3　神経系の機能的区分

2. 末梢神経は，中枢神経からの情報を全身に伝える

中枢神経系と全身をつなぐ**末梢神経** peripheral nerve のうち，脳神経 12 対は脳から出入りしており，脊髄神経 31 対は脊髄から出入りしている．中枢神経以外の部位では，神経細胞が集まって神経節を作っている．

脳神経

1) 脳神経の構成

脳 brain は頭蓋腔の中に収まっている．**脳神経** cranial nerve には 12 対があり，頭蓋底の孔を通って出てくる．番号はローマ数字 [Ⅰ～Ⅻ] で表記される．

- 嗅神経 olfactory nerve [Ⅰ]
- 視神経 optic nerve [Ⅱ]
- 動眼神経 oculomotor nerve [Ⅲ]
- 滑車神経 trochlear nerve [Ⅳ]
- 三叉神経 trigeminal nerve [Ⅴ]
- 外転神経 abducent nerve [Ⅵ]
- 顔面神経 facial nerve [Ⅶ]
- 内耳神経 vestibulocochlear nerve [Ⅷ]
- 舌咽神経 glossopharyngeal nerve [Ⅸ]
- 迷走神経 vagus nerve [Ⅹ]
- 副神経 accessory nerve [Ⅺ]
- 舌下神経 hypoglossal nerve [Ⅻ]

脳神経の根は，嗅神経 [Ⅰ] は大脳から，視神経 [Ⅱ] は間脳から発し，動眼神経 [Ⅲ] 以下は脳幹から発する（図1，表1）．

2) 脳神経の機能的な多様性

12 対の脳神経は，5 種類の神経線維（①特殊感覚神経，②体性感覚神経，③体性運動神経，④臓性感覚神経，⑤臓性運動神経）のいずれかをそれぞれ固有の割合で含んでおり，機能的に多様で個性的である（表2）．

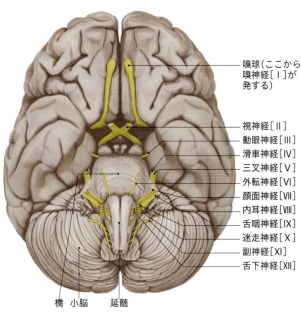

図1 脳神経根
*嗅球から発する．

表1 脳神経根の出る部位

脳神経	根の出る部位	
嗅神経 [Ⅰ]	大脳	嗅球
視神経 [Ⅱ]	間脳	視床/外側膝状体
動眼神経 [Ⅲ]	中脳	腹側面/脚間窩
滑車神経 [Ⅳ]		背側面/下丘のすぐ上方
三叉神経 [Ⅴ]	橋	外側部
外転神経 [Ⅵ]		下縁内側部
顔面神経 [Ⅶ]		下縁外側部
内耳神経 [Ⅷ]		
舌咽神経 [Ⅸ]	延髄	オリーブの外側後方
迷走神経 [Ⅹ]		
副神経 [Ⅺ]		
舌下神経 [Ⅻ]		オリーブと錐体の間

表2 脳神経の分類

	機能的区分					由来
	特殊感覚	体性感覚	体性運動	臓性感覚	臓性運動	
嗅神経 [Ⅰ]	○					特殊感覚性
視神経 [Ⅱ]	○					特殊感覚性
動眼神経 [Ⅲ]			○		○	体性運動性
滑車神経 [Ⅳ]			○			体性運動性
三叉神経 [Ⅴ]		○				鰓弓性
外転神経 [Ⅵ]			○			体性運動性
顔面神経 [Ⅶ]	○		○		○	鰓弓性
内耳神経 [Ⅷ]	○					特殊感覚性
舌咽神経 [Ⅸ]	○	○	○	○	○	鰓弓性
迷走神経 [Ⅹ]	○	○	○	○	○	鰓弓性
副神経 [Ⅺ]			○			鰓弓性
舌下神経 [Ⅻ]			○			体性運動性

脊髄神経

1) 脊髄神経の構成

脊髄 spinal cord は脊柱管の中に収まっており，後頭骨の大後頭孔の高さで脳幹の延髄からつながる．成人では長さが42〜45 cmで，第1・2腰椎の高さまで伸びている．

31対の**脊髄神経** spinal nerve は，脊柱管から**椎間孔** intervertebral foramen を通って出てくる．椎間孔の位置により脊髄神経は5つに区分される（図2）．

- **頸神経** cervical nerve：8対（C1–8）
- **胸神経** thoracic nerve：12対（T1–12）
- **腰神経** lumbar nerve：5対（L1–5）
- **仙骨神経** sacral nerve：5対（S1–5）
- **尾骨神経** coccygeal nerve：1対（Co）

2) 脊髄神経の機能的な均質性

脊髄神経は，頸から下の体壁に分布する体性感覚神経と体性運動神経を含む．隣接する脊髄神経の特徴は類似しており，分布域もしばしば重複する．胸神経と上位腰神経は，臓性感覚神経と臓性運動神経（交感性）を含み，仙骨神経は骨盤領域の臓性感覚神経と臓性運動神経（副交感性）を含む（表3）．

神経節

中枢神経以外にも神経細胞（ニューロン）が散在する場所があり，**神経節** ganglion と呼ばれる．機能的には以下の2種類に区別される．

1) 感覚神経に付属する神経節

脳神経と脊髄神経の感覚ニューロンは，神経に付属する神経節に含まれている．**脊髄神経節** spinal ganglion はその代表的なもので，脊髄神経の後根に必ず付属している．感覚性の脳神経にも同様の神経節がある．

- 三叉神経［Ⅴ］：三叉神経節
- 顔面神経［Ⅶ］：膝神経節
- 内耳神経［Ⅷ］：蝸牛神経節と前庭神経節
- 舌咽神経［Ⅸ］：上・下神経節
- 迷走神経［Ⅹ］：上・下神経節

2) 自律神経に付属する神経節

神経節は**自律神経系** autonomic nervous system の重要な構成要素になっている．自律神経の臓性運動線維（交感性・副交感性）では，中枢神経のニューロンから出た神経線維が，末梢の神経節で別のニューロンで中継されてから標的に到達する．また胃，小腸，大腸の壁にあるニューロンは，中枢神経とは独立したネットワーク（**腸管神経系** enteric nervous system）を作っている．

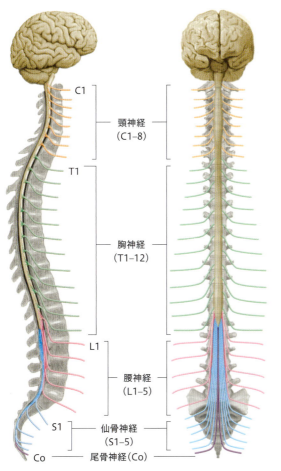

図2　脊髄神経

表3　脊髄神経の機能

	体性神経	臓性神経
頸神経（C1–8）	感覚＋運動	（−）
胸神経（T1–12）	感覚＋運動	感覚＋交感
腰神経（L1–5）	感覚＋運動	感覚＋交感（L1–2）
仙骨神経（S1–5）	感覚＋運動	感覚＋副交感（S2–4）
尾骨神経（Co）	感覚	（−）

3. 脊髄神経は脊柱管から椎間孔を通って出ていく

脊柱管と脊髄

1) 脊柱管
脊柱管 vertebral canal は，脊柱内を縦に貫く管腔で，椎骨の椎孔が縦に積み重なってできている．上方では大後頭孔を通して頭蓋腔につながる．脊柱管の側壁には**椎間孔** intervertebral foramen があり，脊髄神経が通るなど脊柱管を外につなぐ通路になっている．

2) 脊髄髄膜
脊柱管の中には，結合組織性の3層の**髄膜** meninx があり，脊髄を包んでいる（図1）．

- **硬膜** dura mater は最外層にある強靱なシートで，脊柱管の骨との間に隙間（**硬膜上腔**）があり，脂肪や静脈叢を含んでいる．硬膜は脊髄神経を包んで椎間孔に伸び出し，**神経上膜** epineurium につながっている．
- **クモ膜** arachnoid mater は繊細な線維からなる中間層である．硬膜の内面に接し，脊髄表面の軟膜との間にある隙間（**クモ膜下腔**）に**脳脊髄液** cerebrospinal fluid（CSF）を含む．
- **軟膜** pia mater は，脊髄の表面を覆う最内層である．脊髄の側面で，軟膜から出た**歯状靱帯**が硬膜とつながって，脊髄の位置を保持している．

3) 脊柱管の中の脊髄
脊髄 spinal cord は長さが脊柱管よりも短く，下端は第1・2腰椎の高さにある．それより下方では腰神経，仙骨神経，尾骨神経の根が脊柱管の中を束のようになって下行し，**馬尾** cauda equina と呼ばれる（図2）．

脊髄は，出入りする神経によって5部位に区別される．

- **頸髄** cervical segment：頸神経（C1–8）が出入りする．
- **胸髄** thoracic segment：胸神経（T1–12）が出入りする．
- **腰髄** lumbar segment：腰神経（L1–5）が出入りする．
- **仙髄** sacral segment：仙骨神経（S1–5）が出入りする．
- **尾髄** coccygeal segment：尾骨神経（Co）が出入りする．

脊髄の太さは一様ではなく，上肢・下肢に分布する神経が出入りする高さで太くなっている．

- **頸膨大** cervical enlargement：第4頸髄〜第1胸髄（C4–T1），上肢に分布する腕神経叢の根が出入りする．

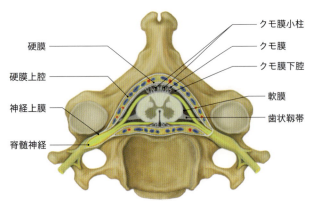

図1 脊髄髄膜

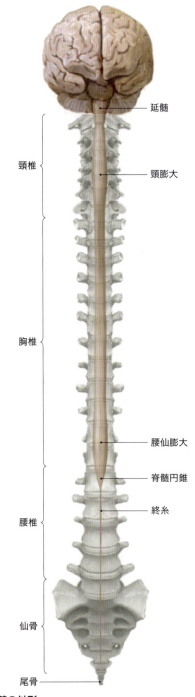

図2 脊髄の外形

- **腰仙膨大** lumbosacral enlargement：第11胸髄～第1仙髄（T11–S1），下肢に分布する腰仙骨神経叢の根が出入りする．

脊髄神経の根と成分

1) 脊髄神経の前根と後根

脊髄神経は，脊髄の前面と後面の左右の溝（前・後外側溝）から**根枝** rootlet（前根枝，後根糸）が上下に列をなして発し，根枝がまとまって運動性の**前根** anterior root と感覚性の**後根** posterior root となり，前根と後根が合流して1本の脊髄神経になる．後根には**脊髄神経節** spinal ganglion が付属している（図3）．

2) 運動神経と感覚神経の経路

脊髄神経の前根と後根では役割が大きく異なる．前根は運動神経線維のみを含み，後根は感覚神経線維のみを含む．この所見は**ベル–マジャンディーの法則** Bell-Magendie law と呼ばれる．脊髄神経の運動・感覚ニューロン（体性）の細胞体も特定の場所にある．

運動ニューロン motor neuron（体性）の細胞体は，脊髄の前角にある．その軸索は前根を通って骨格筋に達して神経筋接合部を作る．

感覚ニューロン sensory neuron（体性）の細胞体は，後根に付属する脊髄神経節にある．その軸索は皮膚など体壁の感覚装置から，脊髄の後角まで達する．

脊柱管から出た脊髄神経

1) 前枝と後枝

脊髄神経は椎間孔から出た後，前枝と後枝に分かれる．前枝と後枝では，分布域と分岐様式が明確に異なる（図4）．

前枝 anterior ramus は太く長く，体幹の大部分と上肢・下肢に分布する．隣接する脊髄神経の前枝としばしば合流・分岐して，**神経叢** nerve plexus を形成する．体性運動・感覚線維に加えて，臓性運動線維（交感性・副交感性）と臓性感覚線維も含んでいる．

後枝 posterior ramus は細く短く，脊柱周囲の固有背筋および皮膚のみに分布する．

2) 前枝と後枝の起源

ヒトを含む陸上の四肢動物では，後枝は前枝に比べてきわめて細く，その分布域も固有背筋に限られる．

しかし，進化を遡って水中で生活していた魚類をみると，後枝に支配される筋群ははるかに大きく，前枝に支配される筋群に匹敵する大きさをもっている．魚類の脊柱は身体のほぼ中央に位置しており，後枝に支配される筋群は身体の上半を占めて**軸上筋** epaxial muscle と呼ばれ，前枝に支配される筋群は身体の下半を占めて**軸下筋** hypaxial muscle と呼ばれる．

四肢動物では，軸下筋の領域が発達して上肢・下肢となり，軸上筋は背部の深部に位置する目立たない固有背筋にとどまっている（図5）．

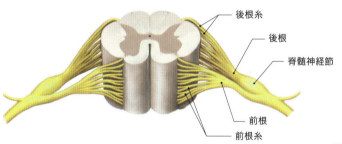

図3 脊髄神経の根枝と根

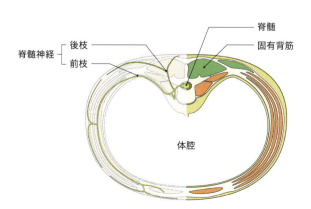

図4 体幹の水平断，筋と神経

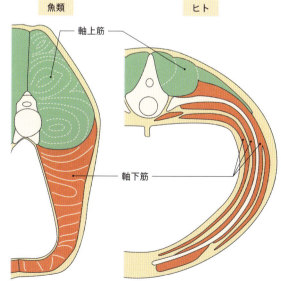

図5 軸上筋と軸下筋の進化

4. 脊髄神経の前枝は身体の大部分に，後枝は背部のみに分布する

脊髄神経の前枝

脊髄神経は椎間孔を出た後，前枝と後枝に分かれる．

1) 前枝の作る神経叢

脊髄神経の**前枝** anterior ramus は多くの場合，隣り合う2つ以上のものが合流・分岐して4つの重要な**神経叢** nerve plexus を形成し，そこから分かれた枝が分布域に到達する（図1）．

- **頸神経叢** cervical plexus（C1–4）：頸部の筋と皮膚に分布する（➡ 10 頁）．
- **腕神経叢** brachial plexus（C5–T1）：上肢の筋と皮膚に分布する（➡ 12, 14 頁）．
- **腰神経叢** lumbar plexus（T12–L4）：大腿前面の筋と皮膚に分布する（➡ 16 頁）．
- **仙骨神経叢** sacral plexus（L4–S3）：下肢の大部分の筋と皮膚に分布する（➡ 18 頁）．

第1～12胸神経（T1–12）の前枝は神経叢を作らず，肋間神経（および肋下神経）として胸腹部の体壁に分布する．第4仙骨神経以下（S4–Co）の前枝は，貧弱な尾骨神経叢を作って尾骨周辺の皮膚に分布する．

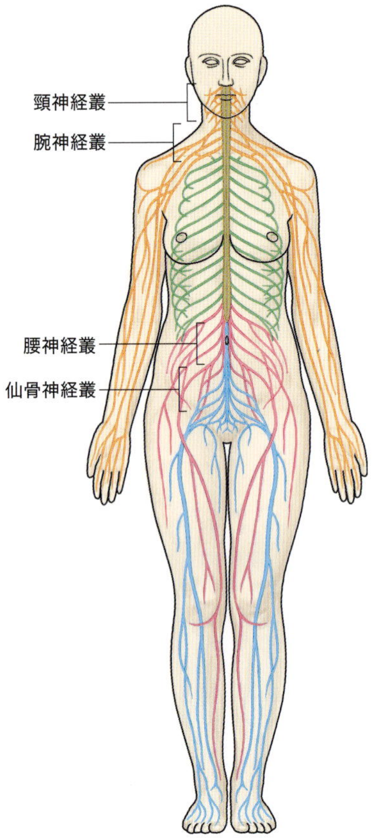

2) 肋間神経

12対の胸神経は，椎間孔を出てただちに後枝を後方に送り出して**肋間神経** intercostal nerve（第12は肋下神経）になり，肋骨の下縁に沿って肋間動静脈とともに前方に走る．肋間神経からは胸壁の筋（外・内肋間筋，胸横筋，肋骨挙筋など）への筋枝の他に，以下の典型的な枝が分かれる（図2）．

- **交通枝** rami communicantes：各肋間神経の起始部と同側の交感神経幹の間をつなぐ．2本あり，**白交通枝**は交感神経節に向かう節前線維を含み，**灰白交通枝**は交感神経節から脊髄神経に戻る節後線維を含む．
- **外側皮枝** lateral cutaneous branch：腋窩中央を通る垂直線（中腋窩線）のあたりで分枝し，肋間筋を貫いて皮下組織に入る．前枝と後枝に分かれ，胸部外側と腹部の皮膚に分布する．
- **前皮枝** anterior cutaneous branch：胸骨のすぐ横で肋間隙の膜と筋を貫いて皮下組織に入る．内側枝と外側枝に分かれ，胸部と腹部の前部の皮膚に分布する．

肋間神経は高さによってさまざまな分枝や分布をする（図3）．

- **第1胸神経（第1肋間神経）**：第1胸神経の前枝は2部に分かれる．大きな上部は腕神経叢に加わる．小さな下部は第1肋間神経になる．
- **第2肋間神経**：外側皮枝がよく発達して**肋間上腕神経** intercostal branchial nerve と呼ばれ，腋窩の床に分布し，内側上腕皮神経と連絡する．
- **第3～6肋間神経**：典型的な分布と走行を示す．
- **第7～11肋間神経と肋下神経**：外側皮枝を出した後，肋骨弓を越えて腹壁に入り，腹部の皮膚と筋に分布する．

図1　神経叢

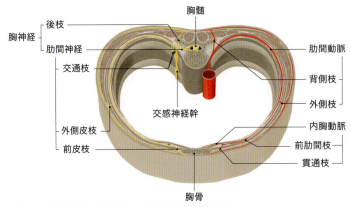

図2　肋間神経（右半身）と肋間動脈（左半身）

脊髄神経の後枝

脊髄神経の**後枝** posterior ramus は，固有背筋と背部の皮膚に分布する．部位により大きく発達する枝がある（図4）．

1) 頸神経の後枝

第1頸神経の後枝は，小さな**後頭下神経** suboccipital nerve になる．環椎後弓の上方から出て後頭下筋群に分布する．

第2頸神経の後枝は，大きな**大後頭神経** greater occipital nerve になる．下頭斜筋の後方から出て頭半棘筋と僧帽筋を貫いて皮下に出て，後頭部の皮膚に分布する．

第3頸神経の後枝（第3後頭神経）は，頭半棘筋と僧帽筋を貫いて，後頭下部の狭い皮膚領域に分布する．

2) 胸神経の後枝

胸神経の後枝は，外側枝と内側枝に分かれて固有背筋と皮膚に分布する．外側枝は腸肋筋と最長筋に，内側枝は棘筋，横突棘筋などに分布する．

3) 腰神経と仙骨神経の後枝

第1～3腰神経の後枝から**上殿皮神経** superior clunial nerve が分かれ，大転子までの殿部の皮膚に分布する．

仙骨神経の後枝は，後仙骨孔から出て外側枝と内側枝に分かれる．外側枝が**中殿皮神経** medial clunial nerve となって大殿筋を貫き，殿部の上内側部の皮膚に分布する．内側枝は多裂筋に分布する．

> **Column　皮膚分節**
>
> 1本の脊髄神経に含まれる神経線維が分布する皮膚領域を，**皮膚分節** dermatome と呼ぶ．皮膚分節は臨床的に重要である．たとえば椎間板ヘルニアで特定の高さの脊髄神経が障害されると，対応する皮膚分節に感覚消失が起こる．また帯状疱疹では，ウイルスに冒された脊髄神経節に対応する皮膚分節に発疹が生じる．
>
> 皮膚分節の目印として，乳頭の高さがT4，臍の高さがT10，鼠径靱帯と恥骨結合直上がL1に相当する（図5）．

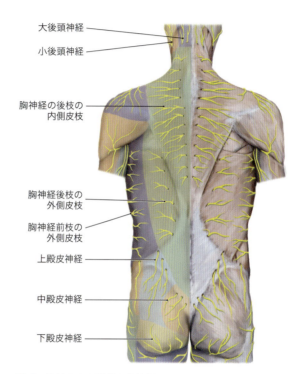

図4　後枝由来の背部の皮神経

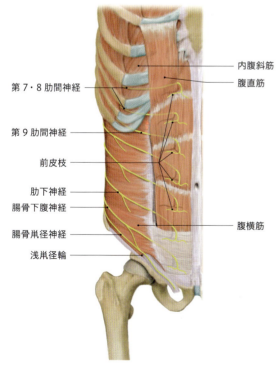

図3　腹壁の神経

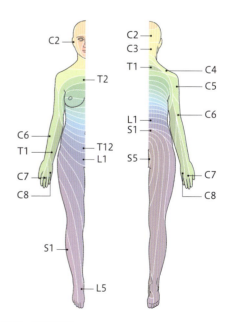

図5　皮膚分節

5. 頸神経叢の枝は，頸部の皮膚・筋と横隔膜に分布する

頸神経の前枝

頸神経前枝の上位の部分（C1–4）は**頸神経叢**を作り，下位の部分（C5–8）は第1胸神経（T1）前枝とともに**腕神経叢**を形成する．これらの神経叢を形成するより前に，これらの前枝から頸部の筋に向かう**筋枝**が送り出される．

- 椎前筋群への筋枝：頭長筋（C1–4），頸長筋（C2–4），前頭直筋（C1），外側頭直筋（C1）．
- 斜角筋群への筋枝：前・中・後斜角筋（C3–6）．

頸神経叢

頸神経叢 cervical plexus は，上位の頸神経（C1–4）の前枝から，斜角筋群の中で形成される．頸神経叢からは筋枝（深枝）と皮枝（浅枝）が出る．

1) 頸神経叢の筋枝

頸神経叢の筋枝は，横隔膜，舌骨下筋群，胸鎖乳突筋と僧帽筋に向かう．

- **横隔神経** phrenic nerve は，C3–5の前枝から起こり，前斜角筋の前面から胸郭内を下行し，**横隔膜** diaphragm に分布する．
- **頸神経ワナ** ansa cervicalis は，C1・2の前枝からなる**上根**と，C3の前枝からなる**下根**が作るループである．上根は一時的に**舌下神経** [XII] と癒合する．下根が内頸静脈の外側を通る場合には，頸神経ワナが浅層にできて見つけやすい．頸神経ワナから出た筋枝は，**舌骨下筋群** infrahyoid muscles（胸骨舌骨筋，肩甲舌骨筋，胸骨甲状筋，甲状舌骨筋）に分布する（図1）．
- **胸鎖乳突筋** sternocleidomastoid と**僧帽筋** trapezius は，副神経 [XI] から体性運動性の支配を受ける．頸神経叢から胸鎖乳突筋への筋枝（C1・2）と僧帽筋への筋枝（C2–4）は，体性感覚性の神経線維を含み，筋紡錘からの深部感覚を伝える．

2) 頸神経叢の皮枝

頸神経叢からは4本の皮枝が分かれ，胸鎖乳突筋の後縁から皮下に出て，頸部の皮膚に分布する（図2）．

- **鎖骨上神経** supraclavicular nerve は，頸部の下部から胸部の上部の皮膚に分布する．
- **頸横神経** transverse cervical nerve は，前頸部と側頸部の皮膚に分布する．
- **大耳介神経** great auricular nerve は，耳下腺部と乳様突起付近の皮膚に分布する．
- **小後頭神経** lesser occipital nerve は，耳の後方の皮膚に分布する．

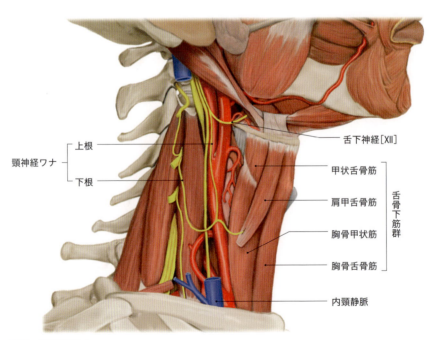

図1　頸神経ワナ

Column 筋枝と皮枝

　脊髄神経はおもに体壁に向かい，その枝の多くは最終的に骨格筋ないし皮膚に分布する．骨格筋に向かう枝は筋枝，皮膚に向かう枝は皮枝と呼ばれるが，さまざまな成分を含んでいて単純に体性運動神経・体性感覚神経と同一視してはいけない．

　筋枝 muscular branch の要素は，体性運動神経で骨格筋の運動を支配すること，体性感覚神経も含まれていて筋紡錘の感覚を担当すること，臓性運動神経（交感性）も含まれており，骨格筋内の動脈を緊張させて筋の血流量を調節していることである．

　皮枝 cutaneous branch の要素は，体性感覚神経で皮膚の感覚を担当すること，臓性運動神経（交感性）も含まれており，①汗腺からの分泌，②立毛筋の収縮，③皮膚の血流調節をしており，いずれも体温調節と密接な関係がある．

　体壁に向かう神経枝に含まれる臓性運動神経はすべて交感性であり，副交感性の成分は含まれない．

　脳神経では，特殊感覚神経や臓性運動・感覚神経の要素が多く含まれて構成が複雑であるが，最終的な筋枝と皮枝は同様の要素をもっている．

Column 神経筋特異性

　全身の骨格筋のそれぞれが，特定の脳神経ないし脊髄神経によって支配されることは，古くから経験的に知られており，**神経筋特異性** neuromuscular specificity と呼ばれている．この現象は，筋を支配する神経が発生の過程で決まっていることを示し，すなわち神経支配は筋の発生起源を知る手がかりとして扱われてきた．

　この神経支配による筋の起源の同定は，脳神経領域でよく当てはまる．たとえば，三叉神経支配の咀嚼筋は第1鰓弓由来，顔面神経支配の顔面筋は第2鰓弓由来，迷走神経支配の喉頭筋は第4〜6鰓弓由来とされる（図3）．

　しかし脊髄神経では，隣接する高さの神経が類似の成分をもち，かつ境界が不明瞭なので，神経支配による発生起源の解釈はあまり有効ではない．

　頸部から遠く離れた位置にある横隔膜が頸神経叢の枝によって支配されている理由は，発生の過程で横隔膜の原基である**横中隔** septum transversum が頸部に生じ，後に肺の拡張に伴って下降するためである．

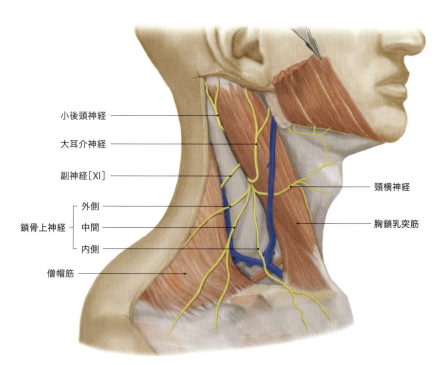

図2　頸神経叢の皮枝

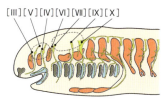

A　サメ胚の脳神経

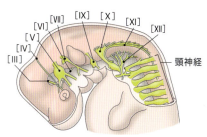

B　ヒト胚の脳神経

図3　鰓弓神経

6. 腕神経叢の枝は上肢に分布する

上肢に分布する神経の大部分は，腕神経叢に由来する．**腕神経叢** brachial plexus は，胸鎖乳突筋の深層に位置する頸根部から腋窩に達する強大な神経叢である．

腕神経叢

1) 腕神経叢の構成

腕神経叢の元となる5本の**根** root は，下位の頸神経（C5–8）と第1胸神経（T1）の前枝であり，鎖骨下動脈とともに前斜角筋と中斜角筋の間（斜角筋隙）で第1肋骨の上を越えて頸根部に現れる．5本の根は合流・分岐を繰り返し，神経幹と神経束を形成しながら上肢帯（肩）への枝を出し，最終的に5本の終枝となって自由上肢（上腕・前腕・手）に分布する（図1, 2）．

- **神経幹** trunk は上神経幹（C5・6），中神経幹（C7），下神経幹（C8・T1）の3本である．各神経幹は前後の部に分かれ，それらが合流して3本の神経束を形成する．
- **神経束** cord は，外側・内側・後の3本である．外側神経束は上・中神経幹の前部（C5–7）から，内側神経束は下神経幹の前部（C8・T1）から，後神経束は上・中・下神経幹の後部（C5–T1）が合流してできる．3本の神経束の間を腋窩動脈が通り抜けている．神経束は再編成されて5本の終枝になる（→14頁）．

2) 腕神経叢から分かれる枝

腕神経叢から分かれる枝は前後に区分される．

- 前方への枝：神経幹の前部に由来し，**外側・内側神経束**ないしその終枝から分かれる．上肢の前面（屈側）の筋に分布する．
- 後方への枝：神経幹の後部に由来し，**後神経束**ないしその終枝から分かれる．上肢の後面（伸側）の筋に分布する．

腕神経叢は，鎖骨との位置関係から上部と下部に分けられる．

- 鎖骨上部：根と神経幹から分かれる枝が含まれる．
- 鎖骨下部：神経束と終枝，およびそこから分かれる枝が含まれる．

鎖骨上部の枝

鎖骨上部 supraclavicular part からは4本の神経が出る（表1）．

- **肩甲背神経** dorsal scapular nerve：第5頸神経（C5）前枝の後面から分かれ出て，中斜角筋を貫き，肩甲挙筋と大・小菱形筋の深層を下行し，これらの筋に分布する．
- **長胸神経** long thoracic nerve：第5〜7頸神経（C5–7）前枝の後面から分かれ出て，腋窩の内側壁を下行し，前鋸筋に分布する．
- **肩甲上神経** suprascapular nerve（C4–6）：上神経幹か

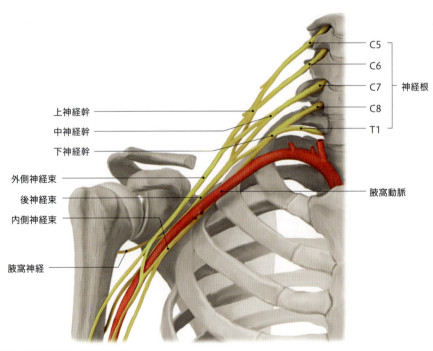

図1　腕神経叢：位置と形状

ら分かれ出て，後頸三角を横切って外側に向かい，肩甲切痕を越えて棘上窩に入る．棘上筋と棘下筋に分布する．
- **鎖骨下筋神経** subclavian nerve（C5–6）：上神経幹から分かれ出て，鎖骨の深層に入り，鎖骨下筋に分布する．

鎖骨下部の枝

鎖骨下部 infraclavicular part では，5本の終枝になるまでに，神経束から7本の枝が分かれ出る（表2）．
- **外側胸筋神経** lateral pectoral nerve（C5–7）：外側神経束から分かれ，鎖骨胸筋筋膜の内側部を貫く．大胸筋に分布する．
- **内側胸筋神経** medial pectoral nerve（C8・T1）：内側神経束から分かれ，小胸筋を貫く．大胸筋と小胸筋に分布する．
- **内側上腕皮神経** medial cutaneous nerve of arm（C8・T1）：内側神経束から分かれ，腋窩静脈～上腕静脈の内側に沿って走り，肋間上腕神経（T2）と交通する．上腕内側の皮膚に分布する．
- **内側前腕皮神経** medical cutaneous nerve of arm（C8・T1）：内側神経束から分かれ，尺骨神経に伴行し，尺側皮静脈とともに皮下に出る．前腕内側の皮膚に分布する．
- **上・下肩甲下神経** subscapular nerve（C5・6）：後神経束から上下の2本が分かれ出る．肩甲下筋と大円筋に分布する．
- **胸背神経** thoracodorsal nerve（C6–8）：2本の肩甲下神経の間で後神経束から分かれ，腋窩後壁を下外側に向かう．広背筋に分布する．

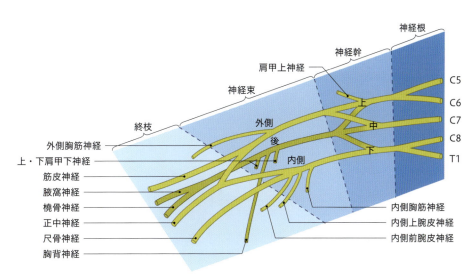

図2　腕神経叢：構成

表1　腕神経叢，鎖骨上部の神経

神経	由来	脊髄分節	支配する筋	皮膚への分布
肩甲背神経	根	C4・5	肩甲挙筋，大・小菱形筋	−
長胸神経		C5–7	前鋸筋	−
肩甲上神経	神経幹	C4–6	棘上筋，棘下筋	−
鎖骨下筋神経		C5・6	鎖骨下筋	−

表2　腕神経叢，鎖骨下部：神経束からの神経

神経	由来	脊髄分節	支配する筋	皮膚への分布
外側胸筋神経	外側神経束	C5–7	大胸筋	−
内側胸筋神経		C8・T1	大胸筋，小胸筋	−
内側上腕皮神経	内側神経束	C8・T1	−	上腕内側部
内側前腕皮神経		C8・T1	−	前腕内側部
上肩甲下神経		C5・6	肩甲下筋の上部	−
下肩甲下神経	後神経束	C5・6	肩甲下筋の下部，大円筋	−
胸背神経		C6–8	広背筋	−

7. 腕神経叢の前方の枝は屈筋に，後方の枝は伸筋に分布する

腕神経叢の終枝

腕神経叢の3本の神経束は，鎖骨下部で再編成され，5本の終枝を形成する（図1〜3）.

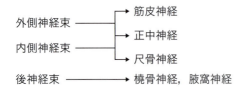

1）筋皮神経 musculocutaneous nerve（C5–7）

外側神経束の終枝で，烏口腕筋を貫いて腋窩から出て，上腕二頭筋と上腕筋の間を下行し，**外側前腕皮神経**になる．上腕屈側（前区画）の筋を支配する（図1，4，表1）.

2）正中神経 median nerve（C6–T1）

外側・内側神経束からの2根が腋窩動脈の外側で合流して生じ，上腕では上腕動脈に伴行して下行する．肘窩から円回内筋の2頭の間を抜け，前腕では浅指屈筋の深層を下行し，手根管を抜けて手掌に入る．

前腕では屈側（前区画）の筋の大部分を支配し，手掌では母指球筋の大部分と第1・2虫様筋を支配する．手掌と指の橈側70%の皮膚に分布する（図4，表1）.

3）尺骨神経 ulnar nerve（C8・T1）

内側神経束の終枝で，上腕の内側を下行する．肘では上腕骨内側上顆の背側にある尺骨神経溝を通り，前腕の尺側を下行しながら手への皮枝を出す．手首では屈筋支帯の浅層部の通路（尺骨神経溝）を通って，尺骨動脈とともに手掌に入る（図2）.

前腕では屈側の筋の一部を支配し，手掌では小指球筋，中手筋の大部分，母指球筋の一部を支配する．手掌と指の尺側30%，手背尺側の皮膚に分布する（図4，表1）.

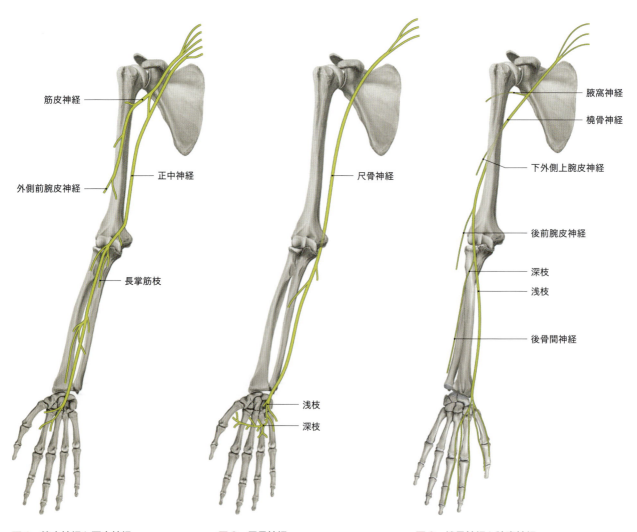

図1　筋皮神経と正中神経　　図2　尺骨神経　　図3　橈骨神経と腋窩神経

4) 橈骨神経 radial nerve（C6–T1）

後神経束の太いほうの終枝で，上腕では上腕深動脈とともに上腕骨後面の橈骨神経溝を斜めに下行し，外側上腕筋間中隔を貫いて肘窩の外側部に入り，浅枝と深枝に分かれる．**浅枝**は橈骨動脈と伴行して腕橈骨筋に沿って下行し，前腕下端で皮下に出て手根背側に分布する．**深枝**は回外筋を貫いて**後骨間神経**となり，前腕伸側の浅層と深層の筋の間を下行する（図3）．

上腕では上腕三頭筋を，前腕では伸側（後区画）の筋を支配する．橈骨神経からは，**後上腕皮神経，下外側上腕皮神経，後前腕皮神経**が分かれて皮膚に分布し，浅枝が手背の皮膚に分布する（図4, 表1）．

5) 腋窩神経 axillary nerve（C5・6）

後神経束の細いほうの終枝で，外側腋窩隙を通って後上腕回旋動脈とともに腋窩から後方に出て，三角筋の深層に入る（図3）．

三角筋と小円筋を支配する．**上外側上腕皮神経**が分かれて皮膚に分布する（図4, 表1）．

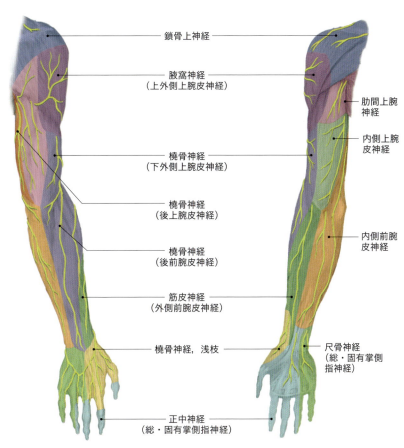

図4　上肢の皮神経の支配域

表1　腕神経叢の終枝

神経	由来	脊髄分節	支配する筋	皮膚への分布
筋皮神経	外側神経束	C5–7	上腕屈側の筋	前腕外側部
正中神経	外側・内側神経束	C6–T1	前腕屈側の筋の大部分（尺側手根屈筋，深指屈筋尺側部を除く） 母指球筋（短母指外転筋，母指対立筋，短母指屈筋浅頭），第1・2虫様筋	手掌・指の橈側70%
尺骨神経	内側神経束	C8・T1	前腕屈側の尺側手根屈筋，深指屈筋尺側部 手掌の筋（小指球筋，掌側・背側骨間筋，第3・4虫様筋，母指内転筋，短母指屈筋深頭）	手掌・指の尺側30%，手背の尺側
橈骨神経	後神経束	C6–T1	上腕・前腕伸側の筋	上腕外側下・後部，前腕後部，手背橈側
腋窩神経	後神経束	C5・6	三角筋，小円筋	上腕外側上部

8. 腰神経叢の枝は，下腹部から大腿前面に分布する

下肢に分布する神経は，腰神経叢と仙骨神経叢に由来する．両者は合わせて**腰仙骨神経叢** lumbosacral plexus とも呼ばれ，その枝は骨盤から次の3つの通路を通って下肢に入る．
① 骨盤の**前面**で鼠径靱帯の深層（大腿神経など）
② 骨盤の**下面**にある**閉鎖管**（閉鎖神経）
③ 骨盤の**後面**にある**大坐骨孔**（坐骨神経など）

腰神経叢

腰神経叢 lumbar plexus の根はT12–L4の前枝で，大腰筋の内部に進入し，前後の部に分かれて神経叢を形成する．腰神経叢の枝は前方部と後方部に分けられるが，その区別は腕神経叢ほど明瞭ではない．枝は大腰筋からの出口によって3群に分かれる（図1〜3）．
① 大腰筋の**外側縁**から：腸骨下腹神経，腸骨鼠径神経，外側大腿皮神経，大腿神経
② 大腰筋の**前面**から：陰部大腿神経
③ 大腰筋の**内側縁**から：閉鎖神経

1) 腰神経叢の枝

腰神経叢の枝で下肢に分布する主要な神経（大腿神経と閉鎖神経）以外のものは，下腹部の筋の一部と，下腹部・会陰部・大腿の一部の皮膚に分布する．

- **腸骨下腹神経** iliohypogastric nerve（T12–L1）：大腰筋の外側縁から出て，腰方形筋の前方を横切り，腹横筋と内腹斜筋の間の層に入って前下方に走る．腹横筋と内腹斜筋の一部を支配し，殿部の皮膚（外側皮枝）と下腹部の皮膚（前皮枝）に分布する（図4，表1）．
- **腸骨鼠径神経** ilio-inguinal nerve（L1）：大腰筋の外側縁から出て，腸骨下腹神経の下を並行して走り，腸骨稜と鼠径靱帯に沿って進み，腹横筋と内腹斜筋を貫いて鼠径管に入る．腹横筋と内腹斜筋の一部を支配し，大腿上内側部の皮膚，男性の陰茎基部と前面の皮膚，女性の恥丘と大陰唇の皮膚に分布する（図4，表1）．
- **外側大腿皮神経** lateral femoral cutaneous nerve（L2・3，後方部）：大腰筋の外側縁から出て，腸骨筋の前面を横切って上前腸骨棘に向かい，鼠径靱帯の外側端の深層を通って大腿の皮下に出る．大腿前外側部の皮膚に分布する（図4，表1）．
- **陰部大腿神経** genitofemoral nerve（L1・2，前方部）：大腰筋内を下方に向かい，大腰筋の前面に出て筋の表面を下行し，尿管の後方を通って2枝に分かれる．**陰部枝**は鼠径管を通り抜け，男性では陰嚢の上前部の皮膚に，女性では恥丘と大陰唇の皮膚に分布する．**大腿枝**は大腿の上前部の皮膚に分布する（図4，表1）．

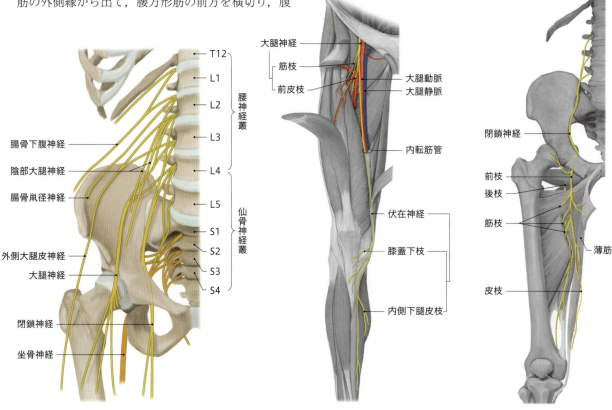

図1　腰仙骨神経叢　　　　図2　大腿神経　　　　図3　閉鎖神経

2）大腿神経

大腿神経 femoral nerve（L2-4，後方部）は腰神経叢最大の枝である．以下の走行・分枝・分布をする（図2）．

① 大腰筋内を下行して大腰筋の下外側縁から現れ，大腰筋の外側縁に沿って腸骨筋の前面を下行する．この経過中に筋枝を出して大腰筋と腸骨筋を支配する．
② 鼠径靱帯の後方で腸骨筋膜の深層，大腿動脈の外側を通って大腿に入る．
③ **大腿三角**で大腿動静脈の外側を腸骨筋膜に覆われて下行し，数本の枝に分かれる．**前皮枝**は大腿前面に分布し，**筋枝**は大腿前面の縫工筋，大腿四頭筋，恥骨筋を支配する．
④ **終枝**は大腿動静脈とともに**内転筋管**に入り，途中で縫工筋と薄筋の間を抜けて皮下に出て，伏在神経になる．**伏在神経** saphenous nerve は，大腿内側下部で皮下に現れ，大伏在静脈とともに下腿の内側を下行する．膝，下腿，足の内側部の皮膚に分布する（図4，表1）．

3）閉鎖神経

閉鎖神経 obturator nerve（L2-4，前方部）は腰神経叢の第2の枝である．以下の走行・分枝・分布をする（図3）．

① 大腰筋内を下行して骨盤上口の近くで筋の内側縁から現れる．総腸骨動脈の後方で骨盤腔に入り，骨盤外側壁を横切る．
② 閉鎖孔上端にある**閉鎖管**を，閉鎖動静脈とともに通り，内閉鎖筋，閉鎖膜，外閉鎖筋を貫いて大腿内側部に出る．
③ 2枝に分かれ，短内転筋の前後を下行する．**前枝**は，外閉鎖筋，長内転筋，薄筋を支配し，皮枝となって大腿内側部の皮膚に分布する．**後枝**は大内転筋の大部分（筋性付着部）と短内転筋を支配する（図4，表1）．

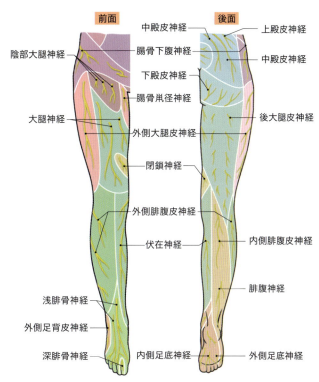

図4　下肢の皮神経の支配域

表1　腰神経叢の終枝

神経	由来	脊髄分節	支配する筋	皮膚への分布
腸骨下腹神経	腰神経叢	T12-L1	腹横筋と内腹斜筋の一部	殿部の上部，下腹部
腸骨鼠径神経	腰神経叢	L1-2	腹横筋と内腹斜筋の一部	大腿上内側部，外陰部
陰部大腿神経	腰神経叢：前方部	L1-2	−	大腿の上前部，外陰部
外側大腿皮神経	腰神経叢：後方部	L2-3	−	大腿前外側部
大腿神経	腰神経叢：後方部	L2-4	大腿前面の縫工筋，大腿四頭筋，恥骨筋	大腿前面下部3/4
伏在神経			−	膝，下腿，足の内側部
閉鎖神経	腰神経叢：前方部	L2-4	大腿内側の外閉鎖筋，薄筋，長内転筋，短内転筋，大内転筋の大部分	大腿内側下部2/3

9. 仙骨神経叢の枝は，殿部〜大腿後面と下腿〜足に分布する

仙骨神経叢

仙骨神経叢 sacral plexus の根は L4–S3 の前枝で，骨盤外側壁の梨状筋の前方で，内腸骨動静脈と尿管の後方で形成される．仙骨神経叢の枝は前方部と後方部に分けられる．仙骨神経叢の枝は，経路と分布域によって次の 3 群に分かれる（図 1）．

① 大坐骨孔の**梨状筋上孔**から殿部に出る：上殿神経．
② 大坐骨孔の**梨状筋下孔**から殿部に出る：下殿神経，後大腿皮神経，坐骨神経，陰部神経．
③ **外旋筋群**に分布：内閉鎖筋神経，大腿方形筋神経，梨状筋神経．

1）仙骨神経叢の枝

仙骨神経の最大の枝である坐骨神経以外は，殿部の筋と，殿部と下肢の一部の皮膚，および会陰に分布する（表 1）．

- **上殿神経** superior gluteal nerve（L4–S1，後方部）：梨状筋上孔を通って殿部に出る．中殿筋，小殿筋，大腿筋膜張筋を支配する．
- **下殿神経** inferior gluteal nerve（L5–S2，後方部）：梨状筋下孔を通って殿部に出る．大殿筋を支配する．
- **後大腿皮神経** posterior cutaneous nerve of thigh（S1–3）：梨状筋下孔を通って骨盤外に出て下殿皮神経（下殿部に分布）を出して下行する．大腿後面の皮膚に分布する．
- **陰部神経** pudendal nerve（S2–4，前方部）：内陰部動脈と伴行しながら梨状筋下孔から殿部に出て，小坐骨孔から会陰に入り，坐骨内面の陰部神経幹の中を前方に走る．以下の 3 本の終枝に分かれて会陰の骨格筋と皮膚に分布する．①**下直腸神経**（肛門三角の皮膚に分布），②**会陰神経**（浅会陰隙と深会陰隙の筋を支配，会陰の皮膚に分布），③**陰茎背神経**［♂］/**陰核背神経**［♀］（陰茎/陰核の皮膚に分布）．
- **筋枝**：内閉鎖筋神経（上双子筋，内閉鎖筋を支配），大腿方形筋神経（下双子筋，大腿方形筋を支配），梨状筋神経（梨状筋を支配）になる．

2）坐骨神経

坐骨神経 sciatic nerve（L4–S3）は人体で最大の神経であり，前方部（**脛骨神経**）と後方部（**総腓骨神経**）の 2 つの成分を含む．以下の走行・分枝・分布をする（図 2）．

① 梨状筋下孔を通って殿部で大殿筋の深層に現れる．坐骨神経の一部（総腓骨神経部）は約 60％の割合で梨状筋を貫く．
② 大転子と坐骨結節の間で外旋筋群の後方を通って外側下方に向かい，大腿に入る．大内転筋の後方で大腿二頭筋長頭の前方を通って下方に向かう．筋枝を出して大腿後区画の筋（大腿二頭筋，半腱

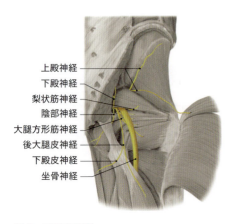

図 1　殿部の神経

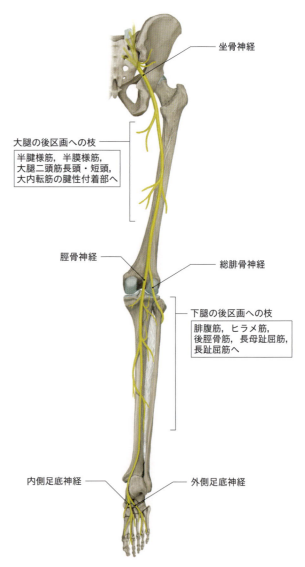

図 2　坐骨神経と脛骨神経

様筋，半膜様筋）と大内転筋の一部（腱性付着部）を支配する．
③ 膝窩に現れて脛骨神経と総腓骨神経に分かれる．2つの成分は大坐骨孔の高さですでに分かれている場合がある．

脛骨神経 tibial nerve（L4–S3，前方部）

膝窩で坐骨神経から分かれ，以下の走行・分枝・分布をする（図2）．
① 膝窩を下行して**内側腓腹皮神経**を出す．
② ヒラメ筋腱弓の深部を通って下腿三頭筋の深層に入り，脛骨動脈に伴行して下行する．筋枝を出して下腿後区画の筋（下腿三頭筋，後脛骨筋，長趾屈筋，長母趾屈筋）を支配する．
③ 内果の後方を通って後脛骨動脈に伴行して足底に入り，2分岐して**外側・内側足底神経**になる．足底の筋を支配し，足底の皮膚に分布する．

総腓骨神経 common fibular nerve（L4–S2，後方部）

膝窩で坐骨神経から分かれ，以下の走行・分枝・分布をする（図3）．
① 膝窩を外側下方に向かい，腓骨頭のすぐ下で腓骨の浅層を前下方に横切り，**外側腓腹皮神経**を出す．
② 下腿の外側区画に入り，2枝に分かれる．
- **浅腓骨神経**は，筋枝（外側区画の長・短腓骨筋を支配）を出し，皮枝となって足背の大部分の皮膚に分布する．
- **深腓骨神経**は，下腿の前区画に入り，前脛骨動脈に伴行して下行する．筋枝（前区画の前脛骨筋，長母趾伸筋，長趾伸筋を支配）を出し，皮枝となって母趾と第2趾の間の小領域に分布する．

外側・内側腓腹皮神経は，膝窩で総腓骨神経と脛骨神経からそれぞれ分かれる．両者は下腿の後面で合流して**腓腹神経** sural nerve となる．これらは下腿の外側と後面の上2/3，足根と足背の外側部の皮膚に分布する．

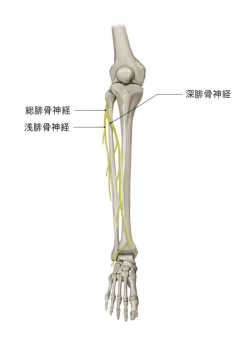

図3　総腓骨神経

表1　仙骨神経叢の終枝

神経	由来	脊髄分節	支配する筋	皮膚への分布
上殿神経	仙骨神経叢：後方部	L4–S1	中殿筋，小殿筋，大腿筋膜張筋	−
下殿神経	仙骨神経叢：後方部	L5–S2	大殿筋	−
後大腿皮神経	仙骨神経叢	S1–3	−	殿部の下半分
陰部神経	仙骨神経叢：前方部	S2–4	球海綿体筋，坐骨海綿体筋	会陰
内閉鎖筋神経	仙骨神経叢：後方部	L5–S2	上双子筋，内閉鎖筋	−
梨状筋神経	仙骨神経叢：後方部	S1・2	梨状筋	−
大腿方形筋神経	仙骨神経叢：前方部	L4–S1	下双子筋，大腿方形筋	−
坐骨神経				
脛骨神経部	仙骨神経叢：前方部	L4–S3	大腿屈筋群の大部分，大内転筋の腱性付着部	−
総腓骨神経部	仙骨神経叢：後方部	L4–S2	大腿二頭筋短頭	−
脛骨神経	坐骨神経：前方部	L4–S3	下腿の屈筋群，足底の筋	足底
内側腓腹皮神経 腓腹神経			−	足根と足背の外側部
総腓骨神経 外側腓腹皮神経	坐骨神経：後方部	L4–S2	−	下腿の後面と外側の上2/3
浅腓骨神経			下腿の腓骨筋群	足背
深腓骨神経			下腿の伸筋群	第1・2趾背部

10. 脳神経は，支配領域の発生学的起源から 3 つに分けられる

12 本の脳神経

1）脳神経の機能

脳神経はそれぞれ，特徴的で個性的な機能を有している（表1）.

- **嗅神経** olfactory nerve [Ⅰ]：嗅覚を担当，鼻腔の嗅粘膜からくる.
- **視神経** optic nerve [Ⅱ]：視覚を担当，眼球の網膜からくる.
- **動眼神経** oculomotor nerve [Ⅲ]：4 つの眼筋と上眼瞼の筋の運動を担当. 臓性運動線維（副交感性：眼球内の平滑筋へ）を含む.
- **滑車神経** trochlear nerve [Ⅳ]：1 つの眼筋の運動を担当.
- **三叉神経** trigeminal nerve [Ⅴ]：3 枝に分かれて，顔面領域の皮膚・粘膜の体性感覚と，咀嚼筋などの体性運動を担当.
  - ① **眼神経** ophthalmic nerve [V_1]：前頭部に分布.
  - ② **上顎神経** maxillary nerve [V_2]：上顎部に分布.
  - ③ **下顎神経** mandibular nerve [V_3]：下顎部に分布.
- **外転神経** abducent nerve [Ⅵ]：1 つの眼筋の運動を担当.
- **顔面神経** facial nerve [Ⅶ]：顔面筋などの体性運動と，舌の前半の味覚を担当. 臓性運動線維（副交感性：顎下腺，舌下腺，涙腺へ）を含む.
- **内耳神経** vestibulocochlear nerve [Ⅷ]：聴覚と平衡感覚を担当. 内耳からくる.
- **舌咽神経** glossopharyngeal nerve [Ⅸ]：舌後半の味覚と体性感覚，咽頭の体性感覚・運動を担当. 臓性感覚線維（頸動脈洞から），臓性運動線維（副交感性：耳下腺へ）を含む.
- **迷走神経** vagus nerve [Ⅹ]：咽頭と喉頭の味覚と体性感覚・運動を担当. 胸腹部内臓への臓性感覚線維と臓性運動線維（副交感性）を含む.
- **副神経** accessory nerve [Ⅺ]：迷走神経の一部が分かれたもので，胸鎖乳突筋と僧帽筋の体性運動を担当.
- **舌下神経** hypoglossal nerve [Ⅻ]：舌筋の運動を担当.

2）脳神経の通路

脳神経は頭蓋底の 8 つの通路を通って頭蓋腔から出ていく（表2，図1）.「→」は行き先を示す.

前頭蓋窩の通路

篩板 cribriform plate：嗅神経 [Ⅰ] →鼻腔

中頭蓋窩の通路

- ① **視神経管** optic canal：視神経 [Ⅱ] →眼窩
- ② **上眼窩裂** superior orbital fissure：動眼神経 [Ⅲ]，滑車神経 [Ⅳ]，外転神経 [Ⅵ]，眼神経 [V_1] →眼窩
- ③ **正円孔** foramen rotundum：上顎神経 [V_2] →翼口蓋窩
- ④ **卵円孔** foramen ovale：下顎神経 [V_3] →側頭下窩

後頭蓋窩の通路

- ① **内耳孔** internal acoustic opening：顔面神経 [Ⅶ]，内耳神経 [Ⅷ] →頭蓋底・内耳
- ② **頸静脈孔** jugular foramen：舌咽神経 [Ⅸ]，迷走神経 [Ⅹ]，副神経 [Ⅺ] →咽頭側隙
- ③ **舌下神経管** hypoglossal canal：舌下神経 [Ⅻ] →口腔底

表1 脳神経の概要

	特殊感覚，体性感覚，体性運動・神経の成分	副交感神経の成分
嗅神経 [Ⅰ]	鼻腔上部の嗅粘膜（嗅覚）	−
視神経 [Ⅱ]	眼球の網膜（視覚）	−
動眼神経 [Ⅲ]	4 本の外眼筋と上眼瞼挙筋（眼球運動）	眼球の虹彩と毛様体
滑車神経 [Ⅳ]	1 本の外眼筋（眼球運動）	−
三叉神経 [Ⅴ]	顔面の皮膚と粘膜（体性感覚），咀嚼筋（顎の運動）	−
外転神経 [Ⅵ]	1 本の外眼筋（眼球運動）	−
顔面神経 [Ⅶ]	顔面筋（皮膚の運動），舌の前半（味覚）	顎下腺，舌下腺，涙腺
内耳神経 [Ⅷ]	内耳（聴覚，平衡覚）	−
舌咽神経 [Ⅸ]	舌の後半（味覚と体性感覚），咽頭（運動と体性感覚）	耳下腺
迷走神経 [Ⅹ]	喉頭（運動と味覚と体性感覚），咽頭（運動と味覚と体性感覚）	胸腹部内臓
副神経 [Ⅺ]	僧帽筋と胸鎖乳突筋（運動）	−
舌下神経 [Ⅻ]	舌筋（舌の運動）	−

赤：感覚線維，青：運動線維を示す.

脳神経の支配領域と由来

脳神経の機能は，その支配領域の発生学的な由来により3群に分けられる．支配領域の由来は，脳神経の機能的特性とよく対応する（表3）．

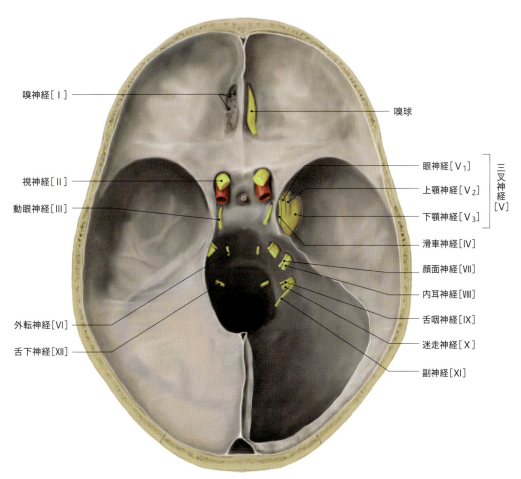

図1　内頭蓋底を出入りする脳神経

表2　脳神経の頭蓋腔からの通路

脳神経	通路	行き先
嗅神経［Ⅰ］	篩板	鼻腔
視神経［Ⅱ］	視神経管	眼窩
動眼神経［Ⅲ］ 滑車神経［Ⅳ］ 眼神経［V_1］ 外転神経［Ⅵ］	上眼窩裂	眼窩
上顎神経［V_2］	正円孔 →翼口蓋窩 →下眼窩裂	
下顎神経［V_3］	卵円孔	側頭下窩
顔面神経［Ⅶ］	内耳孔	茎乳突孔→顔面
内耳神経［Ⅷ］		内耳
舌咽神経［Ⅸ］ 迷走神経［Ⅹ］ 副神経［Ⅺ］	頸静脈孔	咽頭側隙
舌下神経［Ⅻ］	舌下神経管	

表3　脳神経の支配領域と由来

特殊感覚器 special sensory organs 支配	
嗅神経［Ⅰ］	嗅粘膜＝嗅覚
視神経［Ⅱ］	眼球＝視覚
内耳神経［Ⅷ］	内耳＝聴覚・平衡覚
体節由来筋 somite-derived muscles 支配	
動眼神経［Ⅲ］	眼筋＝眼球運動
滑車神経［Ⅳ］	眼筋＝眼球運動
外転神経［Ⅵ］	眼筋＝眼球運動
舌下神経［Ⅻ］	舌筋＝舌の運動
鰓弓器官 branchial organs 支配	
三叉神経［Ⅴ］	第1鰓弓＝咀嚼筋，顔面の感覚
顔面神経［Ⅶ］	第2鰓弓＝顔面筋
舌咽神経［Ⅸ］	第3鰓弓＝咽頭の運動・感覚
迷走神経［Ⅹ］	第4～6鰓弓＝喉頭の運動・感覚
副神経［Ⅺ］	迷走神経に付属＝胸鎖乳突筋，僧帽筋

11. 嗅覚・視覚・聴覚は，特殊感覚である

脳神経には特殊感覚を担当する3本の神経［Ⅰ，Ⅱ，Ⅷ］があり，それぞれ嗅覚器（嗅粘膜），視覚器（眼球），聴覚・平衡覚器（内耳）を支配する（➡「第4章 感覚機能」，133頁）．味覚器（舌粘膜）の支配神経は，顔面神経［Ⅶ］と舌咽神経［Ⅸ］と迷走神経［Ⅹ］を通して運ばれる．

嗅神経 [Ⅰ] olfactory nerve

鼻腔の最上部に，匂いを感じる**嗅上皮** olfactory epithelium がある．嗅上皮は嗅細胞と支持細胞からなり，**Bowman腺**から分泌された粘液に覆われる．

嗅細胞 olfactory cell は，頂部に嗅線毛が多数生えており，粘液に溶けた匂い物質を感知する．嗅細胞は基底側から1本の無髄神経線維を送り出し，多数の**嗅神経**［Ⅰ］となって**篩板** cribriform plate を貫き，脳底の**嗅球** olfactory bulb に達する．嗅細胞は基底細胞から分化し，30日間で更新される（図1）．

嗅覚の1次ニューロンは嗅細胞であり，その軸索は嗅球で2次ニューロン（僧帽細胞，房飾細胞）に接続する．ここから出た線維が**嗅脳**に投射する．

視神経 [Ⅱ] optic nerve

眼球壁の最内層に，光を感じる**網膜** retina がある．網膜には3層からなる細胞層があり，最外層の視細胞（杆体細胞，錐体細胞）が光を感知し，中間層の介在細胞（双極細胞）が情報を伝え，最内層の**神経節細胞** ganglion cell が1本の視神経線維を送り出す．視神経線維は，無髄のままで網膜の内面（神経線維層）を通って視神経乳頭に達し，ここで有髄線維となり，網膜から出て**視神経**［Ⅱ］に入る（図2）．

視神経は，髄膜の延長である視神経鞘に包まれて眼窩内を内側後方に向かい，蝶形骨の**視神経管**を通って頭蓋腔に入る．脳底の下垂体漏斗の前方で，左右の視神経は合して**視交叉**を作り，半分の線維が対側に交叉

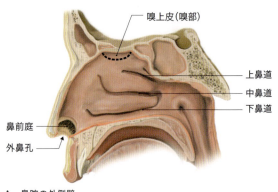

A 鼻腔の外側壁

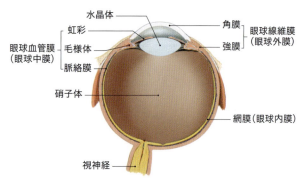

A 眼球

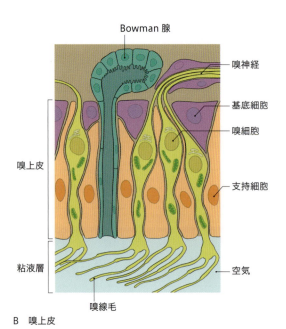

B 嗅上皮

図1 嗅上皮と嗅神経

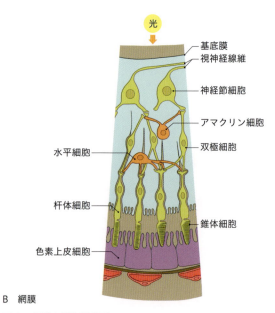

B 網膜

図2 網膜と神経節細胞

して視索となり，視床後部の外側膝状体に達する．

視覚の1次ニューロンは網膜の視細胞，2次ニューロンは双極細胞，3次ニューロンは神経節細胞で，その軸索が視神経/視索を作り，外側膝状体で4次ニューロンに接続する．ここから出た線維が内包（視放線）を通って大脳皮質の1次視覚野に投射する．

内耳神経［Ⅷ］vestibulocochlear nerve

聴覚と平衡覚の感覚細胞は，内耳の膜迷路にある（図3A）．蝸牛の蝸牛管に**コルチ器** organ of Corti があり，その**有毛細胞** hair cell が音を感知する．前庭の**球形嚢** utricle と**卵形嚢** saccule の**平衡斑** macula で直線加速度を，**膜半規管** semicircular duct の**膨大部稜** ampullary crest で回転加速度を，それぞれ有毛細胞が感知する．

内耳神経［Ⅷ］は2部からなり，それぞれ聴覚と平衡覚を担当する．聴覚を担当する**蝸牛神経** cochlear nerve は蝸牛管に分布し，その途中で蝸牛の中心部で1次ニューロンが集まって**蝸牛神経節** cochlear ganglion（**ラセン神経節** spiral ganglion）を作っている（図3B）．平衡覚を担当する**前庭神経** vestibular nerve は平衡斑と膨大部稜に分布し，その途中で1次ニューロンが集まって**前庭神経節** vestibular ganglion を作っている．蝸牛神経と前庭神経の感覚線維は，ともに有髄線維である．

聴覚の1次ニューロンは，延髄上部の**蝸牛神経核**に達し，2次ニューロンに接続する．蝸牛神経核から出た軸索は，上オリーブ核などで乗り換えて中脳の下丘に達して中継され，さらに視床後部の内側膝状体のニューロンに接続する．ここから出た線維が内包（聴放線）を通って大脳皮質の1次聴覚野に投射する．

平衡覚の1次ニューロンの大部分は，延髄上部の前庭神経核に達して2次ニューロンに接続し，一部分は小脳に投射する．前庭神経核から出た軸索の一部は下行して脊髄前角の運動ニューロンに達して，抗重力筋を動かして起立姿勢を保ち（**前庭脊髄反射**），頸部の筋を動かして頭部の位置を一定に保つ（**前庭頸反射**）．また一部は上行して橋と中脳にある眼球運動の神経核（動眼神経核，滑車神経核，外転神経核）に達し，眼球を動かして視線を一定に保つ（**前庭動眼反射**）．

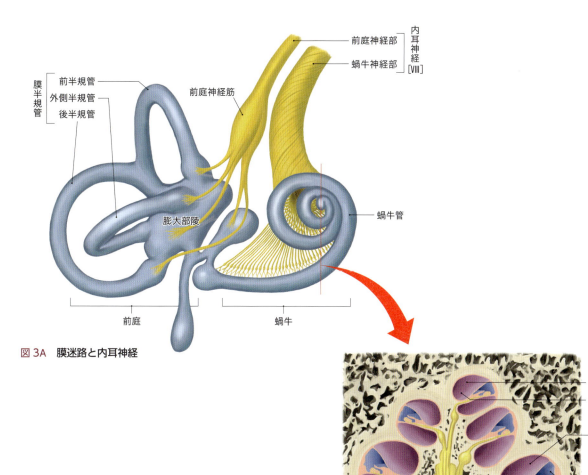

図3A　膜迷路と内耳神経

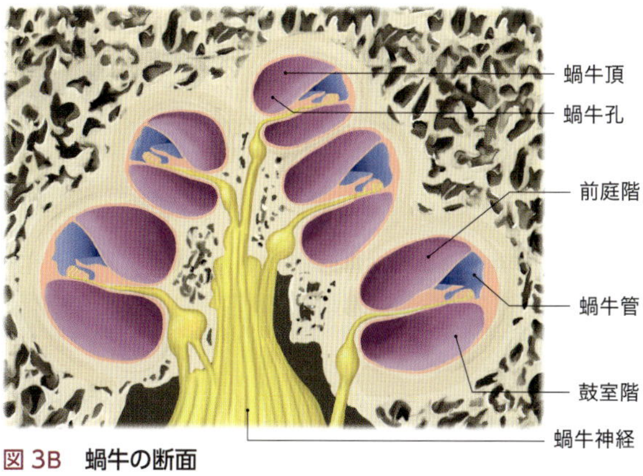

図3B　蝸牛の断面

12. 眼球と舌を動かすのは，体性運動神経である

　眼球を動かす 6 本の**外眼筋**は，3 本の脳神経 [Ⅲ，Ⅳ，Ⅵ] によって，舌を動かす**舌筋**は 1 本の脳神経 [Ⅻ] によって支配される．いずれも体性運動神経に由来する．

● 動眼神経 [Ⅲ] oculomotor nerve

　動眼神経 [Ⅲ] は，外眼筋の大部分（外側直筋と上斜筋以外の 4 本）と上眼瞼挙筋を支配する体性運動線維と，眼球内の平滑筋を支配する副交感線維を含んでいる．体性運動線維は中脳の**動眼神経核**から起こり，副交感線維が起こる**動眼神経副核**（エディンガー・ウェストファル Edinger–Westphal 核）はその内側に位置する．

　動眼神経の根は中脳腹側の脚間窩から出て，硬膜を貫いて**海綿静脈洞**の外側壁内に入り，滑車神経 [Ⅳ]，眼神経 [V₁]，外転神経 [Ⅵ] とともに前に進み，**上眼窩裂**を通って眼窩内に入る．

　動眼神経は眼窩内で上下の 2 枝に分かれて総腱輪の中を通り，上枝は**上眼瞼挙筋**と**上直筋**に，下枝は**内側直筋，下直筋，下斜筋**に分布する．

　毛様体神経節 ciliary ganglion は，視神経の外側にある小さな副交感神経節で，ここから**短毛様体神経**が出て眼球に達する．動眼神経の下枝から分かれた副交感性の交通枝がここで節後ニューロンに乗り換える．また交感性の節後線維（内頸動脈と眼動脈に沿って眼窩に入り，眼球に向かう）と体性感覚線維（眼球からの感覚を，交通枝を介して眼神経 [V₁] に運ぶ）が毛様体神経節を通過する（図 1）．

眼球内の平滑筋の作用

　眼球内には血管膜の一部が，虹彩と毛様体となって突き出し，その平滑筋が自律神経の支配を受けている．

　虹彩 iris は角膜の後方にある円板状の薄い膜で，中央に**瞳孔** pupil という開口部がある．虹彩には交感神経支配の**瞳孔散大筋**と，副交感神経支配の**瞳孔括約筋**があり，瞳孔の大きさを変えて網膜に届く光の量を調節する．

　毛様体 ciliary body は虹彩の後方でヒダ状に突き出し，多数の線維（毛様体小帯）によって水晶体につながっている．副交感神経支配の**毛様体筋**があり，収縮すると毛様体が突き出し，水晶体が緩んで近方視となる（表 1）．

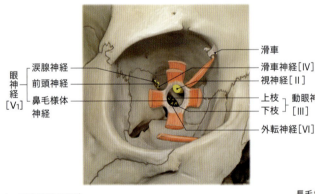

A　眼窩後壁の通路

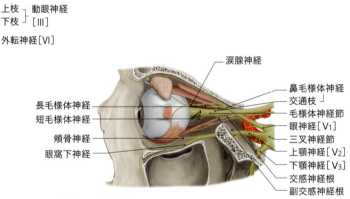

B　眼窩中部と下部の神経

図 1　眼窩内の神経

表 1　虹彩と毛様体に対する自律神経の作用

		副交感神経	交感神経	
虹彩	瞳孔括約筋	(+)：瞳孔縮小	瞳孔散大筋	(+)：瞳孔拡大
毛様体	毛様体筋	(+)：毛様体突出，水晶体弛緩・肥厚，近方視	（支配しない）	
		(−)：毛様体後退，水晶体伸展・扁平，遠方視		

● 滑車神経 [IV] trochlear nerve

滑車神経 [IV] は体性運動線維を含み，上斜筋のみを支配する．滑車神経核は中脳水道の腹側にあり，脳幹内で交叉した後，中脳の背側で下丘のすぐ下から根が出る．大脳脚の側面を通り，小脳テントの前端内側で硬膜を貫き，海綿静脈洞の外側壁を前に向かう．上眼窩裂を通って眼窩に入り，総腱輪の外を通って上斜筋に分布する．

● 外転神経 [VI] abducent nerve

外転神経 [VI] は体性運動線維を含み，外側直筋のみを支配する．外転神経核は橋の背側部（菱形窩の顔面神経隆起）にあり，根は橋の下端で腹側面の内側部から出る．三叉神経の内側で硬膜を貫き，海綿静脈洞の外側壁を前に向かう．上眼窩裂を通って眼窩に入り，総腱輪の中を通って外側直筋に分布する．眼球の運動については第5章6項（➡144頁）を参照．

● 舌下神経 [XII] hypoglossal nerve

舌下神経 [XII] は体性運動線維を含み，舌筋に分布して舌を動かす．舌下神経核は延髄の背側部（菱形窩下部で正中線の両側）にあり，根は延髄の前外側溝から出る．後頭骨の大後頭孔の両側で**舌下神経管**を通り抜け，下顎角のところで前方に向かい，内舌筋のすべてと外舌筋の大半（口蓋舌筋を除く）を支配する．この経路の途中で頸神経ワナの上根と伴行する（図2）．

> **Column　舌の運動**
>
> 舌は粘膜の直下に強靭な**舌腱膜**があり，内部の舌筋を包んでいる．舌の内部で終わる内舌筋には，前後方向の**上・下縦舌筋**，左右方向の**横舌筋**，上下方向の**垂直舌筋**がある．内舌筋が2方向に収縮すると，舌は他の方向に伸張する．また舌の外部から来る外舌筋には，**オトガイ舌筋**（前方から），**舌骨舌筋**（下方から），**茎突舌筋**（後方から），**口蓋舌筋**（上方から）があり，舌の位置を変える（図3）．

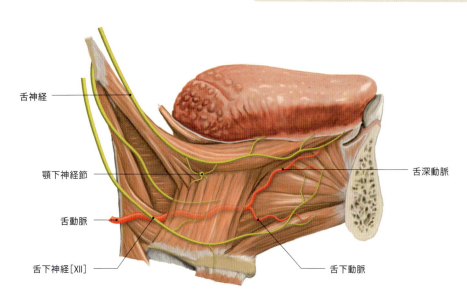

図2　舌下神経の走行（頸神経ワナを描き加える）

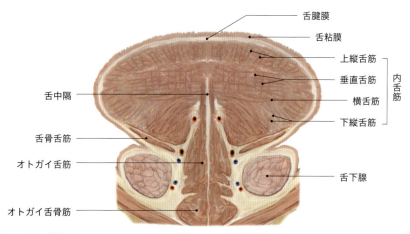

図3　舌の横断面

13. 第1鰓弓から，三叉神経ができる

● 三叉神経［V］trigeminal nerve

三叉神経［V］は最大の脳神経で，第1鰓弓から由来し，体性感覚線維（顔面の皮膚・粘膜）と体性運動線維（咀嚼筋など）を含んでいる．運動性の**三叉神経運動核**は橋の背外側部にあり，感覚性の核は3部に分かれ，**三叉神経主感覚核**（識別的感覚）は運動核の外側に位置し，**三叉神経中脳路核**（深部感覚）はそこから上方へ中脳まで伸び，**三叉神経脊髄路核**（原始感覚）は下方の延髄・頸髄まで伸びる．

太い**感覚根** sensory root と細い**運動根** motor root が橋の外側面から出て，錐体尖あたりで後頭蓋窩の前面の硬膜を貫く．感覚根は側頭骨錐体尖の前面で**三叉神経節** trigeminal ganglion（半月神経節，Gasser神経節）を作り，3枝に分かれる．運動根は三叉神経節の内側面を通過し，第3枝に合流する．第1・2枝は感覚性，第3枝は感覚性と運動性の線維を含む（図1）．

● 第1枝：眼神経［V₁］ophthalmic nerve

眼神経［V₁］は海綿静脈洞の外側壁内を前に向かい，頭蓋内でテント枝（→小脳テントと大脳鎌）を出す．上眼窩裂を通って眼窩内に入り，3本に分かれる．

1）涙腺神経 lacrimal nerve

眼窩の外側縁を進み，涙腺，結膜と上眼瞼の外側部に分布する．

2）前頭神経 frontal nerve

眼窩上壁に沿って進み，2本（眼窩上神経，滑車上神経）に分かれて前頭部の皮膚に分布する．

3）鼻毛様体神経 nasolacrimal nerve

最大の枝で上直筋と上斜筋の下を前内方へ進み，いくつかの枝を出す．

- **交通枝**：感覚性で，毛様体神経節を通り，眼球に分布する．
- **長毛様体神経**：交感性と感覚性で，眼球に分布する．
- **後篩骨神経**：感覚性で，蝶形骨洞と後篩骨洞に分布する．
- **前篩骨神経**：感覚性で，頭蓋腔と篩板を通り鼻腔に分布する．
- **滑車下神経**：感覚性の終枝で，内眼角周囲に分布する．

● 第2枝：上顎神経［V₂］maxillary nerve

上顎神経［V₂］は頭蓋内で硬膜枝（→中頭蓋窩の硬膜）を出す．正円孔を通って翼口蓋窩に入り，数本の枝を出し，下眼窩裂を通って眼窩に入る．

1）神経節枝 ganglionic branch

2本の枝で翼口蓋神経節との間をつなぐ．翼口蓋神経

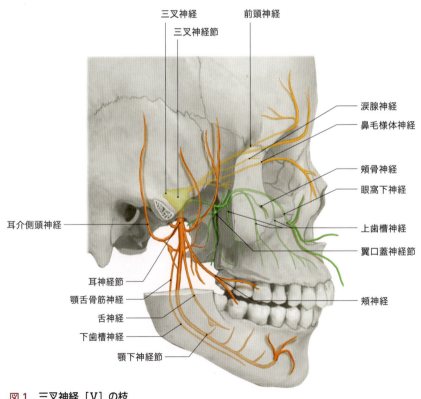

図1　三叉神経［V］の枝

節からの副交感性節後線維（涙腺に分布）を含み，また神経節を通過する体性感覚線維を以下の枝に送る．

- **眼窩枝**：眼窩を経て，後篩骨洞と蝶形骨洞に分布する．
- **後鼻枝**：多数の枝が鼻腔に入って鼻粘膜に分布する．
- **大・小口蓋神経** greater/lesser palatine nerve：翼口蓋窩から下方に走り，大・小口蓋孔から出て口蓋粘膜に分布する．
- **咽頭枝**：骨内の小管を後下方に走り，鼻咽頭に分布する．

2) 頬骨神経 zygomatic nerve

眼窩に入って涙腺神経（[V₁] の枝）と交通し，2枝（頬骨側頭枝，頬骨顔面枝）に分かれて側頭部と頬部に分布する．

3) 上歯槽神経 superior alveolar nerve

複数の枝（前・中・後歯槽枝）が上顎の歯と歯肉に分布する．

4) 眼窩下神経 infraorbital nerve

終枝で下眼窩裂から眼窩底を通り，眼窩下孔を出て，上顎部の皮膚と粘膜に分布する．

5) 翼口蓋神経節 pterygopalatine ganglion

翼口蓋窩にある副交感性神経節．顔面神経 [Ⅶ] の節前線維（上唾液核から）が，大錐体神経を経由してこの神経節に達してニューロンを乗り換え，節後線維は涙腺（頬骨神経と涙腺神経を経由），口蓋の腺などに分布する．また交感性の節後線維（内頸動脈神経叢と深錐体神経から）と体性感覚線維（上顎神経から）は翼口蓋神経節を通過する．大錐体神経と深錐体神経が合流した部分は，**翼突管神経**と呼ばれる（図2）．

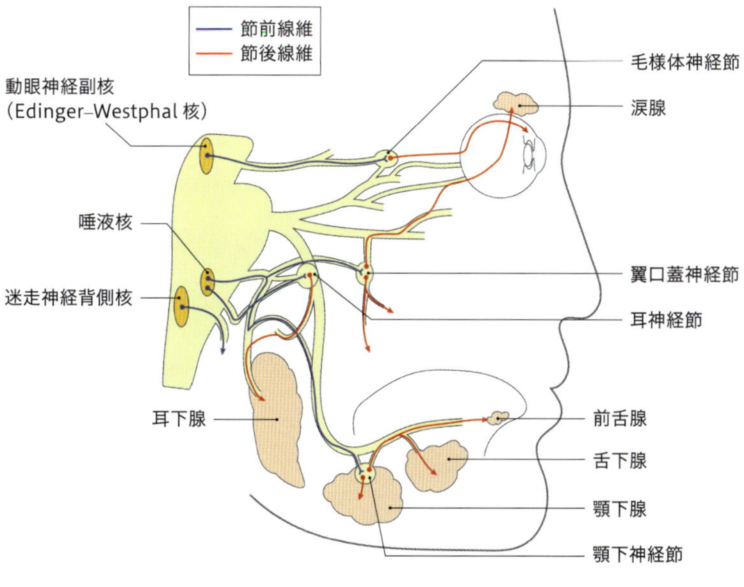

第3枝：下顎神経 [V₃] mandibular nerve

下顎神経 [V₃] は頭蓋内で硬膜枝（**→中頭蓋窩の硬膜，乳突蜂巣**）を出す．卵円孔を通って側頭下窩に入り，複数の咀嚼筋枝を出し，以下の枝に分かれる．また2つの副交感神経節が付属する．

1) 咀嚼筋枝

咬筋，外側・内側翼突筋に分布する同名の神経と，側頭筋に分布する深側頭神経がある．

2) 頬神経 buccal nerve

頬筋を貫いて頬粘膜に分布する．

3) 耳介側頭神経 auriculotemporal nerve

後方に走り，耳介と側頭部の皮膚に分布する．

4) 舌神経 lingual nerve

下行して舌粘膜の前2/3に分布する．途中で**鼓索神経** chorda tympani（[Ⅶ] の枝）が合流して味覚線維と副交感線維が加わる．

5) 下歯槽神経 inferior alveolar nerve

下顎孔から下顎骨内に入り，下顎の歯と歯肉への枝を出す．終枝（オトガイ神経）はオトガイと下唇に分布する．下顎孔に入る直前で顎舌骨筋神経（顎舌骨筋，顎二腹筋の前腹を支配）が分かれる．

6) 顎下神経節 submandibular ganglion

顎下腺の上に位置する副交感性神経節である．顔面神経 [Ⅶ] の節前線維（上唾液核から）が，鼓索神経と舌神経を経由してこの神経節に達してニューロンを乗り換え，節後線維は顎下腺と舌下腺などに分布する．また交感性の節後線維（外頸動脈神経叢，顔面動脈から）がこの神経節を通過する．

7) 耳神経節 otic ganglion

卵円孔の直下で下顎神経の内側に接して位置する副交感神経節である．舌咽神経 [Ⅸ] の節前線維（下唾液核から）が，小錐体神経を経由してこの神経節に達してニューロンを乗り換え，耳介側頭神経を通って耳下腺に分布する．また交感性の節後線維（外頸動脈神経叢，中硬膜動脈から）と体性運動神経（口蓋帆張筋，鼓膜張筋を支配）がこの神経節を通過する．

図2　頭部の副交感神経節

14. 第2・3鰓弓から，顔面神経と舌咽神経ができる

● 顔面神経 [Ⅶ] facial nerve

顔面神経 [Ⅶ] は第2鰓弓から由来し，体性運動線維（顔面筋など），臓性運動線維（副交感性），特殊感覚線維（舌の前半の味覚）を含んでいる．体性運動性の**顔面神経核**は橋と延髄の境界で菱形窩の深部に，臓性運動性の**上唾液核**はその背側の網様体の中に，特殊感覚性の中枢核は**孤束核**の上部にある．

顔面神経の根は橋の下縁の外側部から出て，内耳神経とともに内耳孔から内耳道を外側に進む．内耳神経から分かれて顔面神経管に入り，鼓室の内側で後下方に曲がり（**顔面神経膝**），茎乳突孔から外に出る．顔面神経は顔面神経管内と茎乳突孔の直下でいくつかの枝を出した後，耳下腺内で多数の枝に分かれる．臓性感覚性と特殊感覚性の成分は**中間神経** intermediate nerve とも呼ばれ，顔面神経膝で特殊感覚性の**膝神経節** geniculate ganglion を作る（図1）．

1) 顔面神経管内での枝

- **大錐体神経** greater petrosal nerve：副交感性節前線維を含み，膝神経節から分かれる．側頭骨錐体の前面から破裂孔を通り，交感神経性の深錐体神経と合して翼突管神経になり，翼口蓋神経節に達する．
- **アブミ骨筋神経**：アブミ骨筋を支配する．
- **鼓索神経** chorda tympani：中間神経の成分が茎乳突孔の手前で分かれ，鼓室に入ってツチ骨とキヌタ骨の間を前方に進み，側頭下窩に出て舌神経に合流する．味覚線維は舌の前2/3に分布し，副交感節前線維は**顎下神経節** submandibular ganglion に達し，顎下腺と舌下腺の分泌に関わる．

2) 茎乳突孔の直下での枝

- 後耳介神経：後頭筋，側頭頭頂筋，後耳介筋を支配する．
- 二腹筋枝：顎二腹筋後腹と茎突舌骨筋を支配する．

3) 耳下腺内での枝

顔面神経は耳下腺に進入して多数の枝に分かれ，**耳下腺神経叢** parotid plexus を作る．この神経叢から多くの枝が分かれて，顔面筋に分布する．大きく5種類の枝が区別される．

① 側頭枝：頬骨弓を越えて上行し，眼瞼裂の上方の筋へ分布する．
② 頬骨枝：頬骨を越えて進み，眼瞼裂の下方の筋へ分布する．
③ 頬筋枝：咬筋を越えて進み，頬筋と口裂の周囲の筋へ分布する．
④ 下顎縁枝：下顎骨底に沿って進み，口裂の下方の筋へ分布する．
⑤ 頸枝：頸上部に向かい，広頸筋を支配する．

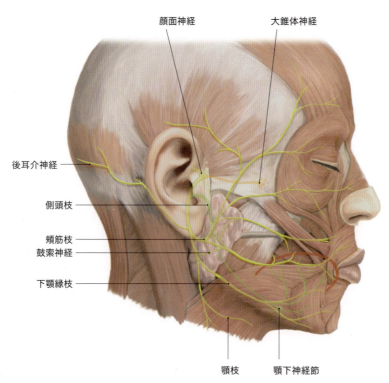

図1　顔面神経

舌咽神経 [IX] glossopharyngeal nerve

舌咽神経 [IX] は第 3 鰓弓から由来し，体性運動線維（咽頭筋の一部），体性感覚線維（舌の後 1/3 と咽頭），臓性運動線維（副交感性），臓性感覚線維（頸動脈洞），特殊感覚線維（舌の後 1/3）を含み，その名の通り舌と咽頭に分布する．神経核のうち**疑核**（体性運動性），**三叉神経脊髄路核**（体性感覚性），**孤束核**（臓性感覚性，特殊感覚性）は迷走神経と共通で，**下唾液核**（副交感性）は舌咽神経に固有の核である．

> **Column　側頭骨骨折による顔面神経障害**
>
> 側頭骨骨折ではしばしば顔面神経が障害される．障害部位によって症状が異なり，骨折範囲の診断に役立つ（図 2）．
> ① **内耳道**：顔面神経と内耳神経が障害され，顔面筋の麻痺，張力低下，めまい（平衡覚障害）が生じる．
> ② **顔面神経膝の手前**：顔面筋麻痺に，味覚，涙分泌，唾液分泌の障害を伴う．
> ③ **アブミ骨筋神経分枝の手前**：顔面神経麻痺と味覚・唾液分泌の障害に加え，聴覚過敏（アブミ骨筋麻痺）もある．
> ④ **鼓索神経分枝の手前**：顔面神経麻痺に，味覚・唾液分泌の障害がある．
> ⑤ **鼓索神経分枝より遠位**：顔面筋の麻痺のみとなる．

舌咽神経の根は延髄の後外側溝から出て，迷走神経 [X] と副神経 [XI] とともに頸静脈孔から出るところで感覚性の**上・下神経節** superior/inferior ganglion を作り，咽頭側隙に出て内頸静脈に沿って下行し，前に曲がって舌根に達する．この間に以下の枝を出す（図 3）．

- **鼓室神経**：体性感覚性と副交感性の枝で，頸静脈孔の直下で分かれて，頸鼓神経（交感性，内頸動脈神経叢から）とともに**鼓室神経叢** tympanic plexus を作り鼓室粘膜に分布する．この神経叢から小錐体神経（副交感性）が分かれて，側頭骨錐体の前面と卵円孔を経て**耳神経節** otic ganglion に達し，耳下腺の分泌に関わる．
- **咽頭枝**：体性運動性・感覚性の枝で，咽頭の外側壁で迷走神経の咽頭枝および交感神経幹の喉頭咽頭枝とともに**咽頭神経叢** pharyngeal plexus を作り，咽頭の筋，咽頭と軟口蓋の粘膜に分布する．
- **茎突咽頭筋枝**：同名の筋を支配する．
- **頸動脈洞枝**：臓性感覚性の枝で，内頸動脈に沿って下行し，交感神経幹および迷走神経の枝と交通し，頸動脈洞と頸動脈小体に分布する．
- **扁桃枝**：体性感覚性の枝で，口蓋扁桃と周囲の粘膜に分布する．
- **舌枝**：体性感覚性と味覚性の枝で，舌の後 1/3 の粘膜に分布する．

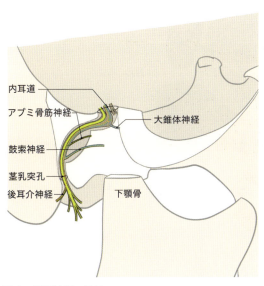

図 2　顔面神経の分枝

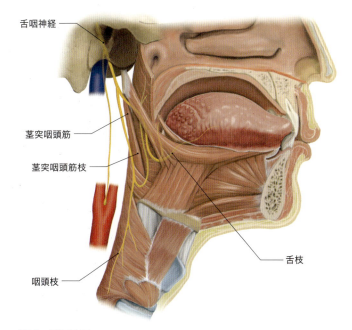

図 3　舌咽神経

15. 第4〜6鰓弓から，迷走神経と副神経ができる

● 迷走神経 [X] vagus nerve

迷走神経 [X] は第4〜6鰓弓に由来する部位を支配し，体性運動線維（咽頭筋の一部，喉頭筋），体性感覚線維（咽頭，喉頭），特殊感覚線維（咽頭・喉頭），臓性運動線維（副交感性），臓性感覚線維（頸動脈洞，頸部・胸腹部の内臓）を含み，その名の通りはるか胸腹部の内臓にまで"迷走する"（ラテン語"vagus"は"wandering"の意）．神経核のうち**疑核**（体性運動性），**三叉神経脊髄路核**（体性感覚性），**孤束核**（臓性感覚性）は舌咽神経 [IX] と共通で，**迷走神経背側核**（副交感性）は迷走神経に固有の核である．

迷走神経の根は延髄の外側溝から出て，舌咽神経 [IX]，副神経 [XI] とともに頸静脈孔から咽頭側隙に出る．感覚性の**上・下神経節** superior/inferior ganglion を有し，上神経節は頸静脈孔内に，下神経節はその下方に位置する．頸部では頸動脈鞘内を，胸部では縦隔内で食道に沿って下行し，腹部では腹腔神経叢に入って各内臓に分布する（図1）．

1) 頭部

上神経節は体性感覚性で，2枝を出す．
- **硬膜枝**は頭蓋腔に入って脳硬膜に分布する．
- **耳介枝**は耳介後面と外耳道後壁に分布する．

2) 頸部

下神経節はおもに臓性感覚性で，舌咽神経・副神経・交感神経の上頸神経節と交通し，2枝を出す．
- **咽頭枝**は**咽頭神経叢** pharyngeal plexus に加わり，臓性感覚線維を咽頭と軟口蓋の粘膜に送り，体性運動線維（副神経の延髄根由来）を咽頭筋の大部分 [茎突咽頭筋（[IX] 支配）を除く]，口蓋筋の大部分 [口蓋帆張筋（[V₃] 支配）を除く] を支配する．
- **上喉頭神経** superior laryngeal nerve は，舌骨の高さで2枝に分かれ，**外枝**は体性運動性（副神経の延髄根由来）で，下咽頭収縮筋に枝を出して，喉頭の輪状甲状筋に分布する．**内枝**は臓性感覚性で，上喉頭

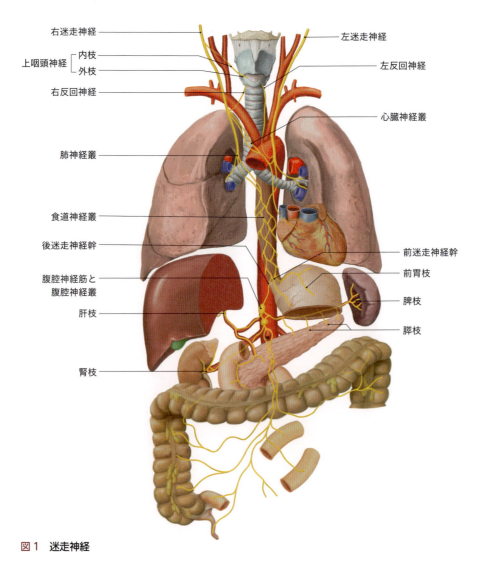

図1　迷走神経

動脈とともに甲状舌骨膜を貫いて喉頭腔に入り，喉頭粘膜に分布する．

頸部の上部と下部から上・下頸心臓枝（副交感性）が起こり，交感神経幹からの胸心臓枝とともに心臓神経叢に加わる．

3) 胸部

迷走神経は胸郭上口の高さで鎖骨下動脈の前面を通って胸腔に入り，左では大動脈弓の前面，左右の主気管支の後面を下行する．この間に反回神経と胸部内臓への枝を分枝する．

- **反回神経** recurrent laryngeal nerve は迷走神経から分かれて上行し，喉頭に向かう．右では鎖骨下動脈の下で，左では大動脈弓の下で後ろに回り，上方に向きを変える．気管と食道の間の溝を上行しながら枝を出し（気管枝，食道枝），**下喉頭神経** inferior laryngeal nerve となって喉頭に達し，体性運動線維を喉頭の大部分の筋（輪状甲状筋を除く）に，臓性感覚線維を喉頭粘膜（声門より下）に送る．
- **胸心臓枝**は頸根部で迷走神経から分かれ，**心臓神経叢** cardiac plexus（交感・副交感性）に加わる．
- **気管支枝**は肺門に達し，**肺神経叢** pulmonary plexus（交感・副交感性）に加わる．

左右の迷走神経は気管支の後面を下行してから，食道周囲に神経叢を作る．

- **食道神経叢** esophageal plexus は左右の迷走神経の枝から作られ，食道下部では前後に集約して**前・後食道神経幹** anterior/posterior vagal trunk となり，食道とともに横隔膜を通過する．

4) 腹部

前・後迷走神経幹からは，胃と肝臓に分布する枝，腹腔神経叢に加わる枝が分かれる．

- **前・後胃枝**は，前・後迷走神経幹からそれぞれ分かれて胃に分布する．
- **肝枝**は，前迷走神経幹から分かれて小網に沿って肝門に向かう．
- **腹腔枝**は後迷走神経幹から分かれて**腹腔神経叢** celiac plexus に入り，腹部内臓に副交感線維を送る．

副神経 [XI] accessory nerve

副神経 [XI] は第4〜6鰓弓由来の迷走神経の一部が分かれたものと見なされる．2つの根があり，どちらも体性運動性であるが，核と分布域が異なる．脊髄から起こった脊髄根は上行し，頭蓋内で延髄根と合流する．しかし延髄根の線維は，頸静脈孔を通る際に迷走神経に加わり，脊髄根の線維のみが副神経を作る（図2）．

- **脊髄根** spinal root の核は第1〜6頸髄前角である．その体性運動線維は副神経を形成し，胸鎖乳突筋と僧帽筋を支配する．
- **延髄根** cranial root の核は迷走神経と共通の疑核である．その体性運動線維は迷走神経に加わり，口蓋・咽頭・喉頭の筋の一部に分布する．

> **Column 胸鎖乳突筋と僧帽筋の由来**
>
> 胸鎖乳突筋と僧帽筋は副神経 [XI] に支配されるので，かつては鰓弓に由来すると考えられていた．しかし現在では，脊髄前角からの脊髄根に支配されることから，頸部以下の他の筋と同様に，体節由来であると考えられている．

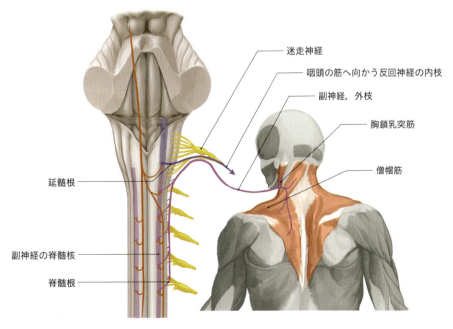

図2　副神経の脊髄根と延髄根

第1章　神経系の概観―マクロ解剖学

16. 内臓と血管は交感神経と副交感神経により二重に支配される

自律神経系

　自律神経系 autonomic nervous system は内臓と血管に分布する神経で，基本的な生命維持機能を調節し，無意識かつ不随意的に働き，運動性と感覚性の成分を有する．

　自律神経の運動性の成分は，対称的な作用をもつ2群に分かれ，多くの内臓を二重に支配し，かつ拮抗的に作用する．

- **交感神経** sympathetic nerve は身体を活動状態にする．
- **副交感神経** parasympathetic nerve は身体を安静状態にする．

　自律神経の感覚成分は，内臓領域の感覚を伝え，交感神経もしくは副交感神経と同じ経路を通って中枢に運ばれ，痛みや不穏感を伝えたり，内臓反射を引き起こしたりする．

1) 交感・副交感神経の構成

　交感・副交感神経では，中枢から出た神経線維がそのまま標的器官に到達するのではなく，途中の神経節でシナプスを作る．

　中枢から出る**節前線維** preganglionic fiber（節前ニューロン）は，**自律神経節** autonomic ganglion で別のニューロンに乗り換え，**節後線維** postganglionic fiber（節後ニューロン）となって標的器官に達する．節前線維は有髄であるが，節後線維は無髄ないしごく薄い髄鞘をもつ．交感・副交感神経の末梢枝は，分岐と合流を繰り返し，血管周囲や臓器内にしばしば**自律神経叢** autonomic plexus を作る．

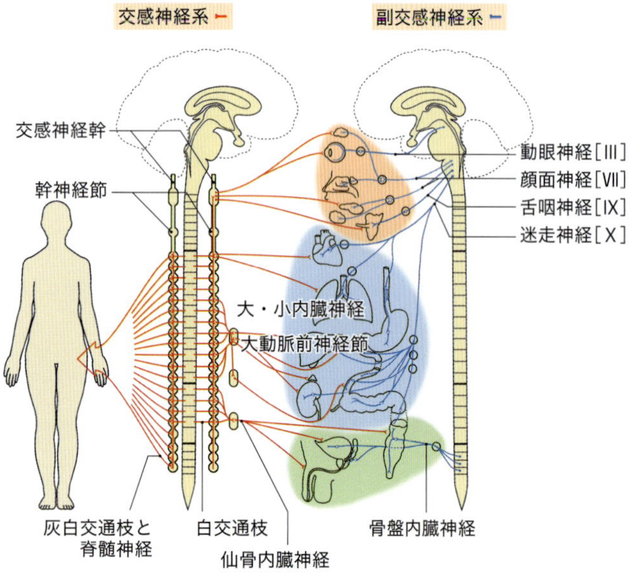

2) 交感・副交感神経の解剖学的な差異

　交感神経と副交感神経は，中枢から末梢に至るまで解剖学的に区別することができる（**図1**）．

① **中枢部位と節前線維**
- 交感神経：胸髄〜上位腰髄，胸神経〜上位腰神経
- 副交感神経：脳幹と仙髄，脳神経 [Ⅲ, Ⅶ, Ⅸ, Ⅹ] と骨盤内臓神経

② **自律神経節**
- 交感神経：幹神経節，椎前神経節
- 副交感神経：頭部の自律神経節，胸腹部内臓の器官内の神経節

③ **節後線維**
- 交感神経：内頸・外頸動脈神経（頭部），大動脈・器官近傍の自律神経叢（胸腹部内臓），脊髄神経（体壁）
- 副交感神経：脳神経の枝（頭部），器官内の自律神経叢（胸腹部内臓）

　頭部と胸腹部内臓は交感・副交感神経が二重に支配するが，体壁は交感神経のみが支配する（**表1**）．

胸腹部の神経叢

1) 心臓神経叢

　心臓神経叢 cardiac plexus は心臓と大動脈の周囲で2部に分かれ，浅部は大動脈弓と右肺動脈の前面に，深部は大動脈弓の後ろで気管分岐部の前にある．交感節後線維を上・中・下頸心臓神経と胸心臓神経から，副交感節前線維を迷走神経の上・下頸心臓枝と胸心臓枝から受け，神経節細胞を含んでいる．心臓神経叢の枝は刺激伝導系，心筋，冠状動脈に分布し，心臓の活動を調節する．

2) 肺神経叢

　肺神経叢 pulmonary plexus は肺門の前後にあり，交感神経と迷走神経の枝を受け，心臓神経叢と交通する．気管支の平滑筋に分布し，気道抵抗を調節する．

3) 腹大動脈神経叢

　腹大動脈神経叢 abdominal aortic plexus は，腹大動脈の前方と両側に広がる自律神経叢で，腹大動脈から枝が出るところでよく発達した神経叢を作り，動脈枝に沿って腹部内臓に分布する．交感神経線維（**大・小内**

図1　交感神経と副交感神経の概観

交感神経系
副交感神経系

交感神経幹
幹神経節
大・小内臓神経
大動脈前神経節

動眼神経[Ⅲ]
顔面神経[Ⅶ]
舌咽神経[Ⅸ]
迷走神経[Ⅹ]

灰白交通枝と脊髄神経
白交通枝
仙骨内臓神経
骨盤内臓神経

臓神経）と副交感神経線維（**迷走神経**の腹腔枝）を受ける（図2）．

① **腹腔神経叢** celiac plexus は腹腔動脈の起始部を囲む大きな神経叢で，肝臓・胃・脾臓・膵臓への動脈枝に沿って伸び，また下方の上腸間膜動脈神経叢まで広がる．同名の神経節（腹腔神経節）を含む．

② **上腸間膜動脈神経叢** superior mesenteric plexus は，上腸間膜動脈の起始部を囲み，同名の神経節を含む．

③ **腎神経叢** renal plexus は，腎動脈の起始部にあり，**大動脈腎動脈神経節** aordicorenal ganglion を含む．

④ **下腸間膜動脈神経叢** inferior mesenteric plexus は，下腸間膜動脈の起始部を囲み，同名の神経節を含む．

4) 上下腹神経叢

上下腹神経叢 superior hypogastric plexus は，腹大動脈神経叢から下方につながり，下位の腰内臓神経（交感性）が加わり，左右の大動脈分岐部の下方にあり，岬角の高さで左右各1本の下腹神経になって，骨盤神経叢につながり，副交感神経線維を受けとる．

5) 下下腹神経叢

下下腹神経叢 inferior hypogastric plexus（**骨盤神経叢** pelvic plexus）は，骨盤内の直腸の両側で内腸骨動脈の内側に広がり，上方では下腹神経を通して上下腹神経叢につながる．S2-4の前枝からの**骨盤内臓神経**（副交感性）と仙骨神経節からの**仙骨内臓神経**（交感性）が加わる．

6) 腸管壁の神経叢

腹部の消化管の壁には2種類の神経叢があり，胃腸壁の運動と腺の分泌を調節する（図3）．

① **筋層間神経叢** myenteric plexus（**アウエルバッハ神経叢** Auerbach's plexus）は，輪筋層と縦筋層の2つの平滑筋層の間にあり，大型の神経節細胞を含む．腸管の蠕動運動を調節する．

② **粘膜下神経叢** submucosal plexus（**マイスナー神経叢** Meissner's plexus）は，粘膜筋板の下の粘膜下層にあり，小型の神経節細胞を含む．粘膜筋板の運動と腺からの分泌を調節する．

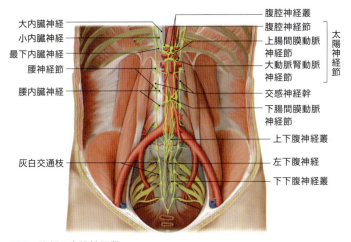

図2　腹部の自律神経叢

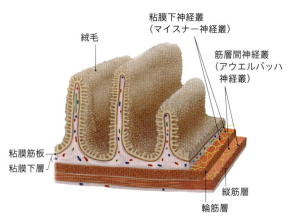

図3　小腸壁の構造

表1　交感神経と副交感神経の比較

	交感神経			副交感神経	
中枢部位	胸髄〜上位腰髄			脳幹	仙髄
節前線維	胸神経〜上位腰神経			脳神経[Ⅲ，Ⅶ，Ⅸ] / 脳神経[Ⅹ]	骨盤内臓神経
神経節	幹神経節	幹神経節，(上頸神経節)	幹神経節，椎前神経節	頭部の自律神経節	器官内の神経節
節後線維	脊髄神経	内頸動脈神経，外頸動脈神経	器官近傍の神経叢	脳神経の枝	器官内の神経叢
標的	体壁	頭部の平滑筋・腺	胸腹部内臓	頭部の平滑筋・腺	胸腹部内臓

17. 交感神経は内臓・血管と体壁の両方を支配する

交感神経の構成

交感神経幹 sympathetic trunk は，脊柱の両側に沿って縦走する神経索で，頭蓋底から尾骨まで伸びている．交感神経幹には途中に約20個の**幹神経節**（**椎傍神経節** paravertebral ganglion）があり，神経節の間を節間枝がつないでいる．幹神経節と脊髄神経の間は，1～2本の交通枝でつながれている．

交感神経の節前ニューロンの細胞体は，胸髄と上位腰髄の側角にある．節前線維は前根を通って脊髄神経（T1–L2）に入るが，脊柱管から出たところで脊髄神経から分かれ，**白交通枝**（有髄線維を含む）を通って交感神経幹に入る．もう一方の**灰白交通枝**（大部分が無髄線維を含む）は節後線維を運び，ほとんどの幹神経幹と脊髄神経の間をつなぐ．

交感神経系にはもう1種類の神経節が大動脈の前にあり，**大動脈前神経節**（**椎前神経節** prevertebral ganglion）と総称される．胸腹部の交感神経幹から数本の**内臓神経** splanchnic nerve（大内臓神経，小内臓神経，最下内臓神経，腰内臓神経）が分かれて，節前線維を大動脈前神経節に送る．また頸胸部の交感神経幹からも若干の内臓神経（上・中・下頸心臓神経，胸心臓神経，胸肺枝）が分かれて，幹神経節からの節後線維を胸部内臓領域の神経叢に送る（図1）．

交感神経幹と幹神経節

交感神経幹と幹神経節は頸部から仙骨部まで伸びており，部位による差異がある（図2）．

1) 交感神経の頸部

頸部の交感神経幹は頸動脈鞘の後方に位置し，3対の神経節を有する．神経節からは頭部への動脈に沿って，また胸部内臓に向かって枝が出ていく．

- **上頸神経節** superior cervical ganglion は，第2～3頸椎横突起の前で内頸動脈の後ろにある．最大の神経節で，扁平な紡錘形である．第1～4頸神経と交通する．
- **中頸神経節** middle cervical ganglion は第4頸椎の高さで下甲状腺動脈の近くにあるが，存在しないこともある．
- **下頸神経節** inferior cervical ganglion は，第1・2胸神経節としばしば融合しており（**頸胸神経節**），その形状から**星状神経節** stellate ganglion と呼ばれる．前斜角筋の内側で鎖骨下動脈の後方にある．第7・8頸神経と交通する．中・下頸神経節の間の節間枝は2本に分かれ，細い前枝はループ状に鎖骨下動脈を囲んで**鎖骨下ワナ**を作る．
- **内頸動脈神経** internal carotid nerve は上頸神経節から内頸動脈に沿って上行し，頸動脈管内で内頸動脈神経叢を形成し，頭部（虹彩，涙腺，鼻粘膜）に交感神経線維を送る．
- **外頸動脈神経** external carotid nerve は上頸神経節から出て総頸動脈と外頸動脈の周囲に神経叢を作り，頭部（顎下腺，舌下腺，耳下腺，口腔粘膜）に交感神経線維を送る．
- **上・中・下頸心臓神経** superior/middle/inferior cardiac nerve は上・中・下頸神経節からそれぞれ起こり，心臓神経叢に向かう．

2) 交感神経の胸部

胸部の交感神経幹は脊柱の両側で横突起のあたりを縦走し，10～12対の胸神経節が各肋間に配列する．下方では横隔膜と内側弓状靱帯の後方を大腰筋とともに通り抜ける．上位の胸神経節からは節後線維を含む枝が胸部内臓に，第5以下の胸神経節からは節前線維を含む枝が大動脈前神経節に出ていく．

- **胸心臓神経** thoracic cardiac nerve は第1～5胸神経節から出て心臓神経叢に入る．
- **胸肺枝** thoracic pulmonary branch は第2～4胸神経節から出て肺神経叢に入る．
- **大内臓神経** greater splanchnic nerve は第5～9胸神経節から出て椎体の側面を下行し，横隔膜の左右両脚を貫いて腹腔神経節に至る．
- **小内臓神経** lesser splanchnic nerve は第9～11胸神経節から出て，大内臓神経の少し外側で横隔膜を通過し，腹腔神経節と上腸間膜神経節に至る．
- **最下内臓神経** least splanchnic nerve は第12胸神経節から出て，大動脈腎動脈神経節に至る．

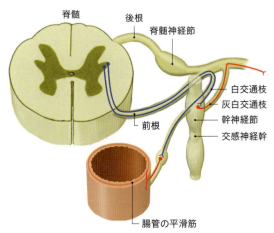

図1 交感神経と脊髄神経の関係

3) 交感神経幹の腹部・骨盤部

腹部・骨盤部の交感神経幹は腰椎の椎体の前外側面を下行し，総腸骨動静脈の後方を通って骨盤内に入り，尾骨の前面で左右の神経幹が合して不対神経節を作る．腹部の**腰神経節** lumbar ganglion は4～5対，骨盤部の**仙骨神経節**は4対ある．第1・2腰神経節は2本の交通枝をもつが，それより下位の神経節は灰白交通枝のみで脊髄神経とつながる．

- **腰内臓神経** lumbar splanchnic nerve は4対あり，腰神経節から出て腹大動脈神経叢と上下腹神経叢に入る．
- **仙骨内臓神経** sacral splanchnic nerve は4対あり，仙骨神経節から出て，下下腹神経叢（骨盤神経叢）に入る．

4) 体壁への分布

上肢・下肢を含む体壁では，皮膚の汗腺と立毛筋，皮膚と骨格筋などの血管が，脊髄神経に含まれる交感神経の支配を受ける．体壁に向かう交感神経線維は，幹神経節の節後ニューロンから出て，灰白交通枝を通って脊髄神経に入り，体幹の体壁および上肢・下肢に送られる．

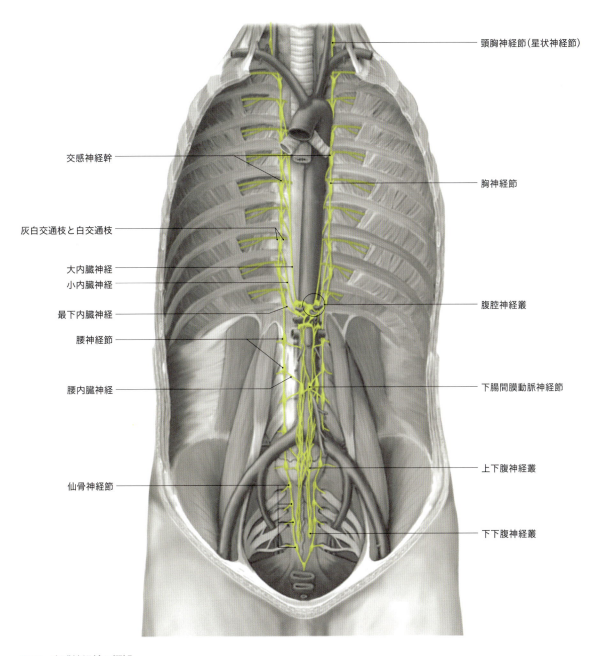

図2　交感神経幹の概観

18. 自律神経は伝達物質によって作用する

生体にとって基本的な機能である循環・呼吸・消化などの自律機能は，平滑筋，心筋および分泌腺を支配する自律神経系によって調節される．自律神経系には，特有の神経伝達物質と受容体が存在し，受容体の作動薬と遮断薬は，自律機能の逸脱を調節する薬剤として使われる．自律神経系は末梢だけでなく中枢にも存在し，自律神経反射の中枢による調節によって生体の恒常性が維持される．

交感神経と副交感神経の伝達物質

交感神経・副交感神経ともに節前ニューロンの神経伝達物質は**アセチルコリン** acetylcholine（ACh）である（図1）．AChを放出するニューロンを**コリン作動性ニューロン**と呼ぶ．

一方，節後ニューロンの神経伝達物質は，交感神経では**ノルアドレナリン** noradrenaline（NA）であり，副交感神経では一般にAChである．AChとNAは，お互いの放出を抑制しあうため，自律神経系の末端で，交感神経と副交感神経の相互抑制が起こる．自律神経系には，AChやNAでない神経伝達物質を放出するニューロンもある．ATP，ペプチド，一酸化窒素（NO）などがこれにあたる．

交感神経と副交感神経の受容体

NAが作用するアドレナリン受容体には，**α受容体**と**β受容体**がある．両方ともGタンパク質共役型受容体である．NAはβ受容体よりα受容体に親和性が高い．

α受容体にはα$_1$受容体とα$_2$受容体がある．α$_1$受容体は血管収縮や胃，腸，膀胱の括約筋収縮に関与し，α$_2$受容体は自律神経系では主に神経伝達物質（NA）の放出を抑制する自己受容体として働く．

β受容体にはβ$_1$受容体，β$_2$受容体，β$_3$受容体がある．β$_1$受容体は心拍数の増加と心収縮力の増大に，β$_2$受容体は血管・気管支拡張，胃・腸平滑筋弛緩に，β$_3$受容体は脂肪分解に関与する．

AChの受容体にはニコチン受容体とムスカリン受容体がある．**ニコチン受容体** nicotinic receptor はイオンチャネル型受容体であり，**ムスカリン受容体** muscarinic receptor はGタンパク質共役型受容体である．交感神経と副交感神経の節後ニューロンの細胞体にはニコチン受容体があり，節前ニューロンからの情報をすばやく節後ニューロンに伝達する．一方，副交感神経が支配する効果器には，ムスカリン受容体が存在する．ムスカリン受容体にはM$_1$～M$_5$受容体があり，M$_2$受容体は心拍数の低下，心収縮力の低下に，M$_3$受容体は平滑筋収縮や分泌腺の分泌促進に関与する（表1）．

自律神経系の中枢

交感神経，副交感神経の起始核である脊髄中間質外側核や脳幹は，自律神経系の一次中枢である．脳幹では，動眼神経副核（Edinger–Westphal核）[Ⅲ]，上唾液核[Ⅶ]，下唾液核[Ⅸ]，迷走神経背側核[Ⅹ]，疑核[Ⅹ]が副交感神経の起始核であり，求心路は孤束核[Ⅸ，Ⅹ]に終止する（図2）．

上位中枢として，生命の維持に重要な循環中枢，呼吸中枢，嘔吐中枢，嚥下中枢，排尿中枢などが，延髄を主とする脳幹に存在する．

さらに上位中枢である視床下部には体温調節中枢，血糖調節中枢，水分調節中枢などの高次自律神経中枢が存在し，脊髄や脳幹と連絡している．

自律神経反射

自律機能を調節する主要なメカニズムとして自律神経反射がある．自律神経反射には，求心路と遠心路の種類の違いから，大きく以下の3つに分類される．

1) 内臓–内臓反射

求心路と遠心路がともに自律神経線維であり，多くの内臓機能はこの機序で自律的に調節される．

たとえば，**動脈圧受容器反射**では，動脈圧が上昇すると頸動脈洞と大動脈弓の動脈圧受容器が反応し，自律神経求心路を介して信号が延髄孤束核に伝えられる．この信号は疑核の副交感神経（迷走神経）を興奮させ，心拍数を低下させる（図3A）．

動脈圧が低下すると孤束核の活動が低下し，延髄腹外側部にある交感神経中枢（RVLM，CVLM）が興奮する．この信号は脊髄中間質外側核にある交感神経節前線維の活動を上げ，心収縮力を上げ，血管を収縮させ

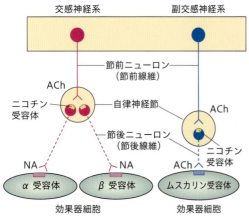

図1　自律神経系の伝達物質と受容体

〔黒澤美枝子：自律神経系．本間研一（監）：標準生理学 第9版．p416，医学書院，2019より改変〕

ることで血圧を上昇させる（図3B）．

2）体性−内臓反射

求心路が体性神経，遠心路が自律神経である．たとえば，皮膚に痛み刺激を与えると，体性神経である自由神経終末が反応するが，その信号が交感神経系を亢進させ，心拍数の増大，血圧の増加等が反射的に生じる．

3）内臓−体性反射

求心路が自律神経，遠心路が体性神経である．例えば，**嘔吐反射**では，上部消化管の膨張（迷走神経）や痛み（交感神経求心路）の信号が，延髄孤束核付近の嘔吐中枢に伝わり，体性神経である横隔神経を興奮させ，横隔膜や腹筋を駆動し，嘔吐を反射的に起こす．

表1 自律神経系におけるアドレナリン受容体とアセチルコリン受容体の特徴

受容体			存在部位	作用
アドレナリン受容体	α受容体	$α_1$	血管平滑筋 腸平滑筋 胃・腸・膀胱括約筋 肝臓	収縮 弛緩 収縮 グリコーゲン分解
		$α_2$	NA作動性神経終末 血管平滑筋 膵臓β細胞	NAの放出抑制 収縮 インスリン分泌抑制
	β受容体	$β_1$	心臓 腎臓（傍糸球体細胞）	心拍数，心収縮力，伝導速度増加 レニン分泌促進
		$β_2$	血管，気管支，胃腸，尿路，子宮の平滑筋 肝臓	弛緩 グリコーゲン分解
		$β_3$	脂肪組織	脂肪分解促進
アセチルコリン受容体	ニコチン受容体	N_N	自律神経節 副腎髄質	節後細胞脱分極（fast EPSP発生） カテコールアミン分泌促進
	ムスカリン性受容体	M_1	自律神経節	節後細胞脱分極（slow EPSP発生）
		M_2	心臓	心拍数，伝導速度，心房収縮力低下
		M_3	平滑筋 分泌腺	収縮 分泌促進

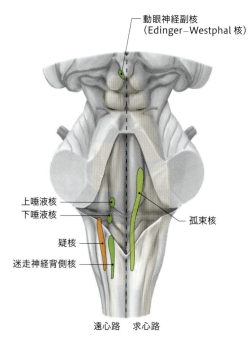

図2 副交感神経中枢

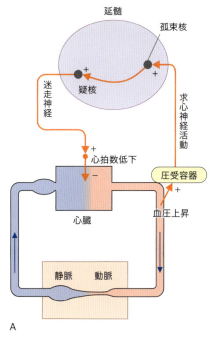

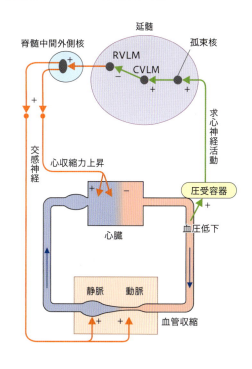

図3 動脈圧受容器反射の神経機構

血圧が上昇すると，動脈圧受容器の活動が上昇し，Aの神経回路を介して心拍数が低下する．血圧が低下すると，動脈圧受容器の活動が低下し，Bの神経回路を介して心収縮力が上昇する．オレンジは活動上昇を，緑は活動低下を示す．「+」は興奮性シナプスを，「−」は抑制性シナプスを示す．そのため，「−」の前後で神経活動が反転する．

Column　鰓弓器官とは？

　人体が発生してくる過程で，最初期の胚を見ると，頸のあたりではっきりした膨らみが前後に並んでいる．この初期胚の形は，他の脊椎動物（魚類，両生類，爬虫類，鳥類，哺乳類）でも似ていて，群によってさまざまな成体の形を想像することは難しい（図1）．

　この初期胚の頸に見られる膨らみは**鰓弓** branchial arch と呼ばれる．魚類（および両生類の幼生）では，膨らみの間の溝が咽頭の壁の膨らみ（鰓嚢）とつながって鰓孔（えら穴）になる．爬虫類以上の動物では，胎児期の鰓弓から成体のさまざまな構造（骨格，筋，神経，血管）が作られ（図2），これらは**鰓弓器官** branchial organ と呼ばれる（表1）．また鰓嚢からもいくつかの器官が生じる（表2）．

　鰓弓から発生する骨格は軟骨性（および軟骨性骨）であり，発生過程を調べることで同定される．血管の由来も発生過程から同定される．

　脳神経の一部は鰓弓を支配する．人間の初期胚を見ると，魚類と同様に鰓弓を支配しているのがわかる（図3）．第1鰓弓には三叉神経［V］，第2鰓弓には顔面神経［VII］，第3鰓弓には舌咽神経［IX］，第4-6鰓弓には迷走神経［X］（および副神経［XI］）が分布する．頭部の筋の由来は，支配神経から同定することができる．

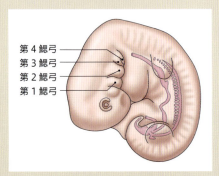

図1　ヒトの初期胚，6 mm長
（Benninghoff Anatomie による）

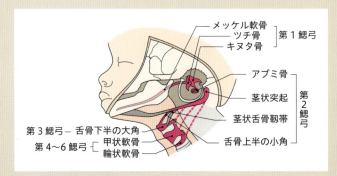

図2　鰓弓由来の骨格
（Benninghoff Anatomie による）

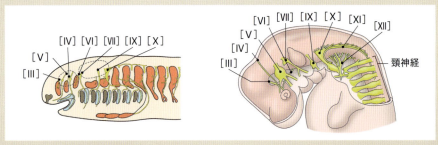

図3　サメとヒト胚の脳神経
（Goodrich, 1930；Hamilton, Boyd and Mossman, 1972 による）

表1　鰓弓器官

	骨格	筋	神経	血管
第1鰓弓	メッケル軟骨（下顎骨の中心部），ツチ骨，キヌタ骨	咀嚼筋など	三叉神経［V］	消失
第2鰓弓	アブミ骨，茎状突起，茎状舌骨靭帯，舌骨体上半	顔面筋など	顔面神経［VII］	消失
第3鰓弓	舌骨下半	咽頭筋の一部	舌咽神経［IX］	内頸動脈の基部
第4鰓弓	喉頭の軟骨	咽頭筋の一部，喉頭筋	迷走神経［X］副神経［XI］	右：鎖骨下動脈の基部 左：大動脈弓の一部
第5鰓弓				消失
第6鰓弓				肺動脈，動脈管

表2　鰓嚢からの派生器官

	派生器官
第1鰓嚢	耳管，鼓室
第2鰓嚢	口蓋扁桃
第3鰓嚢	胸腺，下上皮小体
第4鰓嚢	上上皮小体
第5鰓嚢	鰓後体（傍濾胞細胞）

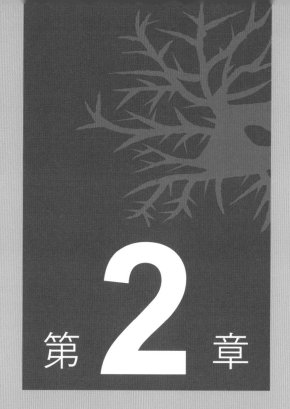

第2章

神経系の細胞生物学
―ミクロ解剖学

1. 神経系の細胞
2. 細胞膜の興奮性
3. 興奮の伝達

1. 神経系の細胞には，ニューロンと支持細胞がある

中枢神経と末梢神経は，情報を伝える働きをする神経細胞（ニューロン）と，それを支える支持細胞からなる．支持細胞は中枢神経系と末梢神経系で異なる．

■ ニューロンの特徴と形態

ニューロン neuron（神経細胞）は高度に分化した細胞で，細胞特性としては顕著な**極性** polarity，形状としては複雑な**細胞突起** cell processes，機能としては**興奮性** excitability が特徴である．ニューロンには4つの領域が形態学的に区別される．細胞体，樹状突起，軸索，神経終末である（**図1**）．

1）細胞体

細胞体 cell body には核がある．ニューロンの**核** nucleus は染色質が凝集せずに広がっているため，**核小体** nucleolus が他の細胞に比べて明瞭に見える．ニューロンは細胞分裂能を失っていて，細胞の複雑な形態と興奮の伝導・伝達のために，タンパク質合成がさかんである．核小体は rRNA を合成する場となっている．核周囲の細胞質（**核周部** perikaryon）では，粗面小胞体が発達しており，光学顕微鏡では塩基性色素（トルイジン青，クレシル紫など）で青く染まり，**ニッスル小体** Nissl body として見える．

2）樹状突起

多くの場合，**樹状突起** dendrite は，1つの細胞に多数存在する．細胞質の一部が伸張した突起で，多数に枝分かれして細胞の表面積を広げている．樹状突起の表面には多数の**棘** spine が突き出，他の神経細胞の神経終末とシナプスを形成する．樹状突起の多数のシナプス部位で生じた興奮は，受動的に，また活動電位を生じながら細胞体に伝わり，時間的・空間的に加重されてニューロンの興奮を生じる．

3）軸索

軸索 axon は，1つの細胞に通常1本存在する．細胞体につながる円錐状の起始部は**軸索小丘** axon hillock と呼ばれ，粗面小胞体を含まず，細胞膜にイオンチャネルが集中している．ニューロンの活動電位は軸索小丘で発生し，軸索を伝導していく．軸索は1本のまま長く伸びて，標的の近くで枝分かれし，神経終末となって終わる．

4）神経終末

神経終末 nerve terminal は枝分かれした軸索の末端部で，他のニューロンと接触して**シナプス** synapse を作り，信号（興奮・抑制）を伝達する．シナプスでは信号を送る側の細胞（**シナプス前細胞** presynaptic cell）の神経終末の細胞膜（**シナプス前膜** presynaptic membrane）が，狭い隙間（**シナプス間隙** synaptic cleft）を隔てて，受け取る側の細胞（**シナプス後細胞** postsynaptic cell）の樹状突起の細胞膜（**シナプス後膜** postsynaptic membrane）と相対している．

神経終末にはミトコンドリアと多数の**シナプス小胞** synaptic vesicle が存在する．シナプス小胞は神経伝達物質を含んでおり，開口分泌によってシナプス間隙に放出する．

■ ニューロンの形態の多様性

神経細胞には数多くの種類があり，その形態も多様である．突起の数を基準に3型を区別することができる（**図2**）．

1）単極性ニューロン

単極性ニューロン unipolar neuron は最も単純な形態で，細胞体から1本の一次突起が出て多数の枝に分かれ，そのうちの1本が軸索として働き，他の枝が信号を受容する．無脊椎動物の神経系に広くみられる．

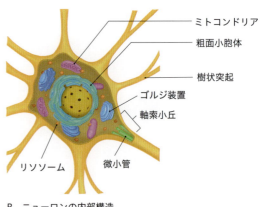

A　ニューロンの形状　　B　ニューロンの内部構造

図1　ニューロンの構造

2）双極性ニューロン

双極性ニューロン bipolar neuron は細胞体の両端から2本の突起が出て，一方が信号を受け取り，他方が信号を送り出す．嗅上皮の嗅細胞，網膜の視細胞，内耳の有毛細胞などの感覚受容細胞が双極性ニューロンに相当する．

偽単極性ニューロン pseudo-unipolar neuron は単極性とみなされることもあるが，双極性ニューロンの亜型である．細胞体から出た1本の突起がすぐに2方向に分かれて末梢側と中枢側に向かう形であるが，始めは双極性ニューロンとして分化して，後に2本の突起の根元が融合する．代表例は体性感覚を脊髄に伝える脊髄神経節の感覚ニューロンである．

3）多極性ニューロン

多極性ニューロン multipolar neuron は，細胞体から1本の軸索と多数の樹状突起が出ており，脊椎動物の神経系で最も広く見られる形である．細胞の種類によって軸索の長さ，樹状突起の分岐の程度，広がりなどが異なり，その形態はきわめて多様である．樹状突起の発達の程度は，接続するシナプスの数と密接に関係している．脊髄運動ニューロンでは樹状突起の分岐が乏しく，シナプス数は1万程度であるが，小脳のプルキンエ細胞では樹状突起が細かく分岐して広がっており，シナプス数は100万程度にもなる．

特殊なものとして軸索を持たない**無軸索ニューロン** anaxonic neuron があり，樹状突起のみを有している．例としては，網膜のアマクリン細胞，嗅球の介在細胞などがある．

神経系の支持細胞

中枢神経系の支持細胞は**グリア細胞** glial cell（**神経膠細胞** neuroglia）と総称され，3種類のものがある．

① **星状膠細胞** astrocyte はその名の通り星状の形をした細胞で，ニューロンを栄養し支持する．突起の先端から広がる**終足** endfoot で毛細血管壁の周囲を覆い，ニューロンと毛細血管の間に介在する．2つの亜型があり，細胞質の豊富な**形質性** protoplasmic の細胞は灰白質に多く，細長い突起を有する**線維性** fibrous の細胞は白質に多い．

② **希突起膠細胞** oligodendrocyte は神経線維の周りに突起を伸ばして髄鞘を形成する．

③ **小膠細胞** microglia は貪食性の細胞で，細胞断片や異物を処理し，シナプスの調節にも寄与している．

末梢神経の支持細胞は**シュワン細胞** Schwann cell と呼ばれ，末梢神経線維を包んでいる．また，神経節にある**衛星細胞** satellite cell は，ニューロンの細胞体を包んでいる．

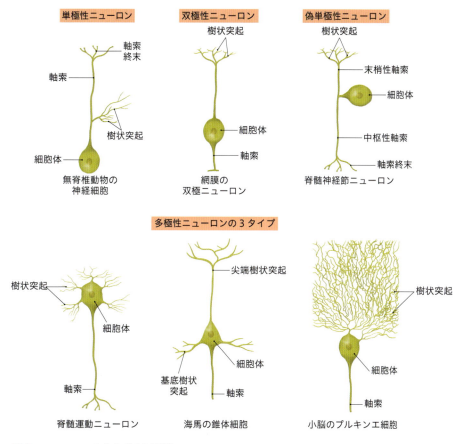

図2　ニューロンのさまざまな形態

2. グリア細胞はニューロンの活動環境を整える

　神経系にはニューロンの働きを支える支持細胞がある．中枢神経系では「神経細胞の間を埋める糊のような細胞」という意味で，**グリア細胞（神経膠細胞）**と名づけられた．グリア細胞の種類は前項に挙げた．ここではグリア細胞の形態や役割の違いをみていこう．

グリア細胞とニューロンの違い

　近年の研究では，ヒトの脳においてグリア細胞の数はニューロンの数と同程度と推測されている[1]．大脳皮質ではグリア細胞のうち約75％が希突起膠細胞，約20％が星状膠細胞で，残りが小膠細胞とされている．

　ニューロンが一部の例外を除いて生後増殖しないのに対して，グリア細胞は必要に応じて増殖することができる．グリア細胞にも突起があって，細胞種によって異なる形態と役割をもっているが，ニューロンの樹状突起と軸索のような区別はない．グリア細胞はニューロンのような活動電位は出さないが，カルシウムイオン（Ca^{2+}）による興奮性がある．

星状膠細胞

　星状膠細胞は中枢神経系にあり，灰白質に多い．多くの突起を伸ばしてニューロンや血管に接する（**図1**）．中枢神経系の表層にある星状膠細胞の突起の先端には脳や脊髄の表面に達するものがあり，軟膜直下で神経膠細胞境界膜をつくる．

　星状膠細胞の突起は毛細血管の周囲を覆うため，ニューロンが必要な物質は星状膠細胞を介して供給される（**図2A，B**）．また，ニューロンの静止膜電位や活動電位に必要な細胞外液のイオン環境を整えるとともに，エネルギーを供給している．シナプスの周囲も覆っており，シナプス間隙に放出された伝達物質やイオンを回収する．

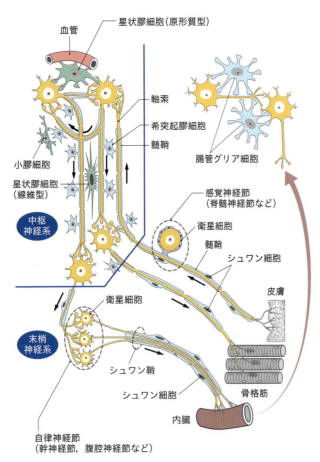

図1　神経系の支持細胞
黄色の細胞はニューロン，青線は中枢神経系と末梢神経系の境界を表す．中枢神経系には星状膠細胞，希突起膠細胞，小膠細胞が，末梢神経系にはシュワン細胞と衛星細胞がみられる．上衣細胞は図示していない．内臓（腸管）の内部にも神経叢があり，そこにはニューロンと腸管グリア細胞がある（右上図）．

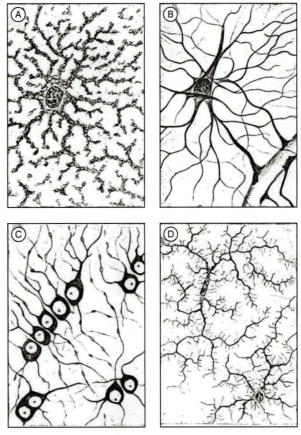

図2　グリア細胞の組織像
A．原形質型星状膠細胞，B．線維型星状膠細胞，
C．希突起膠細胞，D．小膠細胞．
星状膠細胞には2つのタイプがあり，原形質型は灰白質に多く，細胞質と細胞小器官に富む．線維型は白質に多く，細胞小器官が少ない．

（del Rio Hortega P: Estudios sobre la neuroglia. –La microglia y su transformación en células en bastoncito y cuerpos gránulo–adiposos. Trab Lab Invest Biol Madrid 18: 37–82, 1920 より）

中枢神経組織が損傷を受けると，星状膠細胞が増殖する．このグリア細胞の増殖により発症する神経膠症（グリオーシス）は，**グリア瘢痕**とも呼ばれる．これは，末梢組織が損傷した際に，線維芽細胞が膠原線維を分泌して作る瘢痕組織にたとえたものである．

希突起膠細胞

希突起膠細胞は中枢神経系において髄鞘を形成する細胞で，白質に多く存在する．丸みを帯びた細胞体から数本の突起を伸ばし，それぞれの突起の先端が軸索に巻き付いて髄鞘（➡次頁参照）を形成する（**図1，2C**）．後述するシュワン細胞が髄鞘1分節のみを形成するのに対して，希突起膠細胞は1つの細胞が複数の髄鞘の分節を形成する．

小膠細胞

小膠細胞は，他のグリア細胞と異なり，神経外胚葉から分化せず，神経管が形成された後に前駆細胞が外部から侵入して小膠細胞に分化する．小膠細胞は小型の細胞体から数本の突起を伸ばし，それらがさらに枝分かれを繰り返して複雑な形をとる（**図2D，3**）．

小膠細胞は，神経組織が損傷を受けた際や感染症を起こした際に増殖して貪食能をもつようになり，死滅した組織の細胞や病原体を貪食して処理する．正常な状態の小膠細胞はかつて静止型と呼ばれてきたが，実は突起が刻々と変化しており，シナプスの活動を感知してシナプスの維持や退縮に関わっているほか，神経細胞を保護してその生存や神経回路の維持に寄与している．

上衣細胞

上衣細胞は，脳室と中心管の内面を覆う．神経管が形成されたときにその内腔（将来の脳室と中心管）に面した領域は細胞分裂が活発で，そこからニューロンやグリア細胞が分化していき，最後に残るのが上衣細胞である．成人においても脳室の一部の領域では上衣細胞の直下に幹細胞が存在して，ニューロンが分化する．上衣細胞は脳室腔側の表面に繊毛をもち，脳脊髄液の流れをつくるのに関与している．

視床下部など一部の領域では上衣細胞の中に脳の実質内へ突起を伸ばすものがあり，**伸長上衣細胞（タニサイト** tanycyte**）**と呼ばれる．その突起の先端は血管や星状膠細胞，他の上衣細胞などに達しており，脳脊髄液中の物質を検出したり，取り込んで血管などに輸送したりすると考えられている．

シュワン細胞

シュワン細胞は，末梢神経系において髄鞘を形成する細胞である．シュワン細胞は，軸索の周りを回転しながら細胞膜を巻き付けていき，髄鞘を形成する．シュワン細胞の細胞体には神経細胞を栄養する働きがあり，末梢神経系における星状膠細胞に相当する役割も果たしている（➡次頁，**図1**参照）．

髄鞘を持たない軸索（無髄線維）の周囲もシュワン細胞で覆われており，**シュワン鞘**と呼ばれる．1つのシュワン細胞が複数の無髄線維を覆っている．

衛星細胞

衛星細胞（サテライトグリア細胞）は，末梢神経系の神経節で突起を持たずにニューロンを取り囲むように存在する．中枢神経系における星状膠細胞のようにニューロン周囲のイオン環境などを整える働きがある．損傷などが生じた際にも反応すると考えられている．

腸管グリア細胞

腸管神経系は腸管の壁にある**筋層間神経叢**と**粘膜下神経叢**からなり，自律神経系の他の部分を合わせたよりも多くのニューロンが含まれる．その支持細胞は，中枢神経系の星状膠細胞に似た性質であることから**腸管グリア細胞**と呼ばれる（**図1**）．神経叢だけでなく粘膜上皮下の軸索周辺にも存在する．腸管グリア細胞は，神経細胞の活動を支えるだけでなく，腸管や免疫細胞からの情報を受け取ってニューロンに影響を与えている．

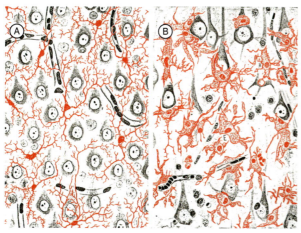

図3　小膠細胞の変化

A. ウサギの正常な大脳皮質の組織像．赤で表示した小膠細胞が錐体細胞の間に分布し，細く枝分かれに富んだ突起を広げている．
B. ウサギの大脳皮質に人為的に傷を付けた2日後の組織像．損傷に反応して小膠細胞の細胞体が腫大し，突起の枝分かれが減ってコブ状の隆起が生じている．

[文献]

1) von Bartheld CS, et al：The search for true numbers of neurons and glial cells in the human brain: A review of 150 years of cell counting. J Comp Neurol 524：3865-3895, 2016

3. 髄鞘が神経線維を取り巻く

神経線維の種類

　末梢神経において肉眼的に見ることのできる神経は，結合組織性の被膜（神経上膜・内膜・周膜）が多数の神経線維を束ねたものである．中枢神経では神経線維が集まって白質を作っている．**神経線維** nerve fiber ではニューロンの軸索が支持細胞によって覆われている．支持細胞はしばしば細胞膜のシートで軸索を幾重にも取り巻いて**髄鞘** myelin sheath（ミエリン鞘）という絶縁体を作る．髄鞘をもつ**有髄神経線維** myelinated nerve fiber は中枢神経と末梢神経の両方に広くみられる．これに対し髄鞘のない**無髄神経線維** unmyelinated nerve fiber は末梢神経にみられる．

　有髄神経線維の髄鞘の構造は，中枢神経と末梢神経で多少の違いがある．中枢神経では1つの希突起膠細胞が多数の突起を伸ばしてその先端で髄鞘を作るので，1つの細胞が複数の軸索に対して髄鞘を作り，また1本の軸索に対して複数の髄鞘を形成する．末梢神経では1つのシュワン細胞が1本の軸索を取り巻いて髄鞘で包む．無髄神経線維では，シュワン細胞が複数の軸索を抱えるようにして支えている（図1）．

　有髄神経は伝導速度が速く，体性運動神経（骨格筋を支配）や体性感覚神経（触圧覚や固有感覚を支配）にみられ，無髄神経は伝導速度が遅く，体性感覚神経（痛覚）や自律神経節後線維にみられる（表1）．

髄鞘の役割

　髄鞘は支持細胞の一部がシート状に薄く伸びて，軸索の周りを何層にも巻き付いて形成される．細胞質の成分は乏しく，細胞膜の成分である脂質による二重層が幾重にも重なって，軸索と周囲の間を電気的に絶縁している．

　1つの支持細胞が作る髄鞘の長さは1～2 mmほどで，隣接する支持細胞による髄鞘との間に**ランヴィエ絞輪** node of Ranvier という切れ目がある．ランヴィエ絞輪部では軸索が露出し，細胞膜はNa^+チャネルを豊富に有している．有髄線維では活動電位が絶縁部を飛び越えて，絞輪部から絞輪部へとジャンプする（**跳躍伝導**）ため，伝導速度が速い（➡49頁）．脱髄疾患では

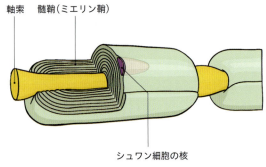

A　末梢神経の髄鞘

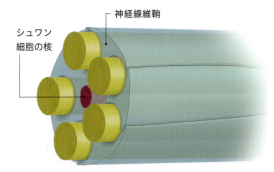

B　無髄線維のシュワン鞘

図1　神経線維の構造
A．末梢神経の髄鞘：1個のシュワン細胞が髄鞘の1区画を形成する．
B．無髄線維のシュワン鞘：シュワン細胞は髄鞘を持たない無髄線維も取り囲む．

表1　末梢神経線維の分類

	髄鞘の有無	直径（μm）	伝導速度（m/秒）	神経線維の種類
Aα	有髄（厚い）	12～20	70～120	体性運動線維（骨格筋）深部感覚線維（筋紡錘，腱器官）
Aβ		5～10	30～70	皮膚感覚線維（触圧覚）
Aγ		3～6	10～30	体性運動線維（筋紡錘）
Aδ		2～5	12～30	皮膚感覚線維（温・痛覚）
B	有髄（薄い）	1～3	3～15	自律神経節前線維
C	無髄	0.5～1.0	0.5～2.0	自律神経節後線維 皮膚感覚線維（痛覚）

髄鞘が破壊されて神経線維の伝導が障害され，さまざまな神経症状が生じる．

髄鞘の構成成分の 70％ は脂質で，リン脂質，スフィンゴ脂質，コレステロールなど細胞膜に一般的なものである．残りの 30％ ほどは髄鞘に特異的なタンパク質で，代表的な**ミエリン塩基性タンパク質** myelin basic protein（MBP）は中枢神経と末梢神経に共通で，細胞膜の細胞質側に局在する．中枢神経の髄鞘は膜内タンパク質の**プロテオリピドタンパク質** proteolipid protein（PLP）を含んでおり，これらに対する自己免疫によって多発性硬化症などの脱髄疾患が生じる．末梢神経の髄鞘に含まれる**タンパク質ゼロ** protein zero（P0）と**末梢ミエリンタンパク質 22** peripheral myelin protein 22（PMP22）は膜内タンパク質で，これらに対する自己免疫によってギラン・バレー症候群などの脱髄性末梢性ニューロパチーが生じる（図2）．

軸索によるタンパク質と小器官の輸送

ニューロンの軸索内には，粗面小胞体がなく，タンパク質合成は行われない．神経終末で必要なシナプス小胞の原料やミトコンドリアなどの小器官は細胞体で作られ，**軸索輸送** axonal transport と呼ばれる輸送システムにより軸索の末端まで運ばれる．この輸送システムは細胞骨格の**微小管** microtubule が軌道となり，**順行性**（細胞体→末梢）と**逆行性**（末梢→細胞体）の 2 方向で行われる．微小管の上をモーター分子が移動していくが，順行性では**キネシン** kinesin が，逆行性では**ダイニン** dynein が働いている．

ニューロンには他の細胞骨格もある．中間径線維の**ニューロフィラメント** neurofilament は軸索に豊富で安定した構造を作る．**マイクロフィラメント** microfilament はアクチンが重合したもので，細胞膜直下に集まって網工を作る．

軸索輸送には速度が異なる 2 種類があり，速い軸索輸送は 250〜400 nm/日ほどで，順行性と逆行性の両方にみられ，膜系の細胞小器官が運ばれる．遅い軸索輸送は 1〜4 nm/日ほどで，順行性のみにみられ，細胞質のタンパク質や細胞骨格分子が運ばれる（図3）．

損傷した軸索の再生

外傷などにより末梢神経線維が切断されると，そこから先は Waller 変性を起こし，軸索が断片化し，髄鞘とともにマクロファージにより貪食される．

損傷した末梢神経線維は再生することができる．残されたシュワン細胞が増殖し，切断された神経線維に沿って再配列をする．シュワン細胞は神経栄養因子を分泌して軸索の再生を助ける．ニューロンの軸索は断端から成長を始め，シュワン細胞に沿って伸長して，元の標的に到達して再び接続することができる．

臨床的に経験される遅い軸索輸送は，軸索の再生速度を規定するとされ，臨床的な末梢神経の再生速度とほぼ一致することが知られている．

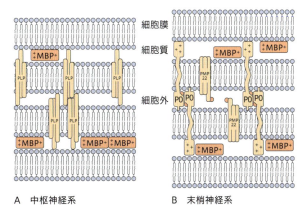

図2　髄鞘の分子構築

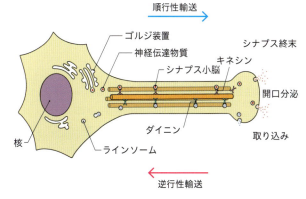

図3　軸索輸送

4. ニューロンは電気を帯びている

ニューロンは電気信号で情報を伝えている．そのため，普段から電気を帯びた状態になっている．ニューロンの通常状態の電位を静止電位と呼ぶが，この電位は細胞内外のイオン濃度に差があることと，細胞膜のイオン透過性の特殊性から生じる．

■ 静止電位

ニューロンの細胞内に電極を刺して，細胞外に対する電位を計測すると，通常 –70〜–60 mV となる（図1）．つまり，細胞の内側が負に帯電している．この**静止電位** resting potential を理解するには，細胞内外のイオン濃度と，あるイオンだけが細胞膜を通過できるときにどのようなことが起こるかを理解する必要がある．

■ 細胞内外のイオン濃度（表1）

細胞外のイオン濃度は海水と近く，Na^+ と Cl^- が多い．ヤリイカのニューロンの場合は，ほとんど海水と同じ濃さである．哺乳類のニューロンでは，「薄まった海水」であると考えることができる．

細胞内のイオンは主に K^+ と有機陰イオン（A^-）である．

■ 平衡電位

細胞膜の基本構造である脂質二重膜は，イオンをほとんど通さない．細胞内外の電位差は，膜内外のイオン濃度の違いに加え，イオンを通す膜タンパク質であるイオンチャネルによって発生する．

ここで，K^+ だけを通過させるイオンチャネルのみが開いている場合にどのような電位が生じるかを考えてみよう（図2）．細胞内の K^+ 濃度は高いので，濃度勾配に沿って K^+ チャネルを通して K^+ が細胞膜の外に流出する．すると正の電荷が外に移動するので，膜の外側は正に帯電し，内側は負に帯電する．すると，K^+ は電位勾配により，外から内へ向けた力を受ける．細胞の内から外への濃度勾配による拡散の力（**化学ポテンシャル**）と，外から内への電気的な力（**電気ポテンシャル**）による移動の量が釣り合うと，K^+ の移動は止まる．このときの電位が K^+ の**平衡電位** equilibrium potential である．つまり平衡電位とは，**電気化学ポテンシャル** electrochemical potential が平衡に達したときの電位である．

平衡電位（E_X）はネルンスト（Nernst）の式で計算できる．

$$E_X = \frac{RT}{zF} \ln \frac{[X]_o}{[X]_i}$$

R は気体定数，T は絶対温度，z はイオン価数，F はファラデー係数であり，[X] は細胞内外のイオン濃度（o は外側，i は内側）である．温度が 25℃ の場合，以下の式に簡略化できる．

$$E_X = \frac{58mV}{z} \log \frac{[X]_o}{[X]_i}$$

哺乳類の場合，細胞内 K^+ 濃度が約 150（mM/kg），細胞外 K^+ 濃度が 5.5（mM/kg）であり，K^+ は 1 価の陽イオンであるため，平衡電位は

$$58 \times \log(5.5/150) = -83.27 \text{（mV）}$$

である．この値は静止電位より低い値であるが，静止電位を作り出す主要な要素である．つまり，静止電位

表1 ニューロンの細胞内外イオン濃度

イオン	濃度（mM/kg・H_2O）細胞内	細胞外	平衡電位（mV）
ヤリイカの軸索			
Na^+	50	440	+55
K^+	400	20	−75
Ca^{2+}	0.4	10	+40
Cl^-	40〜150	560	
有機陰イオン	385		
哺乳類の脊髄運動ニューロン			
Na^+	15	150	+58
K^+	150	5.5	−83
Cl^-	9.0	125	−66

平衡電位は 25℃ として計算．

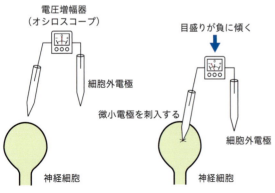

図1 静止膜電位

はK⁺濃度が細胞内外で異なることと，K⁺チャネルの透過性が高いおかげで発生するのである．

次に，Na⁺の平衡電位を計算してみよう．哺乳類の場合，細胞内Na⁺濃度が約15（mM/kg），細胞外Na⁺濃度が150（mM/kg）であり，Na⁺は1価の陽イオンであるため，平衡電位は

$$58 \times \log(150/15) = 58 \text{（mV）}$$

である．つまり，K⁺の平衡電位が負であり，Na⁺の平衡電位が正である．

静止電位の計算

ここまでは，1つのイオンチャネルが開いているときの平衡電位を説明してきた．実際には，複数のイオンチャネルが開いている．この場合の静止電位はゴールドマン–ホジキン–カッツ（Goldman–Hodgkin-Katz）の式で表すことができる．

$$V_m = \frac{RT}{F} \ln \frac{P_K [K^+]_o + P_{Na} [Na^+]_o + P_{Cl} [Cl^-]_i}{P_K [K^+]_i + P_{Na} [Na^+]_i + P_{Cl} [Cl^-]_o}$$

P_K, P_{Na}, P_{Cl} は，膜のK⁺，Na⁺，Cl⁻の**透過性** permeability を示す．静止状態では，大まかに

$P_K : P_{Na} : P_{Cl} = 1 : 0.04 : 0.05$

である．つまり，静止状態ではK⁺の透過性が高いため，静止電位はK⁺の平衡電位に近いが，Na⁺チャネルもある程度開いていることから，静止電位はK⁺の平衡電位より正に振れる．

細胞内外のイオン濃度を保つしくみ

静止状態では，K⁺，Na⁺，Cl⁻を通すイオンチャネルが開いている．この状態が長く続くと，イオンが少しずつ移動するため，細胞内外のイオン濃度を保つことができない．そのため，細胞内外のイオン濃度を保つ仕組みが存在する．細胞膜にはNa⁺を細胞外にくみ出し，K⁺を細胞内に取り込む**Na⁺-K⁺ポンプ**（**Na⁺-K⁺ ATPase**）が存在する（図3）．ATPのエネルギーを使って，Na⁺とK⁺の細胞内外のイオン濃度を保つことで，静止電位を維持している．

このように静止電位を負に保つことによって，次項に説明する活動電位で情報を電気信号で伝えることができるようになる．

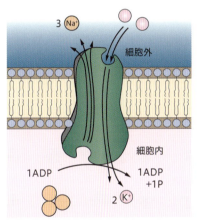

図3　Na⁺-K⁺ ATPase

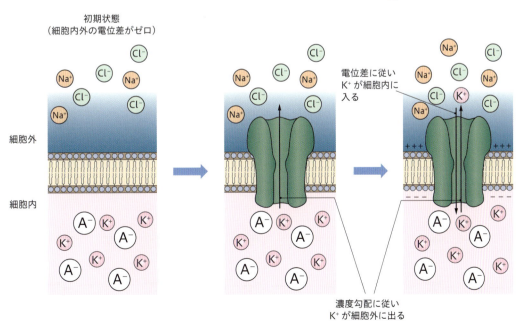

図2　K⁺を例にした**電気化学ポテンシャルのつり合い**

5. 興奮は，Na⁺による活動電位によって運ばれる

　ニューロンは，長いものでは1m以上あるため，電気信号を伝えるときにデジタル信号を使う．細胞体で得られた電気的な興奮は，閾値を超えると，軸索小丘で活動電位に変換される．活動電位が軸索を伝導し，シナプス前末端に到達すると，神経伝達物質が放出される．

活動電位

　ニューロンに刺激用の電極を刺し，正の電流を注入すると，膜電位は上昇する（**脱分極** depolarization）．正の電流が小さければ膜電位はそのまま元の状態に戻る．しかし，正の電流が大きく，細胞が十分に興奮し，膜電位が閾値を超えると，膜電位がスパイク上の電位変化を示す．これを**活動電位** action potential と呼ぶ（図1）．

1）活動電位の発生に関わるイオンチャネル

　活動電位は，**電位依存性Na⁺チャネル** voltage-gated sodium channel が開き，Na⁺が一気に細胞内に流入することで始まる．電位依存性Na⁺チャネルは，膜電位の上昇で開くNa⁺チャネルである．電位依存性Na⁺チャネルが開き始めると，さらに多くの電位依存性Na⁺チャネルが開くという**ポジティブフィードバック**により，膜電位が急激に上昇する．その結果，膜電位はマイナスからプラスへと急激に上昇し，Na⁺の平衡電位に近づく．

　しばらくすると，**電位依存性K⁺チャネル** voltage-gated potassium channel が開く．同時に電位依存性Na⁺チャネルは不活性化状態に入るので，今度は膜電位が急激に下降し，K⁺の平衡電位に近づく．電位依存性K⁺チャネルが開いている状態で，電位依存性Na⁺チャネルは不活性化状態に入るので，静止状態と比べてK⁺チャネルの開き具合がNa⁺チャネルの開き具合をは

るかに超えることになる．そのため，膜電位は一時的に静止電位より低くなる．これを**後過分極** after hyperpolarization と呼ぶ．

2）イオンの透過性

　活動電位は膜電位の特徴的な形で代表されるが，そのもととなっているのは，Na⁺とK⁺の**透過性（コンダクタンス）**の変化である（図2）．例えばNa⁺コンダクタンスはNa⁺の通りやすさ，つまりNa⁺チャネルの開き具合を表す．Na⁺チャネルの透過性が先に上がることでプラスの大きな電位が生じ，K⁺チャネルの透過性が遅れて長く上がるために，後過分極が発生する．

3）不応期

　電位依存性Na⁺チャネルでは，一度開いたチャネルはしばらくすると閉じ，不活性化状態に陥る（図3）．

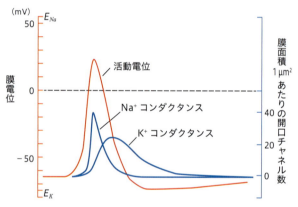

図2　活動電位に伴うイオン透過性の変化

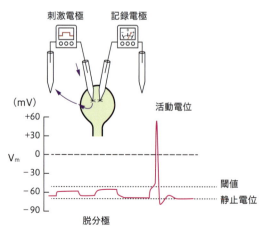

図1　活動電位

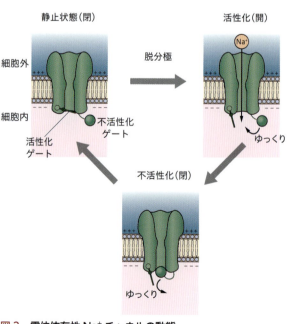

図3　電位依存性Na⁺チャネルの動態

そのメカニズムは次のとおりである．静止状態では閉じている**活性化ゲート** activation gate が脱分極に伴って開くが，続いて**不活性化ゲート** inactivation gate が閉まることによって不活性化状態になる．不活性化ゲートが閉じている時間が**不応期**であり，脱分極が閾値を超えても電位依存性 Na⁺ チャネルは開かず，活動電位は発生しない．不活性化ゲートはしばらくしたら開き，静止状態に戻る．

興奮の伝導

活動電位が軸索小丘から軸索に沿って伝わることを，**興奮の伝導** conduction と呼ぶ．軸索小丘で活動電位が発生すると，その近傍が脱分極して活動電位を発生する．すると，さらにその近傍が脱分極して活動電位を発生する，ということが繰り返され，興奮が軸索の末端に向かって伝導する（図4）．すでに活動電位が生じたところでは，電位依存性 Na⁺ チャネルが不活性化状態にある，つまり不応期にあるので，興奮は後戻りしない．

跳躍伝導

活動電位が次々に繰り返されることで興奮は伝導するが，それだけでは活動電位が伝わるスピードは遅い．伝導速度を速くする工夫が跳躍伝導である．

有髄神経の軸索はミエリン鞘（髄鞘）で覆われている．髄鞘は脂肪の塊であるため，電気抵抗が高く，軸索を伝わる電気を漏らさない．髄鞘に覆われた軸索には 1〜2 mm ごとに膜が露出する構造（**ランヴィエ絞輪**）があり，そこには多数の電位依存性 Na⁺ チャネルが集積している．ランヴィエ絞輪で発生した活動電位は減衰することなく，次のランヴィエ絞輪まで速く伝わる．このように，次から次へと活動電位が跳ぶように伝導していく様子を**跳躍伝導** saltatory conduction という（図5A）．

伝導の障害

有髄神経の髄鞘が障害されることを**脱髄** demyelination と呼び，脱髄を引き起こす疾患を**脱髄疾患** demyelinating disease という．脱髄が起こると跳躍伝導ができなくなるため，伝導速度が遅くなったり，興奮が伝わらなくなったりする（図5B）．

脱髄疾患には，中枢神経系で起こるものと末梢神経系で起こるものがある．

中枢神経系の脱髄疾患の代表が多発性硬化症である．**多発性硬化症** multiple sclerosis は，免疫系が髄鞘に炎症を引き起こし，脳で脱髄が起こる自己免疫性疾患である．脱髄が起こる脳部位によって，視力障害，感覚障害，運動麻痺などの多彩な症状を呈する．MRI などの画像検査，誘発電位，髄液検査などで診断できる．ステロイドなどで治療できるが，炎症が別の脳部位で再燃する場合もある．

末梢神経系での脱髄疾患としては，ギラン・バレー症候群が挙げられる．**ギラン・バレー症候群** Guillain–Barré syndrome は，ウイルスや細菌感染により，やはり免疫系が髄鞘に炎症を引き起こし，脱髄が起こる．脱力，感覚障害，しびれなどの症状を呈し，歩行困難となる場合もある．血液検査や髄液検査のほか，筋電図による神経伝導検査で診断できる．治療としては免疫グロブリン大量静注療法を行うことが多い．

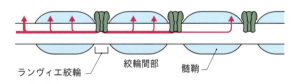

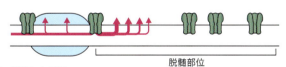

A 正常な軸索

B 脱髄した軸索

図5 跳躍伝導とその障害

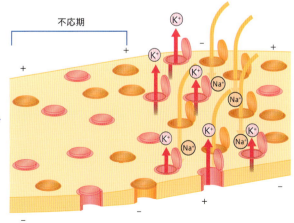

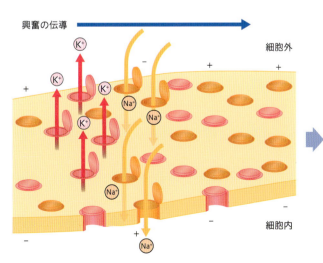

図4 興奮の伝導

6. シナプスでは，化学信号を伝える

軸索の末端は，次のニューロンの樹状突起の細胞膜との間に**シナプス**と呼ばれる構造を作る．シナプスは**シナプス前終末，シナプス間隙，シナプス後膜**から成る．シナプス後膜が筋肉の場合，**神経筋接合部** neuromuscular junction と呼ばれる．

活動電位が神経終末まで到達したら，Ca^{2+} がシナプス前終末に流れ込み，シナプス小胞から**神経伝達物質** neurotransmitter がシナプス間隙に放出される．神経伝達物質はシナプス後膜にある受容体に結合し，シナプス後細胞に信号が伝わる．放出された神経伝達物質は，回収あるいは分解され，シナプスは元の状態に戻る．

シナプスの種類

シナプスには，電気シナプスと化学シナプスがある．
電気シナプス electrical synapse は，シナプス前細胞の電位変化が，ギャップ結合を介してシナプス後細胞に直接伝わる．シナプス伝達は双方向性であり，ほぼ遅延なく電位変化が伝わる．

一方，**化学シナプス** chemical synapse では電位変化は直接伝わらない．化学シナプスでは，活動電位が神経終末まで到達すると，Ca^{2+} がシナプス前終末に流れ込み，シナプス小胞から神経伝達物質がシナプス間隙に放出される．

化学シナプスの構造と役割

化学シナプスの**シナプス前終末**は，ひょうたん型の膨らんだ構造をしている．シナプス前終末には多くのシナプス小胞が存在し，その中は神経伝達物質で満ちている．

	Gray I 型	Gray II 型
機能	興奮性シナプス	抑制性シナプス
シナプス部位	軸索−樹状突起（棘突起/スパイン）	軸索−細胞体 軸索−樹状突起（柄）
シナプス小胞	球形	楕円形（固定後）
シナプス間隙	広め（30 nm）	狭め（20 nm）

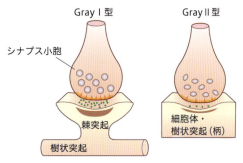

図1 化学シナプスの Gray I 型と Gray II 型

シナプス後膜には神経伝達物質を受け取る受容体が存在する．シナプスが興奮性の場合，**スパイン** spine と呼ばれる棘突起を持つことがある．抑制性シナプスの終末は，細胞体や樹状突起の柄にある場合が多い（図1）．

個々のニューロンの活動電位で運ばれる情報は，軸索が枝分かれすることによって，広範囲に伝えられる．一方で，シナプスは小さな構造物であり，その作用は局所的である．ローカルなシナプスごとに強さを変えられるため，シナプス前細胞の活動電位で運ばれてきた情報を，シナプス後細胞がどのように利用するのか，それぞれのシナプスで細かく調節することができる．

神経伝達物質の合成，放出と回収

神経伝達物質は，神経活動の情報を次のニューロンに**伝達** transmission する重要な役割を果たしている．神経伝達物質の多くはアミノ酸あるいはアミノ酸誘導体であり，神経終末で合成される．ペプチドは，細胞体で遺伝情報から合成され，細胞膜に囲まれて小胞となり，軸索輸送によって，神経終末に運ばれる．シナプス前終末で，神経伝達物質がシナプス小胞に包まれた状態が**静止状態**である．

軸索小丘で発生した活動電位がシナプス前終末に到達すると，シナプス前終末の細胞膜にある電位依存性 Ca^{2+} チャネルが開き，Ca^{2+} が細胞内に流入する（図2A）．するとシナプス小胞から神経伝達物質がシナプス間隙に放出される（**開口分泌** exocytosis）（図2B）．そして，神経伝達物質はシナプス後膜にある受容体に結合し，信号を伝える（図2C）．

放出された神経伝達物質は，回収あるいは分解される．回収はトランスポーターの役割である．回収機構に障害があれば，神経伝達物質がシナプス間隙に貯留する．また，薬剤でトランスポーターを阻害すれば，神経伝達物質の貯留を促進することができる．たとえば，精神疾患の治療に用いられるセロトニントランスポーターを阻害する**セロトニン再取り込み阻害薬** selective serotonin reuptake inhibitor（SSRI）は，セロトニンのシナプス間隙への貯留を促進する．

シナプス後電位

神経伝達物質が受容体に結合すると，シナプス後膜で電位が発生する．受容体には多くの種類があるが，受容体がイオンチャネルを作動させるもの（リガンド作動性イオンチャネル型受容体）の場合，イオンチャネルが開き，シナプス後膜に電流が流れ，シナプス後

膜の膜電位が変化する．

1) 興奮性シナプス後電位（EPSP）

シナプス後膜の受容体が興奮性の場合，**興奮性シナプス後電位** excitatory post-synaptic potential（EPSP）が生じる．

最もありふれた興奮性神経伝達物質はグルタミン酸である．**グルタミン酸**がシナプス間隙に放出されると，グルタミン酸は拡散し，シナプス後膜のグルタミン酸受容体に結合する．グルタミン酸受容体には多くの種類が存在する．例えば，グルタミン酸がAMPA受容体と結合すると，Na^+チャネルが開き，シナプス後細胞は**脱分極**する．このような興奮性の電位を**EPSP**と呼ぶ．

複数のシナプスからのEPSPが加算されると，活動電位が生じ，興奮が次のニューロンへと伝導する．ただし，受容体によってはグルタミン酸が抑制性に働くこともあるので，注意が必要である．

2) 抑制性シナプス後電位（IPSP）

逆に，抑制性の電位を生じるのが**抑制性シナプス後電位** inhibitory post-synaptic potential（IPSP）である．例えば，抑制性神経伝達物質γアミノ酪酸 γ–aminobutyric acid（GABA）の受容体である**GABA_A受容体**は，Cl^-チャネルを開くので，膜電位はCl^-の平衡電位に近づく．Cl^-の平衡電位は通常，静止電位より低いので，GABAの放出により，シナプス後膜では電位の低下，すなわち**過分極**が起こる．

EPSPと同時にIPSPが生じると，EPSPの効果は低下し，膜電位が活動電位の閾値に到達しなかったときには，活動電位が生じるのを抑制することができる（図3）．

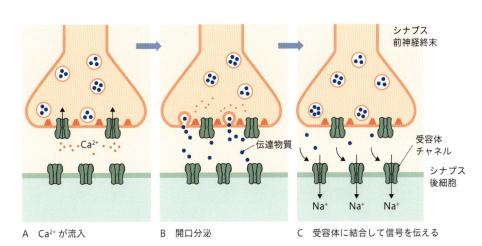

A Ca^{2+}が流入 B 開口分泌 C 受容体に結合して信号を伝える

図2 化学シナプスにおけるシナプス伝達

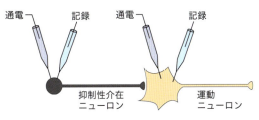

A 実験のセットアップ

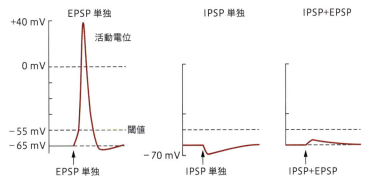

B 抑制による興奮性シナプス電位の低下

図3 化学シナプスの抑制作用

7. シナプスの強さは，学習によって変わる

動物は学習する個体である．その基盤は，シナプスの強さが学習によって変わることにある．シナプスの強さとは，シナプス終末に運ばれる活動電位に対して，シナプス後細胞がどの程度反応するか，ということである．シナプスの強さ，つまりシナプスの伝達効率が変化することを**シナプス可塑性** synaptic plasticity と呼ぶ．シナプス可塑性の分子基盤には，シナプス前細胞と後細胞の複数の要因が挙げられる．

シナプス可塑性の法則

シナプスの強さ（可塑性）によって，情報の伝わりやすさが決まる．シナプス強度が弱いと，シナプス前細胞がいくら反応しても，その情報は次のニューロンに伝わらないが，シナプス強度が強いと，弱い情報でも次のニューロンに伝わる．

シナプスの強さは，一定の法則に従って変化すると考えられている．一般的には，シナプス前細胞とシナプス後細胞の活動がともに高いときに，シナプスは強くなる．これを**ヘブ（Hebb）の法則**と呼ぶ．つまり，シナプス前細胞からシナプス後細胞へと情報が伝達すればするほど，そのシナプスは強化され，情報が伝達されやすくなる，ということになる．

シナプス前可塑性とシナプス後可塑性

シナプス可塑性のメカニズムは，シナプス前細胞で起こる**シナプス前可塑性**とシナプス後細胞で起こる**シナプス後可塑性**に分類できる．

シナプス前可塑性には，シナプス前細胞での活動電位の伝導の変化，電位依存性 Ca^{2+} チャネルの開口確率の変化，シナプス小胞からの神経伝達物質の放出確率の変化，シナプス間隙における神経伝達物質の濃度変化（神経伝達物質の再取り込みや分解）の変化などが挙げられる．

一方，シナプス後可塑性には，シナプス後細胞での受容体の親和性の変化，受容体の活性や個数の変化，膜特性（膜抵抗）の変化などが挙げられる．

一般的なシナプス可塑性には，シナプス前可塑性，シナプス後可塑性双方のメカニズムが駆動されると考えられている．

シナプス可塑性の持続時間

シナプス可塑性には持続時間が短いものと長いものがある．おおまかには，持続時間が1時間未満であれば**短期シナプス可塑性**，それ以上であれば**長期シナプス可塑性**であるが，厳密な定義があるわけではない．

短期シナプス可塑性の代表として，**2発刺激促通** paired-pulse facilitation がある．数10ミリ秒の間隔でシナプス前細胞を刺激すると，2つ目のEPSPが大きくなる現象である．もともと神経伝達物質の放出確率が低い場合，先行する活動電位によってシナプス前終末に Ca^{2+} が残り，次の活動電位が到着したときに神経伝達物質が出やすい状態になっている，と考えられている．

長期シナプス可塑性には，長期増強や長期抑圧がある．

長期増強・長期抑圧

長期シナプス可塑性には長期増強と長期抑圧があり，これらは記憶の痕跡と考えられている．例えば海馬では，シナプス前細胞を高頻度（100 Hz）で刺激すると，そのシナプス前細胞を1回刺激したときに得られるシナプス後細胞のEPSPは，刺激前に比べて大きくなる．つまり，シナプスが強くなっていることになる．この効果は1時間以上持続するため，**長期増強** long-term potentiation（LTP）と呼ぶ（図1）．逆に，シナプスが長時間弱くなることを**長期抑圧** long-term depression（LTD）と呼ぶ．

LTPの誘導には特徴的な機構が存在する．シナプス後膜のNMDA受容体の受容体チャネルは通常，Mg^{2+} でブロックされているため，グルタミン酸が結合してもイオンは流入しない．しかし，高頻度刺激をすると，グルタミン酸がたくさん放出されるため，多くの Na^+ イオンがAMPA受容体を通過し，シナプス後細胞

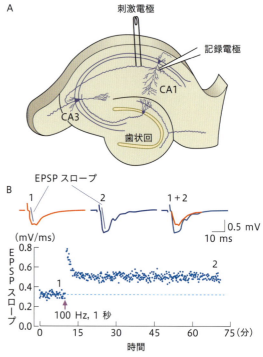

図1 海馬スライス標本を用いた電気生理学的記録とLTPの例

が大きく脱分極する．その結果，Mg^{2+}のブロックが外れ，NMDA受容体を介してCa^{2+}がシナプス後細胞に流入する．シナプス後細胞にCa^{2+}が流入すると，それが引き金となり，CaMKⅡをはじめとするさまざまなシグナル分子が反応し，最終的にはAMPA受容体がシナプス後膜に挿入される．その結果，シナプス後膜のAMPA受容体の数が増えるため，シナプス前細胞の活動電位に対して，シナプス後細胞の反応性が高まる．つまり，シナプスが強くなる（図2）．

長期増強の特徴（図3）

長期増強（LTP）には，記憶の性質を説明するいくつかの特徴がある．

まず，強い刺激が入力されたシナプスにのみLTPが生じ，同じシナプス後細胞に投射していても入力がないシナプスではLTPが生じない．これを**入力特異性**という．この現象は，活性化したシナプスでのみNMDA受容体が開くことで説明でき，特定の出来事だけを記憶する特性と共通する．

次に，入力が弱いときにはLTPは生じず，入力が強くないとLTPが起こらない**共同性**である．これは，シナプスで一定以上の脱分極が起こらないとNMDA受容体からMgが外れず，Ca^{2+}が流入しないことで説明でき，インパクトのある出来事だけを記憶する特性と共通する．

最後に，単独ではLTPを引き起こさない弱い入力であっても，強い入力と同時に起こるとLTPが起きる**連合性**である．これは，強い脱分極がシナプス外にも広がり，近傍のNMDA受容体が開きやすい状態にあることから説明でき，インパクトのある出来事に付随する些細な出来事も覚えているという記憶の特性と共通する．

スパイクタイミング依存性シナプス可塑性

ヘブの法則によると，シナプス前細胞とシナプス後細胞が同時に活動したときにシナプスが強くなるはずである．実際，シナプス前細胞とシナプス後細胞が興奮するタイミングが，シナプス可塑性において重要であることが知られている．

海馬や大脳皮質の興奮性シナプスでは，シナプス後細胞で活動電位が発生するタイミングに対し，シナプス前細胞の活動とそれによって起こるシナプス後細胞のEPSPが早いときにはLTPが生じ，遅いときにはLTDが生じる（図4）．つまり，EPSPのあとに活動電位が生じるとシナプスは強化され，活動電位の後にEPSPが生じるとシナプスは弱まる．これを**スパイクタイミング依存性シナプス可塑性** spike timing-dependent synaptic plasticity（STDP）と呼ぶ．

このように，シナプス前細胞からシナプス後細胞へと情報が伝達すればするほど，そのシナプスは強化され，情報が伝達されやすくなる，という関係性が構築できており，ヘブ型学習が自然に実行されていることになる．

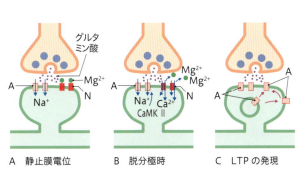

図2　LTPの誘導・発現機構
図中のAはAMPA受容体，NはNMDA受容体を表す．

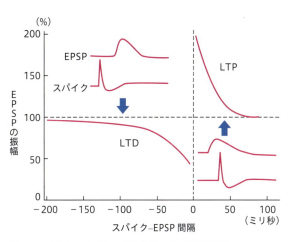

図4　スパイクタイミング依存性シナプス可塑性

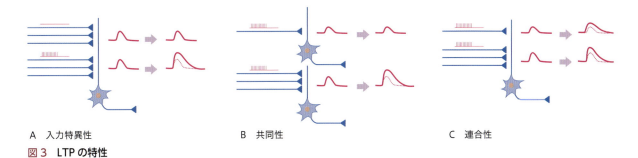

図3　LTPの特性

8. 伝達物質は，受容体に働いてさまざまな反応を起こす

神経伝達物質にはいろいろな種類が存在する．そして，それぞれの神経伝達物質には，それを受容する受容体が複数存在する．神経伝達物質と受容体の組み合わせにより，シナプスでさまざまな反応が引き起こされる．

● 神経伝達物質の種類（表1）

大きく**アミノ酸** amino acid，**アミン** amine（アセチルコリンとモノアミン），**ペプチド** peptide に分類される．アミノ酸とアミンは，それぞれの合成酵素が細胞体から軸索末端まで輸送され，末端で神経伝達物質が合成される．ペプチドは細胞体の粗面小胞体で合成され，軸索末端まで輸送される．

以下に，主な神経伝達物質の種類と特徴を示す．

1) アミノ酸

- **グルタミン酸** glutamate：中枢神経系では主に興奮性に作用する．
- **γアミノ酪酸（GABA）**：中枢神経系では主に抑制性に作用する．
- **グリシン** glycine：脊髄で主に抑制性に作用する．

2) アミン

- **ドパミン** dopamine：脳幹の黒質と腹側被蓋野に起始細胞があり，後頭葉を除く大脳皮質に広く投射する．報酬予測誤差に関係するうえ，パーキンソン病で重要である（図1A）．
- **セロトニン** serotonin：主に縫線核に起始細胞があり，前頭葉などに作用する．うつ病との関連が示唆されている（図1B）．
- **アドレナリン** adrenaline，**ノルアドレナリン** noradrenaline：青斑核に起始細胞があり，覚醒に重要である．自律神経系では，節後線維終末の神経伝達物質として重要である（図1C）．

- **アセチルコリン** acetylcholine：神経筋接合部の伝達物質である．自律神経系では，交感神経の節前ニューロンと節後ニューロン間シナプスの，副交感神経では節前ニューロンと節後ニューロン間シナプス，節後ニューロンと効果器間シナプスの重要な神経伝達物質である．脳でも幅広く使われている．

● 受容体の分類

大きくイオンチャネル型受容体と代謝型受容体に分けられる（図2）．

イオンチャネル型受容体 ionotropic receptor は，受容体そのものがイオンチャネルであるため，神経伝達物質が受容体に結合すると，すぐにイオンチャネルが開き，イオンが移動することで素早く膜電位に変化をもたらす．チャネルの孔（ポア）が大きいため，イオンの選択性は低く（つまり複数のイオンを通す），陽イオンと陰イオン，一価と二価イオンくらいの区別しかできない．

代謝型受容体は7回膜貫通型の**Gタンパク質共役型受容体** G protein-coupled receptor（GPCR）である．代謝型受容体では，神経伝達物質が受容体に結合すると，Gタンパク質のαサブユニットとβγサブユニットが解離し，それぞれの標的タンパク質が活性化する．βγサブユニットが直接イオンチャネルを活性化する場合もあれば，αサブユニットがセカンドメッセンジャー系を駆動し，最終的にイオンチャネルを開くなどの作用をもたらすこともある．セカンドメッセンジャーを介するため，感度がよく，広く伝わるのが特徴であるが，神経伝達は遅い．

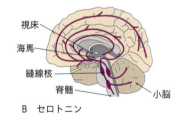

図1 神経伝達物質の投射経路

表1 主な神経伝達物質

アミノ酸	グルタミン酸，GABA，グリシン，アスパラギン酸
アミノ酸の誘導体	アセチルコリン
モノアミン	ドパミン，セロトニン，アドレナリン，ノルアドレナリン
ペプチド	エンドルフィン，サブスタンスP，ニューロペプチドγ
プリン	ATP，アデノシン
ガス	一酸化窒素

アミノ酸およびアセチルコリン受容体は，イオンチャネル型しかないグリシン受容体を除き，イオンチャネル型と代謝型両方が存在する．一方，モノアミンやペプチドの受容体は，セロトニン受容体5-HT$_3$を除いてすべて代謝型である．以下に主な受容体の特徴を述べる．

1) グルタミン酸受容体

脳のシナプスの約半分がグルタミン酸受容体を搭載している．

- **AMPA受容体**：シナプス後膜に存在するイオンチャネル型受容体であり，Na^+，K^+を通すことで速い興奮性伝達を担う．AMPA受容体の数が変化すると，シナプスの強さの変化（シナプス可塑性）が起こる．通常，Ca^{2+}の透過性は低い．
- **NMDA受容体**：シナプス後膜に存在するNa^+，K^+，Ca^{2+}を通すイオンチャネル型受容体である．Ca^{2+}の細胞内への流入が**長期増強**を引き起こすため，学習・記憶を理解するのに重要である．
- **代謝型グルタミン酸受容体**：mGluR1〜8の8種類があり，シナプス前後膜に存在し，多様な作用を発揮する．シナプス前膜にあるものの多くはオートレセプターとして抑制性に働く．

2) GABA受容体

脳のシナプスの約1/3がGABA受容体を搭載している．脳では抑制性シナプスのほとんどがGABA受容体を搭載しており，脊髄ではGABA受容体とグリシン受容体が半々である

- **GABA$_A$受容体**：シナプス後膜に存在するイオンチャネル型受容体であり，Cl^-チャネルが開くことで過分極を起こす．EPSPを発生するAMPA受容体などと同時にGABA$_A$受容体が活動すると，EPSPが小さくなるため，活動電位の発生を抑制することができる．睡眠薬や静脈麻酔薬にはGABA$_A$受容体の作用を増強するものがあるため，薬剤の標的としても重要である．
- **GABA$_B$受容体**：代謝型受容体である．K^+チャネルを活性化したり，Ca^{2+}チャネルを不活性化したりすることで，シナプス前部・後部の抑制に関わる．

3) ドパミン受容体

- **D1受容体**：K^+チャネルの抑制・Ca^{2+}チャネルの活性化を介して興奮性に働く．
- **D2受容体**：D1受容体と逆の作用のため，抑制性に働く．抗精神病薬の標的として重要である．

4) セロトニン受容体

5-HT$_3$は陽イオンを透過させることでEPSPを引き起こす．それ以外のセロトニン受容体は代謝型受容体である．

5) アドレナリン受容体

- **α受容体**：α$_2$受容体はK^+チャネルの促進を介して抑制性に働く．
- **β受容体**：β$_1$〜β$_3$受容体はK^+チャネルの抑制を介して興奮性に働く．

6) アセチルコリン受容体

- **ニコチン受容体**：イオンチャネル型受容体である．神経筋接合部で働く場合，Na^+，K^+を通すイオンチャネルが開き，**終板電位** end-plate potentialを発生する．ニューロンのニコチン受容体は，筋型と比べて，開口速度が遅く，局在せず，Ca^{2+}透過性が高い．
- **ムスカリン受容体**：代謝型受容体である．M$_1$〜M$_5$までの5種類が存在し，M$_1$，M$_3$，M$_5$はゆっくりとしたEPSPを，M$_2$，M$_4$はゆっくりとしたIPSPを生じる．

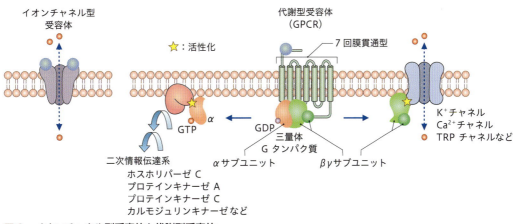

図2　イオンチャネル型受容体と代謝型受容体

[柚﨑通介：興奮の伝達．本間研一（監）：標準生理学 第9版．p149，医学書院，2019より改変]

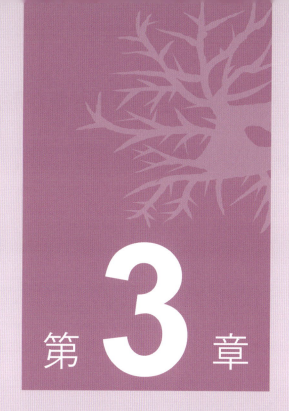

第3章

中枢神経

1. 中枢神経の発生と区分
2. 脊髄
3. 脳幹：延髄, 橋, 中脳
4. 視床と視床上部
5. 視床下部と下垂体
6. 辺縁葉と辺縁系
7. 小脳
8. 大脳基底核
9. 大脳の皮質と髄質
10. 頭蓋腔と脳

1. 神経管から脳と脊髄が形成される

中枢神経は，外胚葉由来の**神経管** neural tube から生じる．神経管の頭方部が膨らんで脳を形成し，残りの部分は神経管の形を残しながら脊髄になる．

外胚葉から神経管が生じる

胎生18日目に，**脊索** notochord の形成に導かれて外胚葉の中央部が肥厚し，**神経板** neural plate を生じる．神経板は左右の部分が隆起して**神経ヒダ** neural fold を作り，中央部分が**神経溝** neural groove となって凹む．さらに左右の神経ヒダが癒合して，正中に神経管が形成される．さらに神経管は体表の外胚葉から切り離されて，独立した構造となる（図1）．

この神経管の成立過程は，胚子の長軸上で一斉に起こるのではなく，中央部（胚子の頸部）から始まり，頭側と尾側に向かって進む．経過の途中では，神経管の両端に前神経孔と後神経孔が開口しているが，やがて閉鎖して神経管は盲管になる．

無脳症 anencephaly は前神経孔の閉鎖不全によって，**二分脊椎** spina bifida は後神経孔の閉鎖不全によって生じる．

神経管から中枢神経が分化する

できたばかりの神経管の壁は多列円柱状の**神経上皮細胞** neuroepithelial cell で構成される．神経上皮細胞は活発に増殖し，その一部が分化して**神経芽細胞** neuroblast となる．神経芽細胞は管腔から離れて神経上皮細胞層を取り囲み，**外套層** mantle layer を形成し，これが後に脊髄の灰白質や脳の神経核を形成する．神経芽細胞から伸び出した神経線維は蓋層の外がわに集まって**辺縁層** marginal layer を形成し，これが後に脊髄の灰白質や脳の髄質を形成する．

神経芽細胞は神経管の腹側部と背側部で著しく増殖して壁が厚くなり，腹側の**基板** basal plate と背側の**翼板** alar plate を形成し，両者の間は**分界溝** sulcus limitans によって隔てられる．神経管の床と天井は神経芽細胞を含まず，壁が薄いままで，**底板** floor plate および**蓋板** roof plate と呼ばれる（図2）．

腹側の基板の神経芽細胞は運動ニューロンへと分化し，背側の翼板は感覚性の介在ニューロンへと分化する．脊髄は神経管の形をよく保っていて，基板は運動性の前角に，翼板は感覚性の後角に分化する．脳幹の延髄と橋では第4脳室が発達して天井の蓋板が左右に引き伸ばされるために，基板から由来する運動性の神経核が第4脳室底の正中近くに，翼板から由来する感覚性の神経核がその外側に配置される．中脳では脳室系の中脳水道が細く中央に，運動性の神経核が腹側に，感覚性の神経核が背側に配置されている．

神経板の両縁で体表外胚葉との境界部は**神経堤** neural crest と呼ばれ，この部の細胞は神経管から離れて外側に遊走し，末梢神経で**神経節** ganglion などにあるニューロンと支持細胞になる．自律神経のニューロン類縁細胞として，副腎髄質と頸動脈小

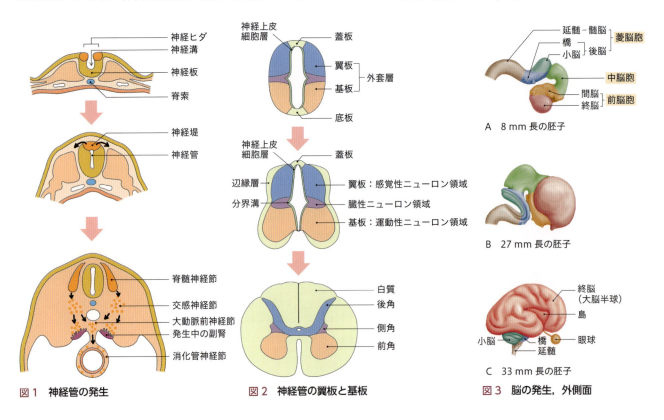

図1　神経管の発生　　図2　神経管の翼板と基板　　図3　脳の発生，外側面

58

体・大動脈小体の細胞がある．またメラノサイトにも分化して皮膚に分布する．頭部の神経堤細胞は感覚プラコードや鰓弓領域の間質などに進入し，頭蓋と顔面の骨と軟骨，眼と耳の一部，歯の一部，大動脈とその枝の壁を作る（表1）．

神経管の前端が膨らんで脳を作る

脳の形成は神経管が形成される前の段階で始まり，神経板の最前端部に3つの膨らみ（**一次脳胞** primary brain vesicle）が生じる．それぞれ，①**前脳** prosencephalon，②**中脳** mesencephalon，③**菱脳** rhombencephalon と呼ばれる．

胎生第5週頃には，さらに分化が進み，5つの**二次脳胞** secondary brain vesicle を生じる．

① 前脳では，両側部が**終脳** telencephalon になり，大きく発達して左右に半球状に広がり，成体では**大脳** cerebrum* と呼ばれる．中央部は**間脳** diencephalon となり，左右の終脳をつなぐ．

*「大脳」は解剖学で一般的に，さらに臨床でも広く用いられる語である．終脳は発生過程を意識した語である．

② 中脳はあまり大きく発達しない．
③ 菱脳では，前方部が**後脳** metencephalon になり，その背側部が膨隆して小脳になり，腹側部が橋になる．後方部の**髄脳** myelencephalon は延髄になる（表2）．

脊髄では，発生期の神経管の状態がほぼ維持される．

胎生の第4～8週に，脳胞領域の神経管は3つの部位で折りたたまれる．
① 中脳では背側凸に弯曲する（**頭屈，中脳屈**）．
② 後脳では腹側凸に深く屈曲する（**橋屈**）．
③ 菱脳と脊髄の境界で背側凸に弯曲する（**頸屈**）．

さらに大脳からは，背側に左右の大脳半球が大きく発達する．後脳からは，背側に小脳半球が発達する．こうして脳の外形ができあがる（図3）．

神経管の中心管は発達する脳の中で広がって脳室系になる．大脳の中には左右の**側脳室** lateral ventricle，間脳には**第3脳室** third ventricle ができる．中脳では細いままで**中脳水道** aqueduct of midbrain となる．菱脳胞では橋と延髄の背側に**第4脳室** fourth ventricle ができる（図4）．

大脳半球が成長すると，胎生第4月頃から前下方に小さな弯入（大脳外側窩）が生じる．大脳半球の尾側端は腹側に曲がり，前方に成長して側頭葉を形成する．弯入部は外側溝になり，大脳半球は外側溝深部の島を中心にした半円状の構造をとる．大脳半球深部の側脳室，脳梁，脳弓，辺縁葉，線条体なども同様に半円状に引き伸ばされていく．

表1　神経堤から由来する細胞・組織

	頭部の神経堤	頸・胸・腹・骨盤部の神経堤
末梢神経のニューロン	脳神経節の感覚ニューロン（第Ⅴ・Ⅶ・Ⅸ・Ⅹ脳神経） 副交感神経節の節後ニューロン（毛様体神経節，顎下神経節，翼口蓋神経節，耳神経節）	脊髄神経節の感覚ニューロン 交感神経節の節後ニューロン 副交感神経節の節後ニューロン（骨盤内臓神経） 腸管神経叢のニューロン
末梢神経の支持細胞	末梢神経のシュワン細胞 感覚神経節の衛星細胞	
ニューロン類縁細胞	頸動脈小体と大動脈小体のパラガングリオン	副腎髄質のクロム親和性細胞
色素細胞	表皮のメラノサイト	
間質細胞	頭蓋の一部（鰓弓由来の骨格） 眼と耳の一部（強膜，虹彩，毛様体） 歯の一部（象牙芽細胞） 大血管の平滑筋（鰓弓由来の動脈）	（－）

表2　脳の発生過程

	一次脳胞	二次脳胞	中枢神経	脳室系
神経管	前脳	終脳	終脳	側脳室
		間脳	間脳	第3脳室
	中脳	中脳	中脳	中脳水道
	菱脳	後脳	橋	第4脳室
			小脳	
		髄脳	延髄	
	－	－	脊髄	中心管

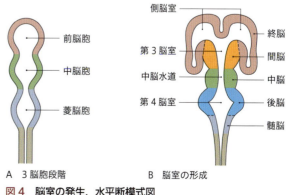

A　3脳胞段階　　B　脳室の形成
図4　脳室の発生，水平断模式図

2. 末梢神経は神経堤からも作られる

脳神経と脊髄神経の神経線維には，運動性と感覚性の2種類がある．神経線維の軸索を作るニューロンは，運動性と感覚性で位置と起源が異なる．

運動ニューロン motor neuron は，中枢神経の運動核に存在し，神経管の神経上皮細胞に由来する．脊髄では前角と側角に，脳では主に脳幹にある．

感覚ニューロン sensory neuron は，末梢神経の**神経節** ganglion に存在し，神経堤細胞に由来する．後根の脊髄神経節，脳神経の神経節がそれにあたる．

末梢神経領域には**自律神経ニューロン** autonomic neuron があり，神経堤細胞に由来する．交感・副交感神経節にある節後ニューロン，腸管神経系のニューロンがこれに相当する．

脊髄神経の構成と由来

体性神経の運動ニューロンは脳幹の神経核と**脊髄前角** anterior horn にあり，神経管の基板に由来する．運動線維は前根から出ていく．感覚ニューロンは後根の**脊髄神経節** spinal ganglion にあり，神経堤に由来する．感覚線維は後根を通って脊髄に入る．前根と後根が合わさって脊髄神経を構成する（図1）．発生期の脊髄神経は対応する**体節** somite に枝を伸ばし，それぞれの体節から分化した骨格筋と一定の皮膚領域を支配する．その関係は**神経筋特異性**や**皮膚分節**として認められる（→第1章4項，9頁）．

自律神経の構成と由来

自律神経の節前ニューロンは脳幹の神経核と**脊髄側角** lateral horn にあり，神経管の基板に由来する．節前線維は脳神経根ないし脊髄神経の前根を通って出ていく．自律神経の節後ニューロンは**自律神経節** autonomic ganglion に分布し，神経堤に由来する．交感性では幹神経節（椎傍神経節）と大動脈前神経節（椎前神経節）の2群がある．副交感性のものでは脳神経に付属する神経節（毛様体神経節，顎下神経節，翼口蓋神経節，耳神経節）と胸腹部内臓の内部ないし近傍の神経節がある．

脳神経の構成と由来

12対の脳神経は由来によって3群に分かれる．

1）脊髄神経と同等の運動神経

頭部にも体節由来の骨格筋がある．眼球を動かす6つの**外眼筋** extra-ocular muscle（および上眼瞼挙筋）は耳胞前方の体節に由来し，**動眼神経**［Ⅲ］，**滑車神経**［Ⅳ］，**外転神経**［Ⅵ］によって支配される．**舌筋** muscle of tongue（外舌筋と内舌筋）は後頭部の体節に由来し，**舌下神経**［Ⅻ］によって支配される．これらの運動神経は神経管の基板から由来し，核は脊髄前角に相当する．

2）鰓弓由来の構造を支配する神経

初期胚の咽頭領域には**鰓弓** branchial arch（および体表の鰓裂，咽頭の鰓嚢）が形成される．鰓弓にはそれぞれ固有の神経が分布しており，第1鰓弓は**三叉神経**［Ⅴ］，第2鰓弓は**顔面神経**［Ⅶ］，第3鰓弓は**舌咽神経**［Ⅸ］，第4～6鰓弓は**迷走神経**［Ⅹ］と**副神経**［Ⅺ］である．これらは**鰓弓神経**と呼ばれ，運動線維と感覚線維を含んでいる（図2）．鰓弓神経が支配する骨格筋は，それぞれ対応する鰓弓に由来する．た

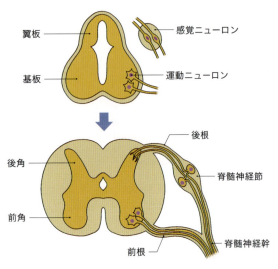

図1　脊髄神経の発生

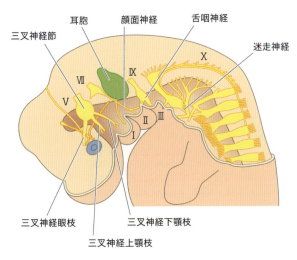

図2　脳神経の発生

だし，僧帽筋と胸鎖乳突筋は副神経により支配されるが，運動ニューロンが頸部の脊髄前角からくるため，鰓弓由来とはされない．

3）特殊感覚器からの神経

頭部には3つの特殊感覚器があり，固有の脳神経により支配される．これら特殊感覚器の発生には，神経管と神経堤に加えて，頭部外胚葉が局所的に肥厚した**プラコード** placode が関わっており，複雑である．また，脳神経を構成するニューロンの由来も一様ではない．

① 鼻の発生

胎生第4週頃の胚の前頭鼻隆起に**鼻プラコード** nasal placode が生じ，中心が凹んで鼻窩となり，深くなって鼻道となり，消化管と連絡する．第6週頃には終脳の先端部が突き出して**嗅球** olfactory bulb を形成する．鼻道上部の嗅上皮にある嗅細胞は鼻プラコードに由来する．**嗅神経**［Ⅰ］は嗅細胞の軸索であり，鼻腔天井の篩板を通って嗅球（終脳の一部）に入る．

② 眼の発生（図3）

胎生第4週頃の前脳から1対の**眼胞** optic vesicle が伸び出し，体表近くに達すると杯状の**眼杯** optic cap になり，これに隣接する体表外胚葉は肥厚して**眼プラコード** optic placode を生じる．これは水晶体プラコードとも呼ばれ，陥入して水晶体を形成する．眼杯は二重壁で，外壁は色素上皮層に分化し，内壁は網膜の神経層に分化して視細胞，双極細胞，神経節細胞などのニューロンを生じる．眼杯の外がわに神経堤細胞が集まって，脈絡膜と強膜を形成する．網膜のニューロンは神経管由来であり，**視神経**［Ⅱ］の神経線維は網膜の**神経節細胞** ganglion cell の軸索からできており，間脳に到達する（図3）．

③ 耳の発生（図4）

胎生第3週末頃から頭部の両側に**耳プラコード** otic placode が生じて陥入し，体表から離れて袋状の**耳胞** otic vesicle を作る．耳胞は分化して膜迷路（半規管，球形嚢，卵形嚢，蝸牛管）になり，感覚細胞（有毛細胞）と内耳神経節のニューロンを生じる．内耳神経節の支持細胞は神経堤細胞から生じる．**内耳神経**［Ⅷ］の神経線維は内耳神経節（前庭神経節，蝸牛神経節）のニューロンの軸索からできており，感覚線維を脳幹前庭神経核と蝸牛神経核に送る．また，遠心性線維も含まれ，半規管とコルチ器に送られる．外耳道は体表の第1鰓溝から，中耳は咽頭壁の第1鰓嚢から生じる（図4）．

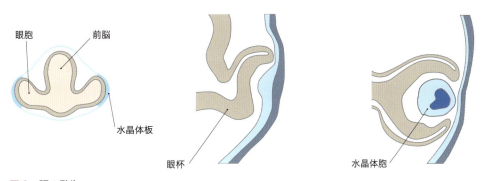

図3　眼の発生

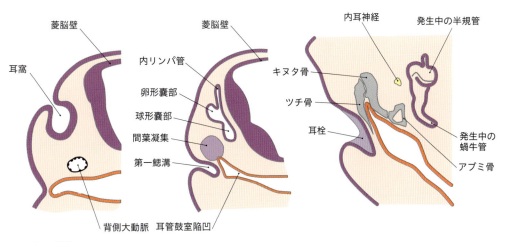

図4　耳の発生

3. 脳は，大脳・間脳・小脳・脳幹に分けられる

　大脳は，脳を外から眺めたときに最も大きく見える部分で，発生過程における終脳から由来する．小脳はその後下方に小さく見える．間脳は大脳に挟まれた部分で外からは見えない．脳幹は間脳から下方に続いて脳の中軸をなす部分である．脳幹は下方で脊髄につながる．

● 大脳

　大脳 cerebrum は，左右の**大脳半球** cerebral hemisphere からなり，正中の**大脳縦裂** longitudinal cerebral fissure により隔てられている．大脳は，発生過程における**終脳** telencephalon に由来して成体で大きく発達したものである．古くは脳の全体を cerebrum と呼んだが，大脳と小脳が目立つことから，大きく見える部分を**大脳** cerebrum と呼び，小さく見える部分を**小脳** cerebellum と呼んで区別するようになった．

　大脳の表面は灰白質からなる**大脳皮質** cerebral cortex により被われており，不規則な脳溝（**溝**）sulcus とうね状の脳回（**回**）gyrus により表面積を広げている．外側溝，中心溝，頭頂後頭溝によって，①**前頭葉** frontal lobe，②**頭頂葉** parietal lobe，③**後頭葉** occipital lobe，④**側頭葉** temporal lobe に分けられる．前頭葉は前頭蓋窩に，側頭葉は中頭蓋窩に位置している．

　大脳皮質の大部分を占める**新皮質** neocortex は高次脳機能を営み，発生学的に新しい部位である．大脳の下面にある**嗅脳** rhinencephalon は嗅覚を受容し，内側面で大脳縦裂に面する**辺縁葉** limbic lobe は感情と欲求および記憶に関与し，ともに発生学的に起源の古い部位である．

　大脳の中心部には灰白質からなる**大脳基底核** basal nuclei があり，大脳皮質と連絡して運動の調節を行う．白質からなる**髄質** medulla は，左右の大脳半球をつなぐ**脳梁** corpus callosum や大脳皮質から下行する**内包** internal capsule を作る．大脳半球の内部には**側脳室** lateral ventricle がある（図1）．

● 小脳

　小脳 cerebellum は大脳の後下方で延髄の背側にあり，頭蓋腔では後頭蓋窩に位置する．小脳の表面は灰白質からなる**小脳皮質** cerebellar cortex によって覆われており，表面に見られる**溝** sulcus と**回** folium は大脳よりも細かく，ほぼ並行して横方向に走っている．小脳の中心部には灰白質からなる**小脳核** cerebellar nuclei がある．白質からなる**髄質** medulla は，**小脳脚** cerebellar peduncle を通して脳幹に連絡する．小脳は身体のバランスや筋活動を調節するとともに，大脳皮質と連絡して運動学習を行う．

● 間脳

　間脳 diencephalon は大脳の基部にあたる部分で，**第3脳室** third ventricle により左右に分かれる．第3脳室に面する内側壁にある視床下溝により，間脳は上下の2部に分かれる．上部の**視床** thalamus では下位脳からの入力を中継して大脳皮質に伝え，下部の**視床下部** hypothalamus を自律神経の高次中枢として働く．

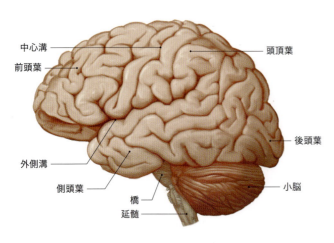

A　外側面

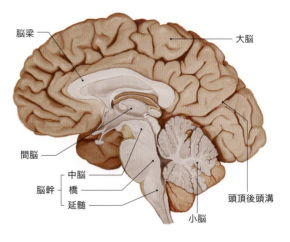

B　正中面

図1　脳の外形

脳幹

脳幹 brain stem は，大脳と小脳に隠れた脳の中心部分で，3つの部位に分かれる（間脳を脳幹に含めることもある）．

① **中脳** midbrain は間脳の下方に続く部分で，中脳水道より背側にある薄い板状の**中脳蓋** mesencephalic tectum と，腹側の大脳脚（広義）とに分かれる．**大脳脚**（広義）cerebral peduncle の主要部の**中脳被蓋** mesencephalic tegmentum は神経核を含み，腹側に突き出した**大脳脚**（狭義）cerebral crus は白質からなる．

② **橋** pons は小脳の基部にあたる部分で，中脳と延髄の間にあって腹側に膨隆している．橋の外側部は中小脳脚を通して小脳につながる．

③ **延髄** medulla oblongata は脳幹の下端の円錐状の部分で，下方は環椎上縁の高さで脊髄につながる．橋と延髄上部の背側面には**第4脳室** fourth ventricle が広がっている．脳幹には第Ⅲ～Ⅻ脳神経の核が存在し，また神経細胞体と神経線維が混在する**網様体** reticular formation が広がっていて生命維持に不可欠の機能を営む．

脳の灰白質と白質

脳の断面を観察すると，色調の違いにより2種類の材質が区別できる．**灰白質** gray matter にはニューロンが集まっていて灰色っぽく見え，**白質** white matter には神経線維が集まっていて真っ白に見える．また脳の一部には，ニューロンと神経線維が混在する部分があり，**網様体** reticular formation と呼ばれる．

成体の脳では，中心部にある灰白質は**神経核** nucleus と呼ばれ，脳の表面にある灰白質は**皮質** cortex と呼ばれる．白質が皮質によって覆われて深部にある場合には，**髄質** medulla と呼ばれる．

発生期の神経管では，神経核（灰白質）が中心部（外套層）に，白質が周縁部（辺縁層）にある．脳の表面にある皮質（灰白質）は，神経芽細胞が表面に移動して二次的に生じたものである（表1）．

表1　中枢神経における灰白質と白質の分布

	皮質 （灰白質）	髄質 （白質）	核 （灰白質）	網様体
大脳	○	○	○	(−)
間脳	(−)	○	○	(−)
小脳	○	○	○	(−)
中脳	△*1	○	○	○
橋	(−)	○	○	○
延髄	(−)	○	○	○
脊髄	(−)	○	○	△*2

*1　上丘には皮質に類似の層構造がある．
*2　頸髄・胸髄で後角の前外側にみられる．

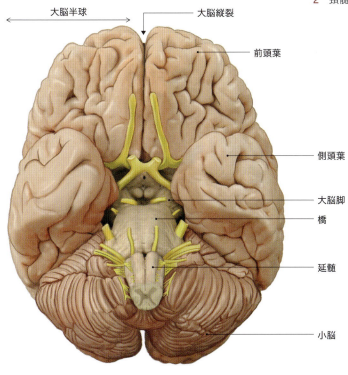

C　底面
図1　脳の外形（続き）

4. 脊髄は，脊柱管の中に位置する

脊髄 spinal cord は脊柱管の中に位置する円柱状の器官である．上端が延髄につながっていて，下端は細くなって**脊髄円錐**となり，そこから下は**脊髄終糸**と呼ばれる糸状の構造が下方に伸びている（図1）．

脊髄の下端は発生の途中まで脊柱管の下端近くに位置する．その後は脊髄が比較的早く最終的な長さに近づくのに対して，脊柱が後になって上下に大きく成長するため，脊髄は相対的に短くなって下端が第1腰椎と第2腰椎の間くらいにまで上昇する．

脊髄の外形

脊髄の表面には上下に続く溝がある．前面の正中に**前正中裂**が深く切れ込み，後面正中は浅い**後正中溝**がある．これより外側に**前外側溝**と**後外側溝**があり，そこから出た前根と後根が合流して脊髄神経をつくる．

脊髄神経は，椎骨の間の椎間孔（いちばん上は後頭骨と第1頸椎の間）を通って脊柱管の外に出る．脊髄の上下方向の部位（**髄節** spinal segment）はどの脊髄神経が起こる範囲かで区別する．すなわち，第1頸神経が出る部分の脊髄を第1頸髄，第5胸神経が出る部分の脊髄を第5胸髄というように，脊髄神経の番号を用いる．

脊髄は腕神経叢や腰仙骨神経叢につながる部分が太くなっていて，それぞれ**頸膨大** cervical enlargement，**腰膨大** lumbar enlargement と呼ばれる．上肢と下肢から多くの感覚線維が入り，また多くの運動線維が出ていくために，内部に多くの細胞が存在するからである．頸膨大は第5頸髄から第1胸髄，腰膨大は第12胸髄から第1仙髄に相当する．

馬尾と腰椎穿刺

脊髄神経根はクモ膜下腔を通って椎間孔に向かう．頸神経の根は脊髄から出ると水平か少し下に移動するだけで椎間孔に達するが，胸神経，腰神経と下行するにしたがってクモ膜下腔を長く下行しなければならない．脊髄下端よりも下の高さでは，クモ膜下腔に脊髄終糸と脊髄神経根のみが存在する．ここでは神経根が馬の尻尾のように房をなしているので，**馬尾** cauda equina と呼ばれる（図2A）．

中枢神経系の疾患を疑う場合に脳脊髄液の圧を測定したり，脳脊髄液を採取して検査したりする．その際に馬尾の高さで針を刺すと脊髄を傷つける心配がなく，安全である．通常，第4・5腰椎の椎弓間，あるいはその上下の椎弓間に針を刺す（**腰椎穿刺** lumbar puncture）．左右の腸骨稜の最も高い位置を結んだ直線（**ヤコビー線**）が第4腰椎の高さに位置するので，それを目印にする（図2B）．

脊髄の内部構造

脊髄の断面を見ると，中央に**中心管**という小さな空洞がある．脊髄はチューブ状の構造として発生し，チューブの壁が厚くなってできる．中心管はチューブの内腔が残ったものである．中心管は延髄の第4脳室に連続しており，その内面は脳室と同じく上衣に覆われている．**上衣**は上衣細胞からなる単層立方上衣である．上衣細胞は繊毛を持ち，脳脊髄液の流れに関与する．

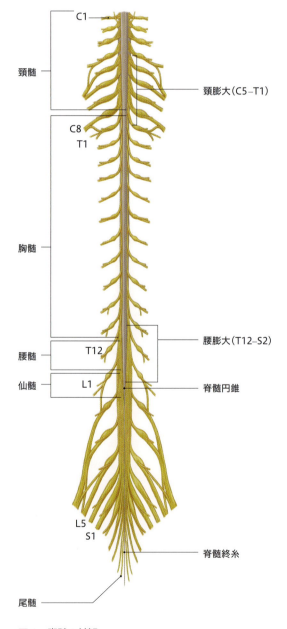

図1　脊髄の外観

脊髄の実質には，表面に近い部分に白質，深部に灰白質がある．灰白質はアルファベットのH字型をしている．Hの横棒にあたる部分を**中間帯** intermediate zone，縦棒の後ろに伸びる部分を**後角** posterior horn，前に伸びる部分を**前角** anterior horn と呼ぶ．後角には脊髄神経の後根を通って感覚線維が入ってくる．前角には大型のニューロンが存在し，そこから出た運動線維が**前根** anterior root をつくる．胸髄には中間帯から外側に小さな突起が出て，**側角** lateral horn と呼ばれる．

　左右の後角の間の白質を**後索** posterior funiculus，後角と前角の外側の白質を**側索** lateral funiculus，左右の前角の間の白質を**前索** anterior funiculus と呼ぶ（**図3**）．いずれも上下方向に走行する線維が多いので，横断切片で神経線維を染色すると小さな点の集まりにみえる．後角の先端と脊髄表面（後根の進入部位）との間に，肉眼では灰白質のようにみえる細長い領域がある．これは**後外側路**と呼ばれ，後根から入ってくる細い線維の集まりで，髄鞘に乏しいため灰色にみえるものである．

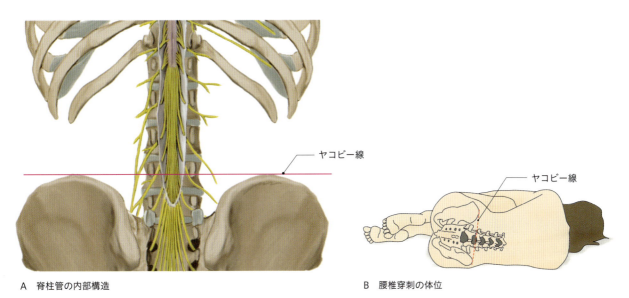

A　脊柱管の内部構造　　　　　　　　　　　　　B　腰椎穿刺の体位

図2　馬尾
脊髄は，ヤコビー線の位置では馬尾となっている．そのため，腰椎穿刺では，ヤコビー線を目印とする．

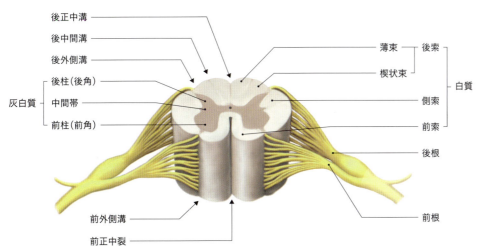

図3　脊髄の断面

5. 脊髄の後根から感覚性入力，前根から運動性出力がある

脊髄には脊髄神経からの感覚情報が入力され，脊髄から運動指令が出力される．脊髄内部には感覚情報を脳に伝える働きや，感覚情報と脳からの指令を受け取り統合して運動指令を形成する働きがある（図1）．

後根の形態と機能

後根には感覚神経線維が通る．

感覚には皮膚からのもの，深部の運動器からのもの，内臓からのものがある．皮膚感覚には触覚，圧覚，温覚，冷覚，痛覚などがあり，深部の感覚には筋紡錘，腱器官，骨膜などからの深部感覚（筋の長さ，腱の張力，振動覚）と痛覚があり，内臓感覚には尿意，便意，悪心，痛覚などがある（➡第4章5項，142頁）．

深部感覚を伝える神経線維には太いものが多い．太い線維ほど伝導速度が速く，姿勢制御などに関わる深部感覚の情報を速やかに脊髄に伝えている．皮膚感覚の中では温覚，冷覚，痛覚を伝える神経線維よりも触覚，圧覚を伝える神経線維が太い傾向にある．内臓感覚の線維は細い．

これらの神経線維は由来や感覚の種類（**モダリティ** modality）によって脊髄内での到達部位が異なる．

前根の形態と機能

前根には運動神経線維が通る．骨格筋を支配する体性運動神経線維は前角に細胞体がある**運動ニューロン** motor neuron から起こる．内臓の腺や平滑筋，心筋を支配する臓性運動神経線維（自律神経線維）には2種類ある．胸髄から腰髄最上部の側角から起こる交感神経系の線維は，交感神経幹や大動脈の前に位置する神経節に向かう．仙髄の前角から起こる副交感神経系の線維は骨盤神経叢を経由して骨盤内臓器に向かう．

脊髄灰白質の形態と機能

脊髄灰白質は**後角**，**中間帯**，**前角**，さらに胸髄では**側角**が区別されるが，内部の細胞の密度や大きさを詳しく見ると，さらに10の層構造に区分される．実際にⅠ～Ⅷ層は層状だが，Ⅸ・Ⅹ層は上下方向に長いカラムをなす．Ⅰ～Ⅵ層は後角に背腹方向に並び，Ⅶ層は中間帯と前角の一部を占め，Ⅷ層は前角の一部をなす．Ⅸ層は前角運動ニューロンの集団で，横断面ではいくつかの集団をつくる．Ⅹ層は中心管の周囲に存在する（図2）．

1）Ⅰ～Ⅳ層

後角頭部（後角の後方部分）のⅠ～Ⅳ層は感覚情報を受け取り，他の部位に中継する．たとえばこの範囲の細胞から起こる**脊髄視床路** spinothalamic tract は皮膚，骨，筋などさまざまな部位からの感覚情報を対側の間脳にある視床に伝え，そこから大脳皮質に伝えられることで感覚が意識にのぼる．触覚や圧覚を伝える**前脊髄視床路**と，温覚，冷覚，痛覚を伝える**外側脊髄視床路**が区別されている．

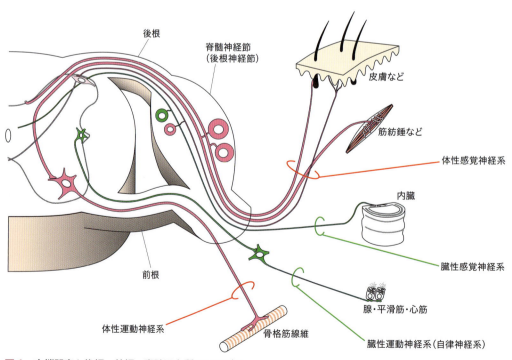

図1　末梢器官と後根・前根，脊髄灰白質のつながり

脳幹の網様体に感覚を伝える**脊髄網様体路** spinoreticular tract も感覚情報を上位中枢に伝え、意識レベルを維持したり感覚に伴う情動を引き起こしたりしている。**脊髄小脳路** spinocerebellar tract は姿勢などに関する感覚情報を小脳に伝える。

また、脊髄内に感覚を伝えるニューロンもあり、次項で述べる反射路の一部をなす。

2）Ⅴ〜Ⅷ層

後角基部（Ⅴ〜Ⅵ層）、中間帯（Ⅶ層）、前角内側部（Ⅷ層）は、感覚情報や脳からの指令を統合して運動指令を形成する。また、脊髄視床路、脊髄網様体路、脊髄小脳路の一部がこの範囲から起こる。

3）Ⅸ〜Ⅹ層

Ⅸ層は、骨格筋を支配する運動ニューロン（体性運動ニューロン）の集団である。脳や脊髄のさまざまなニューロンからの情報を受け取り、運動ニューロンは前根と脊髄神経を通して軸索を骨格筋まで伸ばし、直接、筋線維にシナプスをつくって筋を収縮させる。

Ⅹ層は内臓感覚を受け取り、脊髄内や上位の中枢に情報を伝える。

4）その他

特定の髄節にのみ分布するニューロンとして、胸髄の後角基部の内側寄りには**胸髄核** thoracic nucleus（**クラーク核**）があり、そこから起こる後脊髄小脳路が下肢の固有感覚を小脳に伝える。

胸髄と腰髄上部にある**側角**は交感神経系の節前ニューロンの集団で、その軸索は前根と脊髄神経を経由して交感神経幹神経節や大動脈の周囲にある神経節（腹腔神経節、上腸間膜動脈神経節など）の節後ニューロンにシナプスをつくり、心筋や全身の平滑筋と腺の活動を制御する。

仙髄の前角背側部には副交感神経系の節前ニューロンが存在する。その軸索は前根と仙骨神経、骨盤内臓神経を経由して骨盤神経節の節後ニューロンにシナプスをつくり、骨盤内臓の平滑筋や腺の活動を制御する。

脊髄白質の形態と機能

脊髄白質のうち、灰白質に近い部分には近くの髄節間を連絡する神経線維が通る。**後索**は主に後根から入ってきた触覚、圧覚や固有感覚を伝える線維の一部がそのまま上行する。また、脊髄灰白質のニューロンから起こって下行する線維も含まれる。

側索には、脳から下行する線維束と上行する線維束がある。下行線維束の代表は**皮質脊髄路**（**錐体路**）で、対側の大脳皮質運動野から起こる線維が側索背側部中央を通り、順次、脊髄灰白質に終止する。側索を上行する線維束には脊髄小脳路、脊髄視床路、脊髄網様体路などがある（図3）。

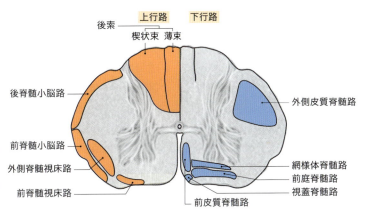

図3　脊髄白質を通る伝導路

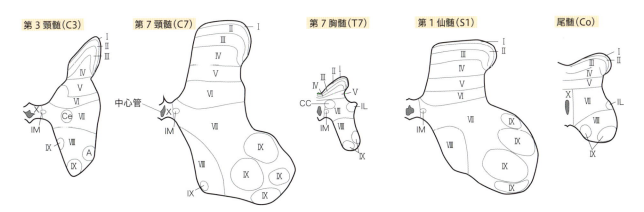

図2　脊髄灰白質の層構造

灰色部分は中心管．CC：胸髄核（クラーク核），Ce：中心頸髄核，IL：中間外側核（胸髄では側角にあたり，交感神経系の節前ニューロンが集まる），IM：中間内側核．

（Rexed B：A cytoarchitectonic atlas of the spinal cord in the cat. J Comp Neurol 100: 297–379, 1954 より改変）

6. 脊髄には単純な反射回路や歩行プログラムがある

脊髄は感覚を脳に中継したり，脳からの指令を筋に中継したりするだけでなく，脊髄内部でさまざまな処理を行っている．たとえば，脊髄内で感覚情報を運動指令につないで適切な反応を引き起こしたり（**脊髄反射**），異なる筋の収縮を調節したり，繰り返す動作のパターンを生成したりしている．

感覚情報の伝達

脊髄には，脊髄神経を通して皮膚からの感覚，筋や関節からの感覚，内臓からの感覚など多様な感覚が入るが，その使われ方はさまざまである．後根から入る感覚線維（一次感覚線維）がそのまま延髄に向かって上行する場合もあれば，脊髄の灰白質中で次のニューロン（二次ニューロン）に接続する場合もある．二次ニューロンにも，近傍の髄節，離れた髄節，脳幹や視床に線維を送るものがある．

運動ニューロンの分類

骨格筋を支配する脊髄の運動ニューロンは前角に集まる．この運動ニューロンから出る軸索は，伝導速度によって**Aα**（60 m/秒以上）と**Aγ**（25〜40 m/秒）に分類され，細胞体も α運動ニューロンとγ運動ニューロンに分類される．**α運動ニューロン**は骨格筋の大部分を占める錘外筋線維を支配し，**γ運動ニューロン**は筋紡錘の中の錘内筋線維の両端部を支配する．

筋紡錘は骨格筋の長さをモニターする感覚器である．錘内筋線維はγ運動ニューロンと感覚ニューロンの両方に支配される．錘内筋線維の中央部に分布するIa感覚ニューロンは，錘内筋線維の中央部が伸張すると興奮する．骨格筋全体が伸張すると錘内筋線維も伸張する．また，筋紡錘の長さが一定でも，γ運動ニューロンが興奮して錘内筋線維の両端部が収縮すると，中央部が引き伸ばされる．どちらの場合にもIa感覚ニューロンが興奮する．

脊髄反射路–伸張反射

Ia感覚ニューロンの軸索は後根から脊髄に入ると前角に向かい，同じ筋を支配するα運動ニューロンとの間に興奮性のシナプスをつくっている（**図1A**）．これによって，ある骨格筋が伸張されると，その中の筋紡錘を支配するIa感覚ニューロンが興奮し，脊髄を経由して同じ筋の錘外筋線維を収縮させる．こうして外界からの影響で筋が伸張させられようとしても，筋の長さが一定に保たれる．これを伸張反射と呼ぶ．**膝蓋腱反射**が代表例である．

伸張反射は，2つのニューロンの間にシナプスが1回介在するのみで完結するので，**単シナプス反射**という．

介在ニューロン

単シナプス反射以外では，感覚ニューロンと運動ニューロンの間をつなぐニューロンがある．こうした，同じまたは近くの髄節において，さまざまなニューロンを連絡する細胞を**介在ニューロン**と呼び，脊髄灰白質のほとんどの部位に存在する．

A
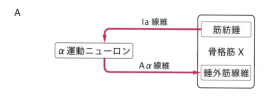

B
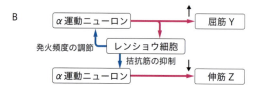

C
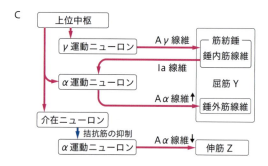

D
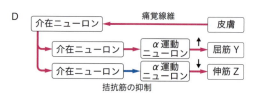

図1 脊髄の反射路と脊髄内の回路

赤矢印は興奮性の連絡，青矢印は抑制性の連絡，黒矢印は上向き（↑）が活動の亢進，下向き（↓）が活動の低下を表す．

A. 伸張反射の経路．筋紡錘の錘内筋線維の伸張でIa線維が興奮し，α運動ニューロンを興奮させる．ニューロン間のシナプスはIa線維と運動ニューロンの間の1カ所である．
B. α運動ニューロンの軸索側枝を受ける**レンショウ細胞**は，元の運動ニューロンや拮抗筋のα運動ニューロンを抑制する．
C. 上位中枢は，ある筋（屈筋Y）を収縮させる際にα運動ニューロンだけでなく，γ運動ニューロンも興奮させる．また，抑制性介在ニューロンを介して拮抗筋（伸筋Z）の収縮を抑制する．
D. 屈曲反射では，皮膚からの痛覚を伝える求心線維が介在ニューロンを介して屈筋を収縮させ，伸筋を弛緩させることによって，四肢を痛覚刺激から遠ざける．

運動ニューロンの近傍にも介在ニューロンがある．その1つである**レンショウ細胞** Renshaw cell はα運動ニューロンの軸索側枝（骨格筋に向かう軸索から分かれた枝）から興奮性シナプスを受け，そのα運動ニューロンに抑制性シナプスをつくる．さらに，拮抗筋を抑制する介在ニューロンを抑制し，拮抗筋の緊張を制御する（図1B）．

上位中枢からの制御

脳の指令でα運動ニューロンが興奮して筋を収縮させる際に，筋紡錘が短縮されて伸張反射が弱まると，α運動ニューロンの活動上昇が妨げられる．そこで，脳からの指令はγ運動ニューロンも同時に興奮させて，錘内筋線維の両端部を収縮させる．するとⅠa線維が興奮して，α運動ニューロンの活動が保たれる（図1C）．同時に，抑制性介在ニューロンを介して拮抗筋のα運動ニューロンを抑制する．

脊髄反射路-屈曲反射

手が熱い物に触れたり，足で尖った物を踏んだときに，私たちは無意識に手足を引っ込める．このとき，皮膚の痛覚を伝える求心線維が脊髄灰白質に情報を伝え，介在ニューロンが興奮して屈筋のα運動ニューロンを興奮させて，手足を屈曲させる．そのときに伸筋が引き延ばされて伸張反射が起こると関節が曲がらなくなってしまうので，抑制性の介在ニューロンを介して伸筋のα運動ニューロンの興奮を抑える経路があり，すばやく手や足を刺激から遠ざけることができる（図1D）．

脊髄における歩行プログラム

脊髄内には反射路だけでなく，より複雑な運動を組み立てる機構がある．その1つが**歩行パターン発生機構** central pattern generator（CPG）である．このニューロン群は脳幹の中枢からの刺激を受けて，屈筋群と伸筋群を左右で交互にリズミカルに興奮させる活動パターンを生み出す．CPGから運動ニューロンに至る経路には，大脳皮質を始め上位の中枢からの制御が加わり，常に末梢からの感覚情報がパターンを修飾する．そのため，状況に応じた運動が可能となっている（図2）．

排尿の制御

日常生活における排尿の調節にも脊髄が深く関わっている．膀胱に尿がある程度貯まると膀胱壁が伸展されて，その情報が脊髄神経を経由して仙髄に伝えられ，さらに上位に伝えられて尿意を感じる．排尿できない状況においては，交感神経系の作用で膀胱壁の筋を弛緩させ，内尿道口周辺の平滑筋を収縮させる．また，大脳皮質からの指令で尿道括約筋（骨格筋）を収縮させて排尿を抑える．排尿するときは大脳からの制御を解除して膀胱壁の筋を収縮させ，尿道括約筋を弛緩させる（図3）．

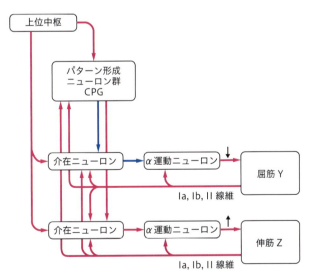

図2 脊髄における歩行の神経機構
脊髄の歩行パターン発生機構CPGは介在ニューロン群を介してα運動ニューロンを興奮させる．その際，CPGは屈筋群と伸筋群が交互に収縮するように，また対側の筋と協調した収縮ができるように制御している．これらのネットワークの各段階に，末梢からの感覚情報と大脳皮質や脳幹からの指令が伝えられることで，状況に応じた歩行が可能となる．

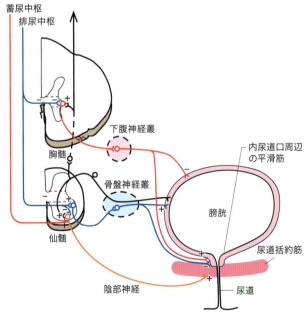

図3 排尿の制御
感覚情報は仙髄を経由して交感神経系節前ニューロンや上位中枢に伝えられる．排尿の抑制には胸腰髄の交感神経系と仙髄の運動ニューロンが，排尿には仙髄の副交感神経系が関与する．

7. 脊髄損傷の症状は損傷部位によって異なる

伝導路の損傷と症状

伝導路は，外傷，血管障害，腫瘍などによって起始，経路，終止のどこかが損傷を受けると，その情報が遮断されてさまざまな症状を引き起こす．

骨格筋の運動に関しては，大脳からの指令が脳幹や脊髄で中継され，末梢神経を通って骨格筋に届く（図1A）．その経路のどこが損傷を受けても，自分の意思で骨格筋を収縮させることができなくなる．

感覚に関しては，皮膚，骨格筋，骨，内臓などからの情報が，末梢神経と脊髄や脳幹を通って大脳皮質に伝えられ，感覚が意識にのぼる（図1B, C）．その経路のどこが損傷されても感覚が感じられなくなる．

平滑筋や心筋，腺を支配する自律神経系は，脊髄や脳幹に損傷があっても末梢器官の機能が完全に停止することはないが，状況に応じた調節機能が阻害される．

脊髄損傷の場合，損傷した髄節や部位によって症状が異なる．逆に，症状の組み合わせから損傷部位を推測することができる．

損傷部位の高位による症状の違い

ある髄節が損傷を受けた場合，そこから出る脊髄神経やそれ以下の脊髄神経の支配領域に影響が及ぶ．脊髄神経の支配領域を知ることが，損傷部位の高さを診断する（高位診断）上で重要である．

運動機能では，各骨格筋が特定の高さの脊髄神経に支配される．たとえば三角筋や上腕二頭筋はC5–6，上腕三頭筋はC6–8である．感覚機能では，それぞれの脊髄神経が特定の**皮膚分節**（デルマトーム）を支配する．たとえば乳頭の高さはT4，剣状突起の高さはT7である．そのため，症状の出ている部位から，どの髄節や脊髄神経に損傷があるかを推測できる．

胸髄から腰髄上部には交感神経系の節前ニューロン，仙髄には副交感神経系の節前ニューロンがあるため，これらが損傷すると自律神経系の機能に障害が起こる．また，仙髄には排尿・排便等を司る括約筋支配の運動ニューロンがあり，自律神経系の障害とともに，**膀胱直腸障害**の原因となる．

髄節全体の損傷

1つの髄節全体を横断する損傷が起こったとき，その髄節の機能がすべて停止して，そこから出る脊髄神経の支配領域において，感覚はまったく伝わらなくなり，骨格筋は弛緩して収縮できなくなる．白質を通る線維束も損傷されるので，下位の髄節の機能も損なわれる．すなわち大脳からの運動指令が伝わらなくなり，随意運動ができなくなる．損傷より下位の脊髄神経から伝えられる感覚情報も脳に伝えられなくなり，感覚が消失する．

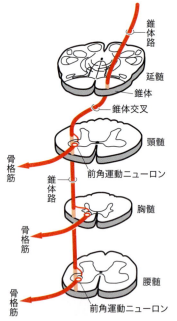
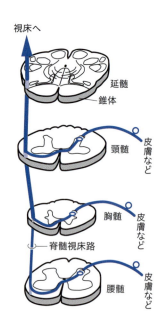

A　運動機能：随意運動　　B　感覚機能：識別的触圧覚・深部感覚　　C　感覚機能：痛覚・温度感覚/原始的触圧覚

図1　脊髄の主要な伝導路

A. 大脳皮質から運動の指令を伝える錐体路は，脊髄に入る際に大部分が対側に交叉して側索を下行する．
B. 痛覚，温度感覚，原始的触圧覚は，末梢神経の感覚線維が後角のニューロンに接続し，そこから伸びる線維がすぐに対側に交叉して側索を上行する．
C. 識別的触圧覚を伝える感覚線維は末梢神経から脊髄に入ると後索をそのまま上行する．
（どの図も煩雑になるのを避けるため片側の伝導路しか描いていないが，実際には左右対称に存在する）

髄節内の各部位の損傷

後根からの線維のうち，後角に終止するものは痛覚，温度感覚（温覚，冷覚），原始的触圧覚（刺激された位置が詳しく判別できない触覚，圧覚）を伝え，中間帯や前角に終止するものは固有感覚を伝え，後索に入るものは識別的触圧覚（刺激された位置を詳しく判別できる触覚，圧覚）と固有感覚（深部感覚）を伝える．これらはすべて感覚の伝導路の一部なので，損傷されるとその部位に応じた障害が現れる．

側索には随意運動を司る錐体路，感覚を脊髄から視床経由で大脳皮質に伝える脊髄視床路，脊髄から小脳に伝える脊髄小脳路などが通る．側索の損傷部位に応じてこれらの伝導路が遮断される．

感覚の伝導路が損傷を受けると，その髄節以下を介して伝えられる感覚が消失する．錐体路が損傷を受けるとその髄節以下を介する随意運動ができなくなる．その際，運動ニューロンの不要な活動を抑制する作用も阻害され，腱反射が亢進して，随意運動ができない状態になる（麻痺）と同時に筋緊張が亢進する痙性麻痺という状態になる．

前角や前根の損傷は運動ニューロンとその軸索を破壊するので，骨格筋が収縮できず，筋が弛緩して随意運動もできない弛緩性麻痺という状態になる．

脊髄中心部の損傷

脊髄中心管が，周囲の組織を破壊しながら異常に拡大する脊髄空洞症では，中心管周辺を通る伝導路が傷害される．後角のニューロンから起こる脊髄視床路の軸索が，正中を越えて対側の側索に向かうところで破壊される（図2上段）．そのため損傷の起こった髄節が担当する皮膚分節の感覚が障害される．変性が大きく広がるまで側索や後索には損傷が及ばない．また，それ以下の髄節から伝えられる感覚に異常はない．宙づり型の感覚障害と呼ばれる．

脊髄の左右半分の損傷

事故による外傷で，脊髄の左右どちらか一側を中心に損傷されることがある．その場合，損傷された髄節では損傷と同じ側（同側）の感覚が消失し，骨格筋が収縮できなくなる（図2下段）．

損傷部位以下の髄節の支配領域では，左右に特徴的な症状がみられる．後索は同側の識別的触圧覚や固有感覚を伝えるので，これが遮断されて同側の感覚が消失する．側索には反対側（対側）の温度感覚と痛覚や原始的な触圧覚を伝える脊髄視床路があるので，これらが遮断されて対側の感覚が消失する．すなわち損傷の同側と対側で異なる感覚が消失することになる．側索には錐体路も通っているので，それ以下の髄節の支配領域で随意運動ができなくなる．これをブラウン・セカール（Brown–Séquard）症候群という．

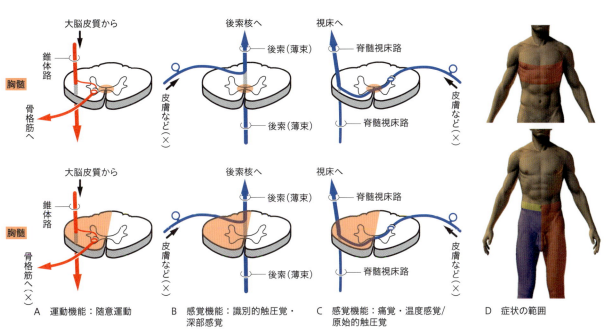

A 運動機能：随意運動　　B 感覚機能：識別的触圧覚・深部感覚　　C 感覚機能：痛覚・温度感覚/原始的触圧覚　　D 症状の範囲

図2　脊髄空洞症と脊髄半切症候群
上段：脊髄空洞症では損傷された髄節において脊髄視床路（C）の線維が交叉するところで遮断される．伝導路は左右対称に存在するので，損傷レベル（図はT4〜T7の場合）の皮膚分節（Dの赤色部分）で，痛覚，温度感覚，原始的触圧覚が消失する．識別的触圧覚が残るので，患者は原始的触圧覚の消失を自覚できない．
下段：脊髄半切症候群では，その髄節で損傷と同側のすべての感覚が消失し，骨格筋が麻痺する（Dの黄色部分）．錐体路が遮断されて（A）損傷レベル以下の同側の骨格筋が麻痺する．後索が遮断されて（B）損傷レベル以下の同側の識別的触圧覚が消失し（Dの紫色部分），脊髄視床路が遮断されて損傷レベル以下の対側の痛覚，温度感覚，原始的触圧覚（C）が消失する（Dの赤色部分）．

8. 脳幹は中脳・橋・延髄からなる

　脳幹は，間脳と脊髄の間に位置する柱状の組織である．後方には小脳がつながっている．脳幹の中央部と小脳を連絡する線維束が前方に大きく張り出しているため，それに覆われた範囲を**橋**と呼び，それより上方を**中脳**，下方を**延髄**と呼ぶ．
　脳幹は脊髄と同じく神経管から発生するため，内部構造には脊髄との共通点がみられる．だが，**中脳胞**と**菱脳胞**というふくらみが形成されて中心管が拡大して脳室を形成したり，背側に小脳が発生したりするなど，脳幹固有の発達もある．

脳幹に起始する脳神経

　脳神経は 12 対ある．そのうち嗅神経［Ⅰ］と視神経［Ⅱ］は大脳から起こり，副神経［Ⅺ］の脊髄根は頸髄上部から起こるが，それ以外の大部分の脳神経は脳幹から起こる（図1）．
　下から順に見ていくと，延髄の腹側部，第1頸神経前根が起こる部位の延長線上に**舌下神経**［Ⅻ］がみられる．脊髄前根に似ており，運動線維のみで構成される．延髄の外側部からは**副神経**［Ⅺ］**延髄根**，**迷走神経**［Ⅹ］，**舌咽神経**［Ⅸ］が起こる．もともと水生動物の鰓に関係する鰓弓神経と呼ばれるグループに属する．陸生動物になっても鰓から変化したさまざまな器官を支配し，感覚線維と運動線維の両方が通る．
　延髄から橋への移行部では，腹側部から**外転神経**［Ⅵ］が，外側部から**顔面神経**［Ⅶ］と**内耳神経**［Ⅷ］が起こる．橋の中央の高さでは外側部から**三叉神経**［Ⅴ］が起こる．中脳の背側面からは**滑車神経**［Ⅳ］が，腹側面からは**動眼神経**［Ⅲ］が起こる．外転神経，滑車神経，動眼神経は外眼筋を支配する運動線維のみからなる．動眼神経には瞳孔収縮筋と毛様体筋を支配する副交感神経線維も含まれる．顔面神経，三叉神経は鰓弓神経に属し，感覚線維と運動線維の両方が通る．内耳神経は聴覚と平衡感覚を伝える特殊な脳神経である．

延髄の構造

　延髄は脊髄に直接つながる部分であり，脊髄との類似性が最も明瞭である．延髄を尾側から吻側に見ていくと，脊髄から連続する構造が次第に減って，脳幹固有の構造が優位になっていく．
　脊髄の基本構造はＨ字型をした灰白質とその周囲を囲む白質である．脊髄神経からの感覚情報を受ける**後角**と運動ニューロンがある**前角**とが背側–腹側に分かれている．延髄の下部もこの構造が保たれているが，上に向かうにつれて中心管が背側に片寄って拡大し，第4脳室を形成するため，脳神経の運動神経核は中心管とともに背側に移動し，脳神経の感覚神経核が外側に移る．こうして背側–腹側に並んでいた感覚神経核と運動神経核が外側–内側方向に並ぶことになる．
　中間帯を中心とした介在ニューロンの集団は中心部に残り，網様体を形成する．**網様体**は灰白質の中に線

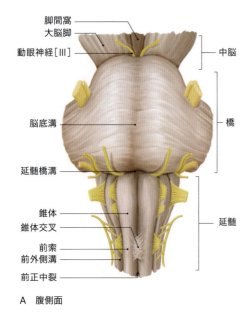
A　腹側面

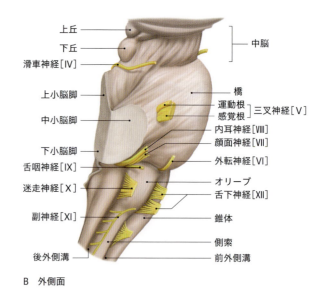
B　外側面

図1　脳幹と脳神経
Ⅲ以降の脳神経は脳幹から起こる．脊髄神経前根に似る脳神経（Ⅲ，Ⅳ，Ⅵ，Ⅻ）はⅣを除き前面の内側寄りから1列に起こる．鰓弓神経（Ⅴ，Ⅶ，Ⅸ，Ⅹ，Ⅺ）はその外側に列を作って起こる．副神経の一部（脊髄根）は頸髄上部から起こり大後頭孔を通って頭蓋内に入り，副神経延髄根に合流する．聴覚や平衡感覚を伝える特殊な脳神経であるⅧは，Ⅶの外側から起こる．

維束が混在して網目状に見えることからこう呼ばれる．脳神経核と網様体を合わせた灰白質を**被蓋**と呼ぶ．

　脊髄の白質は延髄に入ってもおおむねそのままの位置にある．最も異なるのが錐体路の線維である．**錐体路**は大脳皮質に起こる伝導路で，延髄の腹側をまとまって下行して，延髄下端で錐体交叉を形成して対側の側索に入る．そのため延髄では腹側に張り出した錐体として表面から観察できる（錐体路とは本来「錐体を通る線維路」の意味である）．後索は延髄でも背側に観察されるが，やがて後索核で中継されて対側にわたり，正中部で錐体の背側に接した**内側毛帯**となる．

　延髄には，小脳との連絡を担う神経核もある．その最大のものが**下オリーブ核**である．この核は錐体のすぐ背外側に楕円形のかたまり（オリーブ）を形成する．下オリーブ核などから出た線維は延髄の背外側にまとまって下小脳脚となり，小脳に入る．

橋の構造

　第4脳室は延髄と橋の境界部で最も外側に広がり，上方に向かうにつれて再び狭くなって中脳水道につながる．第4脳室は小脳を除去して背側から見ると菱形のくぼみに見えるので，**菱形窩**という．菱形窩を床に見立てると天井は小脳と脈絡組織でつくられる．最も背側に突き出した部分を**室頂**と呼ぶ．菱形窩の左右と下方の頂点には孔〔外側口（**ルシュカ孔**）と正中口（**マジャンディー孔**）〕が開いていて，そこで脳室とクモ膜下腔が交通している．

　橋の腹側部の隆起は内部に灰白質（**橋核**）があり，そこから出た線維（**横橋線維**）が対側の中小脳脚にまとまって小脳に入る．橋の被蓋は，橋の腹側部と第4脳室の間に位置する．

　橋核の内部には小脳に向かう線維のほかに，上下に縦走する**縦橋線維**がある．その中央部を走る錐体路の線維束は，中脳の大脳脚から延髄錐体に移行する．縦橋線維の内側部と外側部には，大脳脚から移行して橋核に終止する線維束（**皮質橋路**）が走る．橋被蓋の腹側から外側には延髄から続く伝導路の線維束が通るほか，聴覚の中継核などが存在する．

中脳の構造

　中脳は被蓋を中心に，腹側に黒質と大脳脚が，背側に四丘体が加わって構成される（**図2**）．**大脳脚**は中脳の腹側面に左右一対の突出する縦走線維束で，錐体路と皮質橋路の線維を含む．大脳脚と被蓋の間に**黒質**が位置する．被蓋には滑車神経核，動眼神経核，網様体があるほか，左右の中央部に**赤核**がある．被蓋と四丘体の間には**中脳水道**とそれを取り囲む中心灰白質がある．

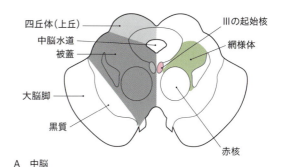

A　中脳

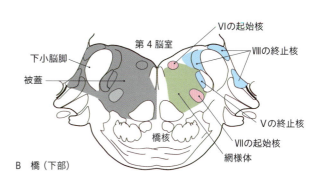

B　橋（下部）

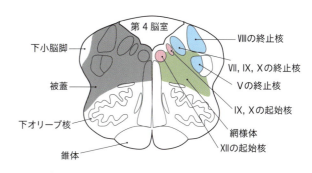

C　延髄（上部）

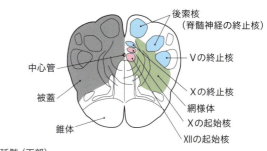

D　延髄（下部）

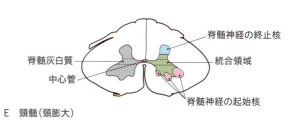

E　頸髄（頸膨大）

図2　脳幹の水平断面の模式図

脳幹の内部構造を見ると，脊髄に類似の構造がある被蓋と，それ以外の脳固有の構造に区分される．被蓋には脳神経の起始核（運動核；桃色）と終止核（感覚核；水色）および網様体（黄緑色）が含まれる．被蓋の構造も延髄下部は脊髄に近いが，上に向かうにつれて変化していく．

9. 脳幹の脳神経核は支配器官の性質によって分かれている

脳幹の被蓋は脊髄灰白質から連続する構造で，脳神経核と網様体からなる（図1）.

脳幹の脳神経核は運動性か感覚性か，体性か臓性かで位置の異なるカラムを作っている.

脳神経核の区分とカラム

脳神経の感覚線維が終止する灰白質を**脳神経の終止核**，脳神経の運動線維を出すニューロンが集まっている灰白質を**脳神経の起始核**と呼ぶ（図2）.

舌下神経［XII］，外転神経［VI］，滑車神経［IV］，動眼神経［III］を通る骨格筋支配の運動線維（体性運動線維）の起始核（体性運動神経核）は，**舌下神経核，外転神経核，滑車神経核，動眼神経核**と呼ばれ，中心管–第4脳室–中脳水道と続く脳室系のすぐ腹側で最も内側に位置する. 動眼神経にのみ，虹彩や毛様体の平滑筋を支配する副交感神経系の節前線維が含まれ，その起始核は動眼神経核の脇に位置する. これを**動眼神経副核**（Edinger–Westphal核）という.

鰓弓神経（副神経［XI］，迷走神経［X］，舌咽神経［IX］，顔面神経［VII］，三叉神経［V］）を通る骨格筋支配の運動線維の起始核は，**副神経核**（副神経脊髄根の起始核），**疑核**（副神経延髄根，X，IXで共通の起始核），**顔面神経核，三叉神経運動核**と呼ばれる. 副神経脊髄根の起始核は上部頸髄の前角の背外側にある. X，IX，VII，Vの起始核は骨格筋支配であるが，舌下神経核などとは異なり，網様体の腹外側部に位置するため，**鰓弓運動核**と呼んで区別する.

X，IX，VIIには平滑筋や腺を支配する副交感神経系の節前線維が含まれる. その起始核（臓性運動神経核）は**迷走神経背側核，下唾液核，上唾液核**と呼ばれ，脳室系のすぐ腹側で体性運動神経核の外側に位置する.

X，IX，VIIには内臓感覚線維と味覚を伝える臓性感覚線維が含まれる. それらは脳幹に入ると上下方向に走行してまとまった線維束（孤束）をつくる. その終止核は**孤束核**と呼ばれ，臓性運動神経核のさらに外側に位置する. 内臓感覚は主に孤束核の下半分，味覚は上半分に伝えられる.

X，Vには皮膚感覚を伝える体性感覚線維が含まれる（Xは外耳道周辺のごく一部の皮膚の感覚を伝え，顔面，眼球，鼻腔，口腔の広い範囲の感覚はVが伝える）. それらの終止核である**三叉神経脊髄路核**と**三叉神経主感覚核**は，後角の延長線上にカラムを作り，延髄を上行するにつれて外側に移動する. 三叉神経脊髄路は三叉神経線維の下行路で，その線維は順次脊髄路核に終わっていく. 温度感覚と痛覚は三叉神経脊髄路核の下方部分（**尾側亜核**）に終止し，触圧覚は脊髄路核の残りの部分と主感覚核に終止する. 主感覚核は識別的触圧覚（触れた部位が正確にわかる）を伝える. 三叉神経には咀嚼筋の筋紡錘からの感覚線維も通る. その細胞体は三叉神経節ではなく，橋と中脳の内部で中心灰白質の外側に位置し，**三叉神経中脳路核**と呼ばれる. そのニューロンから出た線維は一方は末梢に向かい，もう一方は網様体や三叉神経運動核に向かう.

内耳神経［VIII］が伝える聴覚と平衡感覚の線維はさらに外側に位置し，聴覚は背側と腹側の**蝸牛神経核**に，平衡感覚は**前庭神経核**に終止する.

このように脳神経の起始核と終止核は同じ性質のものが上下方向のカラムを形成する. 多くの核は脳

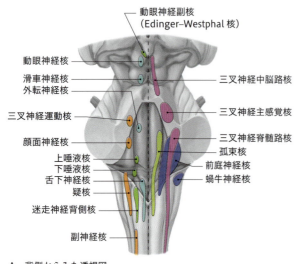

A 背側からみた透視図

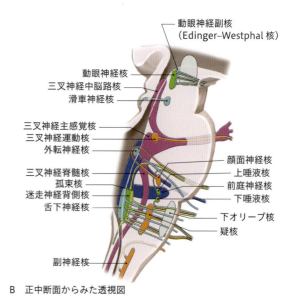

B 正中断面からみた透視図

図1 脳神経の起始核と終止核

3. 脳幹：延髄，橋，中脳

神経が脳幹から起こる高さ付近にあるが，三叉神経のように橋のレベルで中枢に入り，上部頸髄まで終止核が存在するものもある．

網様体

脊髄の中間帯，後角と前角の一部には，感覚を統合して運動に結びつける介在ニューロンや，さまざまな情報を脳に伝える投射ニューロンが存在する．その上方に連続する網様体にも多くの介在ニューロンや投射ニューロンがある．脳神経の感覚核からの情報を受け取って，運動核に反射の指令を伝えるもの，小脳に情報を伝えるもの，逆に小脳からの出力を受け取り脳幹内部や脊髄に指令を伝えるものなど，その性質はさまざまである．一部の領域は呼吸や循環といった特定の機能の中枢となっている．

感覚の中継核

脳幹には脳神経の感覚核からの情報を間脳に伝える神経核がある．

後索核（薄束核と楔状束核）は後索を上行してきた末梢からの感覚線維が終止し，その情報を受け取ったニューロンが対側の内側毛帯へ線維を送り，視床へ感覚を伝える．

橋と延髄の移行部にある**上オリーブ核**や**台形体核**，**下丘核**などは聴覚の，橋上部にある**結合腕傍核**は内臓からの感覚の中継核である．結合腕傍核は上位中枢からの内臓を制御する指令も中継している．

小脳投射核

脳幹には，小脳に情報を送る神経核も多数存在する．

延髄にある**下オリーブ核**は，錐体の外側に楕円形の高まりをつくる大きな神経核で，中脳にある赤核などからの情報を受ける．下オリーブ核から出た線維は対側に渡って下小脳脚を通り，小脳皮質全体に向かう．

橋の腹側で大きな体積を占める**橋核**は，大脳皮質からの情報を小脳皮質に伝える中継核である．その他に，**側索核，副楔状束核**などが小脳投射核として知られる．前庭神経核や網様体にも小脳に線維を送るニューロンが含まれている．

中脳の諸構造

中脳では脳特有の構造が大部分を占める．

中脳の背側部には左右2対の高まりがあり，**四丘体**という．上に位置する1対を**上丘**，下に位置する1対を**下丘**と呼ぶ．下丘は前述のように聴覚の中継核である．上丘は視覚，体性感覚，聴覚など多くの感覚情報を集めて，運動の指令を脳幹や脊髄に送っている．鳥類の上丘は非常に大きく層構造が発達していて，運動制御の中心となる器官であるが，哺乳類では比較的小さく，脊髄の上部にまでしか線維を送らない．

中心管の周囲には**中心灰白質**がある．この領域は内臓からの感覚が伝わるとともに，視床下部などからの内臓への指令が中継される領域である．

中脳の被蓋中央にある**赤核**は，霊長類では小細胞部が大部分を占め，下オリーブ核に線維を送る．大細胞部は脳幹や脊髄に運動指令を送る神経核だが，霊長類では錐体路の発達に反比例して発達が弱い．

被蓋と大脳脚の間に位置する**黒質**は大脳基底核との連絡が密で，運動制御に関与する神経核である．緻密部と呼ばれる線維の疎な部分は伝達物質としてドパミンを産生するニューロンが集まり，細胞質にメラニンを含んでいるため黒く見える．

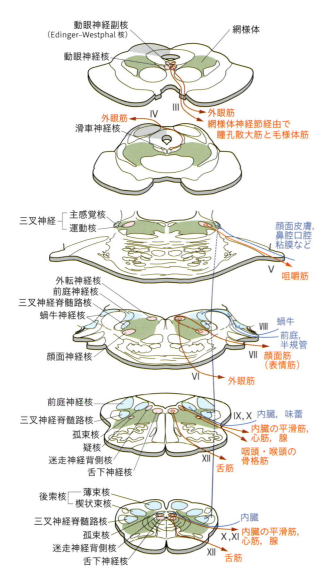

図2 脳神経の起始核と終止核，水平断
脳神経の起始核（運動核：ピンク色）から運動線維が起こり，脳神経に入る．また，脳神経を通る感覚線維が終止核（感覚核：水色）に終わる．

75

10. 伝導路には上行性と下行性があり，その多くが脳幹か脊髄で対側に交叉する

　脳幹にはさまざまな伝導路が通っており，脳幹と大脳，小脳，脊髄，あるいは大脳と脊髄を連絡している．

脊髄神経からの感覚を大脳皮質に伝える伝導路

　脊髄神経からの感覚経路は大きく3つに分けられる（図1A）．

　識別的触圧覚を伝える後索の線維は，延髄に入ると後索核に終止する．後索核のニューロンから出た線維は対側に渡って①**内側毛帯**を形成し，視床経由で大脳皮質まで感覚を伝える．感覚はここで初めて意識にのぼる．後索は下半身からの感覚線維が通る**薄束**と，上半身からの感覚線維が通る**楔状束**に分かれる．後索核も内側の薄側核と外側の楔状束核に分かれており，それぞれが内側毛帯に線維を送る．内側毛帯は脳幹の被蓋前部を上行し，視床に至る．

　原始的触圧覚を伝える②**前脊髄視床路**は脊髄で対側に交叉して前索外側部を上行する．温度感覚と痛覚（温痛覚と略す）を伝える③**外側脊髄視床路**も脊髄で交叉してから側索外側部を上行する．2つの伝導路はともに被蓋の前外側部を上行して視床に向かう．

脳神経からの感覚を大脳皮質に伝える伝導路

　顔面，鼻腔，口腔の触圧覚，温痛覚を伝える三叉神経の線維は，**三叉神経主感覚核**と**三叉神経脊髄路核**で中継される（図1A）．主感覚核は識別的触圧覚を伝えるとされ，そこから起こる線維は交叉して対側の内側毛帯に並んで上行し，視床に至る．原始的触圧覚と温痛覚は脊髄路核で中継されたのち，対側に交叉して脊髄視床路と並んで上行し，視床に至る．触圧覚は脊髄路核の上部で，温痛覚は下部で中継される．

　味覚や内臓感覚（図示していない）は顔面神経，舌咽神経，迷走神経を経由して，延髄の**孤束核**で中継され，多くの線維は同側を上行する．味覚は主に孤束核の上半分で中継され，同側の視床に至る．内臓感覚は主に孤束核の下半分で中継され，**結合傍腕核**でさらに中継されて視床や扁桃体に至る．

　聴覚は内耳神経を経由して延髄と橋の境界部に伝えられる（図1B）．まず**蝸牛神経核**で中継され，多くの線維が対側に交叉して**外側毛帯**と呼ばれる線維束を形成して，被蓋の最外側部を上行する．外側毛帯の線維は中脳の下丘に終止し，そこで中継されて**下丘腕**をつくり，視床に至る．ただし聴覚の中継核は左右の連絡が豊富なため，片側の視床に両耳からの聴覚情報が入る．

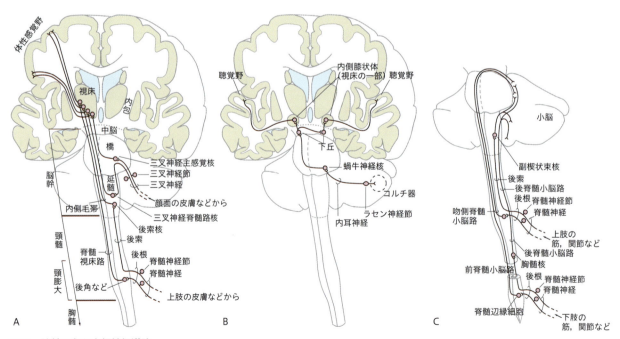

図1　脳幹の主な上行性伝導路
A. 体性感覚の伝導路．後索-内側毛帯系と脊髄視床路（外側脊髄視床路と前脊髄視床路を合わせて示す）．
B. 聴覚の伝導路．C. 脊髄小脳路．

平衡感覚も内耳神経を経由する．延髄から橋にある複数の**前庭神経核**で中継されて，小脳や網様体，脊髄に情報が伝えられ，眼球運動や姿勢制御に関わる．眼球運動を司る線維や脊髄に向かう線維は被蓋内側部で第4脳室や中心管のすぐ前を通る（**内側縦束**）．

固有感覚（筋や関節など体の深部からの感覚）は識別的触圧覚と同様の経路で大脳皮質まで伝えられる以外に，小脳にも伝えられて運動の自動制御に役立つ．下半身の固有感覚を小脳に伝える経路のうち，**後脊髄小脳路**は交叉せずに側索の背側部を通ってそのまま延髄を上行し，下小脳脚へと入っていく（図1C）．**前脊髄小脳路**は脊髄で対側に交叉して側索を上行し，延髄と橋の被蓋前外側部を通って上小脳脚に沿って小脳に入る．上半身からの固有感覚にも，交叉せずに延髄の**副楔状束核**で中継されて下小脳脚から小脳に入る経路と，対側の側索を上行する経路がある．

このように感覚の伝導路では，末梢神経線維から興奮を受け取る二次ニューロンが，その線維を対側に伸ばすことが多い．感覚を伝える末梢神経の多くが脊髄や脳幹に入るので，脊髄や脳幹には対側へ交叉する線維が多くみられる．

大脳皮質からの下行性伝導路

大脳皮質から起こり脳幹を通る下行性伝導路の代表は，錐体路（皮質脊髄路，皮質核路）と皮質橋路である（図2A, B）．

皮質脊髄路は主に大脳皮質一次運動野から起こり，大脳脚を通って中脳に入る．皮質脊髄路はそのまま橋腹側部の橋縦束を通り，延髄の錐体を通る．その後，大部分が延髄下端の錐体交叉で対側に渡り，脊髄側索を下行し，前角などに終止する．残りの小部分はそのまま脊髄前索を下行し，最終的には大部分が対側に交叉して前角などに終止する．

皮質核路も大脳脚に入るところまでは同じだが，そのあとは大部分が交叉して対側の脳神経の運動核に終わっていく．

皮質橋路は大脳皮質のさまざまな領域から起こり，大脳脚の残りの部分を通って橋の腹側部にある**橋核**に終わる．ここまでは同側を下行してくるが，橋核のニューロンから出る線維は対側に交叉して中小脳脚に入り，小脳の外側部の皮質を中心に終止する．この伝導路は大脳皮質と対側の小脳皮質を連絡する．

脳幹から起こる下行性伝導路

脳幹から脊髄に運動指令を伝える伝導路の主なものとして網様体脊髄路と前庭脊髄路がある（図2C, D）．

主に橋から起こる**橋網様体脊髄路**は内側網様体脊髄路ともいわれ，脊髄前索を下行して脊髄灰白質の中間帯から前角に終わる．延髄から起こる**延髄網様体脊髄路**は外側網様体脊髄路ともいわれ，前索や側索前部を下行して両側の後角基部から前角にかけて終わる．橋網様体脊髄路は伸筋群の，延髄網様体脊髄路は屈筋群の活動を制御している．

前庭脊髄路には，内側縦束から前索を下行する**内側前庭脊髄路**と被蓋外側から前索と側索の移行部を下行する**外側前庭脊髄路**がある．前者は頸髄上部の，後者は脊髄全長の中間帯から前角に終わり，体幹の筋の活動を制御している（第5章参照 ➡ 186頁）．

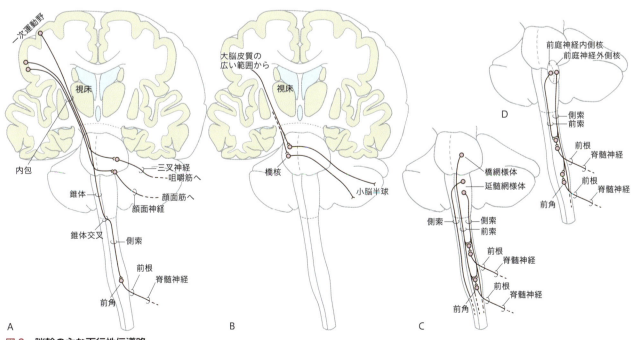

図2 脳幹の主な下行性伝導路
A. 皮質脊髄路と皮質核路．B. 皮質橋路と橋核から小脳皮質への投射．C. 網様体脊髄路．D. 前庭脊髄路．

11. 脳幹は生命維持と脳活動レベルの調節に関与する

脳幹には多くの脳神経核があり，末梢からの感覚情報を伝え，上位からの運動指令を末梢に中継している．また，脳神経核からの上行路や下行路が通っているほか，脊髄からの感覚を脳に伝える上行路や，大脳皮質からの指令を脊髄に伝える下行路が脳幹を貫通している．そのため，脳幹の損傷でこれらの機能が遮断されると，正常な反応ができなくなる．

さらに脳幹には，呼吸や循環など生命活動の維持に直結した中枢や，大脳皮質の活動を調整する神経核もあり，脳全体の活動に大きな影響を与えている．

● 呼吸中枢

呼吸に作用する筋には横隔膜や肋間筋などがあるが，すべて骨格筋かつ随意筋である．しかし，呼吸は意識をしなくても自動的に行われ，睡眠中も継続している．これは**呼吸中枢**が呼吸筋を支配する運動ニューロンを制御して，収縮・弛緩させているからである．

延髄には，孤束核周辺に**背側呼吸ニューロン群**，顔面神経の下方から疑核周辺に至る領域に**腹側呼吸ニューロン群**がある．これらのニューロン群の周期的な活動が，呼吸筋を支配する運動ニューロンに伝えられて周期的な収縮が起こる．また上気道の筋も制御して，気道の開閉を行う．すなわち，呼吸ニューロン群が呼吸のペースメーカー役を担っている．

また，橋上部の結合腕傍核とその近傍には，吸息時と呼息時それぞれに活動するニューロンがあり，**呼吸調節中枢**として知られる．ここには迷走神経と孤束核経由で内臓からの感覚が伝えられており，末梢からの情報に基づいて吸息と呼息を調節する．

末梢の感覚受容器には**頸動脈小体**と**大動脈小体**がある．これらには血中酸素飽和度の低下や二酸化炭素濃度の上昇に反応する化学受容細胞があり，血液ガスをモニターしている．変化を感知すると，舌咽神経と迷走神経経由で延髄に情報を伝え，呼吸を調整する．

延髄内部にも化学受容器がある．これらのニューロンは腹側表面近くに位置し，脳脊髄液中の二酸化炭素濃度上昇に伴うpH低下に反応し，呼吸を促進する（図1）．

● 血管運動中枢

血圧は，頸動脈洞と大動脈弓がモニターしている．情報は舌咽神経や迷走神経を経由して延髄の孤束核に伝えられる．血圧が低下すると，孤束核から網様体の腹外側部にある血管運動中枢を介して交感神経系が活性化され，心拍数や収縮力が上昇する．交感神経系からはさらに副腎髄質のアドレナリン分泌が刺激されて，ホルモンの作用でも心拍数と血圧を上昇させる．血圧が上昇すると，孤束核から迷走神経背側核を介して迷走神経が活性化され，心拍数や収縮力が低下する（図1）．

たとえば座位や仰臥位から急に起立すると，重力の作用で血液が下行し，上半身，とくに頭部の血圧が低下する．この血管運動中枢の作用によって，下肢の血管が収縮して血液の下行を防ぎ，心拍と収縮力が上昇させることで血圧の著しい低下を防いでいる．

● 脳活動レベルを調節する

橋上部にある**青斑核**はノルアドレナリンを伝達物質とするニューロンからなり，**背側縫線核**はセロトニンを伝達物質とするニューロンからなる．いずれも脳の広い範囲に軸索を伸ばして多くのニューロンに影響を与える．これらは意識のレベルや覚醒と睡眠のリズムに関わる．

また，感覚の伝導路や**網様体**からの上行路が視床の一部の核を介して大脳皮質の広い範囲に興奮を伝え，活動を維持している．これらの経路は大脳皮質が意識を保って正常に活動するために必須である．

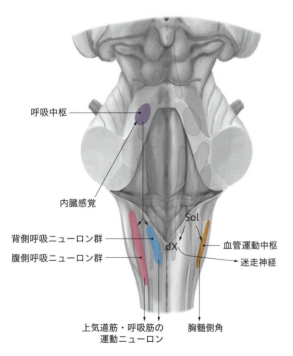

図1 呼吸中枢と血管運動中枢
背側面．左半分は呼吸中枢，右半分は血管運動中枢とそれらの入出力を表す．dX：迷走神経背側核　Sol：孤束核

3. 脳幹：延髄，橋，中脳

脳幹の部分的損傷による症候群（図2）

脳幹の一部分が血流障害や腫瘍による圧迫などで損傷されると，その部位によって特定の症状の組み合わせ（症候群）を示す．逆に，これらの症状の組み合わせから，損傷部位を推定できる．以下に代表的な症候群を挙げる．

1）ウェーバー症候群 Weber syndrome

中脳の一側で大脳脚が損傷されると，内側部を貫通する動眼神経が障害されて同側の動眼神経の弛緩性麻痺を生じる．また大脳脚を通る皮質核路と皮質脊髄路が遮断されて対側の顔面，舌，四肢の痙性麻痺を生じる．

2）ミヤール・ギュブレル症候群 Millard-Gubler syndrome

橋下部の腹側部が損傷されると，顔面神経根，外転神経根，錐体路を含む縦橋線維が遮断されるため，同側の顔面筋の弛緩性麻痺，眼球の外転障害，対側の骨格筋の痙性麻痺が起こる．

3）ワレンベルク症候群 Wallenberg syndrome

延髄外側部の損傷による．急性期には前庭神経核の障害によるめまいや，悪心，嘔吐がみられる．三叉神経脊髄路とその核が損傷されるが，下部で中継される温度感覚と痛覚が主に遮断されるので，同側顔面でこれらの感覚が消失し，角膜反射が低下する．咽頭・喉頭の筋を支配する疑核の損傷により嚥下や発生が障害される．また，視床下部から脊髄側角に向かい交感神経系を活性化する下行路が遮断されるので，同側の発汗低下，縮瞳，眼瞼下垂など（**ホルネル症候群 Horner syndrome**）がみられる．

> **Column 脳死**
>
> 脳死とは「脳幹を含む全脳機能の永続的消失」とされている．なかでも脳幹の機能停止は重要で，英国では「脳幹の機能停止＝脳死」と定義している．脳幹には多くの脳神経核の起始核・終止核があり，脳と脊髄を結ぶ伝導路がすべて通っていて，呼吸・循環の中枢もある．さらに大脳皮質の活動を維持するために重要な神経核も含まれており，これらのニューロンや伝導路が死滅すると，脳全体の活動が失われ，生命を保つことができない．脳死の判定基準（表1）のうち，対光反射，角膜反射，自発呼吸の消失などは脳幹の機能を検査するものである．

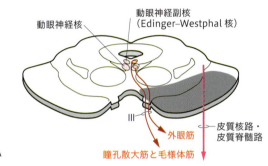
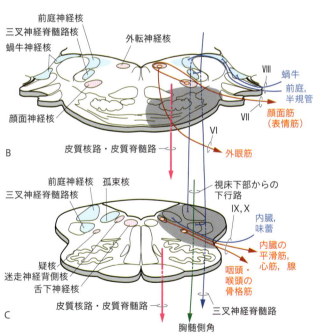

図2 脳幹の部分的損傷による症候群

A. ウェーバー症候群．中脳腹側部の損傷で，動眼神経根と皮質核路・皮質脊髄路を含む大脳脚の線維が遮断される．
B. ミヤール・ギュブレル症候群．橋腹側部の損傷で，外転神経根，顔面神経根，皮質核路・皮質脊髄路を含む縦橋線維が遮断される．
C. ワレンベルク症候群．延髄外側部の損傷で，三叉神経脊髄路と脊髄路核，舌咽神経ないし迷走神経の根と起始核・終止核，前庭神経核，視床下部から胸髄側角に至る下行路などが遮断される．

表1 脳死の判定基準

判定基準
（1）深昏睡：JCSで300，GCSで3
（2）瞳孔の固定・瞳孔径が左右とも4 mm以上
（3）脳幹反射の消失 ・対光反射 ・角膜反射 ・毛様脊髄反射 ・眼球頭反射 ・前庭反射（耳に冷たい水を入れる）・咽頭反射 ・咳反射
（4）脳波平坦（少なくとも4導出で30分間以上）
（5）自発呼吸の消失（無呼吸テスト）：（1）〜（4）がすべて終了した後に行う
観察期間
2回目の検査は，第1回目の検査終了時から6時間以上経過した時点において行う

脳死判定は類似の状態を引き起こしうるいくつかの病態を除外したのちに，上記の基準で判定する．判定基準の（2），（3），（5）は脳幹の機能が廃絶していることを確認するものであり，（1）と（4）も脳幹の機能が停止すると起こる症状である．

12. 間脳は松果体，視床，視床下部などからなる

間脳の概要

間脳は大脳と中脳の間に位置し，第3脳室の壁が発達したものである（図1）．**第3脳室**は下後方で中脳水道に移行し，上前方で左右の側脳室につながっている．第4脳室が外側に大きく伸び出す構造であるのに対して，第3脳室は上下と前後方向に広く，内外側方向に狭く，薄い板状のスペースを形成する．

第3脳室の外側壁には前後方向に走る浅い溝（**視床下溝**）があり，それより上の灰白質が**視床**，下が**視床下部**である（図2）．間脳にはこの他に**視床上部**（松果体とその周辺），**視床腹部**（**視床下核**）がある．第3脳室の上壁は脈絡組織と脈絡叢からなる．脈絡組織は大部分が視床に，最後部が視床上部に付着する．この付着部位に沿って線維束がみられ，**視床髄条**と呼ばれる．視床下部は第3脳室の下壁もつくり，さらに下方へ下垂体漏斗が伸び出し，下垂体につながっている．

間脳と大脳の間には**内包**と呼ばれる大きな線維束の後半部（**内包後脚**）が走行する．内包後脚には視床から大脳皮質に向かう線維，大脳皮質から視床に向かう線維，大脳皮質から脳幹や脊髄に向かう皮質核路と皮質脊髄路（広義の錐体路）の線維などが含まれる．さまざまな感覚を伝える線維束は下方から視床に入る．視覚を伝える視索，聴覚を伝える下丘腕，体性感覚を伝える内側毛帯，脊髄視床路，三叉神経視床路，網様体視床路などである．また，線維の疎な集まりである内側前脳束が大脳の底部から視床下部を貫いて中脳に向かう．

視床上部の概要

第3脳室の後上部から後方に**松果体**が伸び出す．その名の通り松の実状の上下にやや扁平な器官である．松果体は**メラトニン**と呼ばれるホルモンを分泌する．メラトニンの分泌は昼夜の明暗の変化に影響され，生体の約1日周期のリズム（**概日リズム**）の調節に関わっている．

松果体の付け根には左右を連絡する2つの線維束がある．上にあるほうは**手綱交連**で，左右の手綱核を結ぶ．松果体，手綱交連，手綱核が視床上部を構成する．下にあるほうは**後交連**で，視蓋前域と中脳の一部の核を左右で連絡する．

視床の概要

視床には外髄板と内髄板と呼ばれる有髄線維の薄い板があって，視床を大きく区切っている（図3）．**外髄板**は視床の外側面にあって後述する視床網様核と視床を隔てる．**内髄板**は視床を背内側と腹外側に不完全に区切っている．これらの有髄線維によって区切られた部分を，さらに細胞の大きさや密度で区分したのが視床核群である（図4）．

視床はさまざまな部位からの入力を受け取って，大脳皮質に伝える中継核である．ヒトでは大脳皮質の発達に伴って間脳の中で最も大きな部分を占める．入力を供給するのは大脳基底核，視床下部，小脳，

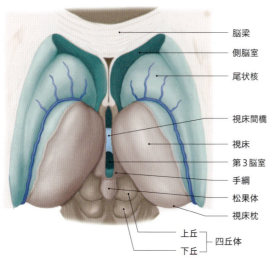

A 後上面，脳梁と脳弓を切除してある

B 前頭断

図1 間脳の構造と区分

脳幹，脊髄，視神経など多岐にわたる．視床を介さず大脳皮質に直接線維を送るのはコリン作動性，ノルアドレナリン作動性，セロトニン作動性などの限られた性質をもつニューロンのみである．

視床腹部の概要

不確帯，視床網様核，視床下核ならびに隣接する白質が視床腹部と呼ばれる．第3脳室には面していない．不確帯と視床下核は視床の下方に，視床網様核は外髄板と内包の間に位置する．ヒトでは視床と比べてあまり発達していない．

視床下部の概要

間脳のうち，視床下溝より下の部分である．内分泌系や自律神経系の最高中枢であるとともに，摂食，飲水，生殖行動，概日リズムなど生命の維持に不可欠な行動を制御する．

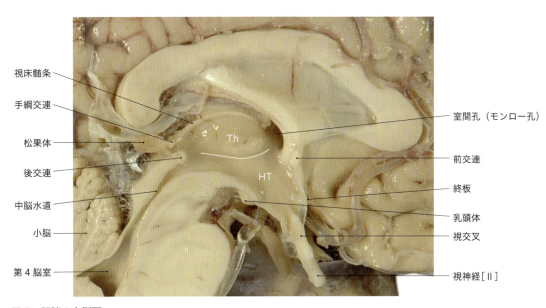

図2　間脳の内側面
脳の正中断面．HT：視床下部，Th：視床．白線は視床下溝．

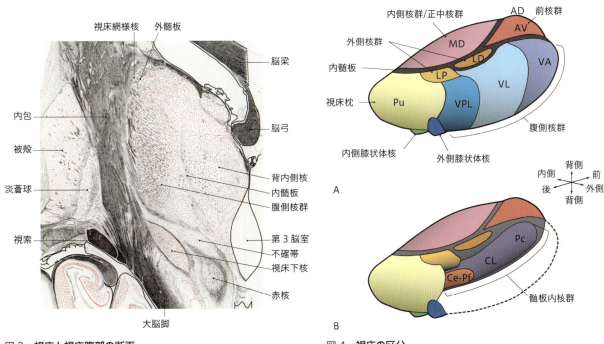

図3　視床と視床腹部の断面

図4　視床の区分

13. 視床は大脳皮質へ入る情報の中継点である

視床には大脳皮質に線維を送るニューロンが多数存在し，皮質下のさまざまな構造からの情報が視床で中継されて大脳皮質に入る．さらに近年，視床は単に大脳皮質に情報を中継するだけでなく，大脳皮質での情報処理に積極的に関わっていることが明らかにされている．

視床の入出力の基本型

視床の一部の核は，大脳基底核など皮質以外の核に出力を送るが，そうした核でも皮質との連絡をもつものが多い．また，皮質との連絡は視床から皮質への1方向ではなく，皮質から視床への連絡も存在する双方向性である（図1）．視床から皮質への投射は皮質のⅠ，Ⅲ，Ⅳ，Ⅴ層を中心に終止する．皮質から視床への投射は主にⅥ層のニューロンから起こる．

視床から皮質に向かう線維も，皮質から視床に向かう線維も，**側枝**（主な目的地以外に向かう枝）が**視床網様核**に終止する．網様核のニューロンは自らに線維を送る視床核に線維を送って抑制し，一種のフィードバック機構をつくっている．

皮質と密な連絡をもつ核は，特定の感覚を一次感覚領野に中継したり，基底核や小脳からの入力を運動関連領野に中継したりする**特殊中継核**と，複数の連合野と連絡するが皮質下構造との連絡が薄い**連合核**に分類される．また，皮質下構造との連絡が密で，大脳皮質の広い範囲にびまん性に投射する核がある．

運動野，感覚野と連絡する核（図2, 3）

1）運動野

特殊中継核として最も大きい構造が**腹側核群**である．**前腹側核**（VA）と**外側腹側核前部**（VLa）は，黒質網様部と淡蒼球内節からの線維を受けて，VAは前頭連合野に，VLaは運動前野や補足運動野と連絡する．**外側腹側核後部**（VLp）は，小脳核からの線維を受けて一次運動野と連絡する．これらはそれぞれ，大脳皮質から大脳基底核を経由して大脳皮質に戻る経路，大脳皮質から小脳を経由して大脳皮質に戻る経路の最終段階を担っている．

2）感覚野

後腹側核（VP）は，体性感覚を大脳皮質の一次体性感覚野に中継する．**後外側腹側核**（VPL）は頸部から下を，**後内側腹側核**（VPM）は頭部の感覚を担う．VPMの腹内側に隣接する**後内側腹側核小細胞部**（VPMpc）は，孤束核からの味覚情報を大脳皮質に中継する．

視床の下面に位置する**外側膝状体**（LG）と**内側膝状体**（MG）はそれぞれ視覚と聴覚の中継核である．外側膝状体は視索の線維を受けて，一次視覚野に向けて視放線を送る．内側膝状体は下丘からの線維（下丘腕）を受けて，一次聴覚野に向けて聴放線を送る．

3）その他

前核群〔**背側前核**（AD），**腹側前核**（AV），**内側前核**（AM）〕は，視床下部の乳頭体からの線維や，海馬からの線維を脳弓を経て受けて，辺縁葉の皮質と連絡し，パペッツの回路の一部をなす（➡94頁，「辺縁葉の機能」を参照）．

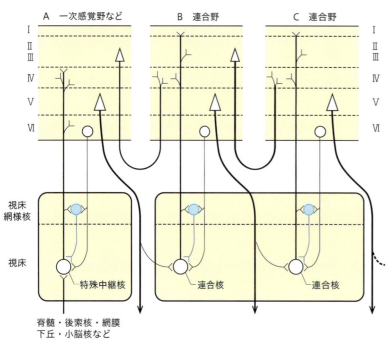

図1 視床の入出力の基本型

A. 視床の特殊中継核には感覚などさまざまな情報が入る．特殊中継核から視床に向かう線維にはⅣ層に終わるものが多い．Ⅵ層には視床に線維を送るニューロンがある．どちらの線維も側枝を視床網様核に出す．網様核のニューロン（青）は抑制性で，視床にフィードバックをかける．

B, C. 感覚情報は一次感覚野から単感覚連合野，そして多感覚連合野へと伝えられる．その処理にも視床の連合核が関与する．

背外側核（LD）は外側核に分類されているが，入出力は前核群と共通点が多く，辺縁葉の皮質と連絡する．ただし，乳頭体からの入力を欠く．

連合野と連絡する核（図2, 3）

背内側核（MD）の中で**小細胞部**と呼ばれる部分は，前頭連合野と密接な連絡をもつ一方で，扁桃体，黒質網様部，腹側淡蒼球（嗅三角に位置する構造）ともつながっている．後外側核（LP）は，頭頂連合野との連絡が豊富で，皮質下構造では上丘からの入力を受けている．LPの後方に続く**視床枕**（Pu）は，頭頂・後頭・側頭連合野という広い範囲と連絡をもち，上丘や視蓋前域からの入力も受けている．上丘からは視覚対象の空間内の位置に関する情報がもたらされる．

皮質下構造とおもに連絡する核（図2, 3）

髄板内核群，正中核群ならびに背内側核（MD）の**大細胞部**は線条体におもに投射するとともに大脳皮質の広い範囲とも連絡している．髄板内核群のうち，**内側中心核，外側中心核，中心傍核**は脊髄や脳幹などから入力を受け，大脳皮質にびまん性に線維を送る．束傍核と正中中心核は淡蒼球内節と黒質網様部からの入力を受けて線条体に出力を送り，運動野と運動前野にも双方向性に連絡がある．正中核群も線条体に投射し，大脳皮質にびまん性に線維を送る．

視床核のタイプ別分類

このように，視床核には入出力の性質が大きく異なるものがある．以前は皮質の狭い範囲に線維を送る核を特殊核，広い範囲にびまん性に線維を送る核を非特殊核と呼んでいた．

しかし近年，細胞単位で出力様式の解析が進み，**コア型ニューロン**と**マトリックス型ニューロン**に区別されている．コア型は皮質の特定の領域のⅣ層を中心にⅢ層からⅤ層に出力を送るのに対して，マトリックス型は皮質の広い範囲のⅠ層に出力を送る．コア型はいわゆる特殊核に存在するが，マトリックス型はどの核にもみられ，非特殊核に固有のものではない．そのため特殊核・非特殊核の用語は次第に使われなくなってきている．この2つの異なるタイプのニューロンの役割分担の詳細はまだわかっていない．

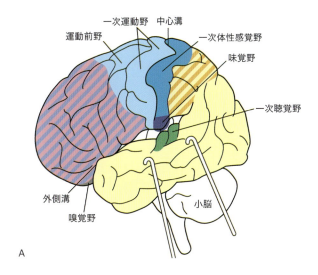

A

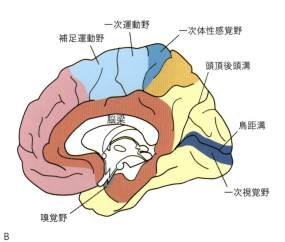

B

図3　視床の各部分からの線維を受ける大脳皮質の領域

図2に示した視床の各部分からの線維が終止する大脳皮質の領域．色分けは図2の同じ色の核からの線維を受けることを表す．前頭連合野には背内側核（MD）と前腹側核（VA）の両方からの線維を受ける領域が，頭頂連合野には後外側核（LP）と視床枕（Pu）の両方からの線維を受ける領域がある．

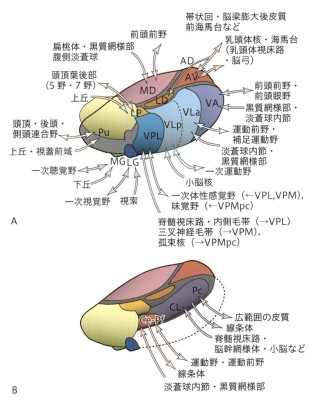

図2　視床の各部分の入出力

それぞれの核に入力線維を送る神経核と出力線維の行先を示す．色分けはその核からの線維を受ける大脳皮質の領域の色分け（図3）に対応している．核の略号は本文を参照．

14. 視床が障害されると感覚障害や疼痛が生じる

視床は，さまざまな情報を大脳皮質に中継する（図1）．視床に，腫瘍や血管障害（出血や梗塞）が生じると，この中継機能が損なわれる．視床核によって異なる情報を中継しているため，損傷部位に応じて引き起こされる症状はさまざまである（表1）．

特殊中継核の障害

後腹側核（VPLとVPM）は，対側の体性感覚を一次体性感覚野に伝える．そのためこの領域が損傷されると，対側の体性感覚が伝えられなくなる．とくに上下肢の遠位部において症状が著しい．皮膚感覚よりも深部感覚のほうが障害されやすい．身体の正中部は左右の末梢神経の二重支配を受けているので，感覚障害の程度はさまざまである．また，視床が内包に隣接しているため，損傷部位の広がりによっては，運動にも影響が及び，さまざまな程度の麻痺を生じることがある．

後腹側核と隣接する**視床枕**が損傷されると，**視床痛**と呼ばれる難治性の痛みを生じることがある．何も刺激がなくても痛みが続いたり，通常では痛みを伴わないような触覚刺激が痛みを生じさせたりする．しびれなどの異常感覚を伴うこともあり，患者の日常生活に大きく影響する．

外側腹側核前部（VLa）や**前腹側核**（VA）は，基底核からの出力を運動前野などへ伝える．この領域が損傷されると，**不随意運動**（ジストニア，バリスム，舞踏病様運動など）が起こるものの，パーキンソン病の症状（無動，寡動，振戦など）は起こりにくい．

外側腹側核〔とくに**後部**（VLp）〕は，小脳歯状核からの線維を受けて一次運動野に投射する．この領域を中心とした血管障害によって小脳性の運動失調が起こることがある．これを**視床性運動失調**と呼ぶ．実際には**筋緊張の低下** hypotonia，指鼻試験などでの**測定異常** dysmetria，**運動の分解** decomposition などを生じる．損傷の広がりによって感覚低下や運動麻痺を伴うことがある．

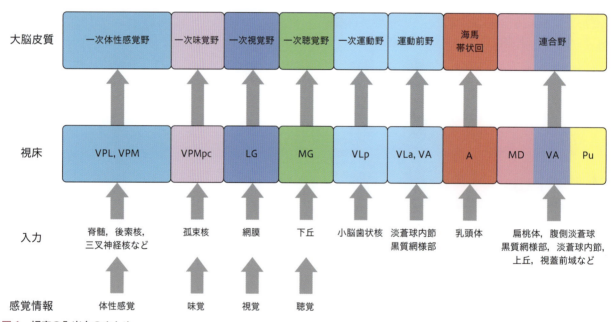

図1　視床の入出力のまとめ
視床には多くの核があり，核ごとにさまざまな入力を受けて特定の皮質領域と連絡している．そのため損傷を受ける核によって異なる症状を引き起こす．ただし，視床核は互いに接しており，また外側に内包が隣接しているため，多くの場合複数の核や線維束の損傷による症状がともに現れる．

表1　視床の主な神経核とその損傷による症状

VPL, VPM	LG	MG	VLp, VLa, VA	A	MD VA	Pu	CM
感覚低下・消失，視床痛	同名半盲	一側の損傷では聴覚障害が起こりにくい	運動失調，不随意運動	前向性記憶障害，見当識障害	言語障害など高次機能障害		意識障害

出血，梗塞などの場合にはこれらの核が独立して損傷を受けることは少なく，複数の神経核の症状が組み合わさって現れ，さらに隣接する内包などの損傷の症状が合併する．

後腹側核や外側腹側核の損傷は対側に以下の症状を引き起こし，**視床症候群**と呼ばれる．

① 皮膚感覚の低下，深部感覚の消失
② 視床痛
③ 運動失調
④ 舞踏病様運動
⑤ 軽度あるいは一過性の片麻痺

①と②はVPMやVPLの障害，③と④はVLpの障害，⑤は隣接する内包を通る皮質脊髄路の障害によると考えられる．

外側膝状体（LG）は，対側の視野の視覚情報を視放線を経て一次視覚野に伝える．そのため外側膝状体を含む損傷で，両眼ともに損傷部位の対側の視野の視覚が低下する（**同名半盲**）．視放線の線維が損傷を受けたときも同様の症状をきたす．その際，鳥距溝の上の皮質に向かう線維は視野の下半分，鳥距溝の下の皮質に向かう線維は視野の上半分を担当するため，損傷される位置に応じて視野欠損の範囲が異なる．また，一部の線維は外側膝状体から側脳室前角の方向に向かったのち後方に転じて一次視覚野に入る（**マイヤーのループ** Meyer's loop，図2）．そのため側頭葉の前寄りの部分が損傷されると視野障害を起こすことがある．

内側膝状体（MG）は，両耳からの聴覚情報を聴放線を経て一次聴覚野に伝える．そのため，一側の損傷で片耳が聞こえなくなることはない．

連合核の障害

背内側核（MD），前腹側核（VA），視床枕（Pu）などの損傷は，連合野の高次機能に影響を与える．その1つは言語障害である．**超皮質性失語**と呼ばれる状態で，復唱は比較的保たれて文法の誤りが少ないものの，錯語（言葉の一部や全部を誤って言ってしまう），ジャーゴン（意味の取れない発話を続ける），保続（前に行った言葉を別の場面でも発する），喚語困難（言葉を思い出せない），定型文は言えても自由会話ができないといった特徴がある．MD，VA，Puのほか，VLやVPLの損傷でも起こることがある．

視床の損傷によって認知症が起こることも知られている．その症状のうち記憶障害は，日々の体験を憶えることができなくなる**前向性記憶障害**（健忘症候群）や，過去に憶えたことが思い出せなくなる**逆向性記憶障害**がみられる．健忘症候群は，前核群やそこに至る線維束である乳頭体視床束などの比較的限局した病変でも生じることがある．優位半球の病変では言語性の記憶障害が，劣位半球の病変では視覚性の記憶障害がより目立つことが多い．

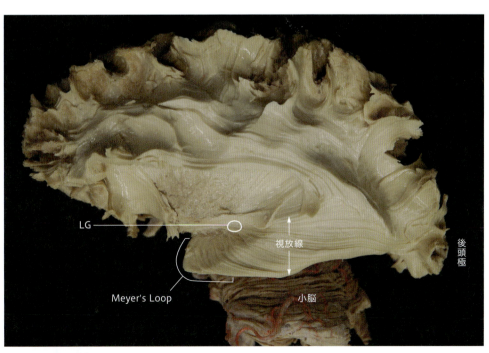

図2　視放線の走行
大脳皮質とその直下の白質を除去したところ．白い楕円の部分の奥に外側膝状体LGがある．そこから起こる視放線は後頭葉の一次視覚野に向かうが，その一部は大きく前方にループ（Meyer's Loop）を描いてから後方に向かう．

第3章　中枢神経

15. 視床下部には多数の小さな神経核があり，個体と種の維持に関わる多様な機能を営む

視床下部 hypothalamus は視床や視床上部とともに間脳を構成する重要な灰白質である．ただし，ヒトの視床下部は約4 g しかない．これは脳全体からみればきわめて小さな組織であるが，多くの神経核とそれらを結ぶ複雑な神経回路があり，自律神経系，内分泌系，概日リズム，睡眠–覚醒サイクル，体温調節，摂食，代謝，生殖行動など，個体や種を維持していく上で重要な機能を担っている．

最近の発生学的研究によれば，視床下部は間脳の中でも終脳に近い構造とされ，終脳の一部から発生する視索前域 preoptic area と接しており，発生を終えた状態ではひとつながりの構造をつくる．そこで，ここでは視索前域と視床下部を合わせてその概要を見る．

全体の区分

視床下部は第3脳室の側壁の下部をつくる．前方は終板の両脇にある視索前域に続く．終板は第3脳室の前壁である．視床下部は前から順に前域（視索上域），中間域（灰白隆起域），後域（乳頭体領域）の3つの領域に区分される（表1）．これに視索前域を加えて4つの領域が存在することになる．視床下部後域は中脳中心灰白質に連続していて肉眼では明瞭な境界は見えないので，便宜上，乳頭体の後縁と後交連を結んだ面を間脳と中脳との境界とする．

上述の4つの領域それぞれが，内側から外側に向かって脳室周囲帯，内側帯，外側帯の3つのゾーンに区分される．脳室周囲帯と内側帯は髄鞘が乏しいのに対して，外側帯は有髄線維が比較的多く，終脳（大脳）から脳幹まで走行する内側前脳束の通路になっている（図1）．以下にこれらの区分を構成する代表的な神経核を挙げ，その主な機能を解説する．

視索前域

視索前域は終板に接する領域である（図2）．多くの哺乳類で視交叉の前方に位置するためこう呼ばれているが，霊長類，とくにヒトでは前頭葉の発達により後方に押され，視交叉の上方に位置する．

視索前域の脳室周囲帯には洞様（毛細）血管に富んだ終板血管器官といくつかの神経核がある．脳室周囲視索前域核は，後方に続く視床下部の脳室周囲核や弓状核，乳頭体周囲の細胞群などとともに，下垂体前葉細胞の刺激ホルモンや抑制ホルモンを分泌している．視索前域正中核は体温調節の中枢であり，睡眠を促進していると考えられている．

内側帯から外側帯にまたがって視索前野がある．また，明瞭に区別される細胞集団として視索前域内側核などが内側帯の中に位置している．視索前域内側核は齧歯類において明瞭な性差が確認されており，性行動などに重要な役割を果たしていることが知られている．外側帯にある視索前域腹外側核は睡眠を促すはたらきがある．

視床下部前域

この領域は視交叉の後方に位置し，視索上域とも呼ばれる．正中隆起 median eminence が下方に伸び出して，下垂体漏斗 infundibulum を介して下垂体に連続している．

視床下部前域の脳室周囲帯には脳室周囲核，視交叉上核がある．

また，脳室周囲帯と内側帯にまたがって室傍核が存在する．室傍核は，後述する視索上核とともに下垂体後葉に軸索を送って，後葉ホルモンであるオキシトシンやバソプレシン（抗利尿ホルモン）を分泌する．また，室傍核は脊髄に線維を送るニューロンを

表1　視索前域・視床下部の区分と各区分にみられる構造と神経核

	視索前域	視床下部前域 （視索上域）	視床下部中間域 （灰白隆起域）	視床下部後域 （乳頭体領域）
脳室周囲帯	終板血管器官 脳室周囲視索前域核 視索前域正中核	脳室周囲核	脳室周囲核	脳室周囲核
		室傍核，視交叉上核	弓状核（漏斗核）	背側隆起乳頭体核
内側帯	内側視索前野 視索前域内側核	室傍核 視床下部前野 交叉後野	背内側核 腹内側核 脳弓周囲核 外側隆起核	視床下部後野 乳頭体（内側核・外側核・前核など） 隆起乳頭体核
外側帯	外側視索前野 視索前域腹外側核	視床下部外側野	視床下部外側野	視床下部外側野
		視索上核	外側隆起核	腹側隆起乳頭体核 大細胞性視床下部外側核

86

もち，自律神経系に影響を与えている．

内側帯には視床下部前野が広がり，その中に**視床下部前核**が含まれる．

外側帯には視床下部外側野が広がり，後下方では**視索上核**のニューロンがはっきりした集団をつくっている．視床下部外側野は内側前脳束の通り道となっており，さまざまな入出力がある．摂食行動の促進，覚醒，性行動，自律神経機能などさまざまな機能に関わると考えられている．

● **視床下部中間域**

この領域は灰白隆起が下方に向かってゆるやかな隆起をつくるために，**灰白隆起域**とも呼ばれる．

脳室周囲帯には引き続き脳室周囲核があり，下部に弓状核がみられる．**弓状核**は下垂体漏斗のすぐ後方にあるため，**漏斗核**とも呼ばれる．弓状核にも脊髄に線維を送るニューロンがあり，自律神経機能に関与する．

内側帯にはニューロンの密な集団として**背内側核**と**腹内側核**が明瞭に区別される．背内側核と腹内側核はレプチンが作用すると弓状核や乳頭体前核とともに摂食行動を抑制する．腹内側核の一部のニューロンは性行動に関与することがわかっている．

下部には内側帯から外側帯にまたがって**外側隆起核**がみられる．また，外側帯との境界部を上方から後下方に向かって脳弓が走行し，それに隣接して**脳弓周囲核**が認められる．外側帯には前域に引き続き視床下部外側野が広がっている．

● **視床下部後域**

この領域は下方から見ると**乳頭体**が突出している．

脳室周囲帯には脳室周囲核が中間域から連続している．

内側帯には乳頭体が位置しており，**乳頭体内側核**の**内側部**と**外側部**が大きな球形の高まりの主体をなし，その外側に**乳頭体外側核**が接する．下方には**隆起乳頭体核**，前方に**乳頭体前核**，上方に**乳頭体上核**がみられる．乳頭体内側核と外側核は，脳弓を経由して海馬から情報を受け取っており，エピソード記憶の形成に重要な役割を果たす．

外側帯には視床下部外側野が続いており，**腹側隆起乳頭体核**と**大細胞性視床下部外側核**がある．

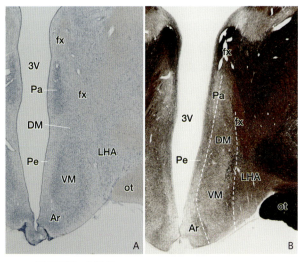

図1　視床下部の組織像
サルの視床下部中間域を通る冠状断切片のニッスル染色像（A）と髄鞘染色像（B）．画面上部は視索前域にかかっている．Bの破線は脳室周囲帯，内側帯，外側帯の境界を示す．外側帯に有髄線維が多く，濃く染まっていることがわかる．
3V：第3脳室，Ar：弓状核，DM：背内側核，fx：脳弓，LHA：視床下部外側野，ot：視索，Pa：室傍核，Pe：脳室周囲核．

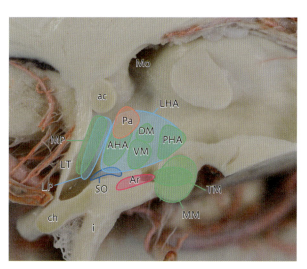

図2　視索前域と視床下部の主な神経核の位置
間脳を正中断した標本で第3脳室下部の側面を見たところ．壁の内部にある視索前域と視床下部の主な神経核の位置を示した．赤色系の神経核は脳室周囲帯，緑色系は内側帯，青色系は外側帯に位置する．
ac：前交連，AHA：視床下部前野，Ar：弓状核，ch：視交叉，DM：背内側核，i：漏斗，LHA：視床下部外側野，LP：外側視索前野，Lt：終板，MM：乳頭体核，Mo：室間孔，MP：内側視索前野，Pa：室傍核，PHA：視床下部後野，SO：視索上核，TM：隆起乳頭体核，VM：腹内側核

16. 下垂体は前葉と後葉でホルモンの種類と分泌機構が異なる

下垂体は重量約0.5 gの器官で，蝶形骨の下垂体窩に乗っており，発生の際に口腔の天井からできた陥凹（ラトケ嚢）に由来する**前葉**と，間脳の底部から伸び出した**後葉**からなる（図1）．前葉は内分泌組織で構成され（**腺性下垂体**），後葉は神経分泌細胞の突起を主体とする（**神経性下垂体**）．間脳と後葉との連絡部分は漏斗を形成する．

下垂体前葉の構造

下垂体前葉は大部分を占める遠位部，漏斗に沿って上方に伸びる隆起部，後葉との間に位置する中間部に分けられる（図2）．

分泌細胞はヘマトキシリン・エオジン染色（HE染色）などで好酸性細胞，好塩基性細胞，色素嫌性細胞の3種類に分類され，種類によって前葉での分布に偏りがみられる（図3）．

好酸性細胞は前葉遠位部の中央部に多く，成長ホルモン分泌細胞とプロラクチン分泌細胞が含まれる．成長ホルモン分泌細胞は前葉の分泌細胞の35～45％を，プロラクチン分泌細胞は前葉の15～25％を占める．

好塩基性細胞は前葉遠位部の周辺部に多く，副腎皮質刺激ホルモン（ACTH）分泌細胞，性腺刺激ホルモン〔卵胞刺激ホルモン（FSH）と黄体化ホルモン（LH）〕分泌細胞，甲状腺刺激ホルモン（TSH）分泌細胞が含まれる．ACTH分泌細胞は前葉の分泌細胞の約20％を占め，前葉全体に散在する．ACTH分泌細胞はプロピオメラノコルチンを産生するが，これは酵素で切断されて，メラニン細胞刺激ホルモン（α–MSH），ACTH，β–リポトロピン，β–エンドルフィンなどをつくる．α–MSHはヒトではプロラクチン放出因子の作用を持つ．性腺刺激ホルモン分泌細胞は前葉の分泌細胞の約10～15％で，多くはFSHとLHの両方を分泌するが，一方の顆粒しかもたない細胞もみられる．TSH分泌細胞は前葉の分泌細胞の5％程度で少なく，毛細血管からやや離れて分布する傾向にある．

色素嫌性細胞は細胞質が比較的乏しく，未成熟な分泌細胞とされるが，ホルモンの分泌顆粒を放出してしまったために色素に染まらないものもあると考えられている．

中間部には単層の色素嫌性細胞に覆われた濾胞が存在する．これはラトケ嚢の遺残と考えられている．

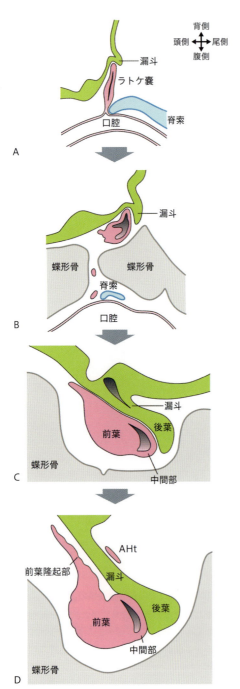

図1 下垂体の発生
口腔上皮由来の組織をピンク，神経外胚葉由来の組織を黄緑で示す．それぞれから分化する前葉と後葉が合体して下垂体をつくる．

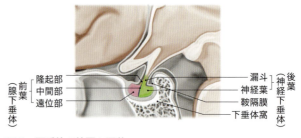

図2 下垂体の位置と区分

毛細血管に沿って配列する好塩基性細胞はプロピオメラノコルチンを産生する．

下垂体後葉の構造

後葉は，下垂体内に位置する神経葉と視床下部との間をつなぐ**漏斗**からなる．視床下部の室傍核と視索上核に細胞体をもつニューロンの軸索が，漏斗を通って神経葉に入ってきて，その終末が有窓性毛細血管の近傍で下垂体後葉ホルモンであるバソプレシン（抗利尿ホルモンADHとも呼ばれる）とオキシトシンを分泌する．後葉ホルモンは分泌顆粒の中で，ニューロフィジンと呼ばれる担体に結合している．後葉に向かう軸索には輸送中の分泌顆粒が集積した膨らみが見られる［**ヘリング（Herring）小体**］．ニューロンと血管以外に，星状膠細胞に相当する**後葉細胞**がみられる．

下垂体の血管

下垂体には内頸動脈の枝である上下垂体動脈と下下垂体動脈が血液を供給する．

上下垂体動脈は一側に1〜5本あり，正中隆起と漏斗において有窓性の毛細血管網を形成する．そこで視床下部ニューロンの軸索末端から放出ホルモンや抑制ホルモンが分泌されて血中に入る（図4）．毛細血管は合流して**下垂体門脈**[※1]を形成し，下行して前葉の遠位部に入ると再び有窓性の毛細血管網を形成する．前葉の分泌細胞は，この毛細血管から拡散する視床下部ホルモンの制御下で前葉ホルモンを放出する．このように下垂体には，視床下部ホルモンが下垂体前葉に効率的に届けるための特殊な血管系が備わっている．

下下垂体動脈は主に後葉に分布し，毛細血管となって後葉ホルモンを受け取る．前葉と後葉を灌流した血液は複数の下垂体静脈を経て硬膜静脈洞に注ぐ．

※1 消化管の毛細血管からの静脈血は門脈に集められ，肝臓に入ると再び一種の毛細血管である類洞を通ったのちに肝静脈に集められる．視床下部から下垂体に向かう血管系も同様に視床下部と下垂体の2つの毛細血管を流れる．そのため両者の間を結ぶ静脈を下垂体門脈と呼ぶ．

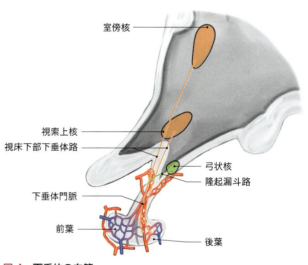

図4 下垂体の血管

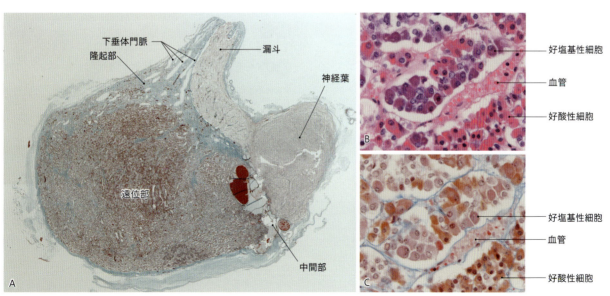

図3 下垂体の組織像
A. 全体像．マッソン・トリクローム染色（MT染色）による．膠原線維が青く，中間部の濾胞の内容が赤く染色されている．
B. 前葉遠位部のヘマトキシリン・エオジン染色像．紫色に染まる好塩基性細胞と赤く染まる好酸性細胞でできた細胞索の間を血管が通る．
C. Bの隣接切片のMT染色像．

17. 視床下部ホルモンは内分泌系の最上位に位置する

視床下部は内分泌系の最上位に位置し，下垂体後葉まで軸索を伸ばして下垂体後葉ホルモンを分泌する．また，視床下部の内部では，下垂体前葉のホルモン分泌を調節する各種の放出ホルモンや抑制ホルモンを分泌する（図1，2）．

下垂体後葉ホルモン

視床下部の室傍核と視索上核にはバソプレシンとオキシトシンを産生するニューロンが存在し，その軸索が漏斗を通って下垂体後葉まで達している．軸索の末端は後葉内の血管壁に接して終わっており，そこで後葉ホルモンが分泌されて血中に入る．

バソプレシンはアミノ酸9個からなるペプチドホルモンである．抗利尿ホルモン（ADH）とも呼ばれ，腎臓の集合管細胞に作用して，アクアポリン2を間腔側の細胞膜に移動させる．これにより集合管の水透過性が高まり，水の再吸収を促すことで尿量を減少させ，その結果，循環血液量が増大し，血液浸透圧が低下する（図1）．

オキシトシンもアミノ酸9個からなるペプチドホルモンである．平滑筋を収縮させる作用をもち，分娩時に子宮の平滑筋を収縮させる．分娩時の子宮収縮にはオキシトシンの他にプロスタグランジン（E_2と$F_{2\alpha}$）も関与している．これらの物質は陣痛を誘発ないし促進させる目的で医薬品として投与されることがある．また，オキシトシンには，乳腺の平滑筋を収縮させて乳汁を射出させる作用がある（図1）．

前葉ホルモンの放出ホルモンと抑制ホルモン

視床下部は下垂体後葉ホルモンを産生するだけでなく，視床下部内で分泌されたホルモンが前葉に影響を与える．前葉の内分泌細胞の働きを亢進させるホルモンを**放出ホルモン** releasing hormone（RH），低下させるホルモンを**抑制ホルモン** inhibiting hormone（IH）と呼ぶ．これらのホルモンは多くの場合，複数の神経核で産生され，1つの神経核で複数のホルモンを産生していることも多い．これらのホルモンは視床下部の下方に突出した正中隆起で分泌される．この部位の血管は血液脳関門を欠き，分泌されたホルモンが容易に血中に入り，下垂体門脈を経て前葉に達する．

視床下部で分泌されるホルモンのうち，成長ホルモン放出ホルモン（GHRH），甲状腺刺激ホルモン放出ホルモン（TRH），副腎皮質刺激ホルモン放出ホルモン（CRH），性腺刺激ホルモン放出ホルモン（GnRH）が，下垂体前葉におけるそれぞれのホルモンの分泌を促す．

また，**ソマトスタチン**は成長ホルモン抑制ホルモンGHIHとも呼ばれ，成長ホルモンの分泌を抑制する．

成長ホルモン放出ホルモン（GHRH）

GHRHはアミノ酸44個からなるペプチドホルモンである．弓状核と腹内側核で産生されて分泌され，前葉細胞のGHRH受容体に作用してGHの分泌を促し，さらにGH分泌細胞の増殖も引き起こす．胃から分泌される**グレリン**は，視床下部のGHRH分泌を促進する．

甲状腺刺激ホルモン放出ホルモン（TRH）

TRHはアミノ酸3個からなるペプチドホルモンである．室傍核で産生されて分泌され，前葉細胞のTRH受容体に作用してTSHの分泌を促す．TRHはPRLの分泌も刺激する．TSHの作用によって甲状腺ホルモンが分泌されると，それがTRH産生ニューロンを抑制するネガティブフィードバックが知られている．

副腎皮質刺激ホルモン放出ホルモン（CRH）

CRHはアミノ酸41個からなるペプチドホルモンである．室傍核の小型ニューロンで産生される．CRHの分泌はカテコラミン，炎症性サイトカイン，レプチン，塩分負荷，絶食などさまざまなストレスに

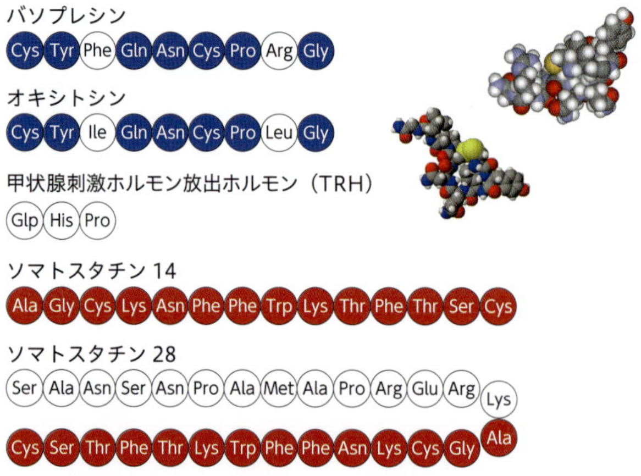

図1　ペプチドホルモン構造

視床下部で産生されるペプチドホルモンのアミノ酸配列を示す．バソプレシンとオキシトシンの配列は一部違うのみである．ソマトスタチン28の配列の半分はソマトスタチン14と同一である．各ホルモンは，1つのペプチド内のアミノ酸同士が結合することなどにより複雑な立体構造を作り，特定の受容体にのみ結合する．

Glp：ピログルタミン酸．

よって促進される．CRHの受容体は下垂体前葉だけでなく，中枢神経系や末梢組織にもある．CRHの作用によって前葉でACTHが分泌され，**コルチゾル**の血中濃度が上昇すると，CRHの分泌が抑制されるネガティブフィードバックが働き，コルチゾルの濃度を適正な値に保つ．

性腺刺激ホルモン放出ホルモン（GnRH）

GnRHはアミノ酸10個からなるペプチドホルモンである．GnRHを産生するニューロンは視床下部の弓状核，前核，視索前野，視交叉上核などに散在する．下垂体においてFSHとLHの分泌を制御するが，その際にGnRHがパルス状に短時間繰り返し分泌され，それに対応してLHもパルス状に分泌される．GnRHの分泌は**キスペプチン**と呼ばれるアミノ酸54個からなるペプチドによって促進される．これは思春期における性腺の発達に重要で，この遺伝子の異常によって遺伝的な性腺低形成症が生じる．

エストロゲンはGnRHニューロンに2通りのフィードバック作用をもち，前腹側室周囲核のGnRHニューロンには促進的に，弓状核のGnRHニューロンには抑制的に作用する．

ソマトスタチン（GHIH）

ソマトスタチンには，アミノ酸14個からなる**ソマトスタチン14**と，アミノ酸28個からなる**ソマトスタチン28**の2種類がある（図1）．ソマトスタチン14はおもに視床下部で，ソマトスタチン28はおもに膵臓や消化管で産生される．ソマトスタチン14を産生するのは視床下部の脳室周囲帯，室傍核，弓状核，腹内側核など複数の核に及び，正中隆起で分泌される．下垂体においてGHの分泌を抑制するほかに，CRH，TRH，ドパミン，GHRHなどの分泌も抑制する．

ドパミン（DA）

視床下部の弓状核から正中隆起にかけて**DA作動性ニューロン**が分布しており，これらから分泌されたDAが下垂体門脈経由で前葉に至り，プロラクチン（PRL）産生細胞のD2受容体に結合して抑制する．DA作動性ニューロンにもPRL受容体があって，PRLの濃度が上昇すると活性化してDAを分泌し，PRL分泌を抑制する．

エストロゲンはPRL産生を促進するが，その作用はPRL産生細胞のDA受容体の発現を減少させて，DAによる抑制を低下させることで実現される．また，DAにはTSH分泌の軽度な抑制作用もある．

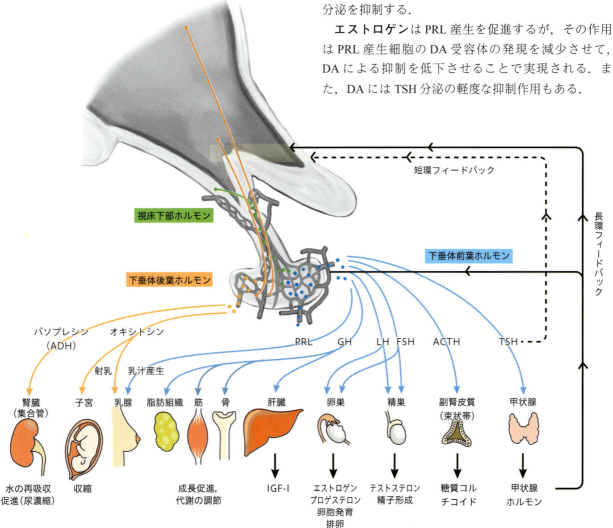

図2　視床下部ホルモンとその作用

18. 下垂体前葉ホルモンは他の内分泌腺の機能を調節する

本項では下垂体前葉ホルモンが他の内分泌器官をどう制御しているか，また，前葉ホルモンの分泌は何によって制御されているかをみていく．

調節の概要

前葉ホルモンが分泌されると，他の内分泌器官でホルモンの分泌が亢進したり低下したりする．ホルモンは微妙なバランスをとりながら全身の機能を調節しているので，前葉ホルモンが過剰に分泌されても，分泌が不足しても，身体の機能が損なわれる．そこで，前葉ホルモンが分泌されて末梢での濃度が必要なレベルに達すると，前葉ホルモンの分泌が抑制されるしくみが備えられている．これを**フィードバック機構**という（図1）．身近なところでは，空調設備のサーモスタットがフィードバック機構を備えている．たとえば暖房の場合，気温が低いと作動するが，目標の温度に達すると停止したり弱まったりする．同様に，前葉ホルモンにも分泌促進とフィードバックの両方が働いて適切な濃度（多くは日内変動）に保たれる（図2）．

成長ホルモン（GH）（図2A）

GHはペプチドで，アミノ酸191個のものと176個のものがある．視床下部の弓状核で分泌された成長ホルモン放出ホルモン（GHRH）が下垂体門脈を通って前葉に至り，GH分泌細胞のGHRH受容体に結合すると細胞内シグナル伝達によってGHの分泌が促される．このほかに，胃粘膜で産生されるグレリンや脂肪組織で産生されるレプチンがGH分泌を促進する．

反対に視床下部脳室周囲核が産生するソマトスタチンSSTは，下垂体門脈経由でGH分泌細胞のSST受容体を介してGH分泌を抑制する．

プロラクチン（PRL）（図2B）

PRLはアミノ酸199個の連なったペプチドである．乳児の吸啜刺激がPRL放出因子PRFを分泌する細胞に伝えられる．PRFには甲状腺刺激ホルモン放出ホルモン（TRH），オキシトシン（OT），血管作動性腸管ペプチド（VIP），エストロゲンがある．

視床下部弓状核が産生するドパミン（DA）やGABAはPRL分泌を抑制する．吸啜刺激はこれらの抑制因子の分泌を抑える．PRL自身にもPRL分泌細胞を抑制したり，DA産生ニューロンを刺激したりする作用がある．

甲状腺刺激ホルモン（TSH）（図2C）

TSHは糖タンパクで，α鎖とβ鎖からなる．β鎖はLH，FSH，ヒト絨毛性ゴナドトロピン human chorionic gonadotropin（hCG）と共通である．視床下部弓状核で産生されるTRHがTRH受容体に結合すると，イノシトール3リン酸が関与して細胞内 Ca^{2+} が上昇し，TSHの合成と分泌が促進される．

抑制因子としては視床下部で産生されるSSTやDAのほかに，オピオイドや甲状腺ホルモン［トリヨードサイロニン（T_3），サイロキシン（T_4）］などがある．

副腎皮質刺激ホルモン（ACTH）（図2D）

ACTHはアミノ酸39個のペプチドである．視床下部室傍核が産生する副腎皮質刺激ホルモン放出ホル

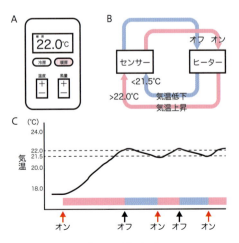

図1　フィードバック機構の概念

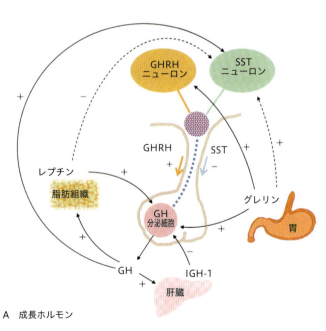

A　成長ホルモン

図2　下垂体前葉ホルモンの調節機構

モン（CRH）が ACTH 分泌細胞の CRH 受容体に結合すると，細胞内シグナル伝達によって前駆体のプロオピオメラノコルチン（POMC）の発現が促進され，ACTH，β-リポトロピン，エンドルフィンが産生される．ACTH が分泌されて副腎皮質が分泌するコルチゾルが上昇すると，ACTH の分泌は抑制される．

性腺刺激ホルモン（ゴナドトロピン）（図2E）

このホルモンには**黄体化ホルモン（LH）**と**卵胞刺激ホルモン（FSH）**の2種類がある．いずれも糖タンパクでアミノ酸92個のα鎖は共通しているが，LH のβ鎖はアミノ酸112個で，FSH のβ鎖はアミノ酸118個である．下垂体前葉には LH と FSH の両方を分泌する細胞と，どちらか一方のみ分泌する細胞がある．

ゴナドトロピン放出ホルモン GnRH がこれらの細胞の GnRH 受容体に結合すると，LH と FSH の合成と分泌が促される．

LH は，精巣のライディッヒ細胞を刺激してテストステロンを分泌させ，卵巣顆粒膜細胞を刺激してエストロゲンとプロゲステロンを分泌させる．また，LH サージによって排卵を促し，排卵後の卵胞の黄体化を促進する．

FSH は，精巣のセルトリ細胞を刺激してアンドロゲン結合タンパクの産生を促し，精子形成を促進する．また卵胞の成熟を促す．ゴナドトロピンの分泌は，性腺の刺激によって分泌されたテストステロンやエストラジオールによって，また成熟卵胞が産生するインヒビンによって抑制される．

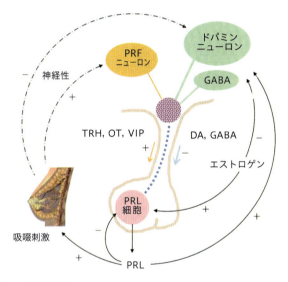

B　プロラクチン

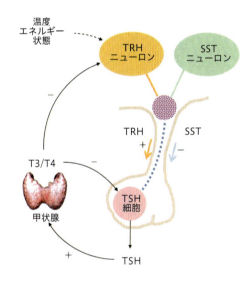

C　甲状腺刺激ホルモン

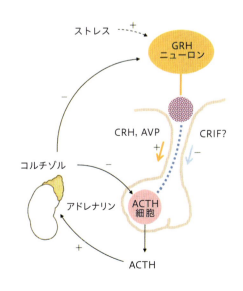

D　副腎皮質刺激ホルモン

E　性腺刺激ホルモン

図2 下垂体前葉ホルモンの調節機構（続き）

19. 嗅脳を含む辺縁葉は視床下部と深く関わる皮質である

辺縁葉の概念

ヒトの大脳皮質は大きく発達して，脳の外面の大部分を占めている．そのほとんどは哺乳類になって増大した**新皮質**で，ヒトではとくに**連合野**の発達が著しい．

それに対して，大脳の内側面から下面にある間脳に最も近い領域は，進化の過程において早くからみられる**皮質**によって占められている．この領域は，多くの哺乳類に共通してみられ，大脳皮質の中で最も間脳寄りの辺縁にあることから，**辺縁葉** limbic lobe と名付けられた．最初に提唱したのは失語症の研究で有名な**ブローカ**（P. P. Broca）で，「辺縁大葉 le grand lobe limbique」と呼んだが，現在では「辺縁葉」の語が定着している．ブローカは，嗅覚が発達した動物で辺縁葉が目立つことから，辺縁葉は嗅覚を司る領域だと考えた（**図1**）．

ヒトの辺縁葉には嗅球，内側・外側嗅条，嗅三角，前有孔質，梁下野，帯状回，歯状回，海馬，海馬傍回などが含まれる．

大脳皮質の分類と進化

嗅球，**嗅三角**，**歯状回**，**海馬**などは3層構造を成し，脊椎動物の進化の過程において比較的早い段階で現れた皮質である．**梁下野**，**帯状回**，**海馬傍回**は一部例外があるものの，6層構造を成す比較的新しく現れた皮質であり，他の6層構造の皮質に接している[※1]．

このように，辺縁葉は進化の過程で早く出現した皮質を中心に，比較的新しい皮質も加わって構成されている．

辺縁葉の機能

嗅覚との関係が想定された辺縁葉であったが，その後，嗅覚を欠く動物にも辺縁葉が存在していることが報告され，嗅覚以外の機能が探索された．

パペッツ（James Papez）は，当時明らかになってきた伝導路所見と疾患の際の変化や症状に基づいて，辺縁葉と視床下部の連絡に着目した．彼は海馬傍回→海馬→脳弓→視床下部→視床→帯状回→海馬傍回

とつながるループ上の伝導路が情動に関係すると考えた．さまざまな感覚情報が視床の特殊中継核を経由して一次感覚野に入るように，情動や感情に関する情報が視床下部と視床の一部を経由して辺縁葉に入ると推測したのである．この伝導路は**パペッツ**（Papez）**回路**（別名「情動回路」）と呼ばれるようになった．視床下部では乳頭体，視床では視床前核，帯状回後部がこの回路に含まれる．現在では，Papez 回路はむしろ長期記憶を形成する際に重要であると考えられている（→次項）．

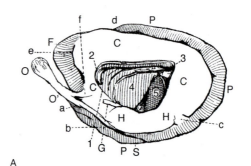

A

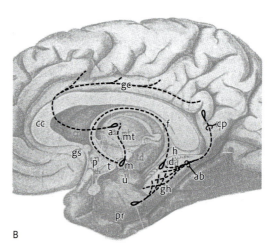

B

図1 ブローカの辺縁大葉とパペッツ回路

A. ブローカが示したカワウソの大脳内側面．ブローカの提唱した辺縁大葉には，嗅球（O），嗅索（O'），海馬葉（H，今日の海馬と海馬傍回），脳梁葉（C，帯状回）が含まれる．1：脳梁吻，2：脳梁膝，3：脳梁膨大，4：間脳，5：中脳，a-b：外側嗅条，c-d：頭頂下溝，e：前頭下溝，f：内側嗅条，F：前頭葉，G：視索，P：頭頂葉，S：外側溝．

B. パペッツ回路．水滴状の記号は神経細胞体，破線はそこから出る軸索の走行を模式的に示す．a：視床前核，ab：角束，cp：帯状束後部，cc：脳梁，d：歯状回，f：脳弓，gh：海馬［傍］回，gc：帯状回，gs：梁下野，h：海馬，m：乳頭体，mt：乳頭体視床路，p：視床下部（今日の室傍核等），pr：梨状葉，t：灰白隆起，u：海馬鉤．

(A：Broca PP: Le grand lobe limbique et la scissure limbique dans la série des mammifères. Revue d'anthropologie 2: 385-498, 1878，B：Papez JW: A proposed mechanism of emotion. Arch Neurol Psychiat 38: 725-743, 1937 より)

[※1] 大脳皮質は嗅覚との関連によって**古皮質** paleocortex，**原皮質** archicortex，**新皮質** neocortex が区分された．嗅球から嗅覚情報の入力を直接受ける範囲は古皮質，古皮質を介して間接的に受ける範囲は原皮質，それ以外は新皮質と命名された．ヒトでは新皮質の発達が著しく，古皮質と原皮質は大脳の底面と内側面の狭い範囲しか占めていない．しかし研究が進むと，とくに霊長類では，原皮質においても嗅覚との関連は限定的であることがわかってきた．そのため古・原・新の名称を，そのままその皮質の機能の新旧と解釈するべきではない．

辺縁葉の皮質は，パペッツが予想したように情動にも関わっている．主に関与するのは**帯状回前部**の皮質と**扁桃体**，**前頭葉眼窩面**の皮質である．扁桃体は連合野や視床から情報を受け取り，自己をとりまく状況の中から危険な兆候を察知して，それに対処するための行動を引き起こし，交感神経系を活性化してその行動に対応できる内部環境をつくる．

このように辺縁葉は，後方部分が**長期記憶**の形成に，前方部分が**情動反応**に関わっている．

辺縁系

辺縁葉の皮質の各部には，それぞれに密接に連携する皮質下の神経核が存在している．**マクリーン**（Paul MacLean）は，辺縁葉とそれに密接に連絡する皮質下の神経核をまとめて，**辺縁系**と命名した．

皮質下の神経核としては，扁桃体，中隔核（ヒトでは終板傍回の位置），側坐核，視床下部，視床の一部（前核と背内側核），手綱核，中脳の中心灰白質，腹側被蓋野，脚間核などが含まれる（**図2**）．

側坐核は線条体の前下方，被殻と尾状核が融合している部位の下内側に接している．ヒトの場合，嗅球からの線維は，**嗅三角**の外側部にしか入ってこない．嗅三角は，側坐核とともに腹側線条体をつくる．

腹側線条体は，辺縁葉皮質や前頭葉眼窩面の皮質（前頭連合野の一部）からの投射を受け，淡蒼球の下に接する腹側淡蒼球に投射する．

腹側淡蒼球は，視床背内側核などを介して辺縁葉と前頭葉眼窩面に投射する．そのため，皮質→腹側線条体→腹側淡蒼球→皮質のループが形成され，皮質と基底核が形成するループと対比される（**図3**）．線条体に黒質緻密部からドパミン作動性の投射があるように，腹側線条体には中脳の**腹側被蓋野**（黒質緻密部の内側に接する領域）からのドパミン作動性投射がある．

腹側線条体と腹側淡蒼球を介するループは，近年，報酬の評価や動機づけ，さらには薬物依存などに深く関わっていることが明らかになり，注目されている．また，前頭葉眼窩面の皮質は辺縁葉には含まれないが，前頭連合野と辺縁葉の機能を仲介する領域として考えられる．

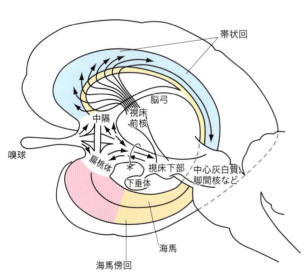

図2　辺縁系
マクリーンによる辺縁系の概念図．辺縁葉は嗅球とそれにつながる領域，帯状回，海馬と海馬傍回などを含む．辺縁葉と密接に連絡する皮質下の領域には扁桃体，中隔核，視床の一部，視床下部，中脳の一部がある．＊内側前脳束

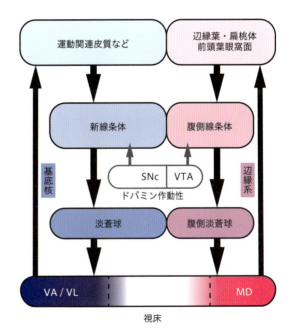

図3　辺縁葉とその他の皮質の基底核との連絡
皮質から線条体，淡蒼球，視床を介して皮質に戻るループが，辺縁葉にも存在する．

20. 海馬はエピソード記憶の形成に重要である

海馬 hippocampus は当初，側脳室下角にある隆起の名称だったが，のちにその内部の皮質も指すようになった（図1）．海馬は原皮質に分類される3層構造の皮質で，辺縁葉の主要な構成要素である（図2）．もともとは嗅覚や情動との関連が強いと考えられていたが，患者HMの報告以来，ヒトにおいてエピソード記憶を形成する際に必須であることが知られるようになった．

患者 HM

1950年代に報告されたイニシャルHMの症例は，海馬の機能の解明に大きな役割を果たした．この患者は難治性のてんかんに苦しめられており，その病巣が海馬にあった．当時は抗けいれん薬の選択肢が少なく，発作を抑えることが難しく，日常生活が困難であった．そこで病巣を両側で切除するという最先端の治療を受けることとなった．

手術は成功してけいれん発作は治まったが，患者は日々の出来事を新しく記憶することができない**前向性記憶障害**（健忘症候群）を呈した．また，手術前の数年間の記憶も失われていた．その後，この患者の記憶障害が詳しく調べられ，類似の症例が報告され，海馬とその入出力を担う領域がエピソード記憶の形成に必須であることが明らかになった．

海馬の入出力

海馬にはさまざまな感覚情報が入る（図3）．頭頂連合野，側頭連合野，前頭連合野などの多くの感覚連合野からの情報が，帯状回後部や海馬傍回を経て，海馬に隣接する嗅内野に集まり，そこから海馬に伝えられる．その経路は複数あり，たとえば視覚の**背側路**で処理された空間情報を含む視覚情報は，帯状回と海馬傍回の**後部**を経て，嗅内野の**後部**に入る．それに対して，**腹側路**で処理された視覚対象が何であるかの情報は海馬傍回の**前部**（嗅周皮質）を経て嗅内野の**前部**に入る．

嗅内野は海馬への入力の大部分を中継する，連合野と海馬の間のインターフェースとも言える領域である．**齧歯類**（ラットやマウス）では嗅内野の大部分に嗅覚関連の入力が入るが，霊長類では嗅覚入力を受けるのは嗅内野前方の小さな部分のみである．嗅内野のII層のニューロンから出た線維は，深部の髄質を通って海馬台の皮質を貫き，歯状回と海馬 CA3 の分子層に終止する[※1]．嗅内野のIII層のニューロンから出た線維は，海馬台と海馬 CA1 の分子層に終止する．嗅内野前部と後部からの入力は歯状回，海馬，海馬台の中で異なる領域に棲み分けて終止している．

歯状回の顆粒細胞が出す**苔状線維**（小脳の苔状線維とは別の構造）は，CA3 の錐体細胞に強力な興奮性シナプスをつくる．CA3 の錐体細胞は，海馬采と脳弓を経て外側中隔核や対側の海馬に線維を送る．また，そこから分岐する**シャッファー側枝**は，CA1 の錐体細胞にシナプスをつくる．CA1 の錐体細胞は外側中隔核やその近傍の皮質に線維を送るとともに，

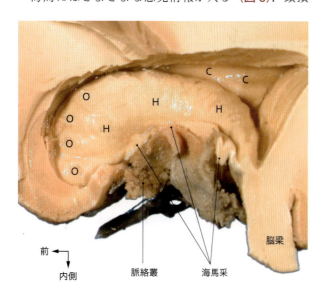

図1 海馬の構造
側脳室下角の上面を開放して，海馬（H）と側副隆起（C）の高まりを露出したところ．それぞれの隆起は脳表面の海馬溝と側副溝に対応している．海馬の前端には数個の隆起（O）がみられ，海馬足と呼ばれる．

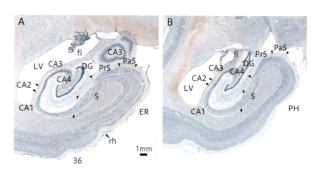

図2 海馬とその周辺皮質の層構造
海馬の前端（A）と中央部（B）のニッスル染色像．側脳室下角の下壁をなす海馬（CA1〜CA4）とそれに続く歯状回（DG）は3層構造をとる．海馬台（S），前海馬台（PrS），傍海馬台（PaS）に映るに従って次第に層構造が複雑になり，嗅内野（ER）や海馬傍回後部皮質（PH）に移行する．
36：嗅周皮質の主要部をなす36野，LV：側脳室，rh：嗅脳溝．

[※1] 本来は海馬は側脳室下角にみられる隆起を指し，やがてその内部の皮質も海馬と呼ばれるようになった．歯状回と海馬台の間に位置する海馬を**アンモン角** Cornu Ammonis とも呼び，その中を海馬台側から順に CA1〜CA4 に区分する．**CA2** は入出力の点では CA3 に類似するごく狭い領域を指す．CA4 は歯状回に一部入り込んで見えるが，入出力の点ではやはり CA3 と共通している．

海馬台と嗅内野にも線維を送る．**海馬台**は分子層と厚い錐体細胞層からなるが，錐体細胞には側坐核や嗅内野に投射するもの，乳頭体を含む視床下部や近傍の皮質に投射するもの，視床前核に投射するものが分かれている．

このように，嗅内野から歯状回，CA3，CA1，海馬台を経て嗅内野に戻る経路と，海馬采と脳弓を介して間脳や中隔などに至る経路がある．嗅内野から歯状回と海馬に至る経路は興奮性ニューロンで構成されているが，どの皮質領域にも抑制性ニューロンが豊富に存在して局所回路を形成し，情報伝達を制御している．

前項（→94頁）で触れた**パペッツ回路**は，海馬から乳頭体経由や直接に視床前核に至った情報が，帯状回後部と海馬傍回を経て再び嗅内野から海馬へと戻る伝導路を指す．

● 海馬の機能

齧歯類の海馬とその周辺の皮質は，生理学的に詳しく調べられている．海馬，嗅内野，その周辺の皮質には**頭方位細胞**（空間内で頭部が特定の方位を向いているときに活動するニューロン），**場所細胞**（空間内で特定の領域にいるときに活動するニューロン），**グリッド細胞**（空間内で碁盤の目の交点にあたる位置にいるときに活動するニューロン）の存在が報告されており，海馬が空間認知や空間記憶に深く関わっていることがわかる．

霊長類においても**空間記憶**は海馬の重要な機能である．さらに霊長類では，頭頂葉の左右の機能分化に対応して，海馬でも右側が空間記憶を主に担当し，左側は言語情報などの記憶を主に担当していることが明らかにされている．前述の患者HMは，両側の海馬の大部分を切除されたため，空間情報の記憶も言語情報の記憶も障害を受けた．

海馬と密接に連絡する帯状回後部，海馬傍回と嗅内野，乳頭体，視床前核なども，損傷されると前向性記憶障害を呈することが報告されており，Papez回路が全体として**エピソード記憶**の形成に必須であることが明らかにされている．

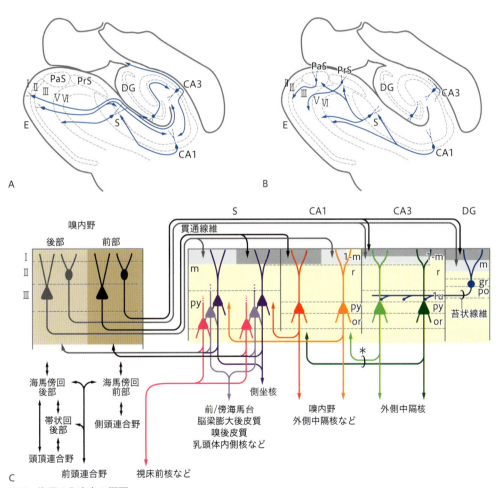

図3 海馬の入出力の概要

連合野から嗅内野への入力と，嗅内野から歯状回（DG），海馬（CA1・CA3），海馬台（S）などへの神経回路と，各領域からの出力を示す．大脳皮質連合野からのさまざまな情報が海馬傍回の皮質を介して嗅内野に入る．嗅内野のニューロンは海馬にその情報を伝える．その際，Ⅱ層のニューロンが歯状回とCA3に，Ⅲ層のニューロンがCA1と海馬台に投射する．歯状回の顆粒細胞はCA3に，CA3の錐体細胞はCA1に，CA1の錐体細胞は海馬台にと順次投射して情報を伝え，海馬台から間脳（視床と視床下部）や海馬近傍の皮質に情報が伝えられる．これらの伝導路がパペッツ回路の一部をなす．

21. 扁桃体は情動反応とその記憶に重要である

扁桃体 amygdala は大脳の神経核の1つであるが，脳の表面近くに位置している点で大脳基底核とは異なる．扁桃体は大脳皮質や視床からの入力を受けて視床下部や一部の皮質に出力を送り，**情動反応**とその**学習**に重要な役割を果たす．

扁桃体を中心とする領域の機能は，**クリューバー**（Heinrich Klüver）と**ビュシー**（Paul Bucy）による実験で注目された．

クリューバー・ビュシー症候群

クリューバーとビュシーは，サルの側頭葉前部を両側で切除したところ，情動に関する重大な変化が起こることを報告した．手術を受けたサルは，本来怖れるはずのヘビなどを平気でつかんで口に持っていく，視覚刺激に必ず反応してしまう，怒りや恐れの反応がなくなる，性行動がみられるなどの特徴的な症状を呈した．彼らは扁桃体周囲の皮質も含めて切除した，症状のおもな原因は扁桃体の切除によるものと考えられた．

扁桃体の位置と区分

扁桃体は側脳室下角前端の上方に位置する（**図1**）．内部には多くの神経核が同定されていて，①基底外側核群，②皮質内側核群，③その他の核に分類されている（**図2**）．

① **基底外側核群**は**外側核**，**基底核**，**副基底核**を中心とし，下部に**傍板状核**がある．基底外側核群は大脳皮質や皮質下の神経核から扁桃体への入力が到達する部位である．

② **皮質内側核群**は**内側核**，**皮質核**，**扁桃体周囲皮質**などからなる．霊長類では基底外側核群に比べてかなり小さい．

③ その他の核には，**前扁桃野**，**中心核**，**扁桃体海馬野**などがある．中心核は扁桃体の皮質下への出力を担う核として重要である．

ここに挙げた3つの領域は，2～3層の層構造をもつが，扁桃体の他の核との連絡が密なために，皮質ではなく扁桃体の一部として扱われている．

扁桃体の入出力（図3）

1) 扁桃体への感覚情報の入力

嗅覚情報は，嗅球とそこからの入力を受ける一部の皮質経由で皮質内側核群に入る．皮質内側核群から嗅球への投射も知られている．齧歯類ではフェロモン受容器である鋤鼻器からの情報も入り，よく発達している．それと比べて霊長類では相対的に小さな体積を占めるのみである．皮質内側核群は中心核，側坐核，視床下部外側野などに出力を送る．

視覚情報は，側頭葉下面の視覚連合野である TE 野を経由して，**聴覚情報**は嗅周皮質を経由して，いずれも扁桃体外側核と一部は基底核に入る．外側核において，視覚情報と聴覚情報は異なる部位で処理されている．外側核には，その他にも海馬傍回後部皮質，TE 野以外の側頭連合野，島皮質，帯状回前部，前頭前野眼窩面等からの入力がある．

また，海馬の周辺では CA1，海馬台，嗅内野も扁桃体に線維を送る．これらの皮質からの入力は，おもに扁桃体基底核に，一部は外側核や副基底核に入る．

感覚情報は皮質下構造からも扁桃体に入る．聴覚を中継する内側膝状体とその周辺，**味覚情報**の入る結合腕傍核から扁桃体への投射がある．視床正中核群からも扁桃体基底核と副基底核に豊富な入力があ

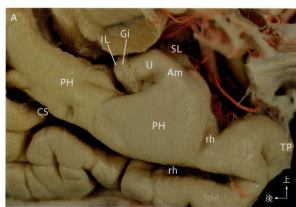

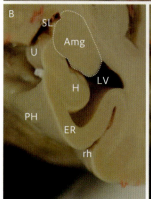
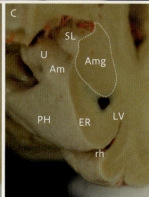

図1　扁桃体の位置

A. ヒトの左半球内側面で側頭極（TP）近くの辺縁葉を見たところ．海馬傍回（PH）の前端部には迂回回（Am）を介して背側に海馬鉤（Gi：ジャコミニ縁帯，IL：辺縁内回，U：鉤状回からなる）がつながり，そのさらに背側に半月回（SL）がみられる．

B, C. 同じ標本の冠状断面．海馬傍回の前端部と迂回は嗅内野（ER）で占められている．扁桃体（Amg）は側脳室下角（LV）の前端の上に位置し，半月回で表面に露出している．CS：側副溝，H：海馬の前端部，rh：嗅脳溝．

る．その他，マイネルト基底核，視床下部，腹側被蓋野，黒質緻密部，青斑核，縫線核，網様体なども扁桃体に入力している．

2) 扁桃体内部の連絡と扁桃体からの出力

扁桃体内部にも複雑な線維連絡がある．基底外側核群内での連絡，基底外側核群から皮質内側核群や中心核などへの投射が密であるのに対して，逆方向は比較的少ない．

扁桃体から皮質への出力は，主に**基底外側群**から起こる．**基底核**からの出力が最も多く，広範囲に線維が送られ，**外側核**や**副基底核**から起こるものもある．出力された線維は一次視覚野から側頭葉下面の視覚連合野，海馬周辺の皮質，側頭極，島皮質，前頭前野眼窩面，帯状回前部などに向かっている．**皮質内側核群**からの出力は，主に前頭前野眼窩面へ向かう．

皮質下の神経核に向かう出力も多い．とりわけ**内側核**から視床下部へ豊富な出力が知られていて，視索上核，室傍核，腹内側核などに向かう．それに対して**中心核**は視床下部外側野や乳頭体周囲への出力が多い．内側核と中心核からの出力線維は，分界条を通って視床下部に向かう．中心核からは脳幹や脊髄への出力も存在する．

扁桃体の機能

扁桃体はさまざまな感覚情報を集めて，自己の生存を脅かすような危険な情報を検出して，**情動反応**を引き起こすのに中心的な役割を果たすと考えられている．

恐怖条件付けの研究では，ラットに特定の音（**条件刺激**）を聞かせた直後に足への電気ショック（**無条件刺激**）を加えると，音を聞いただけで電気ショックを予測して情動反応を示すようになる．条件刺激の聴覚情報も，無条件刺激の痛覚情報も，視床と大脳皮質の両方から扁桃体外側核に入ることがわかっており，扁桃体で両者を結びつける学習が起こることが確認されている．

また，この恐怖条件付けを特定のケージで学習させると，ラットはそのケージに入れられただけで音がなくても情動反応を示すようになる．これを**文脈的恐怖条件付け**と呼ぶ．この文脈情報は海馬から扁桃体基底核と副基底核に伝えられ，条件付けが成立する．

いずれの場合も情動反応を引き起こす出力は，おもに中心核から起こり，帯状回前部などを介して危険な状況を回避する行動を開始させる．また，視床下部経由で交感神経系の活動を亢進させ，そうした行動（**闘争か逃走**；fight or flight）を起こすのに最適な内部環境をつくる．内側核から視床下部の内側部を経由する伝導路は，交感神経系のみならず内分泌系にも影響を与える．また，中心核から視床下部外側野を経由する伝導路は，脳幹の神経核に対して直接的に影響を与える．

このように，扁桃体は大脳皮質や皮質下の神経核と密接に連携しながら，天敵から身を守るなど，個体の生存に重要な役割を果たしている．霊長類ではさらに社会生活においても欠かせない機能をもつようになり，他者の表情を読み取ったり，意図や情動を推測したりする社会的認知機能を担っていると考えられている．

クリューバーとビュシーが報告したサルの症状，とりわけ正常なら忌避すべき対象（ヘビ）を，ためらいなく口に持っていくというのは，こうした扁桃体の機能が失われたためと考えられている．

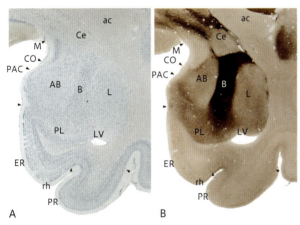

図2　扁桃体の区分
サルの扁桃体と周辺の皮質のNissl染色像（A）とコリンエステラーゼ染色像（B）．
扁桃体は側脳室下角前端（LV）の上前方で，嗅内野（ER）に近い位置にある．扁桃体は複数の亜核のグループ，すなわち基底外側核群（AB：副基底核，B：基底核，L：外側核，PL：傍板状核など），皮質内側核群（M：内側核，CO：皮質核，PAC：扁桃体周囲皮質など），その他の核（Ce：中心核など）に分かれている．ac：前交連，PR：嗅周皮質，rh：嗅脳溝．

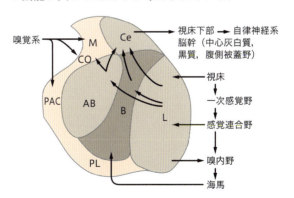

図3　扁桃体の入出力
扁桃体には視床や感覚連合野から感覚情報が入る．その際，外側核Lへの入力が多い．外側核から基底核（B），副基底核（AB）を経て内側核（M），皮質核（CO），中心核（Ce）へと情報が伝わる．嗅覚情報は内側核，皮質核，扁桃体周囲皮質PACに直接伝えられる．中心核は視床下部と脳幹を介して自律神経系（とくに交感神経系）を活性化する．

22. 小脳には皮質と小脳核があり，機能的に3つに区分される

小脳の発生

小脳は**菱脳**から分化する．菱脳の背側には第4脳室が大きく広がっているが，その縁の部分（**菱脳唇**）にニューロンの増殖が著しい部分が形成される．その中脳寄りの部分から小脳が，外側部から橋核が，延髄寄りの部分から前庭神経核，蝸牛神経核，オリーブ核などが分化する．

小脳はとくに大きく発達するため，次第に第4脳室の背側を覆って後方に突出するようになる（図1）．小脳の表面には皮質が，内部には小脳核が形成される．小脳皮質は急速に発達するため，横方向にしわを作って限られたスペースに折りたたまれる．その際に早くから出現するのが第一裂，後外側裂，第二裂などである．

小脳の位置と外形

小脳は脳幹の後方に突出した構造で（図2），後頭蓋窩の後方部分に収まっている．小脳は，小脳脚で脳幹と連結している．小脳脚には3対あり，上小脳脚は中脳と，中小脳脚は橋と，下小脳脚は延髄とつながる．小脳の表面には細かなしわが概ね平行に刻まれている．突出部を**葉** folium，陥入部を**溝** fissureと呼ぶが，大脳と同じように回，溝と呼ぶこともある．

小脳は全体として，表面に薄くシート状に広がる灰白質の小脳皮質と，その奥にある白質（皮質との対比で髄質とも呼ぶ），さらに深部にある灰白質の小脳核が区別される．小脳皮質は正中部にも存在して，左右がひとつながりのシートをつくっているが，薄くて裂が密に刻まれているので，表面積は外観に比べて著しく増大する．

小脳皮質の最内側部はヒトの場合，とくに下方で奥まって細長い領域をつくるため，**虫部** vermis と呼ばれる．外側は左右に大きく張り出して，**半球** hemisphere と呼ばれる．出力線維の行き先によって両者の間に**傍虫部** paravermis を区別するが，肉眼的にはその外側の半球との境界を識別できない．小脳の中央やや上寄りには水平方向に走る特に深い溝である**第一裂**があり，前葉と後葉の境となる．小脳下部の前寄り，内耳神経根に近い部位に少し独立して見える領域があり，**片葉**と呼ぶ．片葉と隣接する半球の間に**後外側裂**がある．これは正中部まで連続し，最も下前方に位置する小節と虫部の境界となる．この他に第二裂，水平裂などの深い裂に個別の名称がついている．

小脳の正中断面には多くの裂と葉が観察される．葉の内部にある白質が木の枝のように広がって見えることから，**小脳活樹** arbor vitae の名称がある（arbor vitae はヒノキの仲間の針葉樹）．正中部において葉はI〜Xの区画に区分される．虫部の9個と小節である．ヒトの小脳では一部の区画が不釣り合いに大きかったり，小さかったりする．これは，数多くの脊椎動物の小脳とその発生を比較研究した結果として得られた分類である．

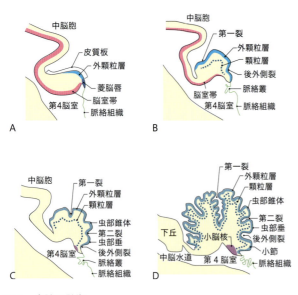

図1 小脳の発生
中脳胞と菱脳胞上部の正中断を示す．**A**では脊髄から脳幹を通して細胞を産生する脳室帯の他に，菱脳唇から分化する小脳の外顆粒層が見える．発生が進むと外顆粒層から小脳皮質のプルキンエ細胞層や顆粒層が分化し（**B**），さらに裂と葉が発達して表面積を広げていき，小脳核も分化する（**C**, **D**）．

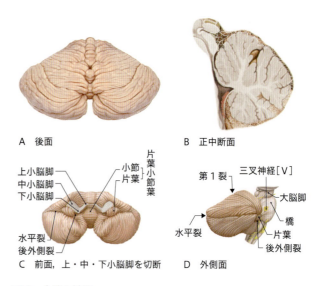

図2 小脳の外景

入力による3区分

小脳皮質には、さまざまな情報を処理する一種の計算機のような役割がある。小脳皮質の部位によって、入力が異なり、処理される情報が異なる（図3）。①片葉と小節（**片葉小節葉**）を中心とした領域には、前庭神経や前庭神経核から平衡感覚に関する情報が入る。②**前葉**と**虫部**の下部を中心とした領域には、脊髄などから全身の固有感覚に関する情報が入る。③**半球**と**虫部**の中央部を中心とした領域には、大脳皮質からの情報が橋核経由で入る。

そこで、それぞれの領域を①**前庭小脳** vestibulocerebellum、②**脊髄小脳** spinocerebellum、③**橋小脳** pontocerebellum と機能的に区別する。前庭小脳は**平衡感覚**に基づいて眼球運動などを制御する。脊髄小脳は関節の位置や筋の張力などの情報に基づいて**姿勢を制御する**。橋小脳は大脳皮質からの情報を受け取って、運動プログラムを、**随意運動**の開始前に運動野を中心とした領野へ供給する。

小脳の比較解剖

魚類から哺乳類まですべて小脳を備えているが、その発達の程度はさまざまである。魚類、両生類、爬虫類、鳥類とみていくと、運動の敏捷性や正確性が小脳の発達と関係していることがわかる。鳥類では、平衡感覚に関係する前庭小脳や体幹と姿勢制御に関与する脊髄小脳が発達し、橋小脳は認められないほど小さい。

哺乳類では、橋小脳の主体である小脳半球が大きくなる。霊長類において、サル、類人猿、ヒトを比較すると、ヒトの小脳半球が著しく発達していることがわかる（図4）。小脳半球は橋小脳の主体を成し、大脳皮質からの入力を受ける。大脳皮質の発達に伴って小脳半球も発達し、とくに手指の精細な運動に深く関わる。最近では、高次の認知機能にも小脳半球が関与することが明らかになってきた。

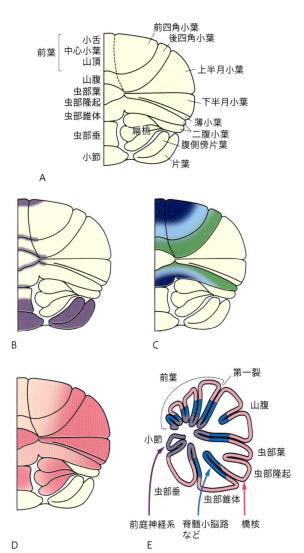

図3　小脳の入力による区分

A. 小脳皮質の全体像と主な裂を模式的に示す。
B. 前庭神経系からの入力は片葉–小節葉を中心に虫部の深い溝の深部に終わる。
C. 固有感覚の入力は前葉と虫部錐体を中心に終わる。緑色、空色、紺色の領域は、それぞれ顔面、上肢、下肢からの入力の分布を示す。
D. 橋からの入力は半球の大部分と虫部葉、虫部隆起、虫部垂を中心に終わる。
E. 正中断面で見た3種の入力の分布。

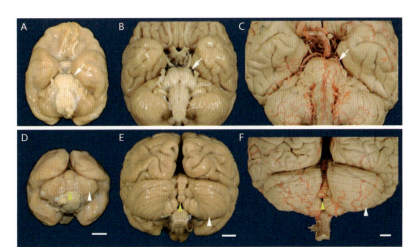

図4　霊長類の小脳

サル（A、D）、チンパンジー（B、E）、ヒト（C、F）の橋（A～Cの矢印）と、小脳の虫部（D～Fの黄三角）および半球（D～Fの白三角）を示す。ヒトでは橋腹側部の突出が大きくなるとともに小脳半球が大きく発達し、それに比べて発達の弱い虫部が凹んで見える。

23. 小脳皮質には精密な神経回路が存在する

小脳皮質の構造

小脳皮質は表面の軟膜側から**分子層** molecular layer，**プルキンエ細胞層** Purkinje cell layer，**顆粒層** granular layer の順に並ぶ3層構造を成す（図1, 2）．

1）プルキンエ細胞と顆粒細胞

プルキンエ細胞は大きな洋梨型のニューロンで，まばらに並んでいるので，層は完全に連続しておらず，細胞間には分子層と顆粒層が接している．

顆粒細胞は脳で最も小型のニューロンで，顆粒層の中に密集している．顆粒細胞は短い樹状突起を出し，その先端は髄質から入ってくる入力線維が棍棒状にふくらんだ末端とシナプスをつくる．この入力線維は末端の形状から**苔状線維** mossy fiber と呼ばれ，小脳の部位別に異なる情報を運んでくる．ここには顆粒層の浅い部分に散在するゴルジ細胞の軸索終末も加わっている．苔状線維の大きな終末，顆粒細胞の樹状突起先端，ゴルジ細胞の軸索終末がつくる複雑なシナプス複合体を**小脳糸球**と呼ぶ．

2）入力を担う神経線維

顆粒細胞の軸索は分子層に入って2分し，葉の方向に平行に走って（**平行線維** parallel fiber），プルキンエ細胞の樹状突起とシナプスをつくる．苔状線維は皮質に入る前に多くの枝に分かれて多数の顆粒細胞とシナプスをつくり，さらに顆粒細胞から出た平行線維が多くのプルキンエ細胞に少しずつシナプスをつくる．そのため，苔状線維からの情報は，広い範囲のプルキンエ細胞に少しずつ影響を与えている．

プルキンエ細胞は葉の走行方向に垂直（すなわち平行線維に垂直）に，薄い板状の樹状突起を伸ばす．平行線維を介して苔状線維から伝えられる情報を受け取るほか，延髄の下オリーブ核からの情報も受け取る．下オリーブ核からの線維は**登上線維** climbing fiber と呼ばれ，ごく少数のプルキンエ細胞の細胞体と樹状突起に絡みつくように這い上って，多くのシナプスをつくる．そのため1本の登上線維は少数のプルキンエ細胞に強い影響を与える．プルキンエ細胞は，小脳皮質から小脳核に出力を送る唯一の細胞である．プルキンエ細胞は抑制性のため，小脳核のニューロンの活動を抑制する．

小脳皮質の学習機能

小脳皮質には内部の回路をつくる抑制性ニューロ

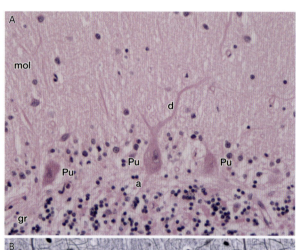

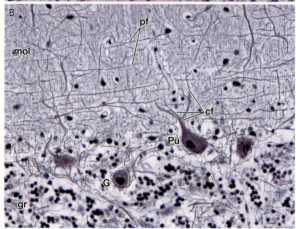

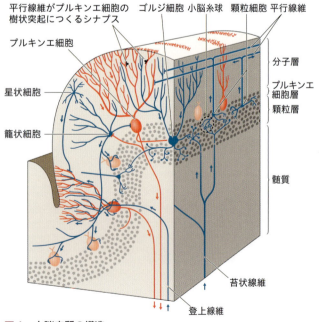

図1 小脳皮質の構造
小脳皮質の層構造と主なニューロンを示す．プルキンエ細胞とその樹状突起や軸索は赤で表示されている．

図2 小脳皮質の組織像
A．ヘマトキシリン–エオジン染色．
B．ボーディアン法（神経原線維を黒く染色する）．
a：軸索, cf：登上線維, d：樹状突起, G：ゴルジ細胞, gr：顆粒層, mol：分子層, pf：平行線維, Pu：プルキンエ細胞

ンが多く，前述のゴルジ細胞も登上線維，苔状線維，ならびにプルキンエ細胞からの線維の側枝や，平行線維のシナプスを受けて，顆粒細胞を抑制する．分子層にある星状細胞と籠状細胞は平行線維のシナプスを受けてプルキンエ細胞を抑制する．

小脳皮質はさまざまな情報を受け取って，適切な出力を脳の各部位に返す役割を担っている．前庭小脳，脊髄小脳，橋小脳それぞれが，これらの回路を形成して情報を処理している．適切な出力は**学習**によって形成される．出力が適切でない場合は，登上線維が興奮してプルキンエ細胞に伝える．すると，そのときに作用していた平行線維とプルキンエ細胞の間のシナプスが，長期にわたって抑制される．これによってプルキンエ細胞が次第に正しい出力を供給するように変化すると考えられている．登上線維はいわば**教師役**を務めている．実際に動物実験で，学習の初期段階は登上線維の活動が活発だが，学習が進むにつれて登上線維の興奮する機会が減少することが確かめられている．

小脳核のニューロンにも学習機能が備わっている．ある運動を1日1時間練習すると，プルキンエ細胞は学習した内容を記憶するが，それはまもなく消えてしまう．しかし毎日練習を繰り返すと，1週間程度で小脳核にその運動の記憶が形成され，それは1カ月程度持続するといわれている．こうしてプルキンエ細胞が学習した内容は，小脳核で長期にわたって保存される．

小脳皮質からの出力

小脳皮質の出力を担うプルキンエ細胞の軸索は，小脳核と前庭神経核（おもに外側核）に向かう．前庭神経外側核は，他の前庭神経核と比べて前庭神経から一次感覚線維が少ない代わりに，前庭小脳のプルキンエ細胞からの投射を受ける．

小脳核は内側から**室頂核**，**中位核**，**歯状核**があり，ヒトの中位核はさらに**球状核**と**栓状核**に分かれる（図3）．

それぞれの核に投射するプルキンエ細胞は，小脳の葉と裂に垂直に伸びる帯状のゾーンに集まって分布している（図4）．片葉小節葉には前庭神経核に投射する細胞が，最も内側のゾーンには室頂核に投射する細胞が，その外側には球状核，栓状核，歯状核の下部，歯状核の上部に投射する細胞がやや複雑なゾーンを作って配列している．

下オリーブ核からの投射

下オリーブ核のニューロンは小脳皮質に登上線維を伸ばしているが，その側枝が小脳核にも向かう．下オリーブ核は**主オリーブ核**，**背側副オリーブ核**，**内側副オリーブ核**に分かれるが，それぞれの投射する皮質と小脳核は前述のゾーンに対応している．

たとえば，内側副オリーブ核は最も内側のゾーンに投射するが，その側枝はこのゾーンと連絡している室頂核に向かう．主オリーブ核の背側部は最も外側のゾーンに投射するが，その側枝はこのゾーンと連絡している歯状核の上部に向かう．すなわち下オリーブ核のニューロンは，特定のプルキンエ細胞とその影響を受ける小脳核ニューロンの両方に作用していることになる．

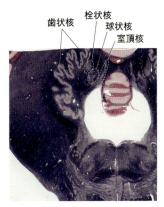

図3　小脳核

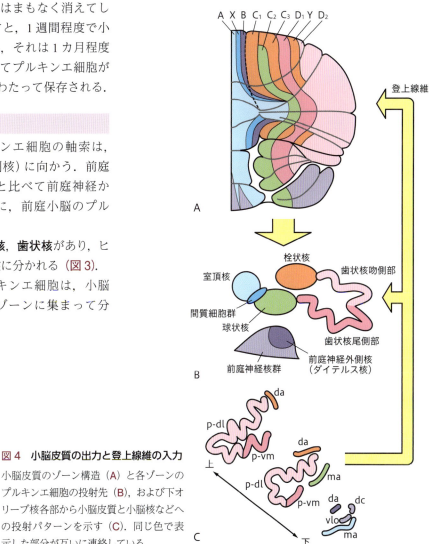

図4　小脳皮質の出力と登上線維の入力
小脳皮質のゾーン構造（A）と各ゾーンのプルキンエ細胞の投射先（B），および下オリーブ核各部から小脳皮質と小脳核などへの投射パターンを示す（C）．同じ色で表示した部分が互いに連絡している．

24. 小脳は脳幹の神経核や視床を介して他の領域に影響を及ぼす

小脳の入出力のまとめ

前項，前々項（➡100，102頁）で述べたように，小脳の入力は前庭小脳，脊髄小脳，橋小脳の領域ごとに性質が異なり，出力では縦方向のゾーンによって投射先が異なっている（図1）．そのため，さまざまな情報が異なる目的のために統合されていると考えられる．本項では，代表的な3つの領域について，入出力とその機能を見てみよう．

片葉小節葉

片葉小節葉は前庭小脳の主要部分をなし，前庭神経線維やそれを中継する前庭神経核から平衡感覚を中心とした情報を受け取る．さらに頸部を中心とした固有感覚情報も入るとされている．それらの情報が片葉小節葉の皮質内で処理され，プルキンエ細胞からの出力が前庭神経外側核に向かう．**前庭神経外側核**は外眼筋支配の運動核（動眼神経核，滑車神経核，外転神経核）に線維を送り，眼球運動を制御する（図2）．

頭部がさまざまな方向に直線運動や回転運動したときに，見ている対象が網膜上でぶれないように，前庭神経の入力に基づいて眼球を動かす反射（前庭動眼反射➡188頁，第5章6項）がある．たとえば頭部が右に30°回転した際に，それを相殺するように眼球を左に30°動かすように作用する．この眼球運動をちょうどよい量に調整しているのが小脳の片葉小節葉である．この回路が作用して眼球を適切に動かすことができる．これを**前庭動眼反射**という．歩いたり走ったりする際に頭部が動いても安定した視線を保つことができるのは，小脳がこの前庭動眼反射を適正になるように調節しているからである．

小脳虫部の前部と後部

脊髄小脳の一部である**虫部**の**前部・後部**は，脊髄小脳路や副楔状束核小脳路から，身体の固有感覚を中心とした情報を受け取る．前者は主に下肢の情報を，後者は上肢の情報を伝える．また，虫部の溝の深部にある皮質には前庭神経からの平衡感覚の情報も入る．それらが虫部の皮質内で処理され，プルキンエ細胞からの出力が室頂核に向かう．**室頂核**は網様体と前庭神経核に線維を送り，そこから起こった網様体脊髄路と前庭脊髄路が，おもに脊髄前角の内側部にある体幹や四肢近位の筋を支配する運動ニューロンに指令を伝え，**姿勢制御**を行っている（図3）．

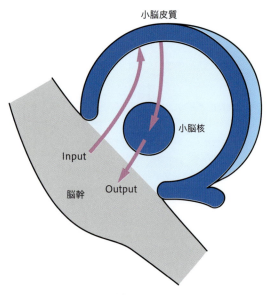

図1　小脳の入出力の基本
脳幹の正中断とその背側に突出する小脳を模式的に示す．小脳への入力は脳幹や小脳から小脳皮質に入る．皮質で処理された出力はプルキンエ細胞によって小脳核へと伝えられ，さらに脳幹や視床に伝えられる．

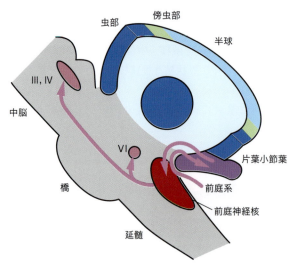

図2　片葉小節葉の入出力
図1からさらに小脳の背側部を除去し，虫部，傍虫部，半球が内側から外側に並んでいる様子を示す．片葉小節葉は前庭神経や前庭神経核から平衡感覚の情報を受け，出力を前庭神経核の一部を介して外眼筋の運動核に送る．

● 小脳半球外側部（図4）

　大脳皮質の広い範囲から情報が橋核で中継されて，対側の中小脳脚を通って対側の小脳半球皮質に伝えられる．情報は小脳皮質内で処理されて，プルキンエ細胞からの出力が歯状核に伝えられる．**歯状核**から出た線維は上小脳脚を通って中脳に入り，対側に交叉して赤核を通り，視床の外側腹側核後部（VLp）で中継された後に，運動野に向かう（図5）．運動野から起こる皮質核路と皮質脊髄路が骨格筋を動かすので，この大脳皮質から始まり，小脳半球を経由して大脳皮質運動野に向かう経路（**大脳–小脳ループ**）は，錐体路の起始細胞に運動プログラムを伝えていると考えられる．この経路で制御されるのは主に四肢の遠位の筋の運動である．例えば楽器を弾くときには，複数の指をすばやく正確なタイミングで動かす必要がある．これをいちいち意識しないで遂行できるのはこの大脳–小脳ループが機能しているからである．

　このように，大脳皮質と対側の小脳半球皮質が密接に連絡して運動を制御している．大脳皮質運動野から起こる皮質脊髄路は大部分が延髄下端で対側に渡り，対側の運動ニューロンを興奮させる．大脳皮質や内包の損傷では対側に運動麻痺が起こるのに対して，小脳半球の損傷では同側に運動失調などの症状がでるので，注意が必要である．

　近年，小脳半球が運動制御以外の高次機能にも重要であることが明らかになってきた．言語機能や前頭連合野の高次の認知機能にも，小脳半球が重要な役割を担っている．

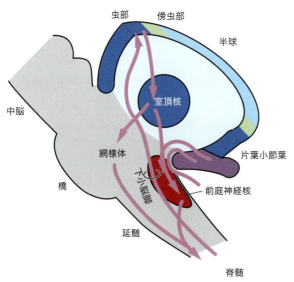

図3　小脳虫部前葉の入出力
小脳虫部は脊髄や脳幹から固有感覚の情報を受け，出力を室頂核を介して脳幹網様体や前庭神経核の一部に送り，網様体脊髄路や前庭脊髄路を通して姿勢を制御する．

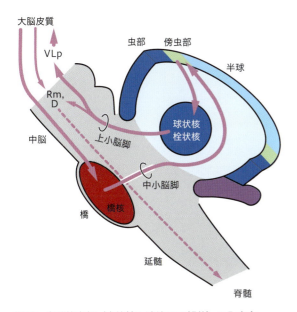

図4　小脳傍虫部（中位核に連絡する部分）の入出力
小脳傍虫部は主に大脳皮質からの情報を橋核を介して受けて，出力を球状核・栓状核を介して赤核大細胞部（Rm），後交連核（D），視床外側腹側核後部（VLp）に送る．VLpは一次運動野に線維を送り，錐体路の活動に影響を与える．RmとDからは脊髄への下行路があるが，ヒトの場合は発達が悪い．

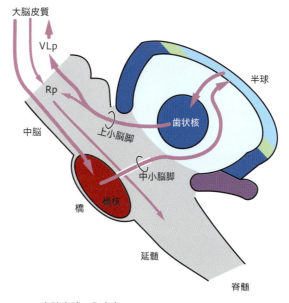

図5　小脳半球の入出力
小脳半球は主に大脳皮質からの情報を橋核を介して受けて，出力を歯状核を介して赤核小細胞部（Rp），視床外側腹側核後部（VLp）に送る．VLpは一次運動野に線維を送り，錐体路の活動に影響を与える．Rpからの下行路は下オリーブ核などに向かう．

25. 大脳の深部に大脳基底核がある

大脳の灰白質には，表面にシート状に広がる**皮質**と，その奥にかたまりとなって存在する**神経核**がある．神経核には，扁桃体や中隔核のように比較的表層にあって辺縁葉と密接な連絡をもつものと，深部に存在して新皮質と関連するものとがある．後者の複数の神経核は互いに複雑に連絡しており，皮質からの情報を受けて視床を介して皮質に情報を返し，機能的に1つのシステムをつくる．その構成要素を**大脳基底核**と呼ぶ（図1）．

中脳にある**黒質**は大脳の神経核ではないが，これらと密接に関わっているので，一緒に扱われることが多い．

大脳基底核の区分と位置

大脳基底核は，**尾状核** caudate nucleus，**被殻** putamen，**淡蒼球** globus pallidus，**視床下核** subthalamic nucleus からなり，これに**黒質** substantia nigra が加わる（図2）．

1）尾状核

尾状核は側脳室の外側壁に突出する．前角から中心部を経て後角，下角へと大きく弯曲する（ひらがなの「つ」の字に似ている）側脳室に沿って，尾状核もアーチを描く．前角側は容積が大きく**尾状核頭**と呼び，そこから**尾状核体**が細く後方に伸びて，さらに後角と下角側に**尾状核尾**が続く．

2）被殻と淡蒼球

被殻と淡蒼球は密接して一塊をなしており，外側面（被殻の外側面）が凸状に滑らかな曲面をなしているので，合わせて**レンズ核** lenticular nucleus と呼ぶ．レンズ核は外側の凸面を底面とした円錐状をしている．この円錐の頂点は下方に寄っている．円錐の側面は前下方を除いて白質で囲まれている．この白質は**内包** internal capsule と呼ばれ，レンズ核を内側から包む．外側にある円錐の底面も白質で覆われているが，その内部に**前障** claustrum という薄い灰白質の板があって，内外2枚の薄い板に分かれている．前障より内側を**外包** external capsule，外側を**最外包** extreme capsule と呼ぶ．最外包は島皮質深部の髄質に相当する．

尾状核と被殻は大部分が内包で隔てられているが，前下方では融合しており，また構成細胞が共通しているため，2つを合わせて**（新）線条体** neostriatum / striatum と呼ぶ（内包を貫いて両者をつなぐ細長い細胞塊がスジ状に見えるのでこの名がある）．ちなみに**旧線条体**は淡蒼球のことを指す．以降は，被殻と尾状核を総称する場合は単に**線条体**とする．

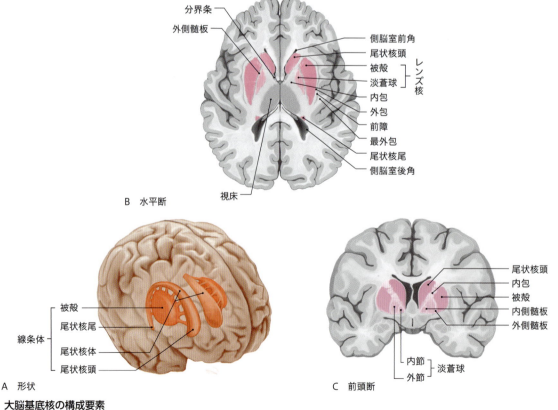

図1 大脳基底核の構成要素
A 形状
B 水平断
C 前頭断

3）淡蒼球と視床下核

淡蒼球は線条体と比べて内部に有髄線維が多く明るく見える．内外側の中央部に特に密な白質の薄い板があって，**外節** external segment と**内節** internal segment に区切られる．内包で隔てられているが，**黒質網様部** reticular part of substance nigra も内節と似たニューロンからなる．マウスやラットなどの齧歯類では，内節が内包の内部に埋まるように位置しており，**脚内核**とも呼ばれる．また，イルカなどでは，淡蒼球内節と黒質網様部が連続した構造となっている．

視床下核は，レンズ核の下方に位置する神経核である．

4）黒質

黒質は中脳被蓋と大脳脚の間に位置する．線維が少なくて細胞の密な**緻密部**と，大脳脚に接して線維の多い**網様部**が区別される．緻密部の細胞にメラニン顆粒があり，肉眼で黒く見えることから，黒質の名がある（図2B）．

大脳基底核の構成ニューロン

線条体には，少数の大きなニューロンと多数の小型から中型のニューロンがある．大きなニューロンは**コリン作動性**で興奮性だが，線条体内部にしか投射しない，局所回路を担う介在ニューロンである．それ以外の細胞はすべて **GABA 作動性**の抑制性ニューロンであるが，GABA 以外の物質の局在によっていくつかのタイプが区別されている．そのうち，**サブスタンス P** および**ダイノルフィン**をもつものと，**エンケファリン**をもつものが核外に線維を送る投射ニューロンであり，それ以外は介在ニューロンである．

淡蒼球外節にはいくつかのタイプのニューロンが確認されているが，核外に投射するのは GABA 作動性ニューロンである．

淡蒼球内節と**黒質網様部**にも異なる種類のニューロンがあるが，おもに GABA 作動性の抑制性ニューロンで構成されている．

視床下核は，大脳基底核の中では例外的に興奮性ニューロンからなる．

黒質緻密部にはドパミンを伝達物質とするニューロンが多く存在し，細胞質に**メラニン顆粒**をもつ（皮膚などのメラニンとは異なり，**ニューロメラニン**と呼ばれる）．ドパミンはアミノ酸である L–チロシンから L–ドーパを経て合成されるが，L–ドーパからはドーパキノンも生成され，これがメラニンの前駆物質である．メラニンは徐々に蓄積するので，幼児の黒質は黒く見えないが，その後次第に成人の外観に近づいていく．**ノルアドレナリン**はドパミンから合成されるので，ノルアドレナリンを伝達物質とする青斑核のニューロンも共通の代謝経路をもっており，メラニンが蓄積する．

腹側線条体と腹側淡蒼球

これまでに述べたのは，主に新皮質と密接に連絡する基底核の部分であったが，辺縁葉を中心とした皮質にも線条体と淡蒼球に対応する神経核がある．それらは位置関係から**腹側線条体**と**腹側淡蒼球**と呼ばれる（腹側線条体との区別を明確にしたい場合は被殻と尾状核を**背側線条体**と呼ぶ）．

腹側線条体の主要部分は**側坐核**と呼ばれ，被殻の前下方に連続して存在し，通常の細胞染色では境界を識別できない．腹側淡蒼球は嗅三角の内部を占める．

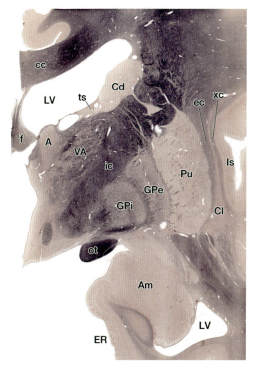

A ヒトのレンズ核中央部を通る冠状断切片

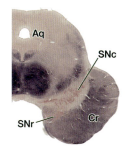

B 中脳の水平断切片

図2 大脳基底核の組織像

髄鞘染色（Woelcke 法）で有髄線維を黒く染め，細胞染色で細胞体を赤く染めてある（細胞は小さく散在しているため灰白質が薄いピンク色に見える）．A：視床前核，Am：扁桃体，Aq：中脳水道，cc：脳梁，Cd：尾状核，Cl：前障，Cr：大脳脚，ec：外包，ER：嗅内野，f：脳弓，GPe：淡蒼球外節，GPi：淡蒼球内節，ic：内包，Is：島皮質，LV：側脳室，SNc：黒質緻密部（有髄線維の少ない領域に赤い点に見える神経細胞が密集している），SNr：黒質網様部（SNc と異なり有髄線維の間に神経細胞が点在している），ot：視索，Pu：被殻，ts：分界条，VA：視床前腹側核，xc：最外包

26. 大脳皮質と大脳基底核のループは適切な運動の選択を行う

大脳基底核は，大脳皮質からの入力を受け，内部の神経回路を経て視床経由で大脳皮質に出力を送り，全体としてループ上の伝導路を形成している．大脳基底核には核ごとに性質の異なるニューロンが存在する．

最近の研究では，基底核内部の複雑な神経回路が明らかにされつつあるが，主要な連絡は図1に示すとおりである．それぞれの神経核からの出力は，視床下核を除いて**すべて抑制性**であることが特徴である．

大脳基底核の神経回路

大脳皮質からの入力の大部分は**線条体**，すなわち被殻と尾状核に入る．**被殻と尾状核**の部位によって連絡する皮質領域は異なる．線条体の出力を担当するニューロンには2種類ある．いずれもγアミノ酪酸（GABA）作動性で，1つは**サブスタンスPとダイノルフィン**を含有し，もう1つは**エンケファリン**を含有する．大脳皮質からの入力はこれらのニューロンに接続する．

1) 直接路ニューロンと直接路

サブスタンスP・ダイノルフィン含有ニューロンは**直接路ニューロン**と呼ばれ，淡蒼球内節と黒質網様部のGABA作動性ニューロンに投射し，そこから視床のVLa核，VA核，髄板内核群などに出力が送られる．視床のニューロンは大脳皮質の運動前野をはじめとした領域に出力を送る．大脳皮質に始まり，大脳皮質に戻るこの経路を**直接路**と呼ぶ（図2）．

大脳皮質からの入力で直接路ニューロンが興奮すると，それによって淡蒼球内節と黒質網様部のニューロンが抑制される．これらのニューロンはもともと視床を抑制しているので，その抑制が低下（**脱抑制**という）して視床ニューロンが興奮し，運動前野のニューロンが興奮することにより，運動が開始される．

2) 間接路ニューロンと間接路

線条体にあるエンケファリン含有ニューロンは**間接路ニューロン**と呼ばれる．このニューロンは淡蒼

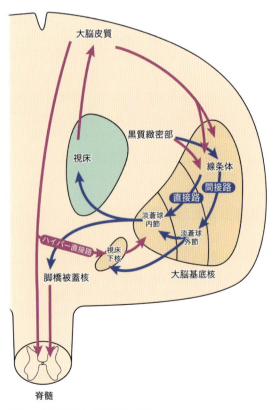

図1　大脳皮質との間のループ

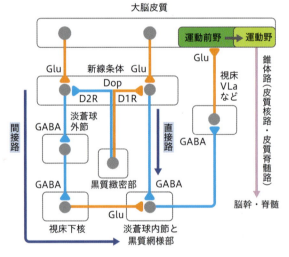

図2　直接路と間接路の回路と機能

大脳皮質から基底核と視床を介して大脳皮質に戻るループのニューロン間の連絡と伝達物質を示す．●が細胞体，長い線と先端のふくらみは軸索と終末を示す．橙色の終末はグルタミン酸作動性の興奮性シナプス，青色の終末はGABA作動性の抑制性シナプス．ドパミンの作用は受容体によって異なり，D1受容体（D1R）は興奮性に，D2受容体（D2R）は抑制性に作用する．そのため黒質緻密部が興奮すると，新線条体の直接路ニューロンは興奮し，間接路ニューロンは抑制される．直接路と間接路の作用は淡蒼球内節と黒質網様部で統合され，そこから起こる線維が視床のニューロンを抑制する．運動調節に関しては，視床からの出力が運動前野を中心とした皮質に戻り，そこから運動野を介して皮質核路と皮質脊髄路を制御し，運動を起こす．

球外節のGABA作動性ニューロンに投射し，そこから淡蒼球内節と黒質網様部のGABA作動性ニューロンを介して視床に投射し，さらに大脳皮質に至る**間接路**を通る（図2）．直接路に比べてGABA作動性の抑制性ニューロンが1つ多いので，この経路が活性化すると運動前野が抑制される．これによって不要な運動が起こらないように抑えている．

淡蒼球外節からは，視床下核経由で淡蒼球内節に至る経路もある．これも大脳皮質に対して運動を抑える方向に作用する．

3）ハイパー直接路

大脳皮質から視床下核に直接，投射があり，そこから淡蒼球内節，視床を介して大脳皮質に至る**ハイパー直接路**がある（図1）．この経路において，大脳皮質からの興奮性入力を受けた視床下核は，淡蒼球内節に興奮性の出力を送る．淡蒼球内節は視床を抑制するので，視床の皮質に対する興奮性の作用が抑えられて，運動が停止することになる．

4）黒質緻密部のニューロン特性

黒質緻密部のドパミン作動性ニューロンは線条体に軸索を送り，直接路ニューロンと間接路ニューロンの両方にシナプスをつくる．ただし，両者に発現するドパミン受容体は直接路ニューロンが**D1受容体**で興奮性に作用するのに対して，間接路ニューロンが**D2受容体**で抑制性に作用する．そのため運動を起こしやすい方向に影響を与えていると考えられている．

大脳基底核の機能

大脳基底核が障害されると，運動症状が顕著に現れることから，運動調節機能に関する研究がまず進んだ．小脳が運動の時間と空間における正確さを実現するために機能しているのに対して，大脳基底核は変化する状況の中で適切な運動を選択するために機能していると考えられている．

前述の神経回路の性質から，大脳皮質が大脳基底核に対して運動が必要であるという情報を入力すると，**直接路**がそのときに必要な運動を開始するように視床の皮質に対する抑制を解く．**間接路**はそれ以外の不要な運動を抑制する．状況によってはいったん開始した運動を止めなければならないことがある．その際に**ハイパー直接路**が視床を強力に抑制することで，運動を停止させる．

黒質緻密部から**線条体**へのドパミン作動性入力は，直接路を興奮させ，間接路を抑制させることで運動を促進する作用がある．**ドパミン**は運動による報酬が得られたとき，あるいは報酬が予測されるときに放出され，運動がよい結果をもたらした際にその運動を強化する，すなわち適切な運動を学習させる働きがあると考えられている．

並列する大脳皮質–基底核ループ

これまでに述べた大脳皮質–基底核のループでは，大脳皮質の特定部位と大脳基底核の特定部位が結びついて，さまざまな機能を担っている（図3）．

運動に直結するループとしては，運動関連領野から線条体の外側部，淡蒼球外節の外側部，淡蒼球内節の腹外側部を連絡する回路が中心である．

それに対して前頭連合野の外側面と内側面の背側部は，尾状核を中心とした線条体の背側部，淡蒼球外節と内節の前背側部とをおもに連絡する．このループは認知機能の制御に関わっている．

さらに，前頭連合野の眼窩部と内側面の腹側部は，線条体の腹側部（腹側線条体も含む）や淡蒼球外節と内節の前腹側部（腹側淡蒼球を含む）との連絡が強い．このループは動機づけの制御に重要な役割を担っている．

このように，並列したループは，基底核が運動の選択や学習以外にもわれわれの思考や行動における重要な処理を行っていることを示唆している．

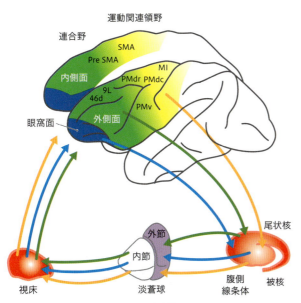

図3　大脳基底核の神経回路の全体像

運動関連領野（黄色），前頭連合野外側面（緑色），前頭連合野眼窩面（青色）はそれぞれが線条体，淡蒼球，視床の異なる領域を介してループ状の伝導路を形成している．

（Saga, et al：Frontiers in Neuroanatomy 11: 30, 2017をもとに作成）

第3章 中枢神経

27. 大脳の表面には新皮質が広がり，6つの葉に分かれる

● 大脳皮質とは

大脳皮質は，左右の大脳半球の表面に薄く広がる灰白質である（ヒトの場合1.3〜4.5 mm）．哺乳類の中でも霊長類，とくにヒトで大きく発達しており，多くの機能を担当している（図1）．

● 脳葉

ヒトの大脳皮質は，表面を覆う骨の名称によって**前頭葉，頭頂葉，後頭葉，側頭葉**の脳葉に区分される（図2）．

また，頭蓋に接しない部位にも脳葉がある．外側溝の深部に**島葉**が，内側面に**辺縁葉**が位置する．脳葉の間には明瞭な境界が肉眼で確認できるところもあるが（たとえば前頭葉と頭頂葉の間の中心溝），すべての脳葉の間に必ずしも肉眼で明瞭に見える境界線があるわけではない．

● おもな脳溝と脳回

ヒトの大脳皮質の表面には多くの溝と隆起があり，それぞれ**脳溝**（溝）sulcus，**脳回**（回）gyrus と呼ばれる．大脳皮質はカラム状の細胞集団がある種の単位をなして，役割分担をしている．頭蓋腔という限られた空間において，脳溝や脳回によって大脳皮質の表面積が増加し，カラムの数を増やすことで，大脳皮質により多くの機能をもたせることができると考えられる．

大脳皮質が発達している哺乳類の中でも，ラットやマウスのように脳溝がほとんど見られない動物もあれば，霊長類，とくに大型類人猿やヒト，あるいは鯨類のように多数の脳溝や脳回をもつ動物もある．

以下に，脳溝の中でも脳葉の境界となるものや，機能的に重要なものについて述べる．

● 前頭葉の脳溝と脳回

前頭葉と頭頂葉の間には**中心溝**が，前頭葉と側頭葉の間には**外側溝**がある．前頭葉の外側面で，中心溝の前には**中心前回**が，その前には**中心前溝**がある．中心前回のうち中心溝寄りの部分は一次運動野，その前に運動前野があって，随意運動に重要な領域である．中心前溝より前には前後方向に走る2本の溝，**上前頭溝**と**下前頭溝**があり，それらで区切られた**上・中・下前頭回**が上下に並ぶ．前頭葉の内側面には**内側前頭回**があって，帯状回を境に辺縁葉に接している．最も後方で中心前回から連続する部分が**中心傍小葉**の前半部をつくる．

前頭葉の下面（眼窩面）にはいくつかの脳溝と脳回がある．最も内側にあるのが**直回**で，その他の部分とは**嗅溝**で隔てられている．嗅溝の外側には複数の**眼窩回**がある．

● 頭頂葉の脳溝と脳回

頭頂葉には中心溝のすぐ後ろに**中心後回**，その後ろに**中心後溝**がある．中心後回には体性感覚野があり，全身からの触覚，痛覚，温度感覚，固有感覚が到達する．中心後溝より後ろは**頭頂葉後部**と呼ばれ

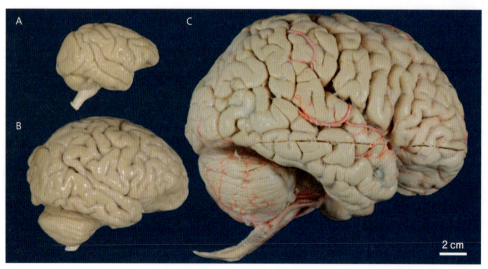

図1 大脳の外側面
サル（A），チンパンジー（B），ヒト（C）の大脳の外側面．サルからチンパンジー，ヒトになるにつれて，大脳の大きさが著しく増大するとともに脳溝が複雑になる．ヒトの標本の赤い構造は動脈に色素が注入されたもの．

る．前後に走る**頭頂間溝**によって**上頭頂小葉**と**下頭頂小葉**に区切られる．下頭頂小葉は前半の**縁上回**と後半の**角回**に分けられる．頭頂葉の内側面は中心後回から連続する**中心傍小葉**の後半部と，その後ろに接する**楔前部**がある．楔前部の後ろは頭頂後頭葉溝によって後頭葉との境界が明瞭である．

頭頂葉と側頭葉の間は，前半部分のみ**外側溝**で区切られている．

側頭葉の脳溝と脳回

側頭葉の外側面には，**外側溝**に平行に2本の脳溝（**上・下側頭溝**）があり，それによって**上・中・下側頭回**が区別される．側頭葉の上面は外側溝の下壁をなす．その後部に斜めに走る脳溝と脳回がみられる．脳回を**横側頭回**と呼び，聴覚情報が皮質で最初に到達する一次聴覚野がここに位置する．

側頭葉の下面には，外側寄りに**後頭側頭溝**が，内側寄りに**側副溝**がある．両者の間は**紡錘回**と呼ばれ，側副溝の内側は辺縁葉に移行する．

側頭葉と後頭葉の間には肉眼的に明確な境界がない．

後頭葉の脳溝と脳回

後頭葉は頭頂葉と側頭葉の後方にあるが，これらとの境界が明瞭なのは内側面の**頭頂後頭溝**のみである．後頭葉の内側面には前後に走る深い**鳥距溝**があり，視覚情報が最初に到達する一次視覚野がある．頭頂後頭溝と鳥距溝の間の三角形の領域を**楔部**と呼ぶ．外側面には複数の**後頭溝**がある．

島葉の脳溝と脳回

島葉は外側溝の深部に位置し，周囲には**島輪状溝**があり，前頭葉，頭頂葉，側頭葉に接している．島葉には扇を広げたように放射状に脳溝と脳回が走行する．前後中央のやや後方に位置する溝が**島中心溝**で，それより前の脳回を**島短回**，後ろを**島長回**と呼ぶ．扇の要は**島限**と呼ばれ，島葉の前下方に位置する．

辺縁葉の脳溝と脳回

辺縁葉は大脳内側面で最も間脳に近い"へり"に位置する（図3）．上部は脳梁を取り囲む**帯状回**，下部は**海馬傍回**とそれに隣接する**海馬**や**歯状回**でつくられる．前端は**嗅球**で，その後方に**嗅索**を介して**嗅三角**が続く．嗅三角から内側には**梁下野**，外側には**梨状皮質**などが連続し，それぞれ帯状回と海馬傍回につながる．帯状回と前頭葉の間は**帯状溝**が境界となり，頭頂葉との間は頭頂下溝で部分的に境界がつくられる．

海馬傍回と側頭葉との境界には**側副溝**が，梨状皮質と側頭葉との境界には**嗅脳溝**がある．

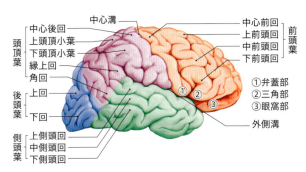

A 外側面

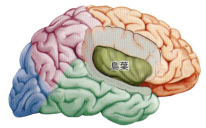

B 島葉が見えるよう一部切断した外側面

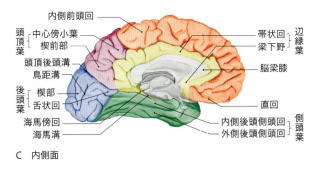

C 内側面

図2　大脳表面の脳葉，脳回，脳溝

大脳皮質は前頭葉，頭頂葉，後頭葉，側頭葉，辺縁葉，島葉（外側溝の深部にある）に大きく区分される．

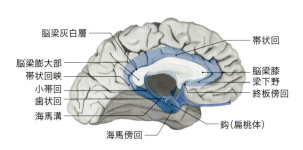

図3　辺縁葉

28. 大脳皮質の層構造は部位によって異なり、その領域の機能を反映する

大脳皮質の層構造

大脳皮質には進化の過程で早くに出現する古皮質と原皮質，哺乳類になって発達する新皮質がある．ヒトの場合，**古皮質**には嗅三角や梨状前野などが含まれる．**原皮質**は海馬，歯状回などを含み，古皮質とともに辺縁葉の一部をなる．**新皮質**はそれ以外で，大脳皮質の大部分を占める．古皮質と原皮質は3層構造，新皮質は6層構造（Ⅰ：分子層，Ⅱ：外顆粒層，Ⅲ：外錐体層，Ⅳ：内顆粒層，Ⅴ：内錐体層，Ⅵ：多形層）を基本とするが，領域によって変化する（図1）．

大脳皮質の各層は入出力が異なる．すなわち，視床からの入力がⅠ，Ⅳ，Ⅵ層に，他の皮質からの入力はⅠ，Ⅳ，Ⅴ，Ⅵ層に終止する．Ⅱ，Ⅲ，Ⅴ層の錐体細胞は他の皮質へ，Ⅴ層の錐体細胞は線条体，脳幹，脊髄などへ，Ⅵ層の細胞は視床へ線維を伸ばして情報を伝える．

大脳皮質の各部分は，その機能によって発達する層が異なる．たとえば，感覚情報を視床から最初に受け取る**一次感覚野**（一次体性感覚野，一次聴覚野，一次視覚野など）では，Ⅳ層が発達して顆粒細胞が密である．それに対して，脳幹や脊髄に向かう錐体路の起始となっている**一次運動野**や**運動前野**は錐体細胞層，とくにⅤ層が厚くて錐体細胞が大きく，Ⅳ層がみられない．このように特定の層構造と機能を備えた大脳皮質の部分を**領野**と呼ぶ．

大脳皮質の領野

大脳皮質にはさまざまな領野がある．領野には形態から定義されたものと，機能から定義されたものがあり，同じ部位を異なる名称で呼ぶ場合があるので注意が必要である．

1) 形態による区分

形態的に定義された領野区分は，**ブロードマン**（K. Brodmann）による発生と層構造に基づくものがよく知られている．彼は哺乳類の多くの種で大脳皮質の層構造を研究し，中心溝のすぐ後方に1〜3野，前方に4野というように，1〜52の番号で領野名を区別した（動物によって欠番があり，ヒトで52個の領野を区別したわけではない）（図2）．

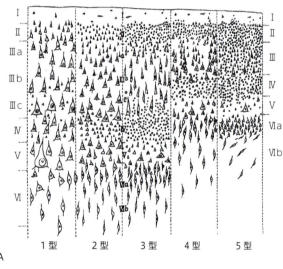
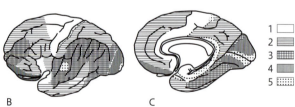

図1 大脳皮質の層構造

A. 大脳皮質の大部分を占める新皮質の6層構造．1型は運動野や運動前野にみられる錐体細胞層の発達した皮質．5型は一次感覚野にみられるⅣ層の発達した皮質．2〜4型は連合野にみられる1型と5型の中間の層構造を形成する皮質．それぞれの占める位置を**B**（外側面）と**C**（内側面）に示す．**B**は外側溝を開いて島葉が見えるように描いてあることに注意する．

（von Economo C, et al：Die Cytoarchitectonik der Hirnrinde des erwachsenen Menschen. Springer, Berlin, 1925 より）

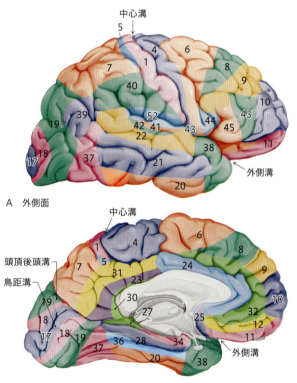

図2 大脳皮質の領野区分

ブロードマン Brodmann の区分を示す．

2）機能による区分

① 感覚機能

感覚器官からの情報を視床経由で最初に受ける領野を**一次感覚野**と呼ぶ．感覚の種類によって**一次体性感覚野**，**一次視覚野**，**一次聴覚野**などがある．それぞれブロードマンの1～3野，17野，41～42野に相当する．

② 運動機能

大脳皮質の中には皮質核路や皮質脊髄路が起こって，運動ニューロンに指令を送り，随意運動を直接制御する**一次運動野**（同じく4野に相当）や，一次運動野と密接につながっている**運動前野**（外側面の6野），**補足運動野**（内側面の6野）などがあり，これらをまとめて**運動関連領野**と呼ぶ（図3）．

③ 連合野

それ以外の皮質は**連合野**と呼ばれる．一次感覚野に隣接する領域は，もっぱらその1種類の感覚をさらに処理する役割をもち（**単感覚連合野**），一次感覚野から離れた領野は複数の種類の感覚を統合する働きがある（**多感覚連合野**）．さらに多感覚連合野と密に連携して，記憶を形成したり，高度な思考を行ったりするのも連合野の機能である．

連合野には頭頂葉，後頭葉，側頭葉にまたがる頭頂・後頭・側頭連合野と，運動関連領野の前方に位置する前頭連合野（前頭前野とも呼ぶ）がある．

後頭連合野はおもに視覚連合野であり，一次視覚野から受け取った視覚情報をさらに処理する．頭頂葉に向かう経路は視覚情報のうち空間内の位置や運動の情報を抽出し，側頭葉下面に向かう経路は形や色を分析して見ている対象が何かを同定する．

頭頂連合野ではおもに視覚と体性感覚の情報が統合される．ここで自分の身体とその周囲で起こっていることの，空間内での位置や動き，対象の表面の性状などさまざまな情報が処理される．頭頂連合野は前頭連合野とも密に連絡しており，こうした情報に基づいて適切な行動を実現するための基盤をつくっている．たとえば目で見た対象を手でつかんで操作する場合に，適切な位置に手を移動させ，対象の性質（大きいか小さいか，硬いか軟らかいかなど）によって適切な力の強さでつかむ必要があるが，これは頭頂連合野と前頭連合野の連携によって実現する．

側頭連合野の下部は視覚対象の同定を担い，上部は聴覚連合野として聴覚情報の分析を行う．左側の上側頭回後部は感覚性言語野として知られ，音の情報から言葉やその意味を抽出する．上側頭溝内部や中側頭回の皮質は多感覚連合野で，視覚，聴覚，体性感覚などの情報を統合する．

前頭連合野には頭頂連合野と側頭連合野から多くの情報が伝えられ，現在の状況を判断し，将来の予測を行ったり行動を計画したりする．行動に関わる出力は運動前野や補足運動野などを介して一次運動野に伝えられ，そこから皮質核路と皮質脊髄路によって全身の骨格筋が動かされる．また，左側の下側頭回の後部は運動性言語野として知られ，言語の情報に基づき，発語の指令を運動前野や一次運動野に送っている．

辺縁葉のうち**帯状回の後部**と**海馬傍回**は一種の多感覚連合野であり，異なる種類の感覚を統合して，前方の嗅内野を介して海馬に情報を供給する．**海馬**では日々の出来事に関する長期記憶が形成される．海馬とその周辺の皮質は進化の早い過程で出現する原皮質であるが，他の皮質の発達とともに機能を変え，ヒトの海馬は言語に関する記憶の形成にも関与する．

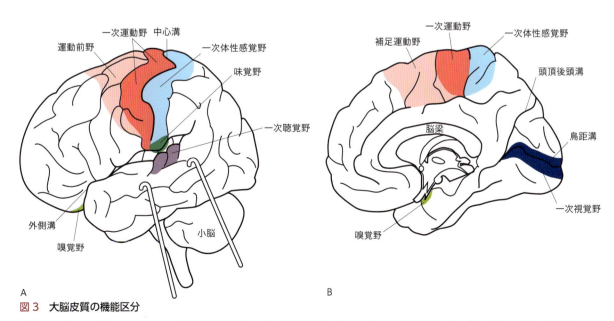

図3　大脳皮質の機能区分

外側面（**A**）と内側面（**B**）における運動関連領野と一次感覚野を異なる色で示す．大脳皮質のうち白い部分の多くは連合野．

29. 大脳皮質の各領野は異なる機能を担う

　大脳皮質は，層構造の特徴から多くの領野に区分される．各層は，脳のどの部位からの線維が終止するか，どの部位に線維を送っているかが異なる．これらの入出力の違いは，その領野の機能の違いを反映する．つまり，層構造で区分された各領野は，異なる機能をもつ．さらに，各領野の中でも細かな部位によって担当する身体の部位が異なる．

● 一次感覚野の部位局在

　一次感覚野は，視床の特殊中継核から感覚入力を受ける．それらの線維が終止するIV層は発達して，そこに小型細胞が密集する．

1）一次視覚野

　一次視覚野（V1）では，この入力線維がIV層内に密な有髄線維の板を形成し，**Gennari 線条**として肉眼でも見ることができる（図1）．IV層の細胞は，Gennari 線条を挟んで密な部分が2層に分かれている．

　一次視覚野の各部分は視野の小部分，すなわち網膜の小部分からの情報を受けている（図2A）．視野の中央を担当するカラムは鳥距溝内部の後端に位置し，そこから前に行くほど視野の外側（網膜の内側）を，上に行くほど視野の下（網膜の上）を，下に行くほど視野の上（網膜の下）を担当する．視野中央を担当する網膜の黄斑には視細胞がとりわけ密に存在するので，カラムの数も多く，網膜での面積は小さい

のに，一次視覚野では大きな面積を占める．こうした網膜の部位と皮質の部位との対応関係を**網膜部位局在** retinotopy と呼ぶ．

2）一次体性感覚野と一次運動野

　一次体性感覚野（S1）と**一次運動野**（M1）においても，身体の部位（皮膚の小部分や特定の関節など）と皮質の部位との関係が知られている．一次体性感覚野と一次運動野はそれぞれ中心後回と中心前回に位置し，上下に長い領野である．その中で下部の外側溝に近い領域が顔面を，そこから上に向かって上肢，体幹を担当する部分が順に並んでいる．下肢の担当部分は内側面の中心傍小葉に位置する．この配列を**体部位局在** somatotopy と呼ぶ．

　脳外科医ペンフィールド（Wilder Penfield）が手術中の患者（局所麻酔で手術を行う患者は覚醒している）の皮質表面の小部分を弱く電気刺激して，身体のどの部分に感覚が生じたかを記録し，図2Bのように身体の担当部位をマッピングした．これを「小さなヒト」という意味で**ホムンクルス** homunculus と呼ぶ．

3）一次聴覚野

　一次聴覚野は音の情報を処理している．視覚野ほど精密に配列されてはいないが，外側ほど低い音を，内側ほど高い音を担当していることが知られており，この配列を**トノトピー** tonotopy と呼ぶ．

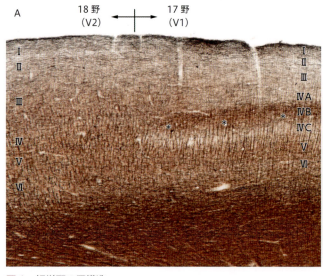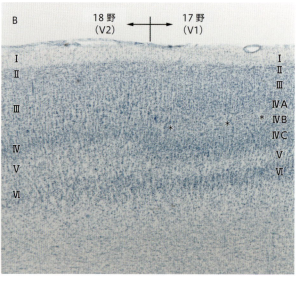

図1　視覚野の層構造
A. 髄鞘染色（Gallyas 染色），**B.** 細胞染色（Nissl 染色）．
一次視覚野［ブロードマンの17野（V1）］と隣接する18野（V2）の層構造を示す．視放線から一次視覚野に入った有髄線維はIV層の中央部（IVB層）に広がってGennari 線条（＊部分）をつくる．細胞染色ではIVB層が疎に見えることがわかる．隣接する領野にはGennari 線条がみられず，IVA～IVC層への亜区分も認められない．

音の受容器は内耳の蝸牛であるが，その中でらせん状に配列されたコルチ器の有毛細胞のうち，蝸牛底に近いほうが高い音を，蝸牛頂に近いほうが低い音を受容している．したがって，一次聴覚野のトノトピーは蝸牛の部位との体部位局在であるとも言える．

大脳皮質のカラム構造

一次視覚野では，左右の眼からの情報が**眼優位性カラム**に分かれて入る．それぞれのカラムは幅が500 μm程度あり，それぞれのカラムの中に特定の**方位**（視覚刺激に長さがある場合，その傾きを方位と呼ぶ）に選択的に興奮するニューロンがさらに細かいカラムをつくって集まっている．また，眼優位性カラムの中には，特定の色に応答するニューロンのカラム（**ブロブ**）も組み込まれている．このブロブに対して，それ以外の方位選択性ニューロンの多い部分を**インターブロブ**と呼ぶ．

このように，一次感覚野にはそれぞれの感覚情報を処理するために，カラムを単位としたさまざまな役割分担がある．すべての感覚情報が一次感覚野で分析できるわけではない．感覚情報はさらに連合野に転送されて，より複雑な処理が行われる．

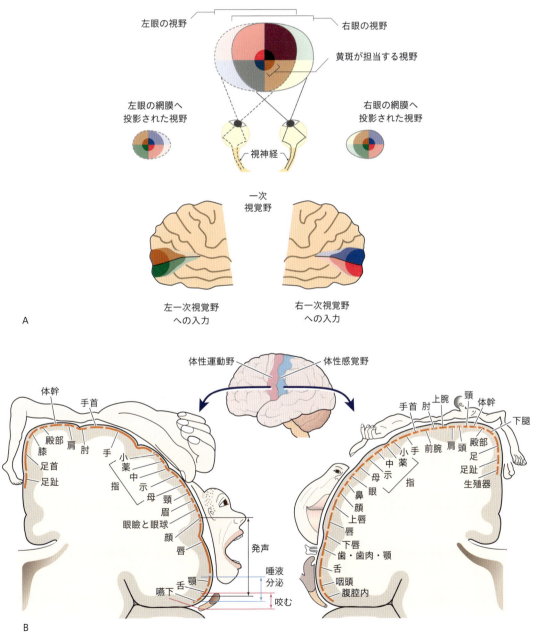

図2 網膜部位局在と体部位局在
A．一次視覚野は位置によって担当している視野の部位が異なり，網膜部位局在と呼ばれる．
B．一次運動野と一次体性感覚野にも位置によって担当する身体の部位が異なる体部位局在がみられる．
（A：Michael Scroggins ウェブサイトより改変，https://michaelscroggins.files.wordpress.com/2012/09/theeyeisnotacamera_v9.pdf）

30. 連合野はさまざまな情報を統合し，高次機能を営む

連合野（図1）は，「異なる感覚情報を統合する高次の皮質」という意味で，ヒトで最も発達し，発生の際には最も遅く成熟する皮質である．ここではおもに単一の感覚を処理する**単感覚連合野**と，複数の感覚を統合する**多感覚連合野**について，代表例を挙げて述べる．

頭頂・後頭・側頭連合野の機能

1) 視覚情報の処理経路

霊長類にとって，感覚の中でも視覚はとりわけ重要で，視覚に関連する皮質は大きな割合を占める．一次視覚野（V1）に入力された視覚情報は，隣接するV2野，さらにV3野と処理が進められる．その過程で1つのニューロンの受容野が広くなり，局所の明暗だけでなく，動きや対象の形など，より複雑な特徴に応答するようになる．

視覚情報の高次の処理経路には，頭頂葉に向かう背側路と側頭葉下面に向かう腹側路がある（図2A）．**背側路**（⇨）は視覚対象が自分を中心とした空間内のどこにあり，どう動いているかを分析し，**腹側路**（⇨）は視覚対象が何であるかを同定する．

2) 背側路と腹側路の領野

背側路の途中に位置する領野である**MT野**や**MST野**は，視覚対象の運動を分析する．これらの空間情報は**下頭頂小葉**と**頭頂間溝**の皮質に伝えられ，そこで視覚情報が体性感覚情報と統合される．

腹側路の途中に位置する**V4野**は，V1野のブロブから多くの情報を受け，視覚対象の色を識別する．そのため，両側のV4野が損傷されると，見た物の色がわからなくなる．

さらに側頭葉下面の**TEO野**，**TE野**で視覚対象が何であるかを分析される．これらの領野によって，たとえば人の顔を見て誰の顔であるかが判別できる．また，そこから扁桃体に情報が転送されて，その顔の表情の意味を読み取ることが可能となる．ヒトを含む霊長類は集団で社会生活を営む種が多い．表情から相手の気持ちや意図を読み取ることは，自らが生き残る上でも社会が機能する上でも不可欠である（➡第7章1項，222頁参照）．

3) 体性感覚情報の処理経路

体性感覚情報は一次体性感覚野から頭頂葉の他の皮質に伝えられて高次の処理を受け，視覚情報とも投合される．たとえば頭頂間溝内部の皮質には，視覚情報と体性感覚情報に基づき，前頭葉の運動関係領野と連携して上肢の運動を制御する領野がある（図2B）．ヒトを含む霊長類にとって，手で物体を把握して操作することは，日常生活で頻繁に必要となる，重要な機能である．

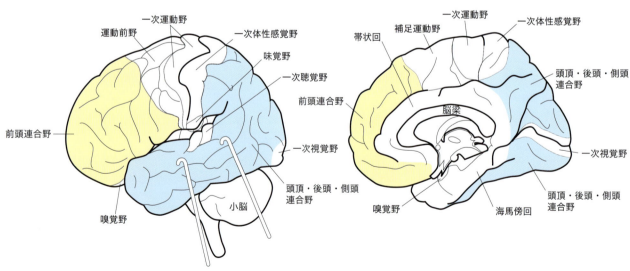

図1　連合野の範囲
水色は頭頂・後頭・側頭連合野，黄色は前頭連合野の範囲を示す．頭頂・後頭・側頭連合野のうち一次感覚野に隣接する部分の多くは**単感覚連合野**，それ以外は**多感覚連合野**である．帯状回や海馬傍回は連合野に含めないことが多いが，多感覚連合野からの入力を受けるので，機能的には多感覚連合野と共通している．

4）聴覚情報の処理経路

聴覚情報は，まず横側頭回にある一次聴覚野において，音の大きさや周波数，音の来る方向について処理されるが，そこから周囲の聴覚連合野に情報が伝わって，さらにそれが何の音であるかが分析される．また，左の上側頭回後部の皮質では，音の情報を言葉に変換して理解することが行われている．これを**感覚性言語野**と呼び，発見者の名を冠して**ウェルニッケ（Wernicke）野**とも呼ぶ（図2C）．さらにその後方に続く左の縁上回と角回は語彙やその意味の処理に関わっているとされる．

前頭連合野の機能

言語の情報は左の下前頭回後部の**運動性言語野**，別名**ブローカ（Broca）野**に送られると，言葉から音声の出力へ変換される．その後方には運動前野と運動野の顔面を担当する領域が接しており，出力はそこから錐体路を介して喉頭，舌，顎などの運動を制御し，発話が行われる．

前頭連合野は**前頭前野**とも呼ばれ，運動性言語野以外にも行動に結びつくさまざまな作用がある．前頭連合野の機能を大きく捉えると，状況を把握し，適切な意思決定を行い，行動を組織化することである．前頭連合野は部位によって働きが異なる．

外側面は，**認知**や**実行**に関与する（図2D）．この領域は頭頂連合野，側頭連合野，運動関連領野と密接に連絡しており，周囲の状況を把握して，過去の記憶なども含む必要な情報を一時的に保持しながら，行動の適切な順序を組み立てたり，別の行動を同時に行ったりすることを可能にする（➡第8章1項，224頁）．

眼窩面と**内側面**は，**情動**と**動機づけ**，**社会性機能**に関与する（図2E）．この領域は扁桃体を含む辺縁系との連絡が密であり，第6章で扱う報酬系の一部をなし（➡218頁参照），行動によって得られた成果が自分にとってどんな意味があるかを評価し，有益な行動を強化し，不適切な行動を避けるように作用する．また，他者の考えていることを推測して社会に適応した行動を選択する働きももっている．

外側面・眼窩面・内側面は密に連携しており，適切な行動が実現するように働いている．

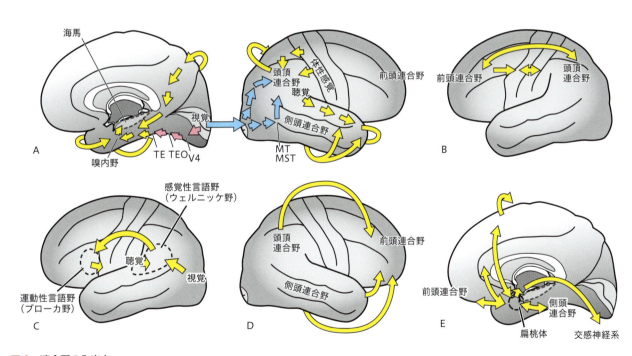

図2　連合野の入出力
A, Eは大脳内側面，B～Dは外側面を示す．脳溝は単純化してある．
A. 視覚・聴覚・体性感覚の情報は，それぞれの一次感覚野ではじめて大脳皮質に到達すると，その周辺の連合野で順次処理され，さらに異なる感覚種の情報が統合される．
B. 頭頂連合野は視覚・体性感覚を中心とした空間情報を処理する．
C. 聴覚情報や視覚情報は感覚性言語野（ウェルニッケ野）に伝えられて言語情報が分析され，運動性言語野（ブローカ野）に伝えられて発語が制御される．
D. 頭頂連合野や側頭連合野で処理された情報は前頭連合野に伝えられて状況判断や計画，行動の選択などに関わる．
E. 前頭連合野や側頭連合野からの情報は扁桃体にも伝えられる．扁桃体は個体にとって危険な情報をいち早く検出して，視床下部を介して交感神経系を興奮させたり，帯状回前部などを介して行動を引き起こしたりする．

31. 大脳髄質は3種類の線維で大脳皮質を各部につなぐ

大脳皮質は領野ごとにさまざまな機能を営み，そのための情報を供給する**入力線維**と，処理結果を他の部位に届ける**出力線維**が必要である．これらの入出力線維は皮質下に大量の白質をつくって走行している．皮質に対比してこれを**髄質**と呼ぶ．さまざまな走行の線維が混在しているが，連絡先によって連合線維，交連線維，投射線維の3種類に分類される．

連合線維

同側の大脳皮質の異なる領野を連絡する線維を，**連合線維** association fibers と呼ぶ（図1）．最も短距離を結ぶ連合線維は，領野を出ると髄質の浅い部分を通ってすぐにUターンし，隣りの領野あるいは隣の脳回に入っていく，これを**弓状線維** arcuate fibers / U fibers という．遠くの領野を結ぶ連合線維は，似た走行の線維がある程度まとまっており，いくつかの線維束に固有の名称がついている．

- **上縦束** superior longitudinal fasciculus：前頭葉，頭頂葉，後頭葉，側頭葉を結び，島の上縁近くを通る線維束である．さらに亜区分がなされており，その1つである**弓状束** arcuate fasciculus は，縁上回の深部で下方に弧を描き，中・下前頭回と上側頭回を結ぶ．運動性言語野と感覚性言語野を連絡する．

- **下縦束** inferior longitudinal fasciculus：一次視覚野以外の後頭葉と側頭葉前部を結び，側脳室下角の外側を通る線維束である．
- **上後頭前頭束** superior occipitofrontal fasciculus：後頭葉と前頭葉を結び，脳梁の下外側で放線冠の内側を通る線維束である．
- **下後頭前頭束** inferior occipitofrontal fasciculus：後頭葉と前頭葉を結び，島の下方を通る長い線維束である．
- **鉤状束** uncinate fasciculus：前頭葉眼窩面や下前頭回と側頭葉前部を結び，島の前下方で著しく屈曲する線維束である．
- **帯状束** cingulum：帯状回の深部を通る線維束である．帯状回前部と後部を結び，さらに側頭葉側で角束に移行し，海馬傍回までを連絡する．
- **角束** angular bundle：帯状束から連続し，海馬傍回の内部を通る線維束である．

交連線維

左右の大脳皮質の間を結ぶ線維を**交連線維** commissural fibers と呼ぶ（図2A）．

前交連 anterior commissure は，有袋類から存在する交連線維束で，前部と後部に区分される．正中面から外側に向かって淡蒼球の内部を走行したのち，**前部**は前に転じて左右の嗅脳を連絡し，**後部**は緩やかに後方に曲がって左右の側頭葉を連絡する．

脳弓交連 fornical commissure （**海馬交連** hippocampal commissure）は，脳梁膨大の下で左右の脳弓の間を結ぶ線維で，肉眼的にはあまり目立たない構造である．左右の海馬，前海馬台などを連絡する（図2B）．

脳梁 corpus callosum は，それ以外の新皮質の大部分を連絡する線維束で，哺乳類で大きくなり，霊長類，とくにヒトで発達が著しい．脳梁は**脳梁吻** rostrum, **脳梁膝** genu, **脳梁幹** body, **脳梁膨大** splenium に大きく区分される．これらの線維は正中線では密に集まって脳梁をつくっているが，外側に向かうにしたがって皮質の各部位に向かって放散していく．この広がっていく線維を**脳梁放線**と呼ぶ（図2C）．

左右の半球の間で，脳梁吻は前頭葉眼窩面や前頭極を，脳梁膝は前頭連合野全体を連絡する．脳梁幹においては，運動関連領野，一次体性感覚野，頭頂葉後部の左右を連絡する線維が前から後ろに向けて分布しているが，重複が大きい．脳梁膨大は左右の後頭葉，側頭葉後部，頭頂葉後部を連絡する．

脳梁膝から続く脳梁放線の線維は，前頭連合野の

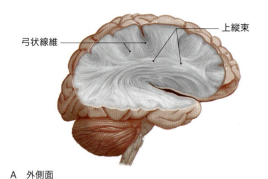

A　外側面

B　配線図

図1　連合線維
片側の大脳半球内で異なる領野を結ぶ線維を連合線維と呼ぶ．

左右を結ぶために前に向かって大きく屈曲する．これを**小鉗子** minor forceps と呼ぶ．逆に脳梁膨大を通る脳梁放線の線維で後頭葉の左右を結ぶものは，後方に大きく屈曲する．これを**大鉗子** major forceps と呼ぶ．

脳梁膨大を通る線維には，前下方に屈曲して側頭葉の左右を結ぶものもある．その際，側脳室下角の壁に沿って薄い板をなして走行するので，**壁板** tapetum と呼ぶ．

投射線維

大脳皮質と皮質下の神経核を結ぶ線維を**投射線維** projection fibers と呼び，大脳皮質と線条体，視床下核，視床，脳幹，脊髄などを連絡する（図3A）．大脳皮質から線条体や視床下核，脳幹と脊髄の運動核へ投射する**遠心性線維**と，前脳基底部のコリン作動性神経核，脳幹の青斑核などから大脳皮質に向かう**求心性線維**，大脳皮質と視床の間を連絡する遠心性線維と求心性線維の両方を含むものがある．

内包，大脳脚，縦橋線維，延髄錐体などは投射線維で構成される線維束である．**内包**は水平断面でみると「く」の字型に屈曲している（図3B）．屈曲点を**膝**，それより前でレンズ核と尾状核の間に位置する部分を**前脚**，後ろでレンズ核と視床の間に位置する部分を**後脚**と呼ぶ．さらに，後脚の後方に接してレンズ核の後ろを後方に向かって走る線維を後脚の**レンズ後部**，レンズ核の下で外側に向かう線維を後脚の**レンズ下部**という．レンズ後部には**視放線**が，レンズ下部には**聴放線**が含まれる．

海馬采と脳弓は，海馬を中心とした大脳皮質と皮質下を連絡する投射線維である．側脳室下角の内側で歯状回の上を前後に走る**海馬采**は，脳梁膨大の下に至って海馬が終わると**脳弓**に名称を変え，上方から前方へと大きく弧を描く．後方の左右が離れた部分を**脳弓脚**，前方の左右が接する部分を**脳弓体**と呼ぶ．脳弓はさらに前方で室間孔の前を通って下方に転じ，**脳弓柱**をつくって前脳基底部や視床下部，視床前核などに向かう．脳弓には一部交連線維が含まれ，脳弓脚の部分で**脳弓交連**をつくって対側にわたる．

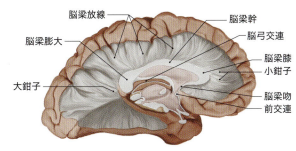

A 側面図

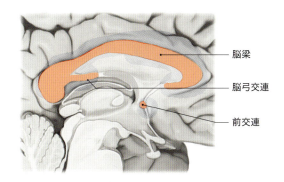

B 正中断

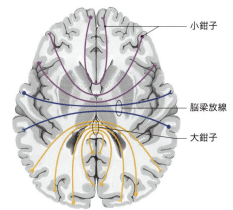

C 配線図

図2 交連線維
左右の半球を結ぶ線維を交連線維と呼ぶ．大部分は左右の同じ，あるいは近傍の領野を連絡する．

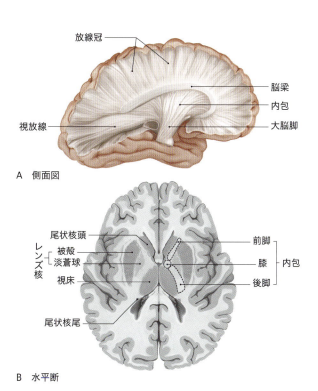

A 側面図

B 水平断

図3 投射線維
大脳皮質と皮質下の神経核を結ぶ線維を投射線維と呼ぶ．

第3章 中枢神経

32. 脳と脊髄は3重の髄膜で包まれる

中枢神経系の脳と脊髄はそれぞれ頭蓋と脊柱という骨格に収まっているが，これらの骨格との間には**髄膜** meninx と**脳脊髄液** cerebrospinal fluid があり，脳と脊髄を保護している．髄膜には外から順に**硬膜** dura mater，**クモ膜** arachnoid，**軟膜** pia mater の3種類がある．硬膜とクモ膜は密着し，軟膜と中枢神経系の実質は密着しているが，クモ膜と軟膜の間は離れていて，その空間を脳脊髄液が満たしている．

脊髄の髄膜（図1A）

骨は骨膜で覆われる．椎骨の表面も骨膜で覆われている．脊柱管の内面を覆う骨膜と脊髄の硬膜の間には薄い空間（**硬膜上腔** epidural space）があり，そこを静脈叢と脂肪組織が満たしている．

硬膜は膠原線維に富んだ厚く丈夫な膜で，生体では白いが，実習用の遺体では静脈叢から拡散した血色素で赤黒く染まっていることが多い．

クモ膜は薄い半透明の膜で，硬膜の内面に密着している．ただし両者間の接着は強くないので，硬膜からクモ膜は容易に剥離できる．クモ膜と軟膜の間にある**クモ膜下腔**は脳脊髄液で満たされる．

軟膜は脊髄表面に密着するきわめて薄い膜で，薄い結合組織と上皮からなる．脊髄の後根・前根の表面も軟膜に覆われる．クモ膜と軟膜の間には繊細な**クモ膜小柱**がわたっており，また脊髄の側面からは軟膜の突起である歯状靱帯が外側に伸び出してクモ膜を貫き，硬膜まで達しており，脊髄が適切な位置で保持されている．

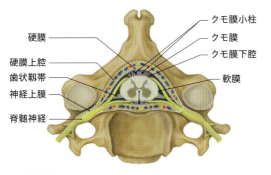
A 脊髄髄膜

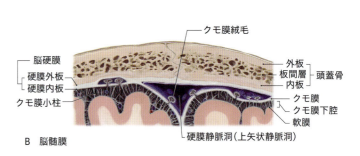
B 脳髄膜

図1 髄膜

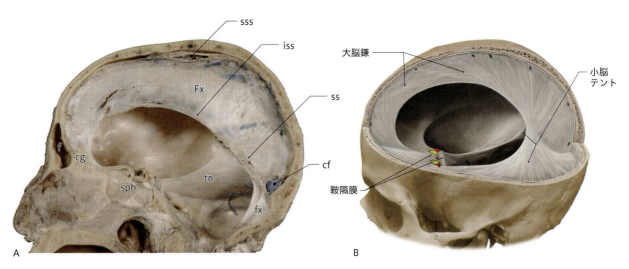

図2 脳硬膜のヒダ
A. 頭部を正中断して脳を取り除き，頭蓋腔の内面を見たところ．静脈に青い色素を含んだ樹脂を注入してある．大脳鎌，小脳鎌と小脳テントの立体構造を示す．cf：静脈洞交会，cg：鶏冠，f：前頭洞，fx：小脳鎌，Fx：大脳鎌，iss：下矢状静脈洞，sph：蝶形骨洞，ss：直静脈洞，sss：上矢状静脈洞，tn：小脳テント．
B. 硬膜の隔壁を示す模式図

120

歯状靱帯は，脊髄本体とともにクモ膜下腔を前後に区切っているが，脊髄から出る後根と前根が腹外側で合流して**脊髄神経**を形成する．そのため歯状靱帯は後根が前方に通る部分を避けて，飛び飛びに硬膜につながっている．脊髄神経となって脊柱管の外に出る際，硬膜はそのまま脊髄神経を覆う**神経上膜**に移行する．脊髄の下端は細くなって終わるが，軟膜はさらに下方に糸状に伸びて終糸の軟膜部（**軟膜終糸，内終糸**）をつくる．軟膜部は，硬膜囊の下端で硬膜に覆われて，終糸の硬膜部（**尾骨靱帯，外終糸**）となって尾椎に付着する．

脳の髄膜

頭蓋腔においても脳は軟膜，クモ膜，硬膜に覆われるが，硬膜の構成が異なる．脊髄硬膜は頭蓋腔に入ると硬膜内葉に連続し，本来は頭蓋内面の骨膜である硬膜外葉と密着する（図1B，2）．

脊柱管において，骨膜と硬膜の間にあった静脈叢は，頭蓋内では**硬膜静脈洞**という特殊な血管をつくる．硬膜静脈洞のうち斜台にそった脳底静脈叢は網目状だが，それ以外は特定の部位に集中している．硬膜静脈洞は脳の各部からの静脈血を受けて，そのほとんどを内頸静脈に導く．

硬膜外葉は本来の骨膜であるので，常に骨に密着している．それに対して**硬膜内葉**は，ところによって折れ返り，大脳鎌と小脳テントを形成する（図3）．

大脳鎌は，頭蓋冠の正中部で硬膜内葉が下方に折れ返ったもので，左右の大脳半球の間にある大脳縦裂に入り込む．**小脳テント**は，後頭蓋窩の上縁で硬膜内葉がほぼ水平方向に内側に向かって折れ返ったもので，大脳半球と小脳の間の大脳横裂に入り込む．大脳鎌と小脳テントは後部でつながっている．

クモ膜は，硬膜内葉に密着しているが，脊髄の場合と同じく接着は弱い．クモ膜と軟膜の間のクモ膜下腔には繊細な**小柱**が並んでいる．

軟膜は，脊髄の場合と同じく脳組織の表面に密着している．

硬膜静脈洞

大脳鎌の付け根には硬膜静脈洞の1つである**上矢状静脈洞**が，下縁には**下矢状静脈洞**が前後に走行する．上矢状静脈洞には外側に伸び出した部分があり，**外側裂孔**と呼ばれる．下矢状静脈洞の後端は，大脳鎌と小脳テントの交線に形成される**直静脈洞**に移行する．上矢状静脈洞の後端は，直静脈洞と合流して**静脈洞交会**をつくった後に左右に分かれて横静脈洞となる．**横静脈洞**は，小脳テントの付け根に沿って前方に走行するが，前方から来る上錐体静脈洞と合流すると下方に向きを変え，S状静脈洞となる．**S状静脈洞**は，下端で下錐体静脈洞に合流し，頸静脈孔を通って頭蓋の外に出て，**内頸静脈**となる．

トルコ鞍の左右には**海綿静脈洞**があり，それらを連絡する**海綿間静脈洞**とともに下垂体を囲む．海綿静脈洞の内部を内頸動脈と外転神経が貫通し，動眼神経，滑車神経，眼神経，上顎神経が外側壁に沿って走行する．海綿静脈洞内で内頸動脈が破れると海綿静脈洞の圧が上昇し，これらの神経の伝導が障害される．海綿静脈洞は前方で眼静脈（上眼静脈，下眼静脈）を介して顔面の静脈に連絡している．そのため顔面，とくに正中部の感染が波及しやすく，臨床において問題になる．海綿静脈洞は，後方では上・下錐体静脈洞を介してS状静脈洞の上端と下端に連絡している．

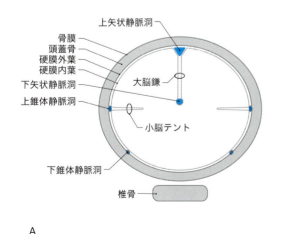
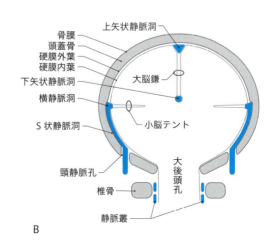

図3　脳の髄膜と硬膜静脈洞の関係
脊髄硬膜は脳硬膜の内葉に続く．脳硬膜外葉は頭蓋内面の骨膜に相当する．硬膜静脈洞は内葉と外葉の間，とりわけ硬膜がヒダをつくる部分に形成される．

33. 髄液は中枢神経系を保護している

中枢神経系は，神経管という上下方向に長いチューブのような構造から発生する．発生の過程でチューブの壁が厚くなるが，内腔は残っており，脳では**脳室** ventricles を，脊髄では**中心管** central canal を形成する．両者を合わせて**脳室系**と呼ぶ．その内部は**脳脊髄液** cerebrospinal fluid (**CSF**) で満たされている．脳室系には神経幹の外と交通する孔があり，**クモ膜下腔** subarachnoid space に連続している．クモ膜下腔も脳脊髄液で満たされる．

脳は頭蓋腔の中で，脊髄は脊柱管の中で，脳脊髄液に半ば浮いた状態で保護されている．

脳室の区分

脳は，発生段階の脳胞によって基本区分が定められている．各脳胞内の腔所が脳室となる（図1A）．最も頭側で左右一対で発生する終脳（大脳）には**側脳室** lateral ventricle が，それにつながる正中部の間脳には**第3脳室** third ventricle ができる．側脳室はひらがなの「つ」の字に似た形で大きなアーチをつくっており，前端部を**前角**，水平の部分を**中心部**，後端部を**後角**，側脳室内に位置する下部を**下角**と呼ぶ（図1B）．第3脳室と左右の側脳室は**室間孔** interventricular foramen（モンロー Monro 孔）でつながっている．中脳内部の脳室は細長い水路状で**中脳水道** cerebral aqueduct と呼ばれ，第3脳室の後下方に連続する．中脳水道の下方には菱脳の脳室である**第4脳室** forth ventricle があり，その下端は細くなって脊髄の中心管へと移行する．第4脳室の外側端に1対（**外側口** lateral aperture/ルシュカ Luschka 孔），下端に1個（**正中口** median aperture/マジャンディーMagendie 孔），クモ膜下腔につながる孔が開いている．

クモ膜下腔の脳槽

クモ膜下腔は，クモ膜と軟膜の間の空間である．脳の突出している部分では，クモ膜が軟膜のごく近くを覆っているため，クモ膜下腔は薄い．しかし，脳溝や大脳と小脳の間のように脳の大きな区分の間で，軟膜が深い谷をつくっている部分では，クモ膜

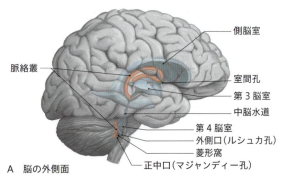
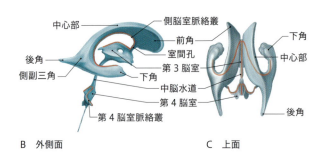

図1　脳室の区分と脈絡叢
A. 脳室の位置と区分．
B, C. 脳室と脈絡叢（赤）を外側（B）と上（C）から見たところ．

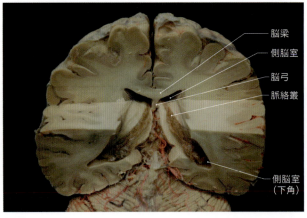

図2　脈絡叢の外観
大脳の後部を除去して側脳室の中心部から下角の後ろを露出したところ．脈絡叢がやや色の濃い，細かな突起の密集したひも状の構造として見える．生体では血液が豊富なため赤く見える．

がその内部まで進入せずに表面をなだらかに覆うため，クモ膜下腔が相対的に広くなる．特に広い部分を**クモ膜下槽** subarachnoid cisterns と呼ぶ．

たとえば大脳外側溝の奥は島葉の表面に広い空間をもち，**大脳外側窩槽**と呼ばれる．大脳と小脳の間の大脳横裂の奥は，中脳の外側を取り囲むように広い空間がある（**迂回槽**）．また中脳の前面には，左右の大脳脚に挟まれた脚間窩の部分（**脚間槽**）にクモ膜下腔が広がる．小脳下面と延髄後面の間にできる凹みの**小脳延髄槽**も，代表的な脳槽である．

これらの部位は，クモ膜下出血が起こった際に血液が貯留して，それが凝固すると単純 X 線 CT（造影剤を入れない通常の撮影）で高濃度に見えるので，診断上有用である．

脳脊髄液の産生

中脳水道以外の脳室は，脳胞の中でどちらかに偏って発達するため，その部位では脳の実質は形成されず，脳室の内面を覆う上衣と脳表面の軟膜が隣接する．この膜構造を**脈絡組織** choroid membrane と呼ぶ．脈絡組織には，血管が豊富に分布して細かい突起の密集した紐状の組織である**脈絡叢** choroid plexus が形成される（**図2**）．

脈絡叢は左右の側脳室に1つずつ，第3脳室と第4脳室に1対存在する（**図1C**）．脈絡叢は血液の成分から脳脊髄液を産生して脳室内に分泌する．側脳室で産生された脳脊髄液は室間孔を通って第3脳室に入り，そこで産生された脳脊髄液とともに中脳水道を通って第4脳室に至る．さらに第4脳室で産生された脳脊髄液と合わせて，外側口と正中口を通ってクモ膜下腔に出る．

脳脊髄液の吸収

クモ膜下腔をめぐった脳脊髄液は，従来，頭頂部の内側などにある**クモ膜顆粒** arachnoid granulations で吸収されると考えられてきた．頭蓋内圧が高い場合にクモ膜顆粒が働くのは事実だが，近年，頭蓋内圧が正常な場合には，他の経路で吸収されていることが明らかになってきた．

これまで，中枢神経系にはリンパ管がないと考えられてきた．事実，身体の他の部位のようなリンパ管は存在しない．その代わりの機能を果たす3種類の経路が特定されてきている（**図3**）．

- **神経根に沿う経路**：篩板を通る嗅神経や，椎骨の間を通る脊髄神経根など，末梢神経に沿って脳脊髄液が流出する．頭蓋の外に出た脳脊髄液はリンパ管に入り，頸部や腰部のリンパ節およびリンパ本幹を経由して血液循環へ戻る．
- **血管周囲の空間を通る経路**：脳に入る動静脈の外周は軟膜から連続する薄い組織で囲まれており，この血管周囲の空間や血管壁を通って頭蓋外に出たり，後述の硬膜のリンパ管に入ったりする経路が考えられている．
- **硬膜のリンパ管を通る経路**：硬膜内，とくに硬膜静脈洞周囲にはリンパ管がみられ，脳からの静脈周囲の空間から，あるいはクモ膜下腔からの脳脊髄液が流入する．硬膜静脈洞が内頸静脈に移行する際に，それらのリンパ管が静脈周囲を伝ってそのまま頸部のリンパ節に向かい，さらに頸リンパ本幹から血液循環へ戻る．

これらの経路は次項で述べる間質液の流れとともに，中枢神経組織から不要な代謝産物を取り除くために重要な役割を果たしている．

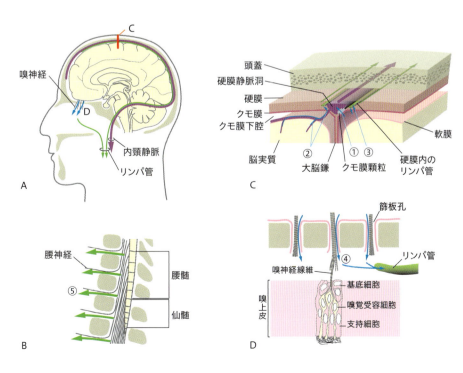

図3 脳脊髄液の排出路

A. 脳を囲むクモ膜下腔の脳脊髄液の排出路には，①クモ膜顆粒を通って硬膜静脈洞の血液に合流する経路，②脳からの静脈周囲の空間から硬膜内のリンパ管に入る経路，③クモ膜下腔から硬膜内のリンパ管に入る経路，④嗅神経などの末梢神経の周囲の空間から頭蓋外のリンパ管に入る経路がある．脊髄を囲むクモ膜下腔の脳脊髄液は，⑤神経根周囲の空間を通って脊柱外のリンパ管に入る経路がある（**B**）．
①〜③は**C**に，④は**D**に拡大図を示す．

34. 脳脊髄液の過剰や減少によって，脳の機能が障害される

　脳脊髄液 cerebrospinal fluid（CSF）は，脈絡叢で産生されて脳室を満たし，第4脳室からクモ膜下腔に流れ出て，前項に挙げた経路で吸収される．脳脊髄液が過剰に産生されたり，流れが妨げられたり，吸収に障害があったりすると，脳脊髄液が増加して脳実質が圧迫されて脳室が拡大する．これを**水頭症**と呼ぶ（図1）．認知症などで大脳皮質や髄質が萎縮したときにも脳室は拡大するが，これは水頭症に含めない．

　脳室やクモ膜下腔が拡大して脳実質が圧迫されると，さまざまな症状を呈する．**頭蓋内圧** intracranial pressure（ICP）が上昇する場合としない場合があるが，上昇する場合はそれによって起こる症状もみられる．

　頭蓋内圧は成人で通常200 mmH$_2$O（約15 mmHg）以下で，幼児以下ではさらに低い．頭蓋腔には脳，脳脊髄液，血液などの組織がある．そのどれか，または複数の容積が増えると，はじめは他の要素が縮小するが，ある程度を超えると周囲を硬い骨で囲まれているため，頭蓋内圧が上昇する．容積が増大する原因として，脳組織は**浮腫**が，脳脊髄液は以下に述べる**脳脊髄の貯留**が，血液は**血圧の上昇**や**静脈還流の低下**がおもな原因である．

　ここでは代表的な水頭症の起こるメカニズムと症状，治療について見ていこう．

脳脊髄液の産生過剰

　脈絡叢には**乳頭腫**と呼ばれる腫瘍が発生することがある．脈絡叢乳頭腫には脳脊髄液を大量に分泌するものがあり，吸収可能な量を上回って分泌されると水頭症をきたす．発生する位置によっては脳脊髄液の流路を遮って，後述する閉塞性水頭症を生じることがある．

　小児の場合は元気がなくなる，嘔吐するなどの症状がみられ，成人の場合の症状は頭痛が多い．多くは良性で，手術で摘出することで完治する．

脳脊髄液の流路の閉塞

　脳脊髄液がクモ膜下腔に出るまでの段階で流れが妨げられると，脳室に脳脊髄液が貯留する．これを**閉塞性水頭症** obstructive hydrocephalus，あるいは**非交通性水頭症** noncommunicating hydrocephalus と呼ぶ．閉塞が起こる部位によって，拡大する脳室の範囲が異なる．

　頭蓋内圧の上昇（200 mmH$_2$O以上が頭蓋内圧亢進）による症状と，脳実質が圧迫されて薄くなることによる症状がみられる．頭蓋内圧亢進は水頭症だけでなく，出血，腫瘍，浮腫などさまざまな原因で起こるが，症状としては**頭痛**（とくに早朝に強くなる），**嘔吐**（吐き気がなくて突然噴出するように吐く），**視力障害**などが多くみられる．

　たとえば，松果体に腫瘍が発生して，これが中脳蓋（上丘と下丘）を圧迫してその下にある中脳水道が閉塞することがある．このとき，側脳室と第3脳室で産生された脳脊髄液の流れ出る場所がなくなり，これらの脳室が拡大する．初発症状は，水頭症の症状である頭痛と嘔吐のことが多い．治療としては原因となる疾患の治療が第一である．脳室内の脳脊髄液を閉塞部位をバイパスして排水する髄液シャント術も用いられる．通常は頭蓋に小さな孔を空けて脳組織を通して側脳室にカテーテルを挿入し，カテーテルを皮下に通して他端を腹膜腔に留置する**脳室腹腔シャント**（V-Pシャント）が選択される（図2A）．カテーテルを通して腹膜腔に導かれた脳脊髄液は，腹膜から吸収されて体循環に戻る．その他に，内視鏡を頭蓋内に挿入して，第3脳室底や終板に孔を開けてクモ膜下腔と連絡させる**内視鏡的第3脳室開窓術**も行われる．

正常圧水頭症

　水頭症の中には頭蓋内圧の上昇が著明でないものが存在し，**正常圧水頭症** normal pressure hydrocephalus（NPH）と呼ばれる（図3）．その中にクモ膜下出血や髄膜炎などの後に起こるものがあり，かつては出血や炎症のためにクモ膜顆粒における脳脊髄液の吸収が阻害されて起こるものと考えられていた．しかしながら，最近の研究でクモ膜顆粒は頭蓋内圧が上昇したときに脳脊髄液を排泄するが，正常の圧におい

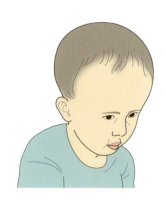

図1　水頭症の小児
小児で頭蓋の縫合が完全に閉じていない時期に水頭症を発症すると，脳室と脳の拡張に伴って頭蓋が大きくなり，図のような外観を呈する．

ては他の経路が主に働いていることが明らかにされ，クモ膜顆粒における吸収の阻害では説明ができなくなった．水頭症に至る真の原因は今後の研究を待たねばならない．

ここでは正常圧水頭症の概要をみる．正常圧水頭症にはクモ膜下出血や髄膜炎などに続いて起こる**続発性正常圧水頭症** secondary NPH（**sNPH**）と，とくに先行する疾患がなく起こる**特発性正常圧水頭症** idiopathic NPH（**iNPH**）がある．

1）続発性正常圧水頭症（sNPH）

sNPHはさまざまな原因で起こりうるが，クモ膜下出血後が多い．クモ膜下出血の急性期にも水頭症をきたすことがあるが，急性期を脱してから10～37%の症例でsNPHを発症するとされている．炎症によってクモ膜が肥厚し，クモ膜下腔が癒着することで，間質液が脳室側にしか排出できなくなり，脳室が拡大する可能性が指摘されている．

2）特発性正常圧水頭症（iNPH）

iNPHは認知障害，歩行障害，尿失禁などの症状で始まる．同様の症状はアルツハイマー病，脳血管性認知症，パーキンソン病など多くの原因で起こりうるが，認知障害を呈する患者の約5%にiNPHがあるとされている．iNPHは治療可能な疾患であるため，これを見逃さないことが重要である．CTやMRIの画像において，脳室や外側溝の拡大に比べて，頭頂部の脳溝が狭小で拡大がみられない特徴がある［**クモ膜下腔の不均等な拡大を伴う水頭症** disproportionately enlarged subarachnoid-space hydrocephalus（**DESH**）］．画像でNPHが疑われた場合は脳脊髄液排除試験（タップテスト）を行う．これは腰椎穿刺によって自然に流出する脳脊髄液を約30 mL排除するもので，その前後で見当識や歩行の障害の程度を検査して比較し，改善がみられる場合はNPHと診断できる．治療としては**腰部クモ膜下腔腹腔シャント術**が行われる（図2C）．腰椎の間からクモ膜下腔にカテーテルを穿刺し，皮下を通して他端を腹膜腔に挿入するものである．

脳脊髄液減少症

脳脊髄液が減少しても障害を起こす．主な症状は起立時の頭痛，倦怠感，疲れやすさ，めまい，動悸，息切れなど多彩である．

脳脊髄液の圧が低下している（髄液圧が $6\ cmH_2O$ 以下）場合を**低髄液圧症**と呼ぶ．また，髄膜に何らかの欠損が生じて脳脊髄液がクモ膜下腔から外に漏れ出す場合を**髄液漏出症**と呼ぶ．事故などによる外傷，手術などの医療行為が原因となりうるが，明らかな原因が認められない場合もある．低髄液圧症と脳脊髄液漏出症は同時に起こる場合も，一方のみが起こる場合もある．

治療としては硬膜外に患者自身の血液を注入する治療法（**ブラッドパッチ**）がある．血液の成分によって髄膜の欠損部位を塞ぐことによって漏出を止める．

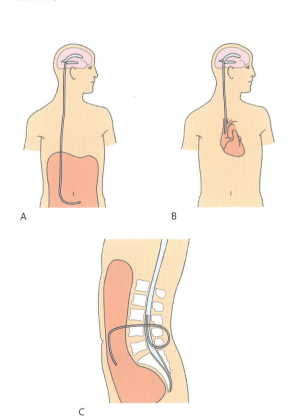

図2 髄液シャント（短絡）術
A. 脳室腹腔シャント（V-P shunt）．B. 脳室心房シャント（V-A shunt）．C. 腰部クモ膜下腔腹腔シャント（L-P shunt）．
［新井一：水頭症．新井一（監修）：標準脳神経外科学，第15版．p313, 医学書院, 2021より転載］

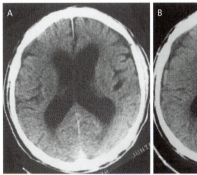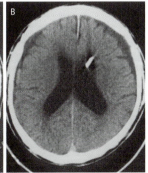

図3 正常圧水頭症のCT画像
V-P shunt術前（A）および術後（B）．術後脳室が縮小するとともに，症状は改善する．
［新井一：水頭症．新井一（監修）：標準脳神経外科学，第15版．p316, 医学書院, 2021より転載］

35. 脳の血液は内頸動脈と椎骨動脈によって供給される

脳に血液を送る動脈は，総頸動脈と鎖骨下動脈から分かれてくる．**総頸動脈**は頭部に向かう動脈で2分岐し，枝の1本の**外頸動脈**がおもに顔面に分布し，もう1本の**内頸動脈**が脳に血液を送る．**鎖骨下動脈**は上肢に向かう動脈で，その基部から分かれた**椎骨動脈**が脳に達する．内頸動脈の枝と椎骨動脈からの枝は脳の底部で交通して，**大脳動脈輪**（ウィリス動脈輪）をつくっている（図1）．

内頸動脈とその枝

内頸動脈 internal carotid artery は，甲状軟骨上端の高さで総頸動脈から分岐して上行し（①頸部），頭蓋底から頸動脈管に入り，屈曲して側頭骨内を前内側方に進み（②岩様部），破裂孔から内頭蓋底に現れて海綿静脈洞に進入する（③海綿部）．ここで前方に進んだ後，急に上方に向きを変え（頸動脈サイフォン），前床突起の内側で硬膜を貫いてクモ膜下腔に現れ，後方に向きを変える（④大脳部）．この屈曲部で眼動脈を前方に分枝する．**頸動脈サイフォン** carotid syphon は，動脈の拍動が脳に伝わらないように減弱させる働きがある．また，血管造影像では内頸動脈の部位を特定する目印となる（図2）．

- **眼動脈** ophthalmic artery は視神経とともに視神経管を通って眼窩に入る．

その後の内頸動脈からは，まず，細い**後交通動脈**が後方に分かれ，視交叉の外側で細い前大脳動脈と太い中大脳動脈に分岐する．

- **前大脳動脈** anterior cerebral artery は大脳縦裂に入り，前頭葉と頭頂葉の内側面に分布する．左右の前大脳動脈は短い**前交通動脈**によってつながれ，前大脳動脈はこの分枝を境に交通前部（A1区）と交通後部（A2区）に区分される．
- **中大脳動脈** middle cerebral artery は大脳の外側溝に入り，大脳半球の外表面に分布する．まず前頭葉と側頭葉の間を外側に向かい（水平部，M1区），島の前下端で多数の枝に分かれて島と側頭葉・前頭葉・頭頂葉の外表面に枝を送る（島部，M2区）．

椎骨動脈とその枝（図3）

椎骨動脈 vertebral artery は鎖骨下動脈の第1部から分かれ（①椎骨前部），第6～1頸椎の横突孔を通って上行し（②横突部），屈曲して環椎後弓の上面の溝を通り（③環椎部），大後頭孔から頭蓋腔に入り，延髄の両側を上行する（④頭蓋内部）．ここで3本の枝（**前脊髄動脈，後脊髄動脈，後下小脳動脈**）を出した

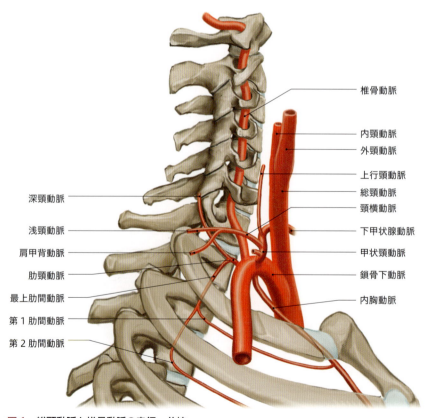

図1　総頸動脈と椎骨動脈の走行・分岐

後，左右が合流して**脳底動脈** basilar artery になる．脳底動脈は橋の前面を上行し，3種類の枝（**前下小脳動脈**，数本の橋動脈，**上小脳動脈**）を出してから2分岐し，左右の後大脳動脈になる．

- **後大脳動脈** posterior cerebral artery は大脳の後方に向かい，大脳半球の下面と後頭葉に分布する．まず中脳の前面を外側に向かい（交通前部，P1区），細い**後交通動脈**を前方に出して内頸動脈と交通してさらに進み（交通後部，P2区），2本の終枝に分岐して**外側後頭動脈**（P3区）は側頭葉の下面に，**内側後頭動脈**（P4区）は後頭葉の内側面に向かう．

大脳動脈輪

大脳動脈輪 cerebral arterial circle（ウィリス動脈輪 circle of Willis）は，脳底にあるほぼ五角形の動脈輪で，2種類の交通動脈が内頸動脈の枝と椎骨動脈の枝との間をつないで構成される．脳幹の前方で左右の側頭葉の間に位置し，視神経と下垂体漏斗を囲んでいる（図4）．

- **前交通動脈** anterior communicating artery は左右の大脳動脈の間をつなぐ．
- **後交通動脈** posterior communicating artery は後大脳動脈と内頸動脈の間をつなぐ．

大脳動脈輪によって左右の間および前方の内頸動脈と後方の椎骨動脈の間を結ぶ**側副血行路**が形成され，一部の動脈が狭窄ないし閉塞したときに，他の動脈を通して血液が補われる．動脈の狭窄・閉塞が慢性的に生じた場合には，他の動脈が代償的に拡張して，十分な血流が確保される．しかし動脈が急激に狭窄・閉塞した場合には，この側副路による代償は十分なものではなく，脳血管障害が引き起こされる．

> **Column　頸動脈洞と頸動脈小体**
>
> 内頸動脈の起始部は拡張していて，**頸動脈洞** carotid sinus と呼ばれ，その壁には伸展に反応する受容器があり，血圧の変化を感知する圧受容器になっている．頸動脈洞からの信号は，舌咽神経［IX］の枝（頸動脈洞枝）と迷走神経の枝を通して延髄の循環中枢に伝えられ，血圧調節が行われる（→36頁参照）．
>
> 総頸動脈分岐部の結合組織の中には，豊富な毛細血管とパラガングリオンの細胞集団があり，**頸動脈小体** carotid body と呼ばれる．これは血液中のO_2およびCO_2分圧の変化に反応する化学受容器で，その信号は舌咽神経の枝（頸動脈洞枝）を通して延髄の呼吸中枢に伝えられ，呼吸運動の調節が行われる．

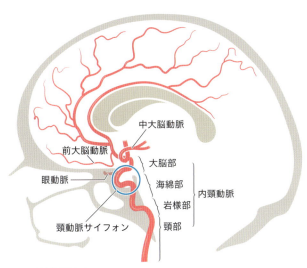

図2　頸動脈サイフォン

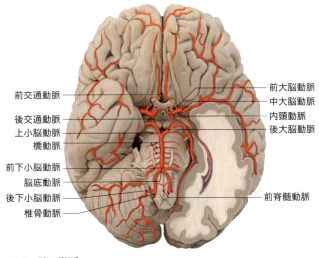

図3　脳の動脈

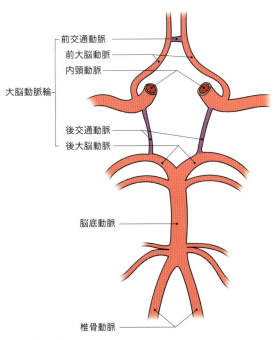

図4　大脳動脈輪

36. 頭蓋腔の容積と脳の血流量は一定に保たれている

脳循環の特徴

脳の血液循環には2つの特徴がある．

1) 高い血流密度と安定した血流量

脳の重量は1,400 g（体重の2.4%程度），血流量は750 mL/分（心拍出量の14%程度）で，重量あたりの血流量（血流密度）は全身の6倍程度と非常に高い．

脳の血流量は，心拍出量や血圧が増加してもほとんど変化せず，一定に保たれている．ただしfMRI（functional MRI）などの画像診断技術によって，脳の活動に応じて脳の血流分布が変化することが観察されている．

頭蓋腔は骨に囲まれて容積が一定なので，頭蓋腔に含まれる脳組織，脳脊髄液，脳内血管の容量は常に一定である（**モンロー・ケリーの原理** Monro–Kellie doctrine）．そのため脳出血や腫瘍などで病的に脳容積が増加すると頭蓋内圧が上昇し，血管が圧迫されて脳血流量が低下する．

頭蓋内圧が上昇すると，全身の血圧が上昇し徐脈になる現象がみられる．**クッシング反射** Cushing reflex と呼ばれ，延髄の血管運動中枢の局所的な虚血による反射とされ，脳ヘルニアを起こす前兆とみなされている．

2) 血液脳関門

脳の毛細血管では内皮細胞がタイト結合で強固に結合し，星状膠細胞の終足がつくる筒状のシートによって覆われていて，毛細血管の周囲に液を含む間質腔がない．

血液とニューロンの間の液のやりとりは，星状膠細胞膜の水チャネル（アクアポリン4）を介して行われ，毛細血管壁の物質透過性が強く制限されている（**血液脳関門** blood–brain barrier）．血液中の物質のうちで，脂溶性物質（アルコール，麻酔薬など）の透過性は高く，電解質（Na^+，K^+）の透過性はやや低く，血漿蛋白質や非脂溶性の薬剤はほとんど透過しない．

> **Column　老廃物を搬出するグリンパティック系**
>
> 脳の実質には間質腔がなく，間質液を回収するリンパ管もない．代謝活動や細胞成分の合成・分解で生じたタンパク質などの老廃物は，通常の組織ではリンパ管によって搬出されるが，脳ではこれに代わって老廃物を搬出する**グリンパティック系** Glymphatic system が提唱されている．脳内に進入した細い動脈と静脈の周囲には**血管周囲腔** perivascular space（フィルヒョウ=ロバン腔 Virchow–Robin space）があり，ここに含まれる液が動脈側から星状膠細胞の水チャネルを通って静脈側の血管周囲腔へ運ばれ，そこからさらに硬膜静脈洞周囲のリンパ管を経て排出される経路が想定されている（図1）．

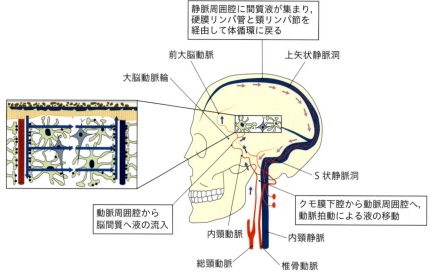

図1　グリンパティック系の概念図

脳の動脈は内頸動脈と椎骨動脈から分かれ，動脈周囲腔を伴って脳に進入する．血管周囲腔を星状膠細胞の血管周囲足が包み，水チャネルのアクアポリン4（AQP-4）を通して脳脊髄液から脳間質に水が流入し，静脈周囲腔へと流れていく．静脈周囲腔の液は，硬膜静脈洞周囲のリンパ管から頸リンパ節に達し，体循環の静脈に流入する．

（坂井建雄：Glymphatic System とは．Annual Review 神経 2019．中外医学社，2020 より転載）

硬膜静脈洞

脳の静脈はすべて脳から出て**硬膜静脈洞** dural venous sinus に流入する．硬膜静脈洞は硬膜の外板と内板の間に挟まれ，上矢状静脈洞，直静脈洞，横静脈洞，S状静脈洞，海綿静脈洞などがあり，最終的に頭蓋底の頸静脈を出て**内頸静脈** internal jugular vein に注ぐ（図2）．

上矢状静脈洞 superior sagittal sinus は大脳鎌の上縁に沿って後方に走り，内後頭隆起のところで直静脈洞と合流し，左右の横静脈洞に分かれる．この合流・分岐部は**静脈洞交会** confluence of sinus と呼ばれる．上矢状静脈洞の左右に**外側裂孔** lateral lacunae という裂隙状の膨隆部があり，大脳からの静脈が流入し，上矢状静脈洞と交通している．上矢状静脈洞と外側裂孔には，クモ膜顆粒がよくみられる．

大脳鎌の下縁を走る**下矢状静脈洞** inferior sagittal sinus と大大脳静脈が合流して**直静脈洞** straight sinus になる．直静脈洞は大脳鎌と小脳テントの接合部を後方に走り，静脈洞交会に達する．

横静脈洞 transverse sinus は静脈洞交会から左右に向かい，小脳テントの後外側縁に沿って進み，錐体の後部に達してS状静脈洞に移行する．**S状静脈洞** sigmoid sinus は頸静脈孔を通って内頸静脈につながる．S状静脈洞に沿って，中頭蓋窩にはS状洞溝がある．

海綿静脈洞 cavernous sinus は，トルコ鞍の左右で蝶形骨の外側面に位置し，壁の薄い静脈叢からできている．大脳静脈と眼窩の眼静脈が流入し，側頭下窩の翼突筋静脈叢と導出静脈でつながる．左右の海綿静脈洞は**海綿間静脈洞** intercavernous sinus（下垂体柄の前後を通る）によりつながれ，**上・下錐体静脈洞** superior/inferior petrosal sinus（錐体の上縁と後縁を通る），**脳底静脈叢** basilar plexus（斜台に広がる）などにより，他の主要な静脈洞につながる．

頭蓋の骨の外板と内板の間に**板間静脈** diploic vein があり，頭蓋腔の硬膜静脈洞と交通し，また頭蓋の外と**導出静脈** emissary vein でつながる．導出静脈には弁がなく，両方向へ流れることが可能だが，おもに頭蓋の外に流れる．

髄膜の動脈

髄膜のうちで軟膜には脳の動脈が分布するが，クモ膜には動脈がなく，硬膜には別系統の動脈が分布する．硬膜の動脈は，頭蓋冠の骨を貫いて頭蓋腔に進入し，硬膜外板の中を通る．前・中・後頭蓋窩にそれぞれ前・中・後硬膜動脈があるが，中硬膜動脈のみが太く，かつ分布域も広い（図3）．

中硬膜動脈 middle meningeal artery は側頭下窩で顎動脈から起こり，棘孔を通って頭蓋腔に入る．中頭蓋窩で側頭骨鱗部の内面の溝の中を走り，**前頭枝**（前頭部に向かう）と**頭頂枝**（頭頂部と後頭部に向かう）に分かれる．

前硬膜動脈 anterior meningeal branch（内頸動脈→眼動脈→前篩骨動脈の枝）は，前頭蓋窩に分布する．

後硬膜動脈 posterior meningeal artery（外頸動脈→上行咽頭動脈の枝）は，頸静脈孔から後頭蓋窩に分布する．

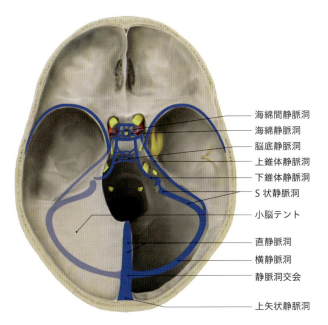

図2　硬膜静脈洞

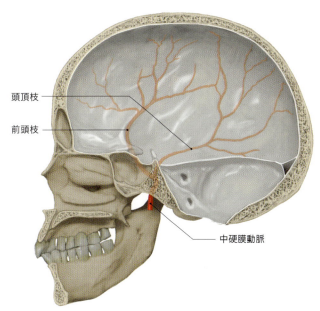

図3　中硬膜動脈

37. 脳の循環障害は，突然発症する

脳血管障害

脳の血管障害には，虚血性のもの（脳梗塞）と出血性のもの（脳出血）があり，いずれも生命と健康に重大な影響を及ぼす．重篤な症状が突然に生じるものは，古くから**脳卒中** cerebral apoplexy と呼ばれているが，軽度の発作は**一過性脳虚血発作** transient cerebral ischemic attack（TIA）と呼ばれ，短時間のうちに後遺症なく回復する．

1) 脳梗塞（虚血性脳血管障害）（図1）

脳梗塞 cerebral infarction は，脳の血管が突然に閉塞して脳実質への血液供給が減少して脳組織が壊死する病気である．画像検査で診断を確定する．発症から4.5時間までの超急性期には血栓溶解薬（組織プラスミノーゲン活性化因子t-PAなど）が有効であるが，その後の急性期には脳浮腫や血栓形成を抑制する内科的な治療に加えて，血管内カテーテルによる血栓摘除術も行われる．脳梗塞の発生機序としては脳塞栓と脳血栓の2種類がある．

脳塞栓症 cerebral embolism では，心血管系の他の部位に生じた血栓が剥離し，血流を介して脳血管を閉塞する．原因部位としては心原性が重要で，心房細動，心筋梗塞，人工弁が原因となりうる．頸部の動脈（総・内頸動脈，椎骨動脈）の動脈硬化部位から生じる動脈原性のものもある．閉塞は中大脳動脈を中心に，内頸動脈と椎骨動脈のあらゆる枝に発生する．

脳血栓症 cerebral thrombosis では，脳内の動脈壁におけるアテローム性動脈硬化部位に血栓が形成され脳血管を閉塞する．好発部位は内頸動脈のサイフォン，中大脳動脈分岐部，脳底動脈起始部などである．

ラクナ梗塞 lacunar infarction という小さな脳梗塞

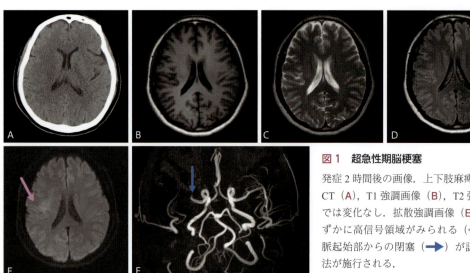

図1　超急性期脳梗塞

発症2時間後の画像．上下肢麻痺，意識障害にて発症．CT（A），T1強調画像（B），T2強調画像（C），FLAIR画像（D）では変化なし．拡散強調画像（E）にて中大脳動脈領域にごくわずかに高信号領域がみられる（→）．MRA（F）で右中大脳動脈起始部からの閉塞（→）が認められる．すぐにt-PA投与療法が施行される．

(前田眞治：標準理学療法学・作業療法学・言語聴覚障害学　別巻 脳画像．p98，医学書院，2017より)

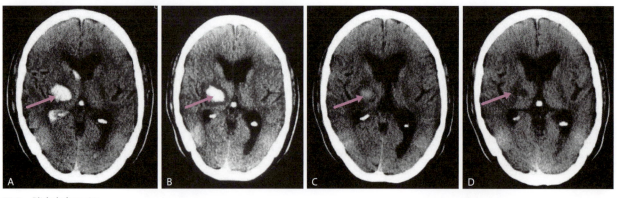

図2　脳内出血のCT

A. 発症当日の脳室内穿破した視床出血．白い血腫のみで周囲の浮腫はない．
B. 5日後には脳室内穿破した血液は流れ去り，血腫の周りに黒い浮腫が生じている．
C. 14日後には血腫は淡く小さくなるが周りの浮腫は残っている．
D. 30日後には血腫はなくなり，黒い瘢痕組織のみとなる（この時点では脳梗塞と鑑別困難）．

(前田眞治：標準理学療法学・作業療法学・言語聴覚障害学　別巻 脳画像．p90，医学書院，2017より)

は，脳内を走る直径 200 µm 以下の小さな穿通動脈が閉塞したもので，脳梗塞の半分近くを占める．閉塞部位によりさまざまな症状を呈する．

2) 脳出血（出血性脳血管障害）（図2）

脳出血 cerebral hemorrhage は，脳内の動脈が破綻し，出血して血腫を形成する病気で，脳卒中による死亡者数の 1/4 ほどを占める．出血は 2～3 時間で止まるが，出血量により予後や症状が異なる．出血量が 5 mL 未満の場合には自然に吸収されるが，それ以上では出血部位により多彩な神経症状（意識障害，片麻痺など）を生じ，さらに頭蓋内圧亢進による脳ヘルニアが生命を脅かす．治療としては外科的に血腫を取り除くことが多い．原因の大部分は高血圧によるもので，降圧治療が必要となる．

3) 一過性脳虚血発作

一過性脳虚血発作（TIA）は，脳局所の血流減少ないし虚血によって突然に局所症候（片麻痺など）を生じるが，短時間のうちに後遺症なく回復する発作である．多くは 2～15 分以内に収まる．原因としては，頭蓋外の動脈硬化病変からの血栓が剥離して，微小塞栓が脳内の動脈を一時的に閉塞することで生じる．脳梗塞の警告徴候として重視されている．

頭蓋腔内血管の構造異常

頭蓋腔内の血管が破綻した場合，原因疾患によってはクモ膜下腔に出血して脳脊髄液に血液が混入し，**クモ膜下出血** subarachnoid hemorrhage（SAH）と診断される．前駆症状はなく突然の激しい頭痛，嘔吐，意識障害，髄膜刺激症状（項部硬直）を生じ，CT で確定診断が可能で，髄液が黄色調になる．頭部外傷以外の原因として**脳動脈瘤** cerebral aneurysm の破裂が多く，脳血管撮影で確認して脳動脈瘤を閉鎖する根治手術を行う．先天的に脳動静脈間が直接吻合する**脳動静脈奇形** cerebral arteriovenous malformation（AVM）もクモ膜下出血の原因になりうる．

頸動脈海綿静脈洞瘻 carotid-cavernous fistula（CCF）は，内頸動脈の海綿部の壁が破れて海綿静脈洞との間に瘻孔を生じる病気である．一側の眼球突出，眼球の充血，複視，眼窩部痛，頭痛などの症状が出現する．原因としては外傷もあるが，非外傷性では動脈瘤の破裂によるものがある．脳血管内手術による瘻孔塞栓術が行われる．

外傷による頭蓋腔内の血腫

頭蓋腔はほぼ閉鎖した空間のため，外傷により頭蓋腔内に出血すると血腫を生じて脳を圧迫する．発生部位と機序により，いくつかの種類がある．

急性硬膜下血腫 acute subdural hematoma は頭部外傷の急性期（3 日以内）に硬膜下腔に出血し，肉弾的な血塊を形成する．脳挫傷とクモ膜下出血を合併することが多い．受傷直後から意識障害を生じることが多い．CT 像では高吸収の血腫領域が三日月形に見える（図3）．

慢性硬膜下血腫 chronic subdural hematoma は硬膜下に被膜に包まれた血腫が生じるもので，軽微な頭部外傷の後 3 週間ないし 2～3 カ月で発症する（図4）．乳幼児と高齢男性に好発する．外傷により少量の硬膜下血腫が生じ，そこに炎症反応が加わって被膜を形成し，硬膜の外膜と内膜の間に血腫を形成する．CT 像で血腫領域の濃度は含有血液量によりさまざまである．

硬膜外血腫 epidural hematoma（EDH）は頭部の外傷・骨折により硬膜動脈が破綻して，頭蓋骨と硬膜の間に血腫が生じる．徐々に出血するので，外傷後に意識清明な時期があるのが特徴となる．硬膜が引きはがされるため，CT 像では高吸収の血腫領域が両凸のレンズ形に見える（図5）．

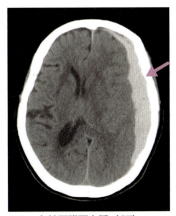

図3 急性硬膜下血腫（CT）
脳と硬膜の間に三日月型の血腫がみられる（→）．
（前田眞治：標準理学療法学・作業療法学・言語聴覚障害学 別巻 脳画像．p127，医学書院，2017 より）

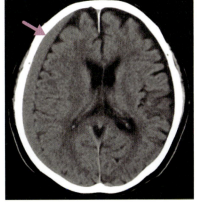

図4 慢性硬膜下血腫
慢性になると CT では三日月型の等吸収～低吸収を示す（→）．本症例では軽度の左片麻痺を呈した．
（前田眞治：標準理学療法学・作業療法学・言語聴覚障害学 別巻 脳画像．p128，医学書院，2017 より）

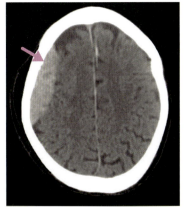

図5 急性硬膜外血腫（CT）
凸型の血腫で脳を圧迫している（→）．
（前田眞治：標準理学療法学・作業療法学・言語聴覚障害学 別巻 脳画像．p127，医学書院，2017 より）

Column　てんかん：過剰な興奮の原因は？

　正常な脳組織では興奮性ニューロンが活性化すると同時に抑制性ニューロンの活動も高まり，興奮をある程度まで抑えたり，興奮が広がらないようにしたりしている．脳組織の一部が損傷した際に，その修復過程でこうした抑制機構が破綻して，異常な興奮を生じる部分が現れることがある．この異常な興奮による症状を**てんかん**と呼ぶ．

　異常を起こす部位によって特有の症状を呈する．たとえば海馬は酸素の欠乏に弱く，損傷を受けた後にてんかんの原因となることがある．海馬から異常興奮が広がる過程で，不快感や恐怖感，既視感といった症状が自覚され，やがて意識を失うと特定の仕草や口をもぐもぐ動かすといった**自動症**を示すことがある．髄膜腫などの増大で圧迫された組織が異常な興奮を生じて，痙攣を起こすこともある．

　興奮の著しい場合はそこから大脳皮質全体に異常な興奮が広がって，全身に痙攣を生じることがある（**強直間代発作**）．全身が硬直して左右対称の細かな痙攣が十数秒間起こり（強直期），そのあとリズミカルな動きの痙攣が数十秒続く（間代期）．間代期のあとは眠ったり，もうろうとした状態になったりする．

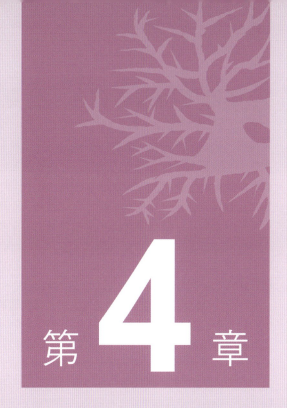

第4章

感覚機能

1. 感覚機能の概観
2. 体性感覚
3. 視覚
4. 聴覚と平衡感覚
5. 嗅覚と味覚

第4章 感覚機能

1. 頭部で特殊感覚を，全身の体壁で体性感覚を感知する

　五感と言えば，視覚，聴覚，嗅覚，味覚，触覚である．神経科学ではそれらに加え，平衡感覚と内臓感覚が基本的な感覚として分類される（表1, 図1）．また，**触覚**は体性感覚という複合的な感覚の一部として理解される．**体性感覚**は全身の体壁，すなわち皮膚と筋肉で捉えられる．頭部で捉えられる視覚，聴覚，嗅覚，味覚に平衡感覚を加えた5つの感覚は**特殊感覚**と呼ばれる．

　それぞれの感覚には，その感覚を引き起こす**適刺激**が存在する．たとえば，光は視覚を引き起こすので，光は視覚の適刺激である．適刺激を捉える受容器は，それぞれの感覚で特殊化されたものが用いられる．たとえば光は，光を吸収するタンパク質が備わった**視細胞**という特殊な受容器で捉えられる．受容器で捉えられた適刺激の情報は中枢に送られ，さまざまな形で統合・処理されて，最終的には適切な行動を発現するのに貢献する．以下に感覚の種類を挙げる．

特殊感覚

1) 視覚

　眼の奥にある網膜の視細胞に光が入ることで引き起こされる感覚である．個々の視細胞は光の波長と強度の情報だけを捉えるが，その情報が統合されると，眼前の世界がリアルに再構成され，ヒトの主観的体験の主要な要素として，記憶に残る．運動視，立体視，色覚，形態認知などの機能がある．

2) 聴覚

　空気の振動を耳の奥にある**蝸牛**の**有毛細胞**で捉える感覚系である．振動の周波数は音の高さとして知覚される．高い周波数は高い音，低い周波数は低い音である．2つの耳に入ってくる振動の差の情報を用

いることで，どこから音がきたのか，すなわち**音源定位**ができる．音の感覚は音楽，言語理解などの社会コミュニケーションのツールとして利用できる．

3) 平衡感覚

　頭部の運動を捉える感覚系である．前庭器官である**半規管**と**耳石器**の**有毛細胞**で捉えられる．姿勢や眼球運動の制御に重要である．

4) 嗅覚

　揮発性化学物質を捉える感覚系である．鼻の奥にある**嗅細胞**が検知し，嗅神経を介して情報を脳に伝える．

5) 味覚

　水溶性化学物質を捉える感覚系である．舌，咽頭喉頭などに存在する**味細胞**が検知し，いくつかの脳神経を介して情報を脳に伝える．

体性感覚

　体性感覚 somatic sensation は全身で生じる感覚で，物理・化学的な刺激を検出し，身体を取り巻く環境と身体の位置・運動についての情報を与えてくれる．体性感覚は生じる場所によって，皮膚で生じる**皮膚感覚** cutaneous sensation と，筋・腱・関節などの運動器で生じる**深部感覚** deep sensation が区別される．

　また，体性感覚は検出される物理・化学的な情報の性質（**感覚様式** sensory modality）によっても区別される．

1) 触覚・圧覚

　触覚・圧覚 tactile sense は皮膚に加わる機械的な力を感知する．

　真皮にある表在性受容器で捉えられ，皮膚が触ら

表1　感覚の種類

感覚の種類		適刺激	受容器		感覚体験
視覚		光	視細胞	光受容器	明るさ，色
聴覚		音	有毛細胞（蝸牛）	機械受容器	音
平衡感覚		頭の傾き・加速度	有毛細胞（前庭）	機械受容器	頭の傾き・加速度
嗅覚		揮発性物質	嗅細胞	化学受容器	匂い
味覚		水溶性物質	味細胞	化学受容器	味
体性感覚	触覚・圧覚	機械圧	皮膚の受容器	機械受容器	触覚・圧覚
	温覚・冷覚	温度刺激	皮膚の受容器	温度受容器	温度
	痛覚	痛み刺激	皮膚の受容器	侵害受容器	痛み
	深部感覚	体の動き	筋紡錘・腱器官	機械受容器	体の動き
内臓感覚		内臓の生理反応	内臓のさまざまな受容器	機械受容器，化学受容器	痛み・状態

それぞれの感覚に固有の適刺激と受容器がある．

〔泰羅雅登：感覚機能総論. 本間研一（監）：標準生理学 第9版. p228, 医学書院, 2019 より改変〕

れたという情報を脳に伝える．**表在性受容器**とは，感覚神経の起始部に，明らかな受容器構造が認められるものを指し，複数のものが存在する．受容器の種類によって，捉えられる信号の性質や振動周波数が異なる．

2）温覚・冷覚

温覚・冷覚 thermal sense は体表の温熱と寒冷を感知する．

解剖学的に明確な受容器構造が認められない**自由神経終末** free nerve ending に存在する温度を捉えるイオンチャネルに起因する．温度を捉えるイオンチャネル群は transient receptor potential（TRP）**受容体**と呼ばれ，温度に応じてさまざまな種類があることが知られている．

3）痛覚

痛覚 pain は全身のさまざまな組織から侵害性の情報を伝える．痛みは，組織の傷害などで生じる不快な感覚であるが，生存に必須である．特定の行動（忌避行動，逃避行動など）や，感情と結びついた記憶・学習を引き起こし，臨床的にも重要である．

痛みは，自由神経終末に存在する TRP 受容体のうち，温度以外の痛み刺激にも反応するものに起因する．また，組織に損傷が起こると，さまざまな生理活性物質や炎症物質が放出され，TRP 受容体の反応性が増強する．複合的な刺激に反応するため，**ポリモーダル受容体**とも呼ばれる．

4）深部感覚（固有感覚）

固有感覚 proprioception は運動器の位置や加わる力を検出する．

関節や筋がどのような状態にあるのかを伝える感覚系である．おもに**筋紡錘**と**ゴルジ腱器官**が担い，筋の伸び具合や，筋にかかっている張力の情報を伝える．姿勢制御には不可欠である．

内臓感覚

内臓で受容される感覚であり，**臓器感覚**と**内臓痛覚**とがある．痛覚は通常，刺激が加えられた位置に生じるが，内臓痛覚の場合，内臓からの求心性神経と皮膚からの求心性神経が脊髄で同じ上行性線維に統合されるため，内臓の痛みが皮膚で感じられる**関連痛** referred pain が生じる．

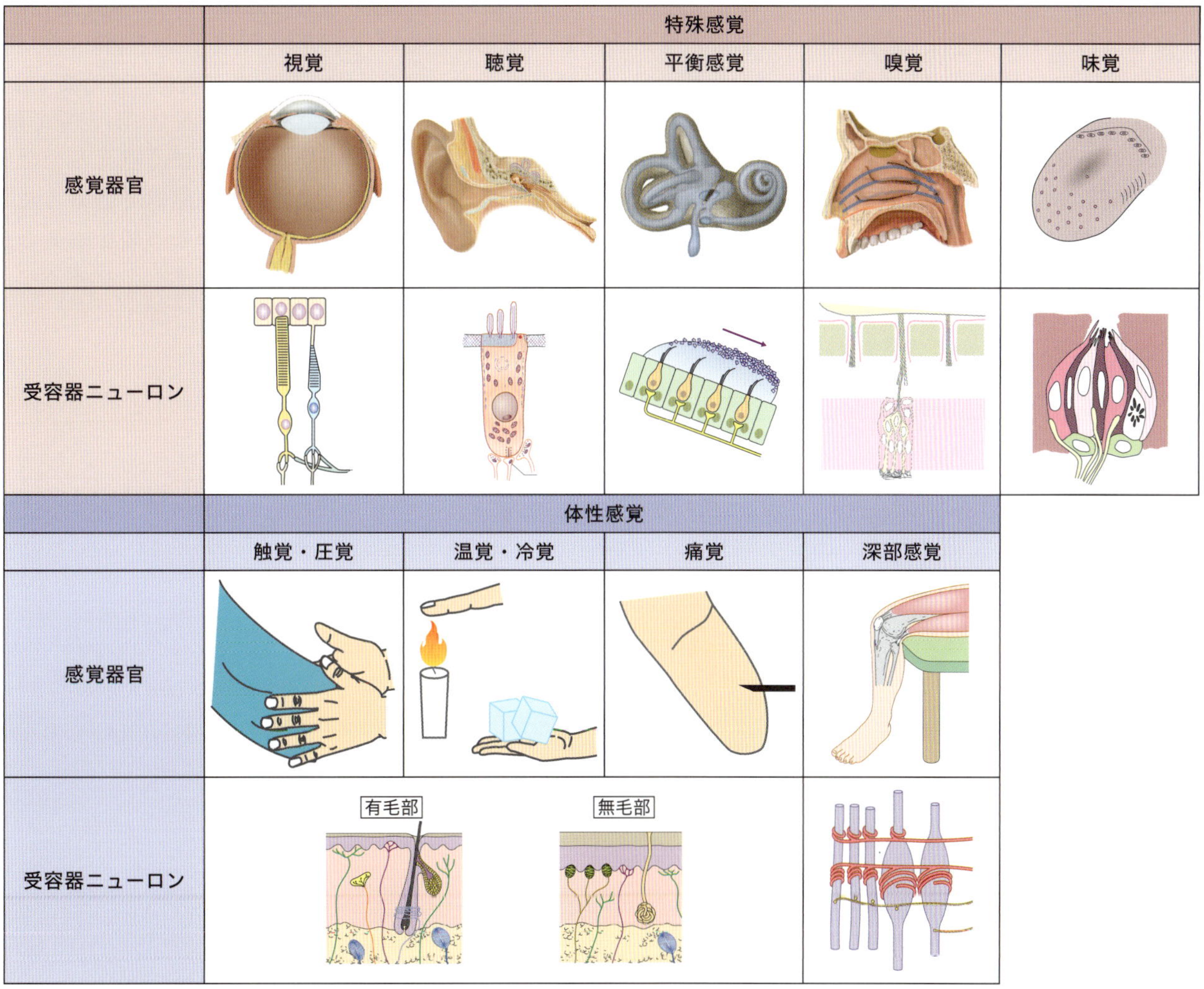

特殊感覚					
	視覚	聴覚	平衡感覚	嗅覚	味覚
感覚器官					
受容器ニューロン					

体性感覚			
	触覚・圧覚	温覚・冷覚	痛覚	深部感覚
感覚器官				
受容器ニューロン	有毛部　無毛部			

図1　ヒトの主要な感覚とその受容器ニューロン

2. 感覚は受容細胞で感知され，求心性神経を通って脊髄，脳幹に伝えられる

感覚は主観的であるため，客観的に測定するのは難しい．しかし，刺激に対する判断や反応を計測し，感覚の性質を明らかにしようとする試みから，いくつかの重要な性質が明らかになってきた．

本項では，感覚の強さに関する一般的な性質と順応について説明する．

感覚の強さ

感覚の強さに関する重要な性質として，「感覚の違いが感覚の絶対値に比例する」という基本的な原理であるWeberの法則がある．

1) Weberの法則

Weberは2個の物体の重量を比較する実験を行い，重さの違いを感じる感覚が生じるのに必要な最小の重量差ΔSが，基準となる一方の物体の重量Sに比例することを見いだした．

たとえば，1 gと2 gの違いがわかる人でも，10 gと11 gの違いがわかるとは限らないが，10 gと20 gの違いはわかる．つまり，感覚の強さは感覚刺激の差で決まるのではなく，比で決まる．$\Delta S/S$ が一定になることをWeberの法則と呼び，その一定値$\Delta S/S = C$をWeber比と呼ぶ．Weber比は，感覚の種類によって異なる．触覚と視覚のWeber比は小さいのに対し，味覚と嗅覚のWeber比は大きい．

2) Weber–Fechnerの法則

Fechnerは，Weber比を基本単位として感覚の強さは増すと考えた．生じる感覚強度の違いΔEが$\Delta S/S$を基本単位として増える，つまり，$\Delta E = k(\Delta S/S)$である．両辺を積分すると$E(S) = k\log(S) + C$（積分定数）が得られる．つまり，感覚の強さは刺激の強さの対数に比例する．これをWeber–Fechnerの法則と呼ぶ．

3) Stevensのべき数の法則

実際には，感覚の強さは$\Delta S/S$を基本単位とせず，感覚の強さの変化分ΔEも基準感覚Eに比例することを，1975年にStevensが発見した．つまり，$\Delta E/E = n(\Delta S/S)$である．両辺を積分すると$\log E = n\log(S) + C$が得られ，$E = KS^n$が得られる．これをStevensのべき数の法則と呼ぶ．

順応

同じ感覚刺激を与え続けると，感覚は弱くなる．これを**順応** adaptation と呼ぶ．持続的な刺激をやめると，感覚はすぐに元に戻る．また，ある刺激にだけ順応すると，神経系のバランスが崩れ，**後効果** after effect が現れる．たとえば，赤い画面をずっと見て順応した後に白い画面を見ると緑っぽく見えるのは，後効果である．順応は痛覚以外の感覚で認められ，受容細胞で起こる場合も中枢で起こる場合もある．順応が速い細胞は刺激に対して一過性に反応するが，順応が遅い細胞は持続的に反応する（図1）．

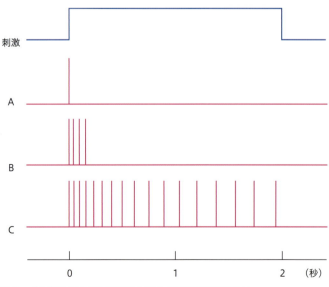

図1 求心性神経上の活動電位でみた受容器反応の順応
A. 順応の速いもの（例：パチニ小体）．B. やや速いもの．C. 遅いもの．

適刺激を電気信号に変換するメカニズムによる感覚受容器の分類

感覚の**適刺激**は受容器にある受容細胞で検知されるが，その様式は適刺激の物理的性質（➡次項参照）や，適刺激を電気信号に変換するメカニズムで分類できる．また，感覚は受容細胞が活動電位を発生するかどうかでも分類できる．受容細胞で検知された感覚刺激の情報は，末梢神経である**求心性神経**で脊髄・脳幹に運ばれる．求心性神経の種類は運ばれる感覚情報によって異なる．

1）イオンチャネル型：体性感覚，聴覚，平衡感覚

細胞膜に搭載されているイオンチャネルの連結などの伸展により，イオンチャネルが開き，細胞内に陽イオンが流入することで起動電位が発生する．刺激が入るとすぐにイオンチャネルが開くため，反応は速い．

2）Gタンパク共役型受容体（GPCR）：視覚，嗅覚，味覚

光や化学物質がGPCRに結合し，活性化されたセカンドメッセンジャーにより，イオンチャネルが開いたり閉じたりすることで，脱分極や過分極などの受容器電位が発生する．セカンドメッセンジャー系を介するため反応は遅いが，信号が増幅されるため感度は高い．

3）transient receptor potential（TRP）チャネル：温度感覚，痛覚

TRPチャネルは主に自由神経終末に分布する．温度に反応してイオンチャネルが開き，Ca^{2+} などの陽イオンが細胞内に流入することで受容器電位を発生する．TRPチャネルは温度に反応するだけでなく，さまざまな物質と結合する（➡本章4項，140頁参照）．TRPチャネルの反応は速いが，求心性神経の伝導速度が遅いため，信号が中枢に到達するのは遅い．

活動電位の発生の有無による分類

体性感覚の受容器では，物理・化学的刺激が神経細胞の興奮に変換される．この信号変換の過程は**トランスダクション** transduction と呼ばれ，型によって一次感覚細胞と二次感覚細胞に分けられる（図2）．

1）一次感覚細胞

受容細胞が活動電位を発生するものを指す．感覚神経線維そのものが受容体分子をもち，刺激によって直接に興奮（**起動電位** generator potential）を生じる．起動電位が閾値を超えると，活動電位が生じ，脳神経や脊髄神経の求心性神経を通って脳・脊髄に入力する．嗅覚のほか，体性感覚のほとんどがこれにあたる．

2）二次感覚細胞

受容細胞が活動電位を発生しないものを指す．受容細胞は**受容器電位** receptor potential の脱分極や過分極の程度に応じて神経伝達物質を放出し，これによって求心性神経である**受容細胞後細胞**が活動電位を生じる．触覚のメルケル盤や，視覚，聴覚，味覚，平衡感覚がこれにあたる．

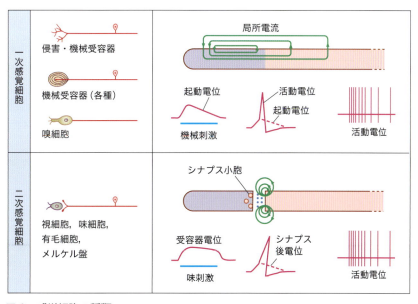

図2　感覚細胞の種類

3. 体性感覚は，皮膚と運動器の受容器によって生じる

体性感覚の種類

皮膚は人体最大の感覚器であり，自由神経終末が痛覚と温覚・冷覚を，またさまざまな種類の機械受容器が触覚・圧覚を検出している．

運動器である骨格筋，腱，関節包には特性の異なる機械受容器が備わり，深部感覚を感知している（表1）．

自由神経終末

皮膚の温覚・冷覚と痛覚は，**自由神経終末** free nerve ending によって検出される．自由神経終末は，感覚神経の末端が特別な装置をつくらずに分枝して終止するもので，全身のさまざまな結合組織に分布する．皮膚では真皮の神経叢から枝が分かれて，真皮の乳頭や表皮の細胞間に自由神経終末として終止する．侵害性の温熱・機械的・化学的刺激を検出する**侵害受容器** nociceptor でもあり，その情報は**痛覚**として感じる．また皮膚では**温度受容器** thermoreceptor としても働く．

皮膚の機械受容器

皮膚の触覚・圧覚は，数種類の**機械受容器**によって検出され，それぞれ分布場所，構造，特性が異なる（図1〜3）．

1）メルケル盤 Merkel disk

表皮の基底層には上皮細胞が分化した**メルケル細胞** Merkel cell があり，指状の微小突起を周囲に伸ばすとともに，側底部には細胞質顆粒を蓄え，細胞膜に円盤状の神経終末が接している．この構造は**メルケル盤**ないし**触覚盤**と呼ばれる．メルケル細胞は機械的刺激により興奮し，顆粒から伝達物質を放出して有髄神経線維の終末に興奮を伝達する．順応性が遅く，表層の圧受容器として働く．

2）マイスナー小体 Meissner corpuscle（図1）

表皮直下の真皮乳頭にある長楕円形の構造（短径 50 μm 前後，長径 100 μm 前後）で，1〜5本の有髄神経線維が進入している．特殊化したシュワン細胞の薄板状の突起が積み重なり，円板状の神経終末が間に挟まっている．マイスナー小体全体はコラーゲン性の薄い膜で包まれ，表皮の基底膜とコラーゲン線維でつながれている．順応性が速く，表層の振動受容器として働く．

手掌や足底に多くみられ，とくに指腹に密に分布する．また口唇，眼瞼縁，外陰部にも分布する．

3）ルフィニ小体 Ruffini corpuscle

真皮の深部にある紡錘形の構造（長さ1 mm ほど）で，1〜2本の有髄神経が進入している．中心のコラーゲン線維束の周りを神経周膜の細胞層が包み，内部では神経線維が分枝してコラーゲン線維束に貼りついている．順応性が遅く，皮膚深部の結合組織に加わる圧受容器として働く．

歯根膜や関節包にも分布する．

4）パチニ小体 Pacinian corpuscle（図2）

真皮と皮下組織の境界部や関節包にある楕円形の

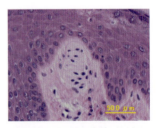

図1 マイスナー小体（川名原図）

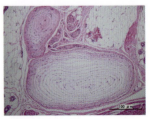

図2 パチニ小体（川名原図）

[図1, 2：波多野豊：皮膚の構造と機能．岩月啓氏（監）：標準皮膚科学 第11版．p18，医学書院，2020 より]

表1 体性感覚の受容器

	受容器	分布部位	適刺激	感覚様式
皮膚感覚	自由神経終末	全身の結合組織	侵害刺激	痛覚
			温熱，寒冷	温覚・冷覚
	メルケル盤	皮膚の浅層	表面の圧	触覚・圧覚
	マイスナー小体	皮膚の浅層	表面の振動	
	ルフィニ小体	皮膚の深層	深部の圧	
	パチニ小体	皮膚の深層	深部の振動	
	毛包受容器	毛根	毛幹の動き	
深部感覚	筋紡錘	骨格筋	筋の伸展	固有感覚
	腱器官	腱	腱の張力	
	関節受容器	関節包	関節包への外力	

構造（径0.5～3 mm，長さ1～4 mm）で，数本の有髄神経線維が進入している．5～50層ほどの層板が同心円状に重なり，断面ではタマネギのように見える．中心部の**内棍**では髄鞘を失った軸索の周囲をシュワン細胞の薄板が包み，その周囲の厚い**外棍**では神経周膜由来の線維芽細胞のシートと間質液を含む間隙が層板状に配置している．層板構造が，組織に加わった圧を増幅して神経終末に伝える．順応性が速く，皮膚深部の結合組織の振動受容器として働く．

皮膚では手掌と足底，とくに指腹に多く，他にも腹膜，陰茎，陰核，尿道，乳輪などに分布する．

5) 毛包受容器 hair follicle receptor

毛根に分布する感覚神経線維が毛根鞘を取り囲んで，柵状神経終末をつくっている．また，毛包をメルケル細胞が包んでいる．毛幹に加わる外力の受容器として働く．

運動器の機械受容器

筋紡錘 muscle spindle は筋線維の間にある紡錘形の受容器（径0.1～0.2 mm，長さ2～5 mm）で，2種類の**錘内筋線維**（核袋線維，核鎖線維）を，被膜が包んでいる（図4）．2種類の感覚神経線維（Ⅰa線維，Ⅱ線維）が錘内筋の中央部に分布し，γ運動神経線維が錘内筋の両端部に分布する．Ⅰa線維がつくる一次終末は伸張速度に比例して反応し（動的反応），伸張状態にも反応（静的反応）する．Ⅱ線維がつくる二次終末では静的反応を行う．筋紡錘からの感覚線維の興奮は，反射的に同じ筋を収縮させ（**伸張反射**），筋張力を維持して姿勢や肢位を保持するのに役立つ．

ゴルジ腱器官 tendon organ of Golgi は筋腱接合部に近い部分で腱のコラーゲン線維束の一部を被膜が包んだ構造（径0.1 mm，長さ0.5 mm）である（図5）．ルフィニ小体と同様に神経線維が分枝してコラーゲン線維束に貼りついている．腱器官からの感覚線維の興奮は，同じ筋の収縮を抑制して筋張力を一定に維持するのに役立つ．

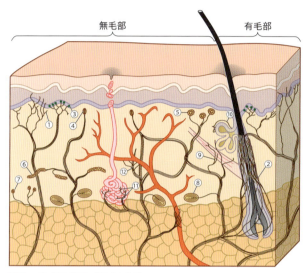

図3 皮膚の神経（川名原図）

〔求心性神経終末〕①自由神経終末，②毛包周囲柵状神経終末，③ Merkel 盤，④ Meissner 小体，⑤ Krause 小体，⑥ Ruffini 小体，⑦ Golgi–Mazzoni 小体，⑧ Vater–Pacini 小体．
〔遠心性神経終末〕⑨立毛筋への神経線維，⑩脂腺への神経線維，⑪汗腺運動神経，⑫血管運動神経．
〔波多野豊：皮膚の構造と機能．岩月啓氏（監）：標準皮膚科学 第11版．p18，医学書院，2020 より〕

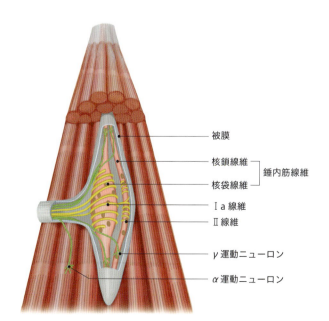

図4 筋紡錘

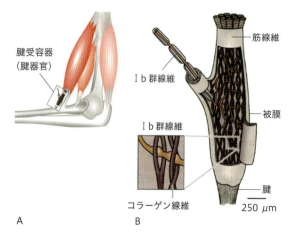

図5 腱受容器（腱器官）

A. 腱受容器は骨格筋と腱との移行部に存在する．
B. 腱受容器の微細構造の模式図．Ⅰb群線維はコラーゲン線維に挟まれており，張力の増加に伴うコラーゲン線維の伸展によってⅠb群線維にインパルスが生じる．

〔高草木薫：脊髄．本間研一（監）：標準生理学 第9版．p344，医学書院，2019 より〕

4. 体性感覚の受容器は，種類によって特性が異なる

体性感覚の受容機構は，温度・侵害刺激に対するものと，機械刺激に対するものとで大きく異なる．

●温度・侵害受容器

皮膚の温度・侵害受容器は，表皮層に進入する**自由神経終末**である．その細胞膜に発現する受容体・チャネル分子として **TRP チャネル** transient receptor potential channel が同定されている．TRP チャネルは大きなファミリーをなす機能タンパク質群で，種々の物理・化学的刺激（温度，化学物質，機械刺激）によって活性化されて陽イオンを透過し，神経の興奮に変換する．

温度感受性のある TRP チャネルがいくつか知られており，活性化温度が異なっている．体性感覚ニューロンは異なる TRP チャネルを発現して，異なった温度に対して反応する．どの体性感覚ニューロンが興奮するかによって温度を識別することができる．たとえば TRPV1 チャネルは 42℃ 以上で活性化し，また唐辛子の辛み成分のカプサイシンでも活性化される．唐辛子が熱さの感覚を引き起こすのはそのためである．また TRPM8 チャネルは 25℃ 以下の低温で活性化し，またメントールでも活性化される．メントールが清涼感を引き起こすのはそのためである（表1）．

自由神経終末には，TRP チャネル群に加えて，さまざまな生理活性物質に対する受容体も発現しており，炎症や細胞損傷の際に活性化される．プロスタグランジン，ブラジキニン，ヒスタミンなどの炎症物質に加えて，アセチルコリンやノルアドレナリンなどの伝達物質などが，イオンチャネルや G タンパク質共役型受容体を通して神経線維の興奮を引き起こしたり，TRP チャネルの活性を修飾したりする．こうして，傷害された細胞や炎症細胞から放出された炎症物質によって自由神経終末が興奮し，痛みの感覚を生じる．これらの感覚神経は，多様な刺激に応答するので，**ポリモーダル受容器** polymodal receptor と呼ばれる（図1）．

●機械受容器

1) 局在

皮膚の機械受容器にはいくつかの種類があり，いずれも神経終末と特殊な構造体によってつくられ，特定の位置に局在している．皮膚の浅層にはメルケル盤とマイスナー小体があり，表面に加わる外力を検知し，刺激の受容野が狭い．深層にあるルフィニ小体とパチニ小体では，皮膚全体に加わる外力を検知し，刺激の受容野が広い．また毛根には毛包受容器がある（表2）．

2) 順応の速さ

機械的刺激が持続すると受容器の応答が弱くなる現象を**順応** adaptation という．機械受容器は順応の速さの違いにより2群に分かれる．第1は順応性の遅い受容器で，持続する圧力・変形を検出する．メルケル盤とルフィニ小体がある．第2は順応性の速い受容器で，急激な圧力・変形の速度を検出する．マイスナー小体，パチニ小体，毛包受容器がある．

3) 細胞

受容器となる細胞にも違いがある．メルケル盤では，メルケル細胞が受容器細胞となり，機械的刺激により piezo チャネルが開いて脱分極し，化学伝達物質を放出して求心性神経線維を興奮させる．他の多くの受容器では，求心性神経終末が受容器となり，機械的刺激によって起動電位を発生して興奮する．

表1　TRP チャネルの温度受容特性

	活性化温度	活性化剤
TRPV2	>52℃	
TRPV1	>42℃	カプサイシン，樟脳
TRPV3	>33℃	樟脳，メントール
TRPV4	>27℃	メントール
TRPM8	<25℃	メントール
TRPA1	<17℃	マスタード，シナモン，ニンニク

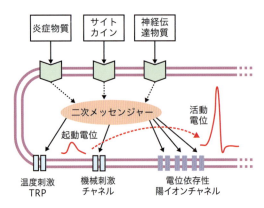

図1　ポリモーダル受容器の応答反応

求心性神経線維の分類

皮膚の機械受容器からの触覚・圧覚は，受容器によって受容野の広がりと順応速度が異なる．受容器からの信号は，それぞれ特徴的な太さの求心性神経で伝えられる．

求心性神経の神経線維は太さで分類され，太いほうからⅠ，Ⅱ，Ⅲ，Ⅳ線維である．**Ⅰa線維**は筋紡錘から，**Ⅰb線維**はゴルジ腱器官から，**Ⅱ線維**は皮膚の触覚・圧覚受容器と筋紡錘から，**Ⅲ線維**は毛と温度・侵害受容器（高温と識別性のある強い痛み）から，**Ⅳ線維**は温度・侵害受容器（広範な温度と持続的な鈍痛）からの興奮を中枢に伝える．

また，神経線維は一般的に伝導速度によって分類され，速いほうから**Aα**，**Aβ**，**Aδ**，**C線維**である．**有髄神経**は Aα，Aβ，Aδ 線維で，Ⅰ，Ⅱ，Ⅲ 線維に対応し，**無髄神経**は C 線維でⅣ線維に対応する（**表3**）．

表2 皮膚の機械受容器の特性

局在	機械受容器	受容野	適刺激	順応の速さ
皮膚の浅層	メルケル盤	狭い	圧力	遅順応性：刺激中のみ活動電位発生
	マイスナー小体	狭い	振動	速順応性：加速中のみ活動電位発生
皮膚の深層	ルフィニ小体	広い	圧力・変形	遅順応性：刺激中に活動電位発生
	パチニ小体	広い	振動	速順応性：加圧の開始・終了に活動電位
圧刺激				→ 時間

表3 求心性神経線維の分類

神経線維の分類		神経線維の形状	伝導速度（m/秒）	髄鞘	皮膚感覚	深部感覚
Ⅰa	Aα		70〜120	有髄	（−）	筋紡錘（一次神経終末）：筋線維の伸展
Ⅰb					（−）	腱（ゴルジ腱器官）：腱の張力
Ⅱ	Aβ		30〜70		触覚・圧覚（メルケル盤，マイスナー小体，ルフィニ小体，パチニ小体）：皮膚の変形・振動	筋紡錘（二次神経終末）：筋線維の伸展
Ⅲ	Aδ		12〜30		触覚・圧覚（毛包受容器）：毛の動き 温度・侵害受容器（自由神経終末）：>43℃の温度刺激，識別性のある強い侵害刺激	（−）
Ⅳ	C		0.5〜2.0	無髄	温度・侵害受容器（自由神経終末）：広域の温度刺激，識別性のない持続的な侵害刺激	（−）

5. 体性感覚は，対側の大脳皮質の感覚野に伝えられる

皮膚感覚と固有感覚を合わせて**狭義の体性感覚**と呼ぶ．広義の体性感覚は，特殊感覚である視覚・聴覚・平衡覚を含む．ここでは皮膚感覚と固有感覚の経路およびその機能について解説する．

意識にのぼる感覚とのぼらない感覚

さまざまな感覚情報が末梢で検知され，中枢に伝えられる．その中でわれわれが意識するのは大脳皮質に伝えられた感覚のみであり，感覚情報全体からみれば一部である．それ以外の，たとえば反射に使われたり，小脳に伝えられて前庭動眼反射や姿勢制御に使われたりする感覚情報は，とくに意識されることはない．

皮膚感覚を伝える経路

脳神経（主に三叉神経）が伝える皮膚感覚は，頭頂から耳を通って下顎に至る線より前方からの感覚で，その線より後下方は脊髄神経が担当している（図1）．同じ皮膚感覚なので，脳神経と脊髄神経から伝わる感覚の中継核には，ある程度の対応関係がある．

ここでは触覚，圧覚のうち，刺激された部位がはっきりわからないのを**原始的触圧覚**，部位が詳しくわかるのを**識別的触圧覚**と呼ぶ．前者は温覚・冷覚・痛覚（温痛覚と総称する）と似た経路で，後者は固有感覚の一部と似た経路で伝えられる．

1) 原始的触圧覚と温痛覚を伝える経路

脊髄神経の場合，一次感覚線維が脊髄内に入ると脊髄後角で中継され，それぞれ**前脊髄視床路**，**外側脊髄視床路**を形成して側索の前部と外側部を上行する（図2）．延髄に入るとこれらの線維束はまとまって網様体の下外側部を上行する．

三叉神経の場合，脳幹に入った一次感覚線維は三叉神経主感覚核に入らずに**三叉神経脊髄路**と呼ばれる線維束をつくって下行し，**三叉神経脊髄路核**に終わって二次ニューロンに接続する．原始的触圧覚を伝える線維は，脊髄路核の上部と中間部に終わるが，温痛覚を伝える線維は脊髄路核の下部に達し，下端は第2頸髄の後角にまで至る．脊髄路核の二次ニューロンから起こる線維は，対側に交叉して脊髄視床路に隣接した位置で上行し，視床のVPMに至り，ここでもう一度中継されて一次体性感覚野に至る．

2) 識別的触圧覚を伝える経路

脊髄神経の場合，一次感覚ニューロンの線維（一次感覚線維）が後索を通って延髄の後索核に至り，そこで中継されて二次ニューロンの線維が内側毛帯を形成して上行する．

三叉神経の場合，中継されるのは**三叉神経主感覚核**であり，そこから出る二次ニューロンの線維は内側毛帯の内側に加わって上行する．

視床では，それぞれVPLとVPMという隣接した核で中継されて，一次体性感覚野でも隣接した領域に伝えられる．ちなみに視床における味覚の中継核はVPMの下内側に隣接するVPM小細胞部である．一次味覚野も中心後回の外側溝の内部に入り込んだ位置にあり，一次体性感覚野の下方に隣接している．

このように，皮膚感覚は脊髄神経の支配域と三叉神経の支配域で二次ニューロンまでの位置は異なるが，その後は隣接した位置を上行して一次体性感覚野に至る．一次体性感覚野は下から順に顔面，上肢，体幹の

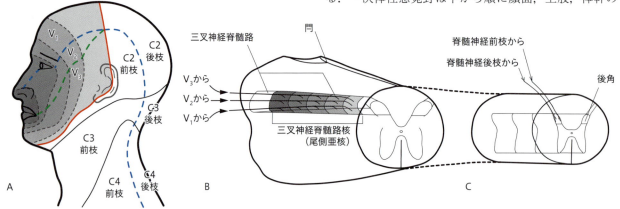

図1　三叉神経と脊髄神経の皮膚支配
顔面からの体性感覚は三叉神経を通って，顔面以外の上半身，および下半身からの体性感覚は脊髄神経を通って中枢に伝えられる．
A. 三叉神経と脊髄神経の皮膚の支配領域は頭頂–耳–オトガイを結ぶ線を境界（赤線）とする．三叉神経第1枝（V_1）の支配域はC2後枝の支配域に，三叉神経第2, 3枝（V_2, V_3）の支配域はC2前枝の支配域に接続する．
B, C. 顔面の温痛覚は三叉神経脊髄路を通って脊髄路核の下部（尾側亜核）に伝えられる．その際鼻先や口の感覚はこの核の上部に後方の感覚は下部に伝えられる．脊髄路核尾側亜核は延髄後角ともよばれ，脊髄後角に連続している．

感覚を担当し，内側面に入って中心傍小葉の後半部で下肢からの感覚が処理される．

固有感覚を伝える経路

1) 意識にのぼる固有感覚

意識にのぼる固有感覚は，皮膚の識別的触圧覚とほぼ同様の経路で伝えられる．一次体性感覚野では皮膚感覚を処理する領域より前方の，中心溝の深部で一次運動野に最も近い領域に伝えられる．こうして私たちは自分の身体のさまざまな関節がどのような位置にあるかを知ることができる．

2) 意識にのぼらない固有感覚

意識にのぼらない固有感覚では，脊髄反射への入力と小脳への入力が重要である．脊髄反射に関しては第2章2項を参照されたい（➡ 42頁）．小脳への入力には，とくに上下肢からの情報が多い．下肢からの固有感覚は，胸髄から仙髄のさまざまな細胞で中継される．明瞭にまとまった中継核としては，胸髄の後角基部の内側に存在する**胸髄核（クラーク核）**と胸髄下部から腰髄の**脊髄辺縁細胞（クーパー・シェリントン細胞）**が知られている．固有感覚の一次感覚線維は脊髄に入ると後索を上行して，同側の胸髄核に終わる．胸髄核の二次ニューロンから出た線維は**後脊髄小脳路**を形成し，同側側索の最背側部を上行する．脊髄辺縁細胞やⅦ層の二次ニューロンから出た線維は対側にわたり，**前脊髄視床路**を形成して側索の外側部を上行する．後脊髄小脳路は下小脳脚を通って小脳虫部の皮質を中心に終止する．前脊髄小脳路は橋上部まで上行して上小脳脚に接した領域からやはり小脳虫部の皮質を中心に終止する．

上肢からの固有感覚のうち後索を上行するものは同側で延髄の副楔状束核（外側楔状束核）に終わり，この二次ニューロンから出た線維は同側の下小脳脚を通って小脳虫部の皮質に終止する．後索を上行しないものはⅦ層やその内側に位置する中心頸髄核に終わり，ここから小脳に投射する細胞がある．しかし，下肢からの固有感覚を伝える脊髄辺縁細胞やⅦ層のニューロンと機能的にどの程度共通しているのかは明らかではない．

3) 顔面の固有感覚

主に咀嚼筋からの固有感覚が，三叉神経を通して中枢に伝えられる．この一次感覚ニューロンは，細胞体が末梢の感覚神経節ではなく，橋から中脳の**三叉神経中脳路核**に位置する点で，他の神経を通る感覚とは全く異なる．二次ニューロンは三叉神経主感覚核やその近傍に存在して，視床VPMや小脳虫部の皮質に感覚を伝えている．

機能局在と体部位局在

固有感覚と皮膚感覚という異なる機能を担う感覚は，体性感覚野の中で前後に分かれて伝えられる（**機能局在**）．また，それぞれの感覚で，顔面からのものは一次体性感覚野の下部に，下肢からのものは内側面にというように，身体の部位に応じて一次感覚野での終止部位が異なっている（**体部位局在**）．

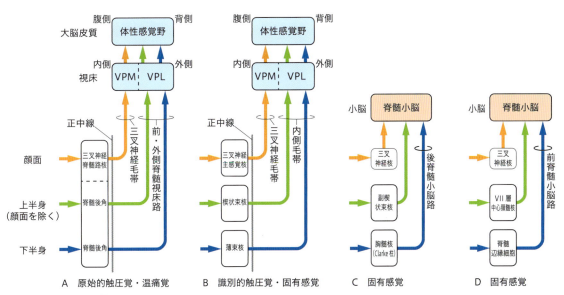

図2 体性感覚の伝導路

A. 意識にのぼる識別的触圧覚や固有感覚は三叉神経脊髄路核と後索核（楔状束核と薄束核）に二次ニューロンがある．そこから出た線維が対側の視床に至り，視床の三次ニューロンが体性感覚野に感覚を伝える．

B. 意識にのぼる原始的触圧覚や温痛覚は三叉神経脊髄路核と脊髄後角に二次ニューロンがある．そこから出た線維が対側の視床に至り，視床の三次ニューロンが体性感覚野に感覚を伝える．

C, D. 意識にのぼらない固有感覚を中心とした体性感覚のうち，小脳に伝えられるものにも複数の伝導路がある．小脳は大部分同側からの感覚を受け取る．頭部は視覚や平衡感覚の情報が固有感覚の代わりとなるので，体部の固有感覚に比べて二次ニューロンの集団が発達していない．

第4章 感覚機能

6. 眼球壁は3層構造であり、光は5つの透明構造物を通って網膜に達する

眼球 eyeball は直径 2.5 cm ほどの球状で、眼窩の前部に位置している。眼球表面の大部分は白い強膜に覆われているが、前端の 1/6 は透明な角膜になっていて、眼球内部への光の入口になっている。眼球の後端から太い**視神経**［Ⅱ］が出ている。強膜の表面は、前方の一部は眼球結膜に覆われて結膜嚢に面し、残りの部分は6本の外眼筋の停止部を除いて眼球鞘に包まれている。

眼球壁の構造

眼球壁は3層からなる。外層から、1) 眼球線維膜、2) 眼球血管膜、3) 網膜である（図1）。

1) 眼球線維膜 fibrous layer of eyeball（眼球外膜）

眼球壁の最外層で、丈夫な結合組織からなる。後方 5/6 の**強膜** sclera は不透明で、眼球の形状を保ち、内部を保護する。前方 1/6 **角膜** cornea は透明で、眼球内への光の入口になっている。強膜の前方部は透明な眼球結膜に覆われているため、外からは白目として見え、角膜の部分は黒目として見える。

2) 眼球血管膜 vascular layer of eyeball（眼球中膜）

眼球壁の中間層で、臨床的に**ブドウ膜** uvea とも呼ばれ、血管が豊富である。強膜の内面の大部分を覆う脈絡膜、前方で水晶体に向かって突き出た毛様体、水晶体の前表面に突き出た虹彩の3部からなる。

脈絡膜 choroid は強膜と網膜の間に挟まれ、メラニン色素と血管を豊富に含み、外部から光の進入を防ぎ、網膜に栄養を与える。

毛様体 ciliary body は脈絡膜の前縁の肥厚部で、眼球内に突き出して水晶体を輪状に取り囲んでいる。毛様体では眼房水が産生される。毛様体後面の先端近くには多数のヒダ状の**毛様体突起** ciliary process があり、水晶体を支える**毛様体小帯** ciliary zonule（チン小帯 Zinn's zonule）の付着部になっている（図2）。毛様体の内部には、平滑筋性の**毛様体筋** ciliary muscle がある。副交感神経刺激により毛様体筋が収縮すると、**近方視**になる。このとき、毛様体は内方に突出し、毛様体小帯の線維は弛緩し、水晶体は弾性で前後に膨らむ。また、交感神経刺激により毛様体筋が弛緩すると、**遠方視**になる。

虹彩 iris は、毛様体の前方から輪状に突き出した構造である。水晶体の前面に位置し、中心部には**瞳孔** pupil という開口部があり、内部への光の通路になっている。メラニン色素を含んでいて光の進入を遮り、2種類の平滑筋を備えて瞳孔の大きさを調節する。

瞳孔括約筋 sphincter pupillae は、瞳孔に近い縁を輪状に走り、副交感神経刺激により収縮し、瞳孔を縮小する。**瞳孔散大筋** dilatator pupillae は、虹彩の後面を放射状に走り、交感神経刺激により収縮し、瞳孔

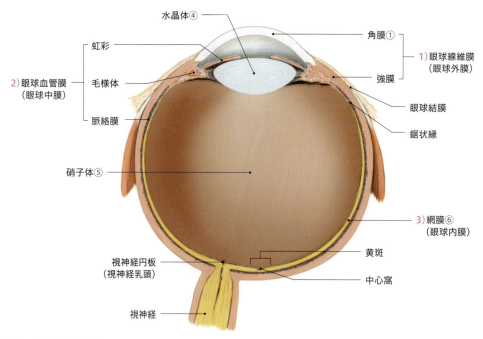

図1 眼球の水平断
1)～3) は眼球壁の3層構造を、①、④、⑤、⑥は光を通す透明構造物を示す。

144

を拡大する.

3) 網膜 retina（眼球内膜）

眼球壁の最内層で眼球血管膜の内面を覆う．前方 1/4 は光を感じない網膜盲部で虹彩と毛様体を覆い，後方 3/4 は光を感じる網膜視部で脈絡膜を覆う．両部の境界は**鋸状縁** ora serrata として肉眼で見ることができる．

眼球後部の網膜には特徴的な部位が 2 つある．

黄斑 macula は，後部の中央にある径 1.5 mm ほどの領域で黄色い色素が沈着しており，錐体細胞が密集して視力が高い．黄斑の中心は**中心窩** fovea centralis という陥凹部になっている．

視神経円板（視神経乳頭）optic disc は，黄斑の 3 〜 4 mm 内側にあり，視神経が網膜から出る部位である．色素上皮細胞がないことから周囲よりも色が薄く，視細胞がないために光を感じない．網膜中心動脈はここを通って網膜に広がる．

眼球内の光の通路

前方から眼球に入った光は，①**角膜**，②**前眼房**，③**瞳孔**，④**水晶体**，⑤**硝子体**を順次通過して，⑥**網膜**に到達する（図2）．

1) 角膜 cornea

眼球線維膜の前方部にある円形の透明な領域で，光の屈折に最も重要な働きをする．コラーゲン線維が規則的に配列していて透明である．触覚に対してきわめて敏感で，眼神経［V₁］により支配される．角膜には血管が分布しておらず，外面の空気と涙液，内面の眼房水を通して酸素と栄養を供給している．

2) 眼房 aqueous chamber

角膜より後方で，水晶体と毛様体の前方にある腔所で，**眼房水** aqueous humor を含んでいる．虹彩の前後に分けられ，**前眼房**と**後眼房**は瞳孔を通して通じている．眼房水は血管の分布していない角膜と水晶体に栄養を供給する．眼房水は毛様体の毛様体突起で産生され，瞳孔を通って前眼房に出て，角膜と虹彩の接合部（**前房隅角** anterior chamber angle，**虹彩角膜角** iridocorneal angle）で血液中に吸収される．

3) 水晶体 lens

水晶体は，瞳孔の後ろにある両面凸で径 10 mm ほどの透明な構造体である．弾力性があり，周縁は毛様体小帯を通して毛様体を引っ張っている．毛様体筋の収縮によって水晶体の厚さが変わり，**遠近調節**を行う．

4) 硝子体 vitreous body

眼球内部で水晶体より後方の腔を満たす透明なゼリー状の物質である．硝子体は眼球の内圧を保ち，形状を保持する働きをする．成人の硝子体には血管がない．胎児期には網膜中心動脈の枝が硝子体を貫通しているが，出生後早期に消失し，その痕跡が**硝子体管**としてみられることがある．

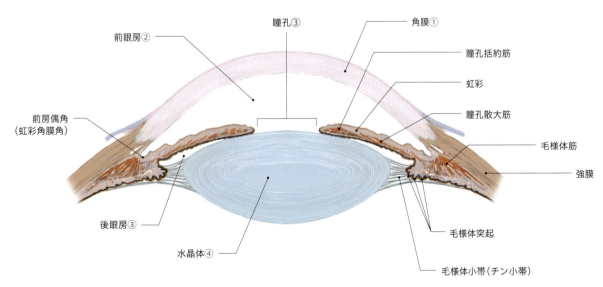

図2　眼球前部
①〜④は光を通す透明構造物を示す（⑤，⑥は図1 参照）．

7. 網膜には，2種類の視細胞と4種類の神経細胞が3層に配置されている

網膜は脳の続きであり，発生学的に前脳胞から伸び出た**眼胞** optic vesicle に由来する．眼胞の内外2葉から，網膜（広義）の内層と外層が生じる．

網膜の外層は**色素上皮層** pigmented layer で，脈絡膜に接する側にあり，前方の網膜盲部にまで伸びている．単層の色素上皮細胞からなり，メラニン色素を含み，視細胞の古くなった部分を処理する．

内層は**神経層** neural layer（＝狭義の網膜）で，光が到達する側にある**網膜視部**に限られる．ここでは細胞体，樹状突起，軸索が9層に配置されている．そのうち3層は細胞体の層（**外顆粒層，内顆粒層，神経細胞層**）である．その各層の間には，情報の伝導・伝達を行う樹状突起・軸索の層（**外網状層，内網状層，神経線維層**）がある．この他に，視細胞の突起（**杆体錐体層**）と2つの境界層〔**外境界層（膜），内境界層（膜）**〕がある．これに**色素上皮層**を加えて網膜視部は10層に区分される．外顆粒層は2種類の視細胞から，内顆粒層は二次ニューロンなどからなり，神経細胞層は神経節細胞を含む（図1, 表1）．

眼球に入った光は，網膜の全層を通過して，深部（強膜側）にある視細胞の突起（杆体，錐体）によって感知される．そしてその興奮は内方（硝子体側）に伝達され，最終的に神経節細胞から出る神経線維を通り，視神経となって中枢に達する．

視細胞の種類とその役割

視細胞 photoreceptor cell は長さ50 μmほどの細長い細胞で，細胞体が外顆粒層にあり，そこから特殊な突起を杆体錐体層に伸ばしている（図2）．この突起は樹状細胞に相当するもので，細胞体に近い**内節**と先端の**外節**に分かれている．

外節 outer segment は光受容器として働く．杆体と錐体の2種類があり，形状と光感受性が異なる（視細胞そのものも杆体・錐体と呼ばれる）．

杆体 rod は細長い円柱状（長さ28 μm，径1 μm）で，感受性が高く，弱い光に反応する．杆体細胞は1億個以上あって網膜中心部の周縁に比較的多く分布し，白黒のみを弁別する．

錐体 cone は太く短い円錐状（長さ20 μm，径6〜7 μm）で強い光に反応し，色覚に関与する．錐体細胞は600万個ほどであるが，網膜の中心窩に集中的に分布し，分解能の向上に寄与する．

杆体・錐体ともに，外節では多数の袋状の円板が層板状に積み重なっている．外節の円板の膜の中には，杆体では**ロドプシン** rhodopsin，錐体では**ヨドプシン** iodopsin（フォトプシン photopsin）という光感受性の色素が含まれている．外節は一次線毛の末梢部が膨らんだもので，内節と外節の間の結合部には一次線毛の構造がみられる．

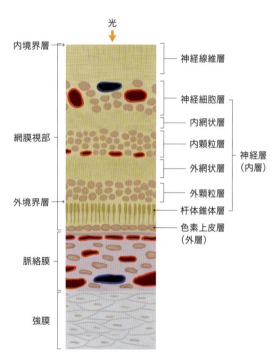

図1　網膜の層構造

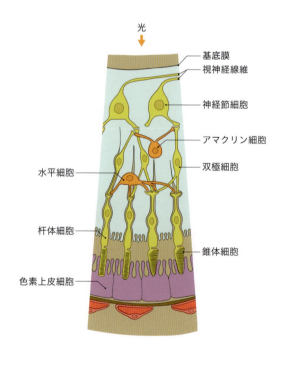

図2　視細胞の構造

視細胞の細胞体と内節の間は細くくびれている．ここでは網膜の支持細胞である**ミュラー細胞**の突起が横方向に並んで，視細胞と結合して外境界層をつくっている．

視細胞の細胞体は外顆粒層に位置し，軸索に相当する突起を外網状層に伸ばし，**双極細胞・水平細胞**の突起との間にシナプスをつくる．

外節の先端は**色素上皮細胞**に接している．色素上皮細胞は単層立方上皮で，メラニン顆粒を多数含んでいる．杆体・錐体と緩やかに結合し，視細胞の栄養や古くなった外節の処理などを行っている．色素上皮層は基底膜（Bruch membrane）を隔てて外がわの脈絡膜に接する．

内顆粒層のニューロン

内顆粒層には，視覚の二次ニューロンと2種類の介在ニューロンがある．

双極細胞 bipolar cell は二次ニューロンで，樹状突起を外網状層に伸ばして複数の視細胞からの入力を受け，軸索を内網状層に伸ばし，複数の双極細胞から1個の神経節細胞に出力し，情報を収束する．網膜周縁部の杆体では収束の度合が著しいが，中心部の錐体ではほとんど収束がなく，視覚の分解能が高い．

水平細胞 horizontal cell は内顆粒層の外面にあって，突起を外網状層に伸ばす介在ニューロンである．視細胞を横方向に連絡し，視細胞–双極細胞間のシナプス伝達を修飾する．

無軸索細胞 amacrine cell（**アマクリン細胞**）は内顆粒層の内面にあって，突起を内網状層に伸ばす介在ニューロンである．双極細胞–視神経細胞間のシナプス伝達を修飾する．

神経細胞層のニューロン

神経細胞層には，網膜からの出力をする三次ニューロンの**神経節細胞** ganglion cell（**視神経細胞**）がある．大型の多極細胞で，約100万個存在する．細胞体は黄斑の近くでは数層に重なり，周辺部では1層に並ぶ．樹状突起を内網状層に伸ばし，1本の軸索を**神経線維層**に出して，これが**視神経**［Ⅱ］を通って中枢に達する．

網膜の支持細胞

網膜には2種類の支持細胞がある．

1つは網膜に固有の**ミュラー細胞** Müller cell で，内顆粒層に核があり，外境界層から内境界層まで縦に伸びている．視細胞とニューロンの間を埋めて，これらを絶縁するとともに栄養し，網膜全体を支持する．外方では視細胞の内節の基部と連結して**外境界層（膜）**を形成する．内方では突起の端が扇状に広がって**内境界層（膜）**を形成し，基底膜を介して硝子体に接する．

もう1つの支持細胞は，脳に含まれるものと同じ**星状膠細胞**である．

表1　網膜の層構造

網膜の層		構成する細胞・突起要素	要素の種類	光の進路	興奮伝達	
網膜（広義）	神経層＝網膜（狭義）				（視神経へ）	硝子体側
		内境界層（膜）　ミュラー細胞の扇状に広がった足	細胞突起			
		神経線維層　視神経細胞の軸索	軸索			
		神経細胞層　視神経細胞の細胞体	細胞体			
		内網状層　双極細胞の軸索と視神経細胞の樹状突起	細胞突起・軸索			
		内顆粒層　双極細胞，水平細胞，無軸索細胞の細胞体	細胞体			
		外網状層　視細胞の突起と双極細胞の樹状突起	細胞突起			
		外顆粒層　視細胞（杆体細胞，錐体細胞）の細胞体	細胞体			
		外境界層（膜）　ミュラー細胞の突起	細胞突起			
		杆体錐体層　視細胞の突起（杆体，錐体）	細胞突起			
	色素上皮層	色素上皮細胞	細胞体	（光の感知）	強膜側	

8. 色と明暗を感知する2種類の視細胞の配置により，視覚の特性が決まる

　杆体と錐体の特性とその分布から，視覚には一定の特性が生じる．明所では錐体が働くので，色の識別が容易になるとともに，錐体の密度の高い視野の中心で細かい文字の判読が可能になる．これに対して暗所では錐体が働かないので，色の識別や文字の判読が難しくなる．

視細胞での光受容

　光の粒子（光子）が視細胞外節に当たると，光感受性タンパク質（視物質）である**オプシン** opsin〔杆体では**ロドプシン** rhodopsin，錐体では**ヨドプシン** iodopsin（**フォトプシン** photopsin）〕に吸収される（図1）．すると，オプシンは化学変化を起こし，cGMPを介するセカンドメッセンジャー系を誘導して細胞膜上のNa$^+$チャネルを閉鎖する．その結果，陽イオンの視細胞内への流入が減り，視細胞の膜電位は下がる（つまり過分極する）．過分極の結果，伝達物質であるグルタミン酸の放出が減ることで，視細胞の膜電位変化が次の双極細胞へと伝えられる．

明順応，暗順応

　われわれは眼に入ってくる光の総量によって，錐体と杆体を使い分けている．
　明るいとき，つまり光の量が多いときには杆体の感度は下がる．例えば，暗いトンネルから急に明るいところに出たとき，一瞬まぶしくて何も見えないが，すぐに杆体のロドプシンが分解されて，杆体の感度が下がり，見えるようになる．これを**明順応** light adaptationと呼ぶ．明順応が起こると，錐体が主にはたらくため，色が鮮明に見える．この状態を**明所視** photopic visionと呼ぶ．
　逆に，明るいところから暗いトンネルに入ったときは，しばらく真っ暗で何も見えないが，次第に周囲が見えるようになる．これを**暗順応** dark adaptationと呼ぶ．このときには杆体のロドプシンが合成され，杆体の感度が上がり，弱い光を捉えることができるようになる．暗順応が起こると，杆体が主にはたらくが，錐体の機能は維持されているので，明るい光（例えば，夜空の明るい星）は色づいて見える．この状態を**暗所視** scotopic visionと呼ぶ．
　つまり，明順応と暗順応は杆体のロドプシンによって調節される．

中心視と周辺視

　視野の中心と周辺とでは，物の見え方が異なる．これは，杆体と錐体の分布が視野の中心と周辺とで異なるからである（図2A）．視野の中心には錐体が多く，少数の錐体が1つの神経節細胞に収束するの

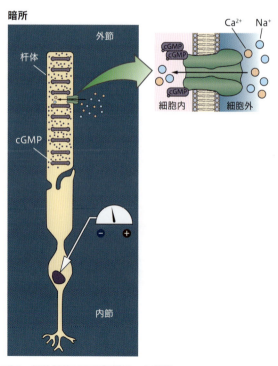
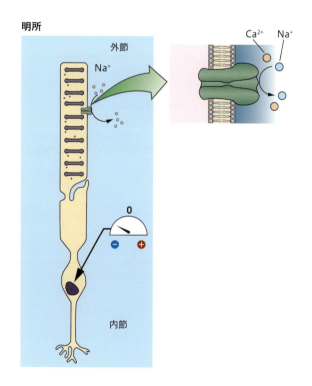

図1　杆体外節での電気信号への変換
暗所ではNa$^+$チャネルが開き，明所では閉じる．

で解像度が高い（細かいものがよく見える）．一方，視野の周辺には杆体が多く，多数の杆体が1つの神経節細胞に収束するので解像度はよくない．しかしその分，弱い光に対する感度が高い（暗い環境でも周りと区別できる）．

したがって，星雲を見るときのように，真っ暗闇の中で少量の光を検出しなければならないときには，眼を見たいものから少しずらし，光が網膜の耳側15〜20°に当たるようにしたほうが見やすい（図2B）．

色覚

世の中がカラフルに見える，つまり色が見える能力を**色覚**と呼ぶ．色覚の原点は，3種類の錐体にある．3種類の錐体はそれぞれ長波長（赤）・中波長（緑）・短波長（青）によく反応（過分極）するため，**L錐体** long–wavelength cone・**M錐体** middle–wavelength cone・**S錐体** short–wavelength cone と呼ばれる（図3）．各錐体の吸光スペクトルは，それぞれの光感受性タンパク質の特性に依存する．そして，3種類の錐体が相対的にどの程度反応するかを計算することで，錐体が反応しているのが最適な波長を捉えているためなのか，光の量が多いためなのかを区別している．

色覚異常

3つの錐体のうち，1つ以上をもたない，あるいは機能が不十分である場合，**色覚異常**が起こる．たとえばM錐体の機能が不十分である場合，M錐体の吸光スペクトルがL錐体の吸光スペクトルに近いため，赤と緑の区別がつきにくい．

先天性色覚異常で多いのは，L錐体あるいはM錐体をもたない，あるいは機能が不十分である**1型・2型の2色覚・3色覚**である（表1）．X染色体伴性遺伝のため，男性に多く，日本人男性の約5％に存在する．

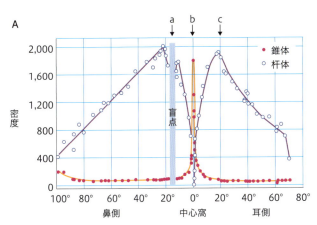
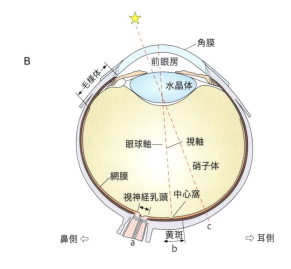

図2 視細胞の網膜内での局在
A．網膜各部における錐体と杆体の密度．縦軸：細胞密度（0.069 mm² あたり）．水平経路に沿って測定．横軸：中心窩からの視覚距離．（Osterberg G, 1935 より）
B．眼球断面図

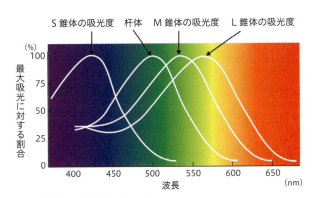

図3 視細胞の吸光スペクトル

表1 色覚異常の分類

名称	視細胞の障害
1色覚	杆体のみ，あるいは錐体1種類のみ
1型2色覚（色盲）	L錐体をもたない
2型2色覚（色盲）	M錐体をもたない
3型2色覚（色盲）	S錐体をもたない
1型3色覚（色弱）	L錐体の機能が不十分
2型3色覚（色弱）	M錐体の機能が不十分
3型3色覚（色弱）	S錐体の機能が不十分

9. 眼球は水晶体の厚さを変えてピントを調節し，調節機能の障害などにより疾患を生じる

光の反射

物体から反射する光を，眼はプリズムのように屈折させて網膜の一点に集める（**結像**）．その結果，ピントが合い，物体を「見る」ことができる．

遠近調節

眼球に入ってくる光は，角膜・前眼房（眼房水）・水晶体・硝子体を通過するとき，おもに角膜と水晶体で屈折する．外界の物体から反射した光を，うまく屈折させて視細胞外節部に結像させると，像がくっきりと見える．このような作用を**遠近調節** accommodation と呼ぶ．

ヒトは水晶体の厚さを調節することによって，光の屈折角度を変えて，ピントを遠いところや近いところに合わせることができる（図1）．

水晶体が**薄い**ときには，水晶体と眼房水の屈折率の差は小さく，光は水晶体表面であまり屈折しない．このときは，遠くにある物体から反射した光が視細胞外節部に結像する．つまり，遠くのものを見るときは，水晶体が薄くなる．

逆に水晶体が**厚い**ときには，水晶体の屈折率が大きくなるため，光は水晶体表面で大きく屈折する．このときには，近くにある物体から反射した光が視細胞外節部に結像する．つまり，近くのものを見るときは，水晶体が厚くなる．

通常，水晶体を調節していないとき（無調節時）は，遠くにある物体の像が網膜に結像する．このとき，水晶体は**毛様体小帯（チン小帯）**に引っ張られて扁平な形をしている．近いものにピントを合わせたいとき（調節時），水晶体は厚みを増す．このとき，**毛様体筋**（おもに輪状線維）の収縮によって毛様体小帯が緩み，水晶体は自身の弾性によって膨らむ（図2）．

調節時，つまり近くの物体を見ようとするとき，水晶体が肥厚するとともに，近くの物体に両眼を合わせるように左右の眼球が内側に向かう（**輻輳**）．また，光量を絞るために瞳孔が小さくなる**縮瞳**が起こる．これを**調節反射** accommodation reflex と呼ぶ．

屈折異常

正常な結像ができない状態を**屈折異常** refractive anomaly と呼び，以下に分類される（図3）．

- **近視**：遠くにある物体の像が網膜の手前で結像する．そのため，遠くのものが見えにくい．角膜から網膜までの長さ（眼軸長）が長いために起こる場合が多い．凹レンズで矯正する．
- **遠視**：遠くにある物体の像が網膜の後ろで結像する．眼軸長が短いために起こる場合が多い．凸レンズで矯正する．
- **乱視**：角膜の曲がり具合が水平方向と垂直方向とで大きく異なる場合，鮮明な結像が起こらず，ぼやけて見える（**正乱視**）．円柱レンズで矯正する．また，角膜の炎症や外傷などによって角膜表面に凹凸がある**不正乱視**は，コンタクトレンズを使って矯正する．

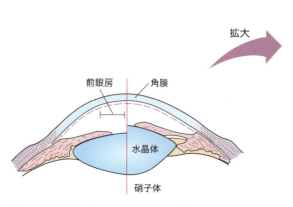

図1　遠近調節による水晶体の厚さの変化
左：無調節時，右：調節時．
〔金田 誠：視覚．本間研一（監）：標準生理学 第9版．p293, 医学書院，2019より〕

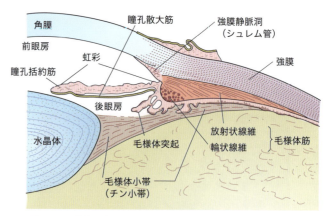

図2　毛様体，虹彩と眼内筋の構造
(Fawcett DW: Bloom and Fawcett Textbook of Histology. Chapman & Hall, 1962 より)

水晶体の疾患

1) 老眼

水晶体は加齢とともに弾性を失う。その結果、水晶体は厚く球形化しにくくなり、近くのものにピントを合わせる調節がしづらくなる。これを**老眼**あるいは**老視**と呼ぶ。

2) 白内障

白内障 cataract とは、水晶体が混濁した状態のことをさす。水晶体は瞳孔の後ろにあり、**クラスタリン**と呼ばれる透明なタンパク質を多く含んだ構造体である。加齢による酸化ストレスなどでクラスタリンが凝集すると、水晶体は混濁し、網膜への光の透過が妨げられたり、異常な反射が起こったりする。進行すると、濁った水晶体を人工レンズと取り換える手術を行う。

網膜の疾患

1) 緑内障

緑内障 glaucoma とは、眼球内の**眼圧**（**眼内圧**）が上がることで視神経が障害され、目が見えづらくなる病気である。通常、眼圧は 14～16 mmHg に保たれている。しかし、眼房水の産生が増えたり、吸収が阻害されたりして、バランスが崩れると、眼圧は上昇し、視神経が傷つき、視野欠損や失明を起こすことがある。ただし、眼圧が上昇しない**正常眼圧緑内障**もある。点眼薬や手術などによって眼圧を下げる治療を行う。

2) 網膜剥離

網膜は硝子体と接しているため、硝子体が加齢などで収縮、変性すると、網膜が硝子体に引っ張られ、網膜が裂けることがある（**網膜裂孔**）。裂けた穴から硝子体が網膜下に入り込むと、網膜剥離が進行する。**視野欠損**（視野の一部が完全に見えなくなること）や**視力低下**（見えるけれども解像度が悪くなること）などを呈する。ボールがぶつかるなどの外傷で生じることもある。網膜裂孔だけで剥離がない、あるいは剥離が限局している場合はレーザー治療を、剥離がある場合は手術を行う。

3) 網膜静脈閉塞症

網膜の静脈が閉塞することで網膜が出血し、視野欠損や視力低下などを呈する。高血圧や動脈硬化などが原因になる。

4) 加齢黄斑変性

加齢に伴い黄斑部が萎縮したり、脈絡膜新生血管が生じて血液成分が滲出したりすることで視力が低下する。中心視野で物体がゆがんだり見えにくくなったり、色が見えにくくなったりする。これは黄斑部に錐体が多く存在することによる。滲出型の場合、薬物療法やレーザー照射による光線力学療法で脈絡膜新生血管を退縮させる。

5) 糖尿病網膜症

糖尿病によって、網膜の小さい血管が障害される。自覚症状がほぼないため、眼底検査での早期発見が重要である。血糖コントロールなどの内科治療が重要となる。

6) 網膜色素変性症

杆体や網膜色素上皮細胞に変性が生じ、暗いところで物体が見えにくくなったり（**夜盲**）、視野が狭くなったりする。これは杆体が暗いところではたらき、周辺視野に多く存在するからである。進行すると視力が低下する。

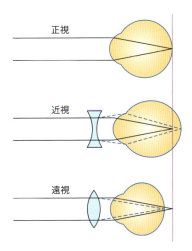

図3 眼の屈折異常

正視、近視、遠視の3つについて、実線は無調節時の平行光線屈折を示す。
近視と遠視における矯正後の光路は破線で示してある。

10. 視覚情報は，視覚伝導路を経て大脳皮質の一次視覚野に伝えられる

視細胞が受容した光の情報は，双極細胞を介して神経節細胞に伝えられる．その間，水平細胞やアマクリン細胞によって情報が修飾される．神経節細胞から出た神経線維は，黄斑の内側にある視神経乳頭に集まって眼球を離れ，**視神経**となる（図1）．

視覚伝導路

視神経は眼球の収まっている眼窩から，視神経管を通って頭蓋内に入る．左右の視神経は蝶形骨の**視神経交叉溝**の上で合流し，約半数の神経線維が対側に渡り，残りは同側で視索を形成する．交叉するのは網膜の内側半分から来た神経線維であり，視野の外側半分を担当している．交叉しないのは網膜の外側半分から来た神経線維で，視野の内側半分を担当している．そのため左の視索には両眼ともに右半分の視野からの情報が伝わり，右の視索には両眼ともに左半分の視野からの情報が伝わる（図1B）．

視索は中脳を迂回するように後方に進み，視床の一部である**外側膝状体**に突き当たる．その内部にある外側膝状体核が次のニューロンに接続すると，そ

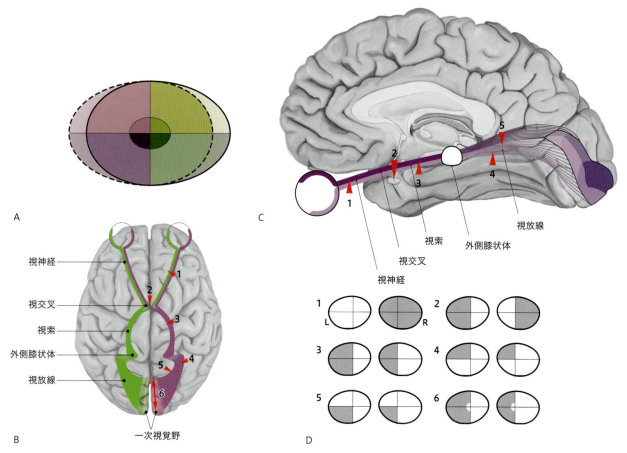

図1 視覚の伝導路とその障害

A. 右眼の視野の範囲を実線，左眼の視野の範囲を破線で示す．左右の眼の視野は大きく重なっており，最も外側部分（図で色の薄い部位）のみ一側の眼球が担当している．視野の中心部（色の最も濃い部位）は網膜の黄斑部が担当する．黄斑部には視細胞が密集しており高い解像度で光を捉え，そこから起こる神経節細胞の神経線維は数が多い．

B. 大脳を上から見た図に視覚の伝導路を透視して示したもの．左右の眼から出た視神経の線維は，視交叉で交叉して視索をつくる．その際に，視野の耳側半分を担当する網膜の，内側半分から来た神経線維のみが交叉する．視索の神経線維は外側膝状体で中継され，視放線を経て一次視覚野に至る．

C. 右大脳半球の内側面に視覚の伝導路を示したもの．視野の上半分の情報は網膜の下半分で受容されて一次視覚野（黒枠内）のうち鳥距溝より下の部分に，視野の下半分の情報は一次視覚野の鳥距溝より上の部分に伝えられる．

D. 各番号に左右の眼の視野を別々に表示した．網膜から一次視覚野までの伝導路の各部（B，Cの1～6の部分）が損傷されると，1～6に示した視野のグレーの部分が見えなくなる．損傷部位は，1：右の視神経，2：視交叉の交叉線維，3：右の視索，4：右の視放線の下半分，5：右の視放線の上半分，6：右の一次視覚野である．一次視覚野の損傷では視野の中心部の視覚がある程度残ることが多い（**黄斑回避**）．黄斑部を担当する皮質の面積が大きく，全部損傷されることが少ないため，あるいは前大脳動脈と後大脳動脈の支配域の境界に位置していて，血流が途絶えにくいためと考えられている．

こから出た神経線維は**視放線**を形成して**後頭葉**に向かい，鳥距溝内部と周辺の**一次視覚野**と呼ばれる皮質に至る．視覚情報は，一次視覚野まで伝えられて初めて意識にのぼる．

一次視覚野の構造と機能

一次視覚野（V1野：Brodmannの17野に相当）は，大部分が後頭葉の鳥距溝内部にある．ヒトの大脳皮質の中でも最も薄い領野の1つで，特にⅣ層が発達していて，小型のニューロンが密に配列している．視放線から一次視覚野に入った神経線維は，このⅣ層で密な有髄神経線維の層をつくって広がっている．そのため，一次視覚野の断面では，皮質の灰白質の内部に白質の線条を肉眼で確認できる．この線条を発見者の名を冠して**ジェンナリ Gennari 線条**，あるいは**ヴィク・ダジュール Vicq d'Azyr 線条**と呼び，一次視覚野を**有線野**とも呼ぶ．

一次視覚野のうち鳥距溝の上にある部分には対側の視野の下半分からの情報が，下にある部分には対側の視野の上半分からの情報が伝えられる（図1C）．また，視野の中心部の情報は視覚野の後方に，周辺部の情報は前方に伝えられる．こうして一次視覚野が部位ごとに視野の異なる部分を担当していることを，**レチノトピーretinotopy**（**網膜部位局在**）と呼ぶ．

また，同じ広さの視野であっても視野の部位によって，一次視覚野に占める面積が大きく異なる．中心視野に対応する一次視覚野ニューロンの受容野は小さく，一次視覚野に占める領域が大きいのに対し，周辺視野に対応する一次視覚野ニューロンの受容野は大きく，一次視覚野に占める領域が小さい．これを**皮質拡大 cortical magnification** と呼ぶ．

視覚伝導路の障害

視神経から一次視覚野までの伝導路のどこかが損傷されると，視野の特定の部分が見えなくなる．一側の視神経が切断されると，その側のすべての視野が見えなくなる（図1D-1）．

視交叉で交叉する神経線維が損傷されると，それぞれの眼球の内側半分の網膜，すなわち外側半分（視野の場合，「耳側」と表現する）の視野が見えなくなる（**両耳側半盲**，図1D-2）．臨床では，視交叉の下にある下垂体の腫瘍で視交叉が圧迫された場合に生じる．

視索から外側膝状体，視放線を経て一次視覚野までは，対側の視野を担当しているので，例えば右側の伝導路が損傷されると両眼ともに左半分の視野が見えなくなる（**同名半盲**，図1D-3〜6）．また，視放線や視覚野の上半分が損傷されると，対側視野の下半分が見えなくなる．下半分が損傷されると，上半分が見えなくなる．

このように，視野のどの範囲が見えないかを検査することで，損傷部位をある程度，特定することができる．

視覚連合野

視覚情報は一次視覚野から周囲の視覚連合野に伝えられ，さらに詳しく特徴が抽出される．**視覚連合野**には多くの領野が含まれるが，それらは大きく2系統に分かれる．頭頂葉に向かう**背側路**と側頭葉下面に向かう**腹側路**である（図2）．これらの経路については「第7章1項」で触れる（→222頁）．

> **Column** 素材をどのように視覚で認知するのか？
>
> 物体に当たって反射した光は，さまざまな波長からなり，さまざまな方向に散乱する．ヒトは，物体の表面で反射した光のうち，たまたま眼に入ったものを知覚する．眼に入ってくる光の空間分布は，物体の素材に依存する．金属など光沢のある素材では，多くの光が入射角と同じ角度で反対側に出射する**鏡面反射**が起こる．一方，マットな素材では，光がいろいろな方向に散乱する**拡散反射**が起こる．ヒトはこうした光の空間分布をもとに，物体の素材を推測することができる．

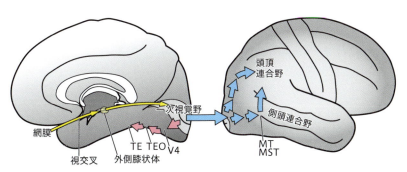

図2 一次視覚野から連合野への視覚伝導路
網膜から一次視覚野までの経路（➡），一次視覚野から連合野に向かう視覚の背側路（➡）と腹側路（➡）を示す．

11. 大脳皮質の一次視覚野は，6層のカラム構造で情報処理を行う

一次視覚野の機能構築

大脳皮質には，ある特徴に対して似た反応を示す細胞が集まって存在する性質がある．似た反応を示す細胞が皮質に対して垂直方向に集まる構造を**カラム** column **構造**と呼ぶ．一次視覚野には眼優位性カラムや方位カラムが存在するほか，ブロブが存在する．

1) 眼優位性カラム

外側膝状体は6層構造をしており，1・4・6層は対側の眼から，2・3・5層は同側の眼から入力を受ける（図1）．

一次視覚野も6層構造をしているが，それぞれの眼からの入力軸索はIV層内で分離しているため，一次視覚野のIV層ニューロンの多くは外側膝状体と同じく単眼性の反応を示す．一次視覚野のIV層には同側の眼からの入力にのみ反応するニューロンと，対側の眼からの入力にのみ反応するニューロンが，かたまりをなして交互に並んでいる．これを**眼優位性カラム** ocular dominance column と呼ぶ．マカクザルでは眼優位性カラムの幅が400〜700 μm であるのに対して，ヒトでは700〜1,000 μm と幅広い．一次視覚野のIV層から入力を受けるII・III層には，右眼・左眼のどちらに光が入っても反応する**両眼性細胞**が多く存在する．

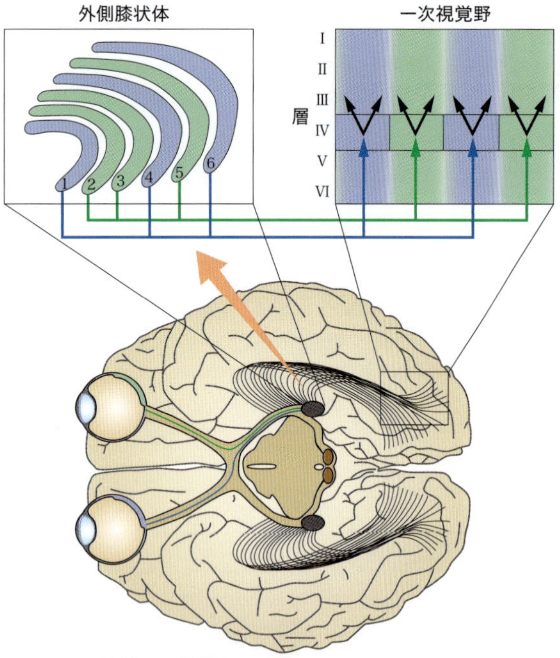

2) 方位カラム

一次視覚野には眼優位性カラムとは独立して，特定の傾きをもった視覚刺激に応答する細胞が集まって存在する．これを**方位カラム** orientation column と呼ぶ．

3) ブロブ

チトクロームオキシダーゼ cytochrome oxydase（**CO**）で一次視覚野を染色すると，約0.5 mm 間隔で斑点状に染まる．この構造を**ブロブ** blob と呼ぶ．ブロブはおもにII・III層に存在し，特定の色に応答する色選択性を示し，ブロブ外に相当する**インターブロブ** interblob **細胞**は方位選択性を示す．

両眼視の可塑性，臨界期と立体視

図2は，眼優位性カラムを数値化したものである．1は反対側の眼に光が入ったときにのみ反応する細胞，4はどちらの眼に光が入っても反応する細胞，7は同側の眼に光が入ったときにのみ反応する細胞．つまり，1・7は単眼性，4は両眼性細胞である．

1) 両眼視の臨界期

正常に育ったヒトや動物では両眼性細胞が多い．しかし，生後すぐから2.5カ月間，ネコの片眼をずっと閉じておくと，一次視覚野の細胞は遮閉していた眼に光を当てても反応しなくなる（図3）．これは生後2.5カ月以降，両眼を開けた状態にしていても同じである．一方，生後12カ月までは両眼を開け，それ以降，ずっと片眼を閉じた状態にしていても，両眼性細胞は正常に形成される．これは，両眼性細胞の形成には（ネコでは）生後2.5カ月までの期間が必須であることを示しており，この期間を**臨界期** critical period と呼ぶ．早期に片眼を遮閉すると，その眼は弱視になり，さらに**両眼立体視**（両眼の像から奥行きが見えること）ができなくなる．

ヒトでの両眼視の臨界期はだいたい4〜6歳までであると言われているので，この時期に片眼だけに光が入るような状態（例：片眼のみに眼帯をする）をつくってはならない．

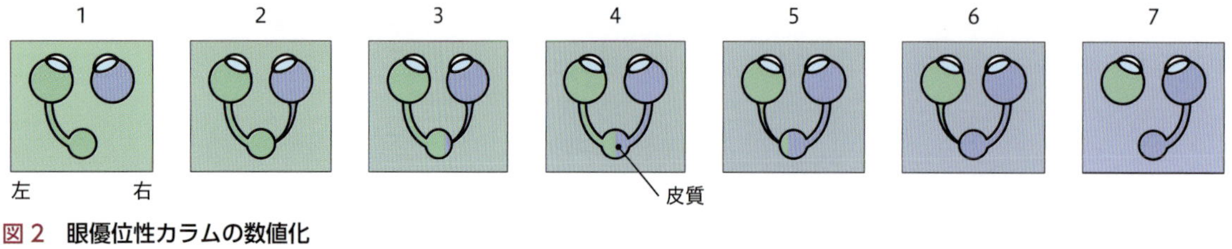

図1 外側膝状体の構造と入出力

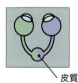 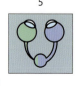 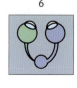 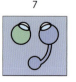

図2 眼優位性カラムの数値化

2) 斜視のメカニズム

斜視になると，両眼から入ってくる光は網膜上の対応した部位に投影されない．若齢期に斜視を患うと，両眼性細胞が少なくなり，単眼性細胞が多くなる（図4）．この結果，弱視にはならないが，両眼立体視ができなくなる．したがって，斜視は早期に矯正したほうがよいと考えられている．

色覚の情報処理過程

双極細胞では，「赤–緑」，「黄–青」の反対色を検出する．図5を30秒ほどじっと見た後に白い画面を見ると，米国の国旗が見える．これは，視細胞が順応することで起こる．たとえば，黄色をずっと見ていると，L錐体とM錐体が順応して感度が下がる．その後，白い画面を見ると，本来白は3つの錐体をすべて反応させるはずであるが，L錐体とM錐体が順応しているため，相対的にS錐体の反応性が高い．

ここで，S錐体から興奮性の入力を受ける双極細胞を考えてみよう（図6）．この双極細胞は本来，白には反応しない．これは，S錐体が水平細胞を介してL錐体とM錐体から抑制性の入力を受けるからである．しかし，L錐体とM錐体が順応した状態ではS錐体の反応が双極細胞に伝えられ，その情報がそのまま脳に伝わるため，黄色を見ていた部分は「青」く見える．この双極細胞は「黄–青」のどちらが強いのか，その相対関係を検出するニューロンである．緑の部分が赤に変わることからわかるように，視覚系は「赤–緑」，「黄–青」の2つの反対色を基本に色覚の処理をしている．

外側膝状体は，反対色の情報を特有の仕組みで伝達する．外側膝状体には**大細胞層**（Magnocellular：M層，1・2層），**小細胞層**（Parvocellular：P層，3〜6層），**顆粒細胞層**（Koniocellular：K層，各層間）がある．それぞれ，白黒（つまり明るさ：M層），赤–緑（P層），黄–青（K層）に対応する．

大脳皮質には，反対色表現を超えた色表現がある．赤，緑，黄，青に反応する細胞だけでなく，紫や水色に反応するニューロンが存在する．

また，われわれが知覚する色は必ずしも単色ではない．例えば金色は，黄色や茶色に明るさの変化が加わった刺激から見えるものであり，厳密には色ではないが，ヒトには金色という知覚カテゴリーが存在する．下側頭葉皮質には金色などに反応するニューロンも見つかっている．さらに，素材の質感知覚に対応した神経活動もあることがわかってきている．このように，大脳皮質（特に下側頭葉皮質）の色表現は，知覚カテゴリーに近い表現系になっている．

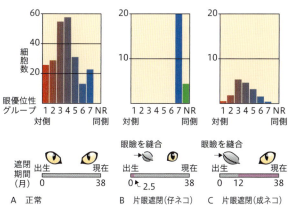

図3 片眼遮閉期間からみる両眼視の臨界期

NR：no response

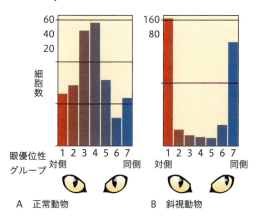

図4 正常動物と斜視動物における両眼性細胞と単眼性細胞の比較

（図3，4：Mower GD, et al: Comparison of the effects of dark rearing and binocular suture on development and plasticity of cat visual cortex. Brain Res 220: 255-267, 1981 を元に作成）

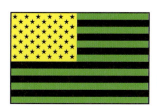

図5 反対色のデモンストレーション

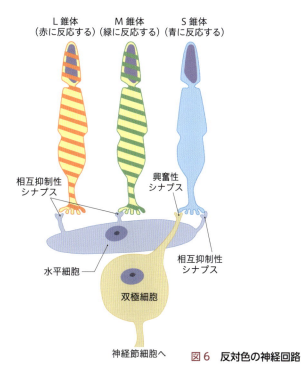

図6 反対色の神経回路

12. 視覚の情報処理は一次視覚野の単純型・複雑型細胞へと引き継がれる

ここでは，視細胞で光の量を検出した後の視覚情報処理について説明する．これを理解するには，初期視覚を受け持つニューロンがどのような光刺激パターンに反応するのかを理解する必要がある．

視覚系の受容野

視細胞をはじめ，視覚系のニューロンは，視野内の特定の場所に光が呈示されたときにのみ反応する．あるニューロンが反応を示す視野上の空間を**受容野** receptive field と呼ぶ．たとえば，視細胞は特定の方向から発せられた光にのみ反応（過分極）し，少しでも光の位置がずれたら反応しない．反応する光の方向（視野上の空間）が受容野である．

双極細胞と神経節細胞における受容野構造

視細胞に続くニューロンは，**双極細胞**と**神経節細胞**である．これらのニューロンは，光をつけたときに反応する場所と，光を消したときに反応する場所とが分かれている（**図1**）．光をつけたときにニューロンが反応を示す領域を **ON 領域**，光を消したときに反応を示す領域を **OFF 領域**と呼ぶ．

双極細胞と神経節細胞では ON 領域が OFF 領域に囲まれる（**ON 中心 OFF 周辺型**），あるいは OFF 領域が ON 領域に囲まれる（**OFF 中心 ON 周辺型**）というドーナツ型の受容野構造をもつ．ON 領域と OFF 領域は隣り合う構造になっているため，明るい部分と暗い部分が隣り合ったときに強く活動する．つまり，視野内で明暗の差（**コントラスト**）がはっきりしている部分があると，そこに受容野をもつ双極細胞と神経節細胞は強く活動することになる．

ON 領域・OFF 領域がつくられるメカニズム

神経節細胞の受容野の中心が ON 領域または OFF 領域になるためには，双極細胞が重要な役割を果たす（**図2**）．視細胞の伝達物質であるグルタミン酸の作用は，受容体によって興奮性（AMPA）であったり，抑制性（mGluR6）であったりする．そのため，光がついて視細胞が光に対して過分極応答をすると，グルタミン酸の放出は減り，AMPA 受容体をもつ双

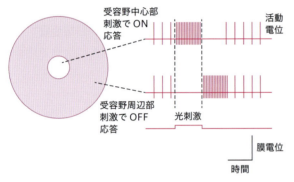

図1　網膜神経節細胞の受容野
スポット光で受容野中心部を刺激すると ON 応答，周辺部を刺激すると OFF 応答が生じる．

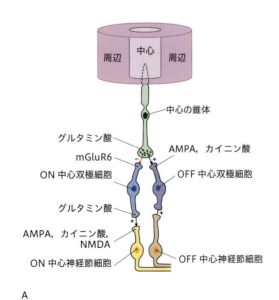

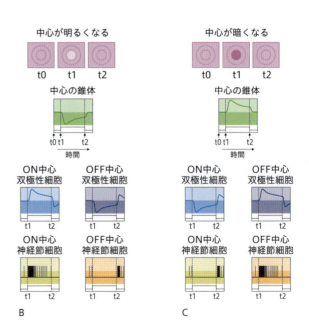

図2　ON 中心・OFF 中心受容野の形成メカニズム

極細胞は過分極し，mGluR6受容体をもつ双極細胞は脱分極する．逆に，光が消え，視細胞が脱分極応答をすると，グルタミン酸の放出は増え，AMPA受容体をもつ双極細胞は脱分極し，mGluR6受容体をもつ双極細胞は過分極する．

その結果，**AMPA受容体**をもつ双極細胞は**OFF中心型**となり，**mGluR6受容体**をもつ双極細胞は**ON中心型**となる．

一方，受容野中心がON領域の神経節細胞は，周辺がOFF領域である．これは，周辺からの抑制が水平細胞を介して視細胞内節に伝達されることによる．双極細胞の応答は，神経節細胞へ興奮性に伝達される．

一次視覚野における受容野構造

ドーナツ型の受容野構造は，双極細胞と神経節細胞を経て，次の外側膝状体のニューロンまで保たれる．その次の大脳皮質一次視覚野では，受容野構造がさらに進化する．一次視覚野ニューロンには，単純型細胞と複雑型細胞がある．

1）単純型細胞

一次視覚野の単純型細胞では，ON領域とOFF領域それぞれが縦長に伸びている（**図3**）．この構造によって，単純型細胞は輪郭の傾き（方位）を検出することができる．これを**方位選択性** orientation selectivity と呼ぶ．単純型細胞の中には，スリット光などの刺激が一定の方向に動くと反応し，反対方向に動いたときには反応しない**運動方向選択性** direction selectivity をもつものや，刺激が受容野からはみ出したときに反応が弱まる**エンドストッピング** end stopping を示すものがある．エンドストッピングの機能は明確ではないが，角の検出や，方位に直交しない斜めの運動の検出などが想定されている．

単純型細胞は，主にⅣ層に存在する．

2）複雑型細胞

複雑型細胞では，ON領域とOFF領域とが重なっている．つまり，受容野内に明るい刺激を呈示しても，暗い刺激を呈示しても，ニューロンを活性化できる刺激であれば，活動を引き起こすことができる．複雑型細胞は，単純型細胞と同様に，方位選択性，運動方向選択性やエンドストッピングなどの性質を示すが，単純型細胞と異なり，受容野内の位置にかかわらず反応する．これは，複雑型細胞が複数の単純型細胞の情報を集めた結果だと考えられている．

複雑型細胞は，主にⅡ・Ⅲ・Ⅴ層に存在する．

以上のことから，視覚系では，**光の検出→コントラスト強調→方位検出**という流れで情報処理が進んでいくことがわかる．

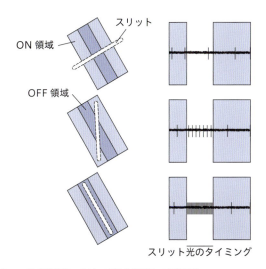

図3　一次視覚野における単純型細胞の受容野

受容野は細長いONとOFFの領域からなる（小さいスポット光を照射したときに，活動電位が発生するのがON領域，活動電位が抑制され刺激終了後発生するのがOFF領域）．スリットの方向が受容野の軸に一致するとき最大の応答が起こる．

（Hubel DH: The visual cortex of the brain. Sci Am 209：54–62, 1963 より改変）

13. 耳は外耳，中耳，内耳から構成され，内耳では聴覚と平衡感覚を感知する

耳 ear は聴覚と平衡感覚の感覚器であり，3部からなる．**外耳**は外界に接する部分（耳介，外耳道），**中耳**は側頭骨内で空気を含む空洞（鼓室，耳管など），**内耳**は側頭骨内で液を含む空洞（蝸牛，前庭，半規管）である．

外耳の構造と機能

外耳 external ear は，耳介と外耳道からなる．**耳介** auricle は，頭部の外側に張り出して，音を捕捉するのに役立っている．耳介は，**耳介軟骨** auricular cartilage が皮膚に覆われてできており，いくつかの隆起と陥凹をつくっている．**外耳道** external acoustic meatus は，耳甲介の深部から鼓膜までの，長さ2～3 cmの管である．その内壁は，外側1/3では軟骨性で耳介軟骨の続きからなり，奥の2/3は骨性で側頭骨からなる（図1）．

外耳道の奥にある**鼓膜** tympanic membrane は，外耳と中耳を隔てる径1 cmほどの円形の薄い膜である．外耳道に対して垂直ではなく，前下方に傾いている．鼓膜の外面は皮膚，内面は粘膜に覆われ，間に薄い結合組織層を挟んでいる．鼓膜内面の中央上部でツチ骨が縦に付着し，その下端で鼓膜は軽く凹んで**鼓膜臍**と呼ばれる．付着部の上端を境に，上部1/5は鼓膜が薄くたるんでおり（**弛緩部**），下部4/5は厚く緊張して（**緊張部**），音波により振動する（図2）．

中耳の構造と機能

中耳 middle ear は，空気を満たした側頭骨内の腔所である．鼓膜の奥にある**鼓室**を中心に，鼓室と咽頭につながる**耳管**，鼓室から後方に伸びる乳突洞と乳突蜂巣がある．鼓室の中には**耳小骨**があり，鼓膜から受け取った空気の振動を圧縮して，リンパ液で満たされた内耳に伝える．

1) 鼓室 tympanic cavity

側頭骨の錐体内部にある小さな腔所で，空気に満たされている．鼓膜より上に張り出した鼓室の部分は**鼓室上陥凹**と呼ばれる．

- 上壁と下壁は薄い骨板で，それぞれ中頭蓋窩と内頸静脈から隔てられる．
- 外側壁は鼓膜によって外耳道と隔てられ，上部（鼓室上陥凹）では骨性の壁になっている．
- 後壁は骨性で，上部（鼓室上陥凹）には乳様突起内の腔所（乳突洞，乳突蜂巣）につながる開口部がある．
- 前壁の下部は薄い骨壁により頸動脈管から隔てられ，上部には耳管の開口部と鼓膜張筋の小さな開口部がある．
- 内側壁は骨壁によって内耳の骨迷路から隔てられ，2つの小さな開口部がある．**前庭窓** oval window（卵円窓）にはアブミ骨底が嵌まり込み，**蝸牛窓** round window（正円窓）は第2鼓膜により閉じられている（図3）．

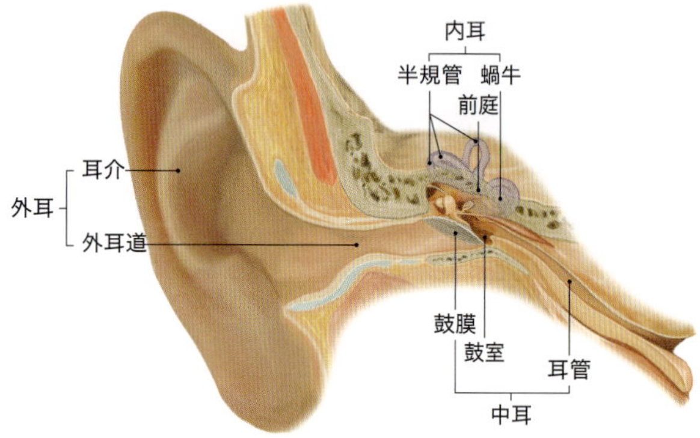

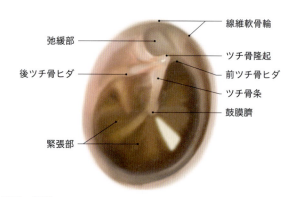

図2　鼓膜

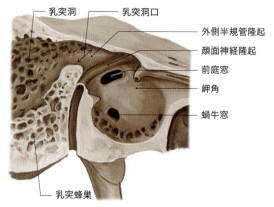

図3　鼓室の内側壁

図1　耳の構成

2）耳管 pharyngotympanic tube, auditory tube

鼓室と咽頭を連絡する管である．鼓室前壁から前内側下方に走り，咽頭鼻部の耳管咽頭口に開口する．長さは3.5 cmほどで，中耳側の1/3の壁は骨性で，咽頭側2/3では軟骨性である．

> **Column　飛行機で，耳が痛くなるのはなぜ？**
>
> 耳管軟骨部は普段は閉じているが，外界の気圧が急激に変化して鼓室と外界の間に圧力差が生じたときに，耳管を開いて鼓室の気圧を調節する必要がある．その際，嚥下動作により耳管の外側壁に付着する口蓋帆張筋が収縮して耳管軟骨部を広げ，耳管が開通し，鼓室と咽頭がつながる．

3）耳小骨 auditory ossicle

鼓室にある3つの小さな骨で，たがいに関節で連結して，鼓膜の振動を効率よく内耳に伝える．

ツチ骨 malleus は最大の耳小骨（8〜9 mm）で，鼓膜に接している．下部のツチ骨柄が鼓膜に付着し，上部に球状のツチ骨頭があり，後面でキヌタ骨体と関節する．

キヌタ骨 incus は中間の耳小骨で，上部のキヌタ骨体の前面にツチ骨頭との関節面がある．下方に伸びる長脚の先端が内側で，アブミ骨頭と関節する．

アブミ骨 stapes は最内側の耳小骨で，鼓室の内側壁に付着する．アブミ骨頭がキヌタ骨と関節し，アブミ骨底が前庭窓に嵌まり込む（図4）．

耳小骨のうち，ツチ骨には鼓膜張筋が，アブミ骨にはアブミ骨筋が停止し，鼓膜から内耳への音の伝導を調節している．

内耳の構造と機能

内耳 inner ear は，側頭骨の錐体の中にできた複雑な形状の構造である．素材としては2種類の要素からなる．
① **骨迷路** bony labyrinth は骨性の腔所である．
② **膜迷路** membranous labyrinth はほぼ同形の膜性の袋である．

骨迷路の中の空間は膜迷路によって2つに分けられ，それぞれ成分の異なる液で満たされている．膜迷路の外には**外リンパ**，膜迷路の中には**内リンパ**が含まれる．内耳の感覚細胞は，膜迷路の壁に位置し，内リンパに面している（図5）．

内耳は形状としては3つの部位からなる．
①前方の**蝸牛** cochlea は，音を感知する．鼓室に面して2つの開口部（前庭窓，蝸牛窓）をもつ．膜迷路の**蝸牛管** cochlear duct の中に，受容器であるコルチ器がある．
②中間の**前庭** vestibule は，**直線加速度**を感知する．膜迷路の**卵形嚢** utricle と**球形嚢** saccule に受容器の**平衡斑**を含む．
③後方の**骨半規管** semicircular canal は，**回転加速度**を感知する．膜迷路の3本の**半規管** semicircular duct に受容器の膨大部稜を含む．

聴覚受容器（コルチ器）には**蝸牛神経**が分布し，平衡覚受容器（平衡斑，膨大部稜）には**前庭神経**が分布している．両者は内耳道底で合流して**内耳神経**［Ⅷ］となって中枢に達する（表1）．

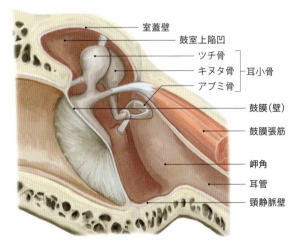

図4　鼓室と耳小骨

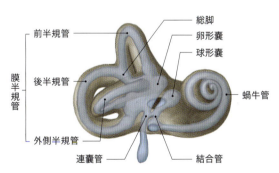

図5　内耳

表1　内耳の各部の構造と機能

骨迷路	膜迷路	受容器	感覚機能
蝸牛	蝸牛管	コルチ器	聴覚
前庭	球形嚢，卵形嚢	平衡斑	直線加速度
骨半規管	半規管	膨大部稜	回転加速度

14. 基底板の部位によって，音の高さが識別される

● 蝸牛のラセン管のループは2回半，内部は2階半

蝸牛 cochlea は内耳の前下部にある円錐状の構造で，**蝸牛ラセン管**という骨性のトンネルが，**蝸牛軸** modiolus という中心軸の回りを2回半回転してできている（図1A）．円錐の底面にあたる**蝸牛底**は後内側方を，頂点にあたる**蝸牛頂**は前外側方を向いている．

蝸牛ラセン管の中では，**骨ラセン板** lamina of modiolus（spiral lamina）が蝸牛軸から辺縁に向かって途中まで突き出している．骨ラセン板の端と外壁の間を，膜迷路にあたる**蝸牛管** cochlear duct（中央階とも呼ばれる）がつないで，蝸牛ラセン管が上下の区画に分かれる．上の区画は**前庭階** scala vestibuli で，蝸牛底を通して前庭窓につながる．下の区画は**鼓室階** scala tympani で，蝸牛底で蝸牛窓につながる（図1B）．前庭階と鼓室階は，蝸牛頂において**蝸牛孔** helicotrema を通してたがいにつながっている．前庭階と鼓室階はともに膜迷路の外の空間で，外リンパを含んでいる．

● 蝸牛管とコルチ器の構造

1) 蝸牛管

蝸牛管 cochlear duct は蝸牛における膜迷路で，蝸牛ラセン管の外がわに位置する．断面では三角形で，外側辺は**ラセン靱帯**を介して蝸牛ラセン管の壁に接着し，**血管条** stria vasularis という部位では，毛細血管を上皮細胞が取り巻いて内リンパを産生する．上辺は**前庭膜** vestibular membrane（**ライスナー膜** Reissner's membrane）を隔てて前庭階に面し，下辺は**基底板** basilar membrane を隔てて鼓室階に面している．

基底板の上には聴覚受容器の**コルチ器** Corti's organ（**ラセン器** spiral organ）があり，内リンパを含む蝸牛管の内腔に張り出している．

2) コルチ器

コルチ器官は基底板上の，蝸牛のラセン部分全体に存在する（図1C）．

感覚器細胞である**有毛細胞** hair cell には**内有毛細胞** inner hair cell と**外有毛細胞** outer hair cell の2種類がある．内有毛細胞は蝸牛の内側（蝸牛軸側）に1列に配列し，外有毛細胞は外側（血管条側）に3〜4列に並んでいる．有毛細胞の頂部には**感覚毛**が生えており，内リンパ液と接している．

感覚毛は100本程度の**不動毛**と1本の**動毛**からなる．不動毛は，背の低いものが有毛細胞頂部の内側に，背の高いものが外側に規則正しく並んでおり，動毛は一番長い不動毛の外側に存在する（図1D, E）．感覚毛は**蓋膜** tectorial membrane に覆われている．蓋膜は中心階内側壁のラセン板から伸びており，基底板の振動を感覚毛に伝える．

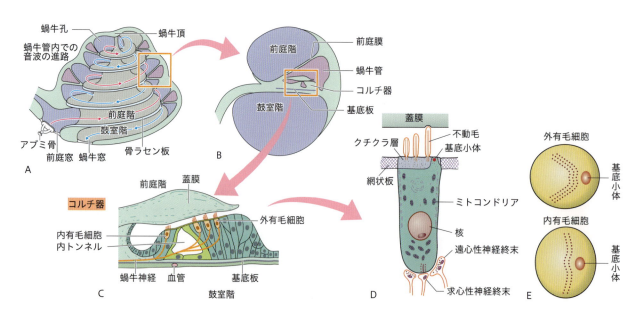

図1　蝸牛ラセン管とコルチ器
D. 外有毛細胞．左側が内側，右側が外側．感覚毛を構成する線毛の最外側の1列が最も背が高く，蓋膜に接触している．
E. 外有毛細胞と内有毛細胞の感覚毛

外リンパと内リンパの役割

内耳には2種類の細胞外液が含まれている。膜迷路の外がわにある外リンパと内がわにある内リンパで、液の組成が大きく異なる（表1）。

外リンパ perilymph は通常の細胞外液によく似た電解質組成をもっている。これに比べて**内リンパ** endolymph の電解質組成は高 K^+、低 Na^+、低 Ca^{2+} となっている。内リンパは蝸牛管の血管条で分泌されており、蝸牛管から連結管によって球形嚢と卵形嚢につながり、半規管は卵形嚢につながっている。

外リンパと内リンパの間には特有の電位差がある。蝸牛管では血管条のイオン輸送機構によって内リンパの電位は高くなり、外リンパに対して +80 mV ほど、細胞内の静止電位 –60 mV に対しては +140 mV ほどの電位差がある。卵形嚢、球形嚢、半規管の内リンパの電位はこれより小さく、外リンパに対して 0〜5 mV であり、細胞内に対して +60〜65 mV ほどになる。

蝸牛管における内リンパの K^+ 濃度の高い電解質組成と細胞内に対するプラスの電位は、K^+ が内リンパから細胞内に流入する**電気化学勾配**をつくる。この電気化学勾配は、感覚受容器の有毛細胞が機械的刺激を受けて、K^+ が細胞内に流入して脱分極し、求心性神経線維が活動電位を発生させるのに役立っている。

蝸牛内の音波の働き

鼓膜と耳小骨を経て内耳に到達した**音波**は、卵円窓から蝸牛の外リンパに伝わる。蝸牛は骨に囲まれた空間で、外リンパを含む前庭階と鼓室階は蝸牛頂でつながって蝸牛内を往復し、蝸牛窓の第2鼓膜に達する。音波はこの1往復する管の中の外リンパを軸方向に振動させながら、前庭窓から蝸牛窓へと通過する。この間に前庭階と鼓室階の間で**圧差**が生じ、蝸牛管の下辺の基底板は下方や上方に押されて局所的な振動を生じる。蝸牛の基底板の振動は**進行波** traveling wave と呼ばれ、通過する音波のために蝸牛底から蝸牛頂に向かって伝播していく。進行波の部位による大きさは、最大振幅をつなぐ**包絡線**として示され、先に向かって次第に大きくなり、周波数に応じた特定の部位で最大振幅を示したのち、急速に減衰する（図2）。

蝸牛の基底板の特性

基底板の特性は、蝸牛底から蝸牛頂に向かって変化する。幅は蝸牛底で狭く、蝸牛頂で広くなる。それに応じて長さあたりの質量は蝸牛底で小さく、蝸牛頂で大きい。基底板は蝸牛底で硬く、蝸牛頂で軟らかい。この物理的性質の違いのために、進行波に同調する周波数は基底板の部位によって異なり、蝸牛底で高く、蝸牛頂で低くなる（表2）。

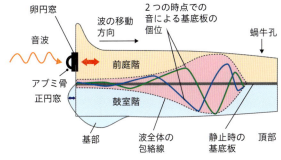

A　最大振幅をつなぐ包絡線

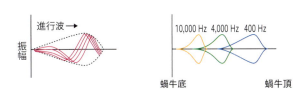

B　包絡線位置の周波数効果

図2　蝸牛の進行波と包絡線

表2　蝸牛の基底板の特性

	蝸牛底		蝸牛頂
幅	狭い		広い
質量（長さあたり）	小		大
硬さ	硬い		軟らかい
同調する周波数	高い		低い

表1　外リンパと内リンパの電解質組成（mmol/L）

	外リンパ	内リンパ	細胞内
Na^+	148	1.3	15
K^+	4	157	120
Ca^{2+}	1.3	0.02	0.0001
Mg^{2+}	0.7	0.01	1
電位	0	蝸牛：+80 前庭：+1〜4	–60

15. 音波は，有毛細胞の感覚毛の揺れによって電気信号に変換される

　音の振動は外リンパ液を介して蝸牛の基底板を揺らし，コルチ器官の感覚器細胞である有毛細胞の感覚毛を揺らす．感覚毛の揺れによって有毛細胞に陽イオンが流れ込み，音の振動が電気信号に変換される．

● 受容器電位

　基底板が振動すると，蓋膜は内外側方向にずれるため，感覚毛に機械刺激が加わる（図1）．この機械刺激により，感覚毛が外側へ屈曲（背屈）すると，感覚毛のイオンチャネル〔機械受容器チャネル（TRPチャネル）〕が開く．有毛細胞の感覚毛の先端には，感覚毛同士を連結する**ティップリンク** tip link というひも状の構造があり，これが感覚毛への機械刺激を機械受容器チャネルに伝えていると考えられている．

　感覚毛は K^+ 濃度が高い内リンパ液に接しているため，機械受容器チャネルが開くとおもに K^+ が細胞内に流入し，膜電位が上昇（脱分極）する．この受容器電位によって電位依存性 Ca^{2+} チャネルが開き，Ca^{2+} が細胞内に流入し，有毛細胞から伝達物質（おもにグルタミン酸）が放出される．その結果，求心性神経（ラセン神経節細胞，蝸牛神経）に活動電位が発生し，その信号が中枢へと伝えられる（図2）．

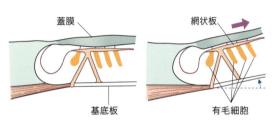

図1　外有毛細胞の振動
基底板の振動が蓋膜と有毛細胞感覚毛との間にずれを発生し，機械刺激として感覚毛を偏位させる．

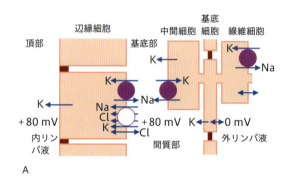

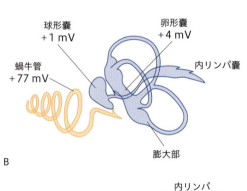

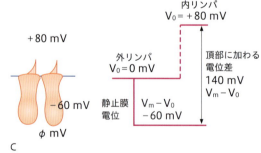

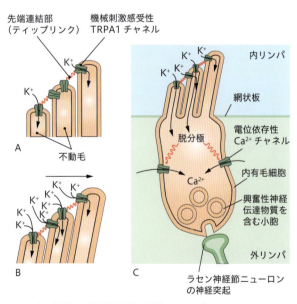

図2　有毛細胞の受容器電位の発生メカニズム
A. 有毛細胞の感覚毛のイオンチャネルは，ティップリンクで連結されている．
B. 感覚毛が背屈すると，イオンチャネルが開き，K^+ が有毛細胞内に流入する．
C. 有毛細胞が脱分極すると，Ca^{2+} が細胞内に流入し，伝達物質が放出される．

図3　内リンパ液の生成と内リンパ腔電位
A. 血管条における K^+ の内リンパ腔への分泌．K^+ 分泌の過程で，間質部の電位が +80 mV になり，そのまま内リンパ腔電位となる．（Wangemann：Hearing Res 90：149-157, 1995 より）
B. 蝸牛器官および前庭器官における内リンパ腔電位の分布．（Eldredge, et al：Ann Otol Rhinol Laryngol 30：1024-1036, 1961 より）
C. 有毛細胞に加わる電位差．内リンパ腔電位が +80 mV であることによって，頂部には 140 mV 程度の膜電位差が生じる．

4. 聴覚と平衡感覚

●内リンパ腔電位

中心階の内リンパ液は K^+ 濃度が高い．これは Na^+–K^+ ATPase と Na^+–K^+–Cl^- 共輸送体の働きによって，血管条の辺縁細胞から K^+ が分泌されることによる．一方，中心階は前庭階や鼓室階に対して約 80 mV ほど高い電位をもっている．この電位は**内リンパ腔電位**と呼ばれ，血管条の基底細胞や中間細胞の Na^+–K^+ ATPase の働きによって，Na^+ が細胞外に汲み出されることで形成される．有毛細胞の膜電位は –60 mV 程度であることから，受容器電流の駆動電圧は 140 mV となる．このため，聴覚受容の感度は高い．

一方，前庭器官の内リンパ腔電位は 0 mV 程度であるため，受容器電流の駆動電圧は 60 mV となる．平衡感覚では，聴覚と比較して感度が抑えられており，めまいなどが誘発されないようになっている（図3）．

●蝸牛マイクロホン電位

正円窓や蝸牛器官内に電極を置くと，音刺激を忠実に再現する電位が記録される．これを**蝸牛マイクロホン電位** cochlear–microphonic potential と呼ぶ（図4）．蝸牛マイクロホン電位はおもに外有毛細胞の受容器電流によって生じる．外有毛細胞の活動は，鼓膜の外から音としても記録することができるため，新生児の内耳機能検査にも利用されている．

●外有毛細胞による振動の増幅

外有毛細胞は，膜電位に応じて細胞長が非常に速く変化する性質をもつ．脱分極で短くなり，過分極で伸びる．この性質により，特定部分の基底板の振動を増幅し，聴覚感度を上げていると考えられている．外有毛細胞は頂部で周囲の支持細胞と強く結合しているため，外有毛細胞の伸縮によって蓋膜とコルチ器官の距離は変わらず，外有毛細胞が伸縮してコルチ器官がゆがむと考えられている．

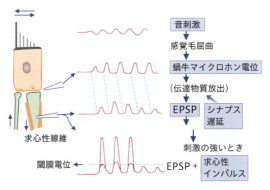

図4　蝸牛マイクロホン電位の測定

Column　周波数，振動，神経応答の関係

音の周波数に対して，基底板の振動（速度，振幅）や内耳神経の応答をプロットした曲線（**同調曲線** tuning curve）を描くと，両者はよく一致する．特定の基底板の位置や神経線維が最も強く反応する周波数では，同調曲線が最小値となっており，**特徴周波数** characteristic frequency と呼ばれる．特徴周波数は基底板上の場所に対応し，前庭窓からの距離によって決まっている．

すなわち音の高低は，基底板のどの部位が強く振動してコルチ器の有毛細胞が興奮するかによって，聴き分けられている（図5, 6）．

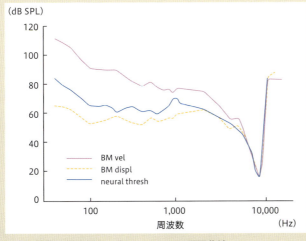

図5　蝸牛の基底板と一次ニューロンの同調曲線

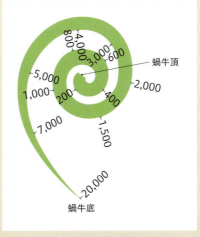

図6　蝸牛における特徴周波数の分布

第4章 感覚機能

16. 有毛細胞からの信号は，大脳皮質の聴覚野に伝えられる

聴覚情報は，コルチ器の有毛細胞で受容されたのちに内耳神経によって脳幹に伝えられ，何回か中継されて大脳皮質の一次聴覚野に伝えられる（図1）.

音の情報は，そこで初めてわれわれの意識にのぼる.

末梢における聴覚の経路

コルチ器は蝸牛のラセンに沿って存在する．聴覚を伝える一次求心性ニューロンは，蝸牛の中心をなす蝸牛軸に集まってラセン神経節をつくる．このニューロンは双極型をしており，紡錘形の細胞体の両極から軸索が伸びている．一方の軸索はコルチ器に向かい，有毛細胞とシナプスをつくる．もう一方の中枢側の軸索はまとまって蝸牛底を離れると，蝸牛神経を形成し，前庭神経と合流して内耳神経となり，橋と延髄の境界部で脳幹に入り，蝸牛神経核 cochlear nucleus に終止する.

また，蝸牛神経には，中枢から有毛細胞に向かう遠心性の投射もある．上オリーブ核 superior olivary nucleus に起始する線維（オリーブ核蝸牛束）は，内耳神経を遠心性に走行してコルチ器に入る．オリーブ核蝸牛束の線維には，外有毛細胞の細胞体，および内有毛細胞に接続する求心性線維にシナプスをつくるものがあり，聴覚の感度を調節している.

中枢における聴覚の経路

1）蝸牛神経核

蝸牛神経核は腹側核と背側核に分かれる．蝸牛神経核から出る二次線維は，背側核と腹側核で異なる経路をとる.

①腹側核

腹側核では，低音が腹側核の腹側寄りで，高音が背側寄りで中継されるトノトピー tonotopy がある．残りの線維はさらに背側核に入って終止する.

腹側核の一部の細胞から出た線維は，下小脳脚の背側を通ると腹側に移動して中間聴条（ヘルド Held 聴条）を形成する．この経路はヒトでは比較的少ない.

その他の線維は橋被蓋の腹側を横走する台形体を形成し，被蓋外側で外側毛帯 lateral lemniscus にまとまる．腹側核からの線維には台形体と外側毛帯を経て対側の下丘核に投射するもの，両側の上オリーブ核に投射するもの，対側の台形体核に投射するものがある.

②背側核

背側核からの出力は背側聴条（モナコフ Monakow 聴条）をつくり，下小脳脚の背側を通って対側にわたって外側毛帯に加わる．外側毛帯は一部外側毛帯核に側枝を出したのち，下丘核 inferior collicular nucleus に終止する.

2）上オリーブ核

上オリーブ核や台形体核のニューロンには，左右の蝸牛神経核から同じ高さの音を伝える線維が終止し，左右の蝸牛で受容した音の大きさや時間差によって音源の方向を特定している.

内側上オリーブ核は，左右の蝸牛神経腹側核から興奮性入力を受ける．両側から同時に入力が届くと強く興奮し，時間差があると弱く興奮する．こうして時間差によって音源の左右の位置を特定する.

外側上オリーブ核は，同側から興奮性入力を，対側から抑制性入力を受ける．そのため，音源が正中線上にあると左右からの入力が相殺されるが，音源が同側に偏るほど強く興奮する．こうして左右の耳からの音圧差によって音源の方向を特定する.

頭部が小さい動物では左右の耳に届く時間差が小さいため，音圧差を利用する外側上オリーブ核が発達し，ヒトなどでは内側上オリーブ核がより発達している.

3）外側毛帯核

外側毛帯核には腹側核と背側核があり，それぞれ異なる入力を受ける．背側核は同側の下丘核に興奮性の投射をし，腹側核は両側の下丘核に抑制性の投射をする.

鳥類の外側毛帯核は音圧差による音源定位に関与するが，哺乳類での役割はよくわかっていない.

4）下丘核

下丘核は中心核と外核に分かれる．外核は，おもに対側の蝸牛神経背側核から背側聴条を経由する入力を受ける．中心核はその他に，両側の蝸牛神経腹側核，同側の内側上オリーブ核，両側の外側上オリーブ核，対側の台形体核，両側の外側毛帯核など多様な部位から入力を受ける．下丘核には明瞭なトノトピーがあり，背側ほど低い音を，腹側ほど高い音を担当する.

下丘核は，上オリーブ核などで分析された音源の方向に関する情報を統合する．下丘核から出た線維の大部分は下丘腕と呼ばれる線維束を形成し，上丘の腹外側で中脳外側面に沿って上行し，内側膝状体に至る．また，一部に対側の下丘核や対側の内側膝状体に向かう線維がある.

5）内側膝状体

内側膝状体は大きく腹側部，背側部，内側部に分かれる．

腹側部は，おもに下丘中心核からの入力を受け，一次聴覚野（41野）と前聴覚野に出力を送る，最も重要な中継核である．また一次および二次聴覚野のⅥ層からの投射を受ける．トノトピーが存在し，高音は内側，低音は外側で中継される．

背側部は，下丘の外核からの入力を受けるほか，上丘の深層を含めた脳幹のいくつかの核からも入力がある．出力は，側頭平面にある聴覚連合野に向かう．

内側部は，下丘の外核からの入力を受けるほか，蝸牛神経核や上オリーブ核など，脳幹のいくつかの核からも入力がある．内側毛帯や脊髄視床路から体性感覚も入り，単なる聴覚の中継核ではない．扁桃体や線条体とも連絡がある．出力は聴覚連合野に向かう．

6）聴覚野

ヒトの聴覚野は横側頭回に位置する．いわゆる一次聴覚野に相当する**コア** core（41野）と，その周囲に位置し二次聴覚野に相当する**ベルト** belt（42野）と上側頭回にまで広がる**パラベルト** parabelt（22野の一部）に分かれる．コアは，下丘中心核からの入力を内側膝状体腹側部経由で受け，これらの核に下行性投射を送る．ベルトとパラベルトは，下丘外核からの入力を内側膝状体背側部と内側部経由で受け，これらの核に下行性投射を送る．

聴覚路の下行性制御

中枢の聴覚路には，上位中枢からの**下行性制御**が働いている．一次聴覚野Ⅴ層の錐体細胞から起こる聴覚の上行路に沿って下行し，その途中で内側膝状体，下丘核，上オリーブ核，蝸牛神経核などに至る．上オリーブ核からは，コルチ器への遠心性投射が起こる．内側膝状体以外の聴覚中継核からも，蝸牛神経核への下行性制御がある．

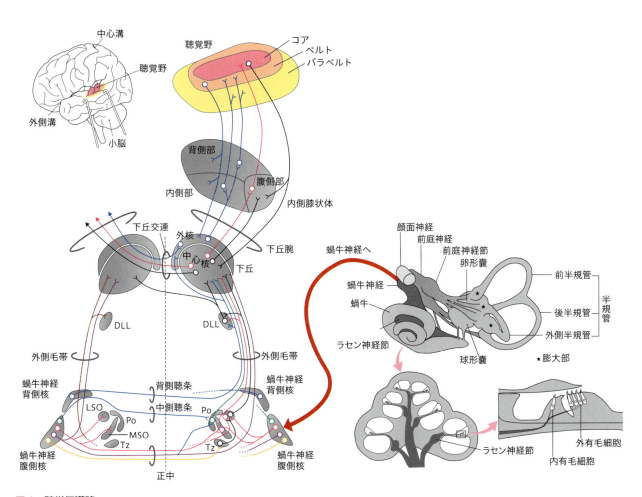

図1　聴覚伝導路
脳幹から聴覚野までのおもな聴覚伝導路．中抜きの円が細胞体，黒線は抑制性の連絡，それ以外の色の線は興奮性の連絡を表す．DLL：背側外側毛帯核，LSO：外側上オリーブ核，MSO：内側上オリーブ核，Po：上オリーブ周囲核，Tz：台形体核．

17. ヒトの聴力は，会話に使用する周波数で高い

ヒトの可聴域

ヒトの**可聴域**，つまり聞くことができる音の高さは通常，20 Hz 程度から 15～20 kHz 程度である．ヒトの声の周波数はおおむね 100～1,000 Hz であるため，可聴域に含まれる．聴力は周波数によって異なり，特に，加齢とともに高周波帯域の聴力が落ちることが知られている．

純音聴力検査

純音聴力検査では，2 種類の聴力を計測する．ヘッドホンから音を聞かせ，空気の振動を，**鼓膜**を介して蝸牛に伝えたときの聴力が**気導聴力**である．一方，耳の後ろに端子をあて，**頭蓋骨**を振動させたときの聴力を**骨導聴力**と呼ぶ．通常，125 Hz～8 kHz の音について，聞くことができる一番小さな音を調べる．測定結果をグラフにしたものが**オージオグラム**である（図1）．

聴力レベルは **dB HL**（decibel hearing level）で表示される．dB は音圧の対数表示であり，HL は成人健聴者が聞くことのできる最小音量の平均値を基準としていることを表す．つまり，0 dB HL とは，よく聞こえる人がぎりぎり聞こえる音圧である．聴力レベル（dB）の数字が大きいということは，ぎりぎり聞こえるのに必要な音圧が大きいということになるため，聴力が低下していると判定できる．

難聴

通常，25 dB HL から難聴と判定されるが，気導聴力，骨導聴力のレベルから以下の 2 つの大きく分類される．

1) 伝音性難聴

気導聴力のみが低下するのが**伝音性難聴** conductive hearing loss である．音は外耳道を通って鼓膜に伝わり，中耳の耳小骨を介して蝸牛の入り口まで伝わる．この経路に障害があると，音が蝸牛まで伝わらないため気導聴力は低下するが，蝸牛に問題はないため骨導聴力は保たれる．伝音性難聴では，耳栓をつけたときのように，音が単純に小さく聞こえる．

2) 感音性難聴

気導聴力，骨導聴力ともに低下するのが**感音性難聴** sensorineural hearing loss である．蝸牛から中枢に至る経路に障害があるため，骨導聴力も低下する．音が小さく聞こえるだけでなく，音声が不明瞭になり，会話を聞き取るのが困難になる．

聴性脳幹反応

聴性脳幹反応 auditory brain-stem response（ABR）は，音刺激に対する脳波反応を頭頂部で測定する検査で，おもに脳幹の聴覚関連核の電位を計測するものである．乳幼児や高齢者など，音が聞こえたかどうかを回答できず，純音聴力検査が困難な場合でも実施できる客観的な指標である．感音性難聴の障害部位を明らかにしたり，脳死の判定にも使われたりする．

音刺激から 10 ミリ秒以内に 5～7 個の波形が出現する．Ⅰ波は蝸牛神経，Ⅱ波は蝸牛神経核，Ⅲ波は上オリーブ核，Ⅳ波は外側毛帯，Ⅴ波は下丘，Ⅵ波は内側膝状体，Ⅶ波は聴放射に対応する．とても小さい反応であるため，約 1,000 回加算するとピークが見えてくる（図2）．

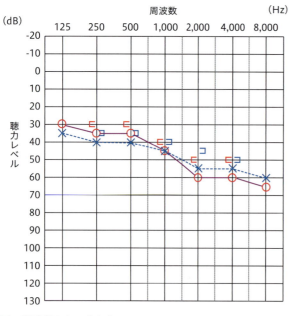

図1 難聴者のオージオグラム
左右ともに骨導・気導聴力が低下しているので，両側性の感音性難聴である．
気導：右○ 左✕，骨導：右⊏ 左⊐

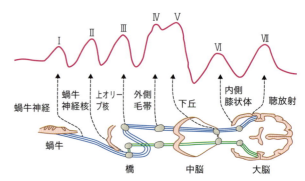

図2 聴性脳幹反応

● 音源定位の仕組み

音がどこから来たのか，音源の位置を特定する機能が**音源定位機能** sound source localization である．ヒトでは，1 kHz 前後の音が正面から発せられた場合，1°程度の精度で音源定位ができる．おもに左右の耳から来た音の時間差や音圧差を利用し，**上オリーブ核**で検出する．

1) 両耳間時間差の検出

音源が右にある場合，音は右耳に早く届く（図3A）．**内側上オリーブ核** medial superior olive（MSO）には，同側と反対側からの入力が一定の時間差で入ってきたときに反応するニューロンが一列に並んでいると考えられている．音源が正面にある場合，左右の入力には遅延がないため，左右の蝸牛神経核からの軸索長が同じものから投射を受けるMSOニューロンが反応する．ところが，音源が右にある場合，右の蝸牛が先に反応するため，右蝸牛神経核からの軸索が長く，左蝸牛神経核からの軸索が短いものから投射を受けるMSOニューロンが反応する（図3B）．

このように，内側上オリーブ核には異なる**両耳間時間差** interaural time difference（ITD），つまり，音源の左右の方向に応じた細胞が一列に並んでいる（図3C）．この機構は音の周波数が低いとき，つまり低音のときにおもに使われる．

2) 両耳間音圧差の検出

音源が右にある場合，左耳では右耳に比べて音圧が小さくなる．**外側上オリーブ核** lateral superior olive（LSO）のニューロンは**両耳間音圧差** interaural level difference（ILD）に反応する．LSOは同側からの興奮性の入力に加え，反対側からの抑制性の入力を受けているため，左右の音圧差を検出することができる．

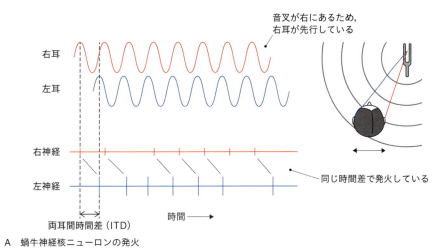

A　蝸牛神経核ニューロンの発火

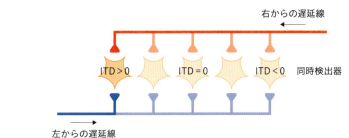

B　両耳間時間差を内側上オリーブ核ニューロンの列にマッピング

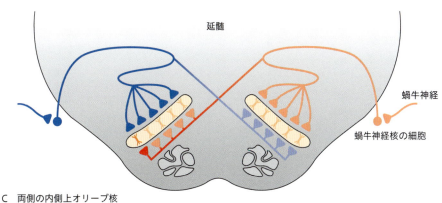

C　両側の内側上オリーブ核

図3　両耳間時間差による音源定位

18. 前庭（耳石器）の平衡斑では直線加速度を，半規管では回転加速度を感知する

平衡感覚は，頭の位置と運動の情報を感知する感覚系であり，頭，眼球，四肢の運動を制御し，体の姿勢を保つ．平衡感覚には異なった機能をもつ2種類の受容器がある．重力と頭の傾きを感知するのは**耳石器** otolith であり，頭の回転を感知するのは**半規管** semicircular canal である．耳石器と半規管は，聴覚の受容器である蝸牛とともに内耳を形成する．

耳石器

耳石器は**卵形嚢** utricle と**球形嚢** saccule からなり，**頭の角度**と**直線加速度**を感知する．耳石器の**平衡斑** macula には**有毛細胞** hear cell からなる感覚上皮があり，その線毛はゼラチン状の耳石膜の中に突出している（図1）．耳石膜の表面には炭酸カルシウムからなる**耳石**がちりばめられている．

頭を傾けたとき，あるいは頭が加速度運動をしたとき，耳石に力が働き，耳石膜がわずかに動き，有毛細胞の線毛を屈曲させる．線毛には**動毛**と**不動毛**とがあるが，屈曲により不動毛の K^+ チャネルの開き具合が変わる．線毛の後屈により K^+ チャネルが開いた場合，K^+ 濃度が高い内リンパ液から K^+ 濃度が低い有毛細胞内に K^+ が流入し，有毛細胞は脱分極する（図2）．その後，電位依存性 Ca^{2+} チャネルが開き，Ca^{2+} が細胞内に流入し，神経伝達物質が放出されることで，求心性神経である**前庭神経**［Ⅷ］に活動電位が生じる．線毛が前屈したときには過分極が生じ，前庭神経の活動電位は減る．

線毛が傾く方向は1次元であるため，それぞれの有毛細胞が反応する方向は1次元である．卵形嚢と球形嚢の中で，有毛細胞をいろいろな向きに配置することにより，3次元上のすべての動きに対応できる（図3）．卵形嚢はほぼ水平に配置されているため前後左右の水平運動に，球形嚢は矢状面に配置されているため，前後と上下の運動に感受性がある．

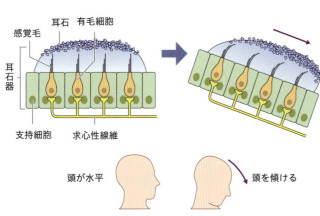

図1 耳石器
（岡田隆夫：感覚．標準理学療法学・作業療法学 専門基礎分野 生理学 第6版．p93，医学書院，2023 より）

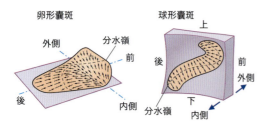

図3 平衡斑での有毛細胞の配置
耳石器（卵形嚢斑，球形嚢斑）における有毛細胞の形態学的極性（矢印は動毛の方向）．
〔Wolfson RJ (ed)：The Vestibular System and Its Disease. University of Pennsylvania Press, Philadelphia, 1966 より改変〕

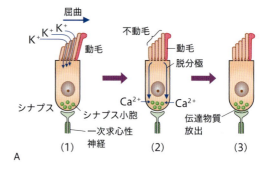

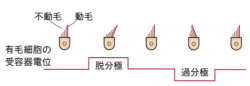

図2 有毛細胞の反応特性
A. 内耳の有毛細胞における受容器電位と，一次求心性神経終末におけるシナプス電位の発生．
　(1) 動毛側への不動毛の屈曲により，K^+ が細胞内に流入する．
　(2) 有毛細胞は脱分極を起こし，Ca^{2+} が流入する．
　(3) Ca^{2+} 流入により，伝達物質が放出され，一次求心性神経に EPSP が生じ，スパイクが発生する．
（Hudspeth AJ：Sci Am 248：54-64, 1983 より改変）

B. 有毛細胞の感覚毛の屈曲方向と受容器電位，一次求心性神経のスパイク活動の関係．
（Flock A：Cold Spring Harb Symp Quant Biol 30：133-145, 1965 より改変）

半規管

半規管は頭を振ったときの**回転加速度**を感知する．半規管は環状の構造物であり，内リンパで満たされている．半規管の有毛細胞は膨大部と呼ばれる膨らみに存在し，その線毛はゼラチン状の**クプラ** cupula に突出している（図4）．頭を回転させると，慣性によって半規管の内リンパ液が頭の回転方向と逆方向に流れ，その力でクプラが押され，線毛が屈曲し，耳石器同様，有毛細胞が脱分極する．

左右の半規管にはそれぞれ**前半規管**，**後半規管**，**外側**（水平）**半規管**の3つがある．各半規管では有毛細胞が同じ方向に並んでいるため，一方向の回転にしか反応しない．しかし，3つの半規管が互いにほぼ90°の角度にあるため，3次元上のすべての回転に対応できる（図5）．

左右の外側半規管，左の前半規管と右の後半規管，左の後半規管と右の前半規管がペアとなっており，それぞれ反対の極性をもつ．たとえば，左の外側半規管の有毛細胞は，頭が左に回転すると脱分極を生じ，左前庭神経［Ⅷ］の活動電位は増える．一方で，同じ頭の左回転に対して，右の外側半規管の有毛細胞は過分極を生じ，右前庭神経［Ⅷ］の活動電位は減る．

このように，左右の半規管がペアになることで，3次元のどのような回転に対しても，その情報が前庭神経［Ⅷ］を通って脳に送られる仕組みができている．

前庭神経

耳石器と半規管の求心性神経は**前庭神経**［Ⅷ］である．細胞体は前庭神経節にある．前庭神経は蝸牛神経とともに延髄に入り，前庭神経核に投射する．

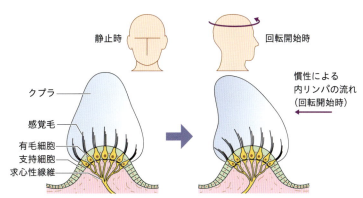

図4 半規管の構造と反応機序
（岡田隆夫：感覚．標準理学療法学・作業療法学 専門基礎分野 生理学 第6版．p93，医学書院，2023 より）

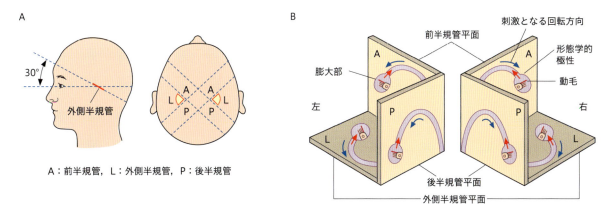

図5 左右半規管の配置
A. 頭蓋内における半規管の位置（左側面図および上から見た図）．
B. 左右の各半規管の相対的位置関係．後方やや上から眺めた図．青矢印は，各半規管を刺激する頭部回転の方向．赤矢印は，それにより起こる内リンパの流れの方向であり，その方向に感覚毛を屈曲させる．
（内野善生：めまいと平衡調節．p4，図2，金原出版，2002 より改変）

19. 平衡感覚は，身体の姿勢と眼球の向きを制御する

平衡感覚の機能は，頭，眼球，四肢の運動を制御し，体の姿勢を保つことである．耳石器と半規管の情報は**前庭神経核**に運ばれる．その後，頭，眼球，四肢の運動を司る運動ニューロンの起始核に伝えられ，頭，眼球，四肢が反射的に動き，体の姿勢を保つ．前庭から始まるおもな反射に**前庭動眼反射**，**前庭脊髄反射**，**前庭頸反射**がある．

前庭神経核

前庭神経［Ⅷ］の軸索は同側の**前庭神経核**に入力する．前庭神経核は橋・延髄の境目に存在し，おもに上核，外側核，内側核，下核に分類される（図1）．外側核には巨大細胞が存在し，**ダイテルス Deiters 核**とも呼ばれる．耳石器と半規管からの求心性神経は，それぞれ複数の亜核に投射するが，**外側核**は耳石器からの，**内側核**は半規管からの入力が多い．

前庭神経核は前庭神経からの入力のほか，小脳，視覚や体性感覚からの入力を受け，平衡感覚の情報を，運動や他の感覚と統合している．

前庭神経核からの投射

前庭神経核のニューロンは，大脳皮質から脊髄まで多様な投射をする（図1）．

耳石器からの軸索はおもに外側前庭神経核を経由し，脊髄前索腹側部の**外側前庭脊髄路**を通って同側の頸部の筋や上下肢の筋を制御する脊髄運動ニューロンを活性化させ，姿勢を保つのに役立っている．

半規管からの軸索はおもに内側前庭神経核を経由し，**内側縦束** medial longitudinal fascicle（MLF）を下行し，脊髄前索内側部の**内側前庭脊髄路**を通って両側性に上部頸髄に投射する．また，半規管からの軸索は内側縦束を上行して眼球運動をも制御する．

前庭神経核のニューロンは視床や大脳皮質にも投射していて，平衡感覚の認知を司る．多くは半規管からの入力であり，反対側の内側縦束を通って，おもに反対側の視床の後腹側核に軸索を送り，そこから一次体性感覚野と一次運動野の顔の再現部位に近い領域を始め，多くの領域に投射している（図2）．大脳皮質に一次前庭感覚野はない．

前庭動眼反射

頭が急速に回転したときに，頭部の回転と反対方向に眼が動くのが**前庭動眼反射** vestibulo-ocular reflex（VOR）である．この反射によって，頭が回転することで生じる網膜像のズレが小さくなる．欧州のアンティーク人形には，頭を回すと眼が反対に回るようなバネ仕掛けがついているものがある．そのため，前庭動眼反射は"doll's eye"と呼ばれることもある．

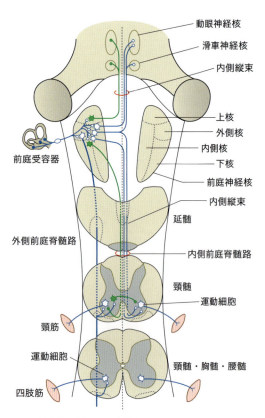

図1 前庭神経核からの投射
前庭脊髄路による頸筋および四肢筋の運動細胞の神経支配様式．
（Shinoda, et al：Prog Brain Res 151：548, 2006 より改変）

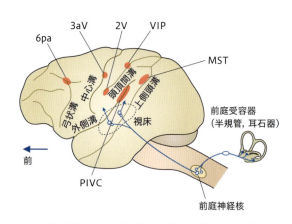

図2 前庭神経核から大脳皮質への投射（サル大脳左側面）
複数の領域に前庭入力が存在する．6pa：6野の弓状溝後部領域，2V：2野の前庭性皮質，3aV：3a野の前庭性皮質．
MST：medial superior temporal area，PIVC：parieto-insular vestibular cortex（頭頂葉-島前庭性皮質），VIP：ventral intraparietal area（腹側頭頂間溝領域）．
［杉内友理子：平衡感覚．本間研一（監）：標準生理学 第9版．p288, 医学書院，2019 より］

前庭動眼反射の神経回路

前庭動眼反射の主要な神経回路は，半規管→内側前庭神経核→内側縦束を介した眼球運動制御である（図3）．たとえば，頭が右に回転した場合，右外側（水平）半規管が興奮し，右前庭神経を介した活動が右前庭神経核に到達する．右前庭神経核のニューロンは，反対側に交叉し，左外転神経核ニューロンを興奮させる．そして，左外転神経核ニューロンの活動は左外側直筋を収縮させるため，左眼は左に回転する．これが前庭動眼反射の3ニューロンのメイン回路である．

さらに，左外転神経核ニューロンの一部は内側縦束を通り，交叉性に右動眼神経核を興奮させる．右動眼神経核ニューロンは右内側直筋を収縮させるため，右眼も左に回転する．このようにして，左右の眼が共同して同じ方向に動くようになっている．

実際には頭の回転方向によって，1つの半規管だけでなく，3つの半規管が反応する．3つの半規管からの信号の組み合わせによって，頭の回転方向と反対方向に左右の眼が共同で動く．

眼を動かす**外眼筋**には6種類あり，2つずつのペアになっている（➡第5章6項，188頁参照）．水平系では内側直筋と外直筋側がペアである．前庭動眼反射では，ペアの一方の外眼筋が収縮すると，もう一方が弛緩する**相反性抑制**が生じる．この相反性抑制は水平系では，前庭神経核から同側の外転神経核への抑制性投射によって生じる．

このように，前庭動眼反射は脳幹の重要な機能の1つであり，前庭動眼反射の消失は脳死の判定基準の1つにもなっている．

前庭脊髄反射

頭の加速度変化に対して，反射的に四肢の筋を収縮，弛緩し，姿勢を保持するのが**前庭脊髄反射** vestibulospinal reflex である．上述の**外側前庭脊髄路**を介した脊髄への下行性投射が担う．耳石器からの情報が外側前庭神経核を経由し，おもに同側の伸筋の運動ニューロン群に対して興奮作用を，屈筋の運動ニューロン群に対して，抑制性介在ニューロンを介した抑制作用を及ぼす（図4）．このことで同側の足を伸展させ，姿勢を保つことができる．

前庭頸反射

頭の回転運動に対して，頸部の筋を収縮，弛緩させ，元に戻す反射が**前庭頸反射** vestibular neck reflex である．上述の**内側前庭脊髄路**を介した脊髄への下行性投射が担う．半規管からの情報が内側前庭神経核を経由し，両側性に頸部の筋を収縮・弛緩させる．

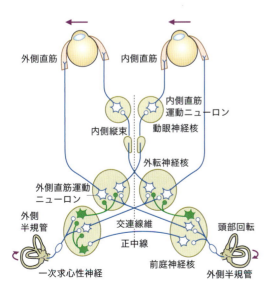

図3　前庭動眼反射の神経回路

〔杉内友理子：平衡感覚．本間研一（監）：標準生理学 第9版．p287, 医学書院, 2019 より〕

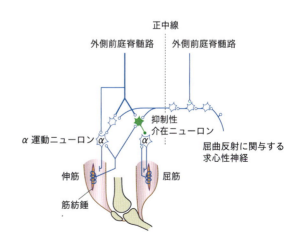

図4　前庭脊髄反射の神経回路
外側前庭脊髄路によるネコ下肢筋への作用．
（Grillner S, et al：Prog Brain Res 37：243-262, 1972 より改変）

20. 嗅細胞は，感覚ニューロンでもある

嗅覚は嗅上皮で受容され，直接，大脳（終脳）の一部である嗅球に入る特殊な感覚である．霊長類，とくにヒトで退化傾向にあるとされているが，味覚や情動と深く結びついた重要な感覚である．

嗅上皮と嗅神経

嗅上皮は，鼻腔の天井に位置する，一側で面積約 1 cm² の上皮である．嗅覚受容細胞，支持細胞，基底細胞からなり，粘膜固有層にあるボーマン腺が分泌する粘液で覆われる．

嗅覚受容細胞は，双極型で粘膜全層を貫き，鼻腔側に突起が伸びて，その先端の嗅小胞と呼ばれるふくらみから嗅繊毛が粘液層に伸びている．繊毛に運動性はなく，嗅覚受容体が存在する．受容体遺伝子の種類はヒトで 800 以上あり，偽遺伝子を除いても 400 弱が機能している．嗅覚受容細胞はそれぞれが特定の嗅覚受容体遺伝子を発現する．通常，1 つの匂い物質には複数種の嗅覚受容体が応答する．どの受容体を発現する嗅覚受容細胞が応答するかのパターンによって，鋭敏なヒトでは 1 万種類もの匂いを識別できるという．嗅覚受容細胞は基底側から細い軸索を伸ばし，それらが集まって嗅神経となって篩板孔を通り，嗅球に達する．このように，感覚細胞と神経細胞を兼ねる点でも，嗅覚受容細胞は特殊である．

支持細胞は上皮全層を貫き，鼻腔側に微絨毛をもつ．

基底細胞は最深層に位置し，幹細胞と考えられている．齧歯類などで明瞭にみられる鋤鼻器はフェロモンの受容器として知られ，副嗅球に線維を送る．ヒトでも鋤鼻器が存在するという報告はあるが，副嗅球は確認されていない．ヒトの場合，フェロモンがあったとしても，嗅上皮が受容していると考えられる．

嗅球の構造と線維連絡

嗅球 olfactory bulb は皮質に分類され，表層から嗅神経層，糸球体層，外網状層，僧帽細胞層，内網状層，顆粒細胞層の 6 層からなる．さらに深部には脳室の名残りをとどめる上衣下–上衣細胞層がある（図1）．

嗅神経線維は①嗅神経層を通って②糸球体層に入り，糸球体の中で僧帽細胞と房飾細胞の樹状突起に興奮性シナプスをつくる．同じ種類の嗅覚受容体を発現している嗅覚受容細胞は特定の糸球体に収束して投射する．すなわち，匂い刺激の種類に応じて嗅球内の異なる糸球体が応答する．僧帽細胞と房飾細胞は，嗅球外に投射する興奮性のニューロンである．嗅球にはその他に嗅球内でシナプスをつくるニューロンが多く，大部分が GABA 作動性の抑制性である．これらのニューロンが複雑な局所回路をつくって嗅覚情報を処理している．

③外網状層には房飾細胞の細胞体が分布するほか，僧帽細胞，房飾細胞，顆粒細胞の樹状突起が広がる．

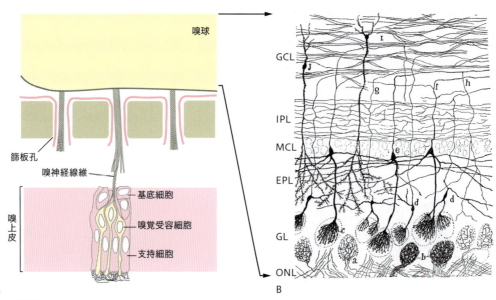

図1 嗅粘膜から嗅球まで
A. 嗅上皮にある嗅覚受容細胞が伸ばした軸索はまとまって嗅神経を作り，篩板孔を通って頭蓋内に入り嗅球に至る．
B. 嗅球には層構造があり，嗅神経層（ONL），糸球体層（GL），外網状層（EPL），僧帽細胞層（MCL），内網状層（IPL），顆粒細胞層（GCL）の各層でさまざまなニューロンによって情報が修飾されたのち，嗅索を通って嗅覚野に伝えられる．

④**僧帽細胞層**には僧帽細胞の細胞体が1列に並び，⑤**内網状層**と⑥**顆粒細胞層**には僧帽細胞や房飾細胞の軸索が走行する．**顆粒細胞**は軸索をもたず，この層の内部に樹状突起を分布させるほか，外網状層にも樹状突起を伸ばし，僧帽細胞や房飾細胞の樹状突起と双方向性のシナプスをつくる．

僧帽細胞と房飾細胞の軸索は嗅球を離れて嗅索をつくる．**嗅索**は後方で肉眼解剖学的に**内側嗅条**と**外側嗅条**に分かれるが，嗅球からの線維はすべて外側嗅条に入る．房飾細胞の軸索が前嗅核と嗅結節といった嗅索の近傍におもに終止するのに対して，僧帽細胞の軸索は一次嗅覚野の広い範囲に投射する．

嗅球から一次嗅覚野へ

嗅球からの入力を直接受ける領域を**一次嗅覚野**と呼ぶ．嗅結節，前嗅核，梨状皮質，扁桃体の前皮質核と扁桃体周囲皮質，嗅内野の一部などがある（図2）．前嗅核と嗅内野を除いて3層構造の皮質で，I層の浅部に嗅球からの線維が終止する．嗅球内では，匂い刺激の種類によって，異なる部位の細胞が応答する．それに対して，一次嗅覚野における匂い刺激の種類による応答の局在は明らかではない．

● 前嗅核

嗅索から外側嗅条に接して存在する．前嗅核からは交連線維が出て，前交連を通して対側の嗅覚野と連絡する．齧歯類では左右の鼻孔への匂い刺激を前嗅核が比較して，匂いがどちらから来るかを判別している．

内側嗅条と外側嗅条に嗅索が分かれる部分の後方に嗅三角の3層構造の皮質がある．齧歯類などでは大きく隆起して嗅結節と呼ばれるが，霊長類では平坦である．嗅球からの線維がこの領域および隣接する側坐核の一部に終わる．

● 梨状皮質

霊長類以外の哺乳類でよく発達して洋梨状のふくらみをつくる．霊長類では前頭葉眼窩面の後方，側頭葉の前上方の領域にある3層構造の皮質である．

● 扁桃体

扁桃体の中でも外側嗅条に近い皮質内側核群に嗅球からの線維が入る．

● 嗅内野

齧歯類では嗅内野の広い範囲に嗅球からの線維が分布するが，霊長類では前方部分に限局している．嗅内野は他の嗅覚野と異なり6層構造をとるが，嗅球からの線維はやはりI層に入る．

一次嗅覚野から他の領域へ

一次嗅覚野のうち，嗅結節以外はII・III層の細胞が嗅球および一次嗅覚野の広い範囲に投射する．一次嗅覚野以外の部位への投射先としては，前頭葉眼窩面の連合野，無顆粒性島皮質，扁桃体，海馬，腹側淡蒼球，視床下部，視床背内側核（MD）が知られている．

視床背内側核からの入力を受ける前頭葉眼窩面の後部を新皮質の一次嗅覚野とする見方があるが，梨状皮質などから視床を介さない入力もあるのが，他の一次感覚野と異なる．**眼窩前頭皮質**には味覚刺激に応答するニューロンもあり，嗅覚と味覚，さらには視覚なども統合して食物に関する情報処理が行われる．

嗅内野の嗅覚受容部位は**扁桃体**の嗅覚領域と連絡をもつほか，**海馬**の前方部分に投射し，嗅覚に関するエピソード記憶が形成される．**扁桃体周囲皮質**は扁桃体の基底核，副基底核，内側核，中心核などに投射する．これらの領野から連合野や視床下部，中脳中心灰白質など広い範囲に情報が伝えられる．

このように，嗅覚は感覚細胞が神経細胞を兼ね，その軸索が大脳（終脳）に直接入る．扁桃体，視床下部など情動反応や自律神経機能に関わる領域に，少数のシナプスを介するだけで接続する．また視床を介さずに直接，前頭連合野（眼窩面）に至る経路をもつなど，他の感覚と異なる特性が多い．

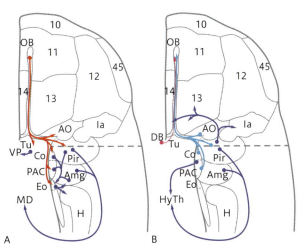

図2　中枢の嗅覚路

A．嗅球（OB）は嗅覚野に情報を伝える．嗅球から出た軸索は嗅結節（Tu），前嗅核（AO），梨状皮質（Pir），扁桃体（Amg）の皮質核（Co），扁桃大衆異皮質（PAC），嗅内野の一部（Eo）などに至る．嗅結節からは腹側淡蒼球（VP），扁桃体や梨状皮質からは視床背内側核（MD）に情報が伝えられる．

B．嗅球は脳の他の部分からの制御を受けている．前嗅覚，梨状皮質，扁桃体皮質核と扁桃体周囲皮質から出た軸索が嗅球に至る．そのほかに対角帯核からコリン作動性の線維が入っている．梨状皮質や扁桃体は視床下部にも情報を送っている．

21. 味細胞は，5つの基本味を感知する

味覚は，嗅覚と同じく化学受容感覚に分類される．味覚は味蕾で受容されて鰓弓神経経由で脳幹に，嗅覚は嗅粘膜で受容されて嗅神経経由で嗅球に伝えられるが，大脳皮質で統合されて複合的な感覚を形づくる．相互に関係の深い感覚である．

味覚受容器

1) 味蕾

味蕾はおもに舌の茸状乳頭の表面，葉状乳頭と有郭乳頭の側面に分布するが，軟口蓋，舌根，咽頭壁，喉頭蓋などにもみられる (図1A)．味蕾はラグビーボール形の組織で，4種類の細胞がある．**暗調細胞** (I型)，**明調細胞** (II型)，**中間細胞** (III型)，**基底細胞** (IV型) と呼ばれる (図1B)．I〜III型は口腔側に開いた味孔に面しており，II〜III型は味覚を受容する味細胞，I型は支持細胞と考えられている．IV型は幹細胞と考えられ，10日ほどで入れ替わるI〜III型細胞を供給している．

2) 味の種類

味には5種類の**基本味** (塩味，酸味，甘味，うま味，苦味) があって，それぞれに対応する特異的な味覚受容体が知られている．1つの味細胞にはそのうち1種類が発現している．**甘味**，**うま味**，**苦味**はGタンパク共役型受容体が，**酸味**と**塩味**はイオンチャネル型受容体が受容する．甘味とうま味の受容体は同じ taste receptor type1 受容体ファミリーの異なる分子の複合体で構成される．苦味の受容体は taste receptor type 2 受容体ファミリーで，20数種類の分子がある．

3) 味細胞と基本味

味細胞のうちII型は甘味，うま味，苦味のいずれかの受容体を発現し，III型が酸味の受容体を発現する．I型が塩味受容体を発現するとの報告があるが，I型が味細胞なのか，支持細胞とは別の細胞が塩味を受容しているのか，不明点が多い．

1つの味蕾にはすべての基本味を受容する味細胞がそろっているので，舌のどの部位でもすべての基本味を受容できる．基本味により，また部位により閾値は異なり，その個人差も大きい．

4) 味細胞の神経伝達

味細胞の興奮は脳神経の感覚線維に伝えられる．

酸味受容細胞は H+ イオンが受容体に作用するとチャネルの作用で脱分極し，伝達物質としてセロトニンを放出する．一次求心性線維がそれによって興奮する (図1C)．

甘味，うま味，苦味の受容細胞は，受容体の作用によって **TRPM5チャネル** (transient receptor potential channel subfamily M member 5) が開口して脱分極が起こり，それによって **Panx1** (pannexin 1) **チャネル**からATPが放出されて，一次求心性線維のP2X受容体に作用する．

1本の一次求心性線維は1個の味細胞から情報を受け取るので，末梢神経のそれぞれの線維は，基本的に1種類の味覚を伝えている．ただし，酸味受容細胞にもATPに反応するP2Y受容体が発現しているので，味細胞間で相互に作用している可能性がある．

5) 舌の神経分布

舌尖から有郭乳頭部よりやや前方までは**舌神経**から**鼓索神経**を介して**顔面神経**に，有郭乳頭部から舌根にかけては**舌咽神経**に，咽頭壁と喉頭蓋周辺は**迷走神経**に，軟口蓋は**大錐体神経**を介して**顔面神経**に，感覚情報が伝えられる．

もっともこれらの神経の支配領域は大きく重複する．味覚線維は脳幹に入ると孤束核に終止する．

中枢の味覚伝導路

孤束核は延髄から橋下部にかけて存在する．

顔面神経，舌咽神経，迷走神経を通る**臓性感覚線維** (味覚線維以外の内臓感覚線維も含む) は，延髄に入ると孤束を形成して上下に走行し，周囲の孤束核に終止する．迷走神経からの線維は孤束核の下半部を中心に，舌咽神経と顔面神経からの線維は上半部

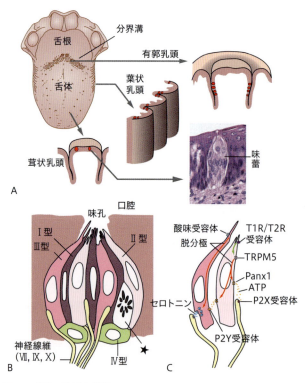

図1 味蕾の位置と構造
A. 舌における乳頭の位置と味蕾の分布．B. 味蕾の構成細胞 (★は分裂中の細胞)．C. 味細胞の味覚受容と伝達．

を中心に終止する（図2）．そのため味覚の大部分は孤束核の上半分で中継され，孤束核で味覚情報の最初の統合が起こると考えられる．

味覚を伝える孤束核上半部からの上行性線維は，霊長類の場合，ほとんどが直接同側の視床後内側腹側核小細胞部（VPMpc）の後半部に終止する．**VPMpc** とは，後内側腹側核（VPM）の腹内側に接する領域で，VPM よりもニューロンが小さく，有髄線維が少ない．

それに対して，内臓感覚を伝える孤束核下半部からの上行性線維は，橋と中脳の移行部にある**結合腕傍核**に終止し，そこから視床，視床下部，扁桃体中心核，分界条床核などへ投射する．視床での終止部位は，VPMpc の前半部，VPM，外側中心核 CL などである．

味覚情報を担う大脳皮質

VPMpc 後半部は，島皮質の上部とその上方に隣接する外側溝上壁の皮質に投射する．ここが一次味覚野だと考えられており，ヒトの脳機能イメージングで味覚に応答することが確認されている．**一次味覚野**には，味覚のほかに口腔内の**体性感覚刺激**（舌触り，温度，辛さなど）に反応するニューロンや，特定の味覚と体性感覚の組み合せに反応するニューロンの存在が知られていて，この段階で**味覚と体性感覚の統合**が起こっている（図3）．

味覚情報は，一次味覚野から島皮質の前方部分や前頭連合野眼窩面の後部に伝えられる．島皮質内部や前頭連合野眼窩面の皮質内には密接な連絡があり，眼窩面後部に入ってくる嗅覚情報とも統合される（➡前項，図2も参照）．これによって複雑な**風味 flavor** の感覚が形成されると考えられている（図3）．

また，**眼窩面**の皮質は，味の良し悪しや好き嫌いといった価値判断にも関与する．一次味覚野は扁桃体外側核と連絡しており，眼窩面の皮質の後部は扁桃体基底核，外側核，副基底核などと連絡をもつ．味覚と嗅覚がこうした神経回路のはたらきによって，好き嫌いの感情や情動に強く影響するものと推測される．

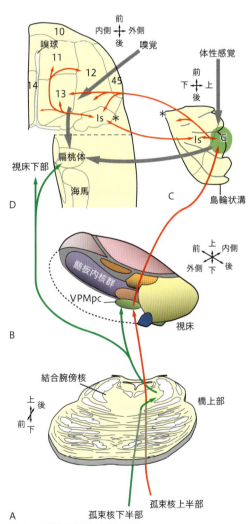

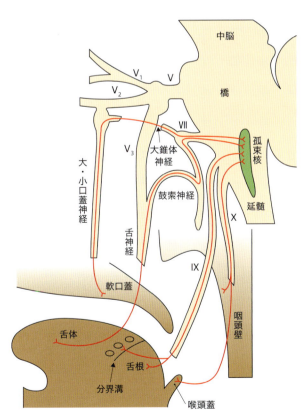

図2 味覚伝導路
鰓弓神経内の味覚線維の走行と支配領域．
V：三叉神経，V₁：眼神経，V₂：上顎神経，V₃：下顎神経，VII：顔面神経，IX：舌咽神経，X：迷走神経．

図3 味覚伝導路と大脳皮質
橋（A），視床（B），島皮質（C），前頭葉眼窩面（D）における味覚（赤線）と内臓感覚（緑線）の経路を示す．内臓感覚は孤束核下半部，味覚は上半部で中継される．内臓感覚が結合腕傍核（A）でさらに中継されて視床後内側腹側核小細胞部（VPMpc）（B）の前半部や扁桃体などに至るのに対し，味覚は直接 VPMpc の後半部に至り，一次味覚野（C）に至る．一次味覚野には口腔内の体性感覚情報も伝えられて統合され，さらに前頭連合野眼窩面後部（D）に伝えられ，そこで嗅覚情報と統合される．
G：一次味覚野，Is：島皮質，＊：島限．数字は前頭連合野眼窩面の領野の番号．

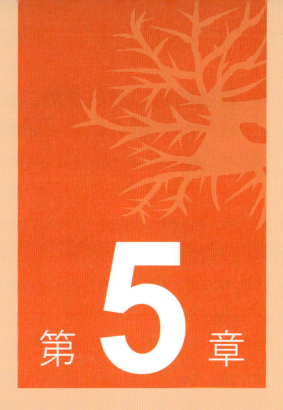

第5章

運動機能

1. 運動機能の概観
2. 下位脳による運動制御
3. 大脳皮質からの運動指令
4. 運動機能の障害

1. 脊髄前角にある運動ニューロンの神経終末が，骨格筋細胞とシナプスを形成する

運動は，骨格筋の収縮と弛緩によって発現する．骨格筋を支配するのは**運動ニューロン** motor neuron であり，1つの運動ニューロンとその支配する筋線維のまとまり（**運動単位** motor unit）が骨格筋収縮の基本単位となる．運動ニューロンに活動電位が発生すると，神経筋接合部でアセチルコリンが放出され，骨格筋に終板電位と活動電位が発生し，筋が収縮する．

運動ニューロン

骨格筋を支配する運動ニューロンにはおもに，α運動ニューロンとγ運動ニューロンがある．

- **α運動ニューロン**：脊髄前角に始まり，一般の筋線維（錘外筋線維）に終末を形成し，骨格筋を収縮させる．
- **γ運動ニューロン**：脊髄前角に始まり，筋紡錘の中の錘内筋線維に終末を形成し，収縮させる．

運動単位

それぞれの骨格筋を支配する運動ニューロンは，脊髄の2～3髄節に広がった脊髄前角領域に存在する．これを**運動ニューロンプール**と呼ぶ．

一方で，1つの運動ニューロンは複数の筋線維を支配する．運動ニューロンの軸索は骨格筋の近くで分岐し，複数の筋線維に終止して神経筋接合部を形成する．このように，1つの運動ニューロンとその支配する筋線維のまとまりを**運動単位**と呼び，これが骨格筋収縮の基本単位となる（図1）．

1）運動単位の種類

運動単位は，運動ニューロンに生じた1つの活動電位で引き起こされる単収縮の速さによって大きく2つに分けられる．

単収縮が遅い**S（slow twitch）型**と，速い**F（fast twitch）型**である．S型運動単位の運動ニューロンは小型であり，少ない興奮性入力で活動電位を生じる．一方で，F型運動単位の運動ニューロンは大型であり，活動電位を生じさせるには多くの興奮性入力が必要である．それぞれ対応する筋線維も異なる（表1）．

2）骨格筋の張力の調節

1つの骨格筋を支配する運動ニューロンは数百にも及ぶため，骨格筋の張力は動員される運動ニューロンの数と，それぞれの運動ニューロンの活動電位の頻度で調節される．

運動ニューロン（運動単位）が興奮する順序は，運動ニューロンの大きさによる．小型のα運動ニューロン（S型運動単位）は少数の筋線維でしか終末を形成しないが，小さな入力に対しても活動電位を出す．それに対し，大型のα運動ニューロン（F型運動単位）はたくさんの筋線維で終末を形成するが，小さな入力に対しては活動電位を出さない．

したがって，脳から小さい信号が来たときには，小型のα運動ニューロンしか活動電位を出さず，筋肉には小さな張力しか発生しない．一方，大きい信号が来た場合には大型のα運動ニューロンも活動電位を出し，大きな張力が発生する．これを**サイズの原理**と呼ぶ．この原理により，弱い張力で微細な動きを作り出すことも，一気に強い張力を発生することもできるようになっている．

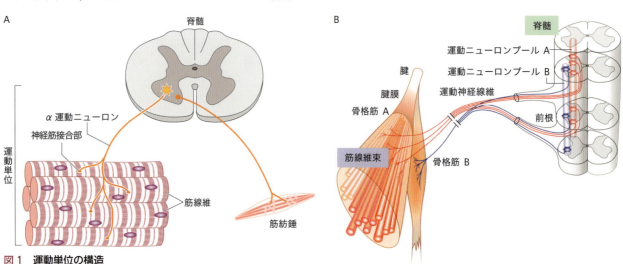

図1　運動単位の構造

〔A：鈴木敦子：筋と骨．標準理学療法学・作業療法学 専門基礎分野 生理学 第6版．p56, 医学書院, 2023, B：高草木薫：筋と運動ニューロン．本間研一（監）：標準生理学 第9版．p330, 医学書院, 2019 より〕

神経筋接合部と終板電位

運動ニューロンと骨格筋のシナプス部位が**神経筋接合部** neuromuscular junction であり，**終板** end plate と呼ばれる筋膜上の特殊な領域に存在する（図2）．運動ニューロンは筋の近くで分枝し，その終末である**シナプスブトン** synaptic bouton と呼ばれる膨大部から神経伝達物質である**アセチルコリン**が放出される．

運動ニューロンに活動電位が発生し，シナプスブトンまで到達すると，Ca^{2+} チャネルが開き，Ca^{2+} が細胞内に流入する．すると，アセチルコリンを含むシナプス小胞が細胞膜と融合し，アセチルコリンがシナプス間隙に放出される．アセチルコリンがシナプス後細胞（筋膜）のニコチン受容体に結合すると，チャネルが開口し，Na^+ が流入し，脱分極性の電位である**終板電位** end-plate potential が生じる．ただし，ニコチン受容体のチャネルは K^+ にも透過性があるため，終板電位だけで Na^+ の平衡電位まで到達することはない．

神経筋接合部では神経伝達物質の放出部位が多く，さらに1つのシナプス小胞内のアセチルコリン量も多いことから，運動神経を電気刺激すると活動電位を発するような大きな終板電位が生じる．そのため，終板電位が発生すると，引き続き電位依存性 Na^+ チャネルが開口し，骨格筋内に活動電位が発生し，筋が収縮する．

アセチルコリンを分解するアセチルコリンエステラーゼは，シナプス間隙に存在する基底板のコラーゲン線維に固定されている．そのため，放出されたアセチルコリンは素早くコリンと酢酸に分解される．コリンはトランスポーターを介して運動ニューロン終末に取り込まれ，アセチルコリンの合成に再利用される（図2）．

表1　S型筋線維とF型筋線維

	比較項目	S型	F型
運動ニューロンの特徴	細胞体の大きさ	小さい	大きい
	運動線維の伝導速度	遅い	速い
	イオンチャネル数	少ない	多い
	入力膜抵抗	大きい	小さい
	静止膜電位	浅い	深い
	活動電位の振幅	小さい	大きい
	自発発射の有無	有	無
	後過分極電位の持続	長い	短い
	運動ニューロンと活動電位の模式図	少ない興奮性入力で発火する	発火には多くの興奮性入力が必要
	運動単位の神経支配比	小さい	大きい
筋線維の特徴	エネルギー供給	血流によるグルコースの供給	無酸素下のグリコーゲン分解
	酸化酵素活性	高い	低い
	ミオグロビン含量	多い（赤筋）	少ない（白筋）
	機能的役割	姿勢維持など持続的筋活動を必要とする運動	速く，大きな筋張力を必要とする運動

［高草木薫：筋と運動ニューロン．本間研一（監）：標準生理学 第9版．p331, 医学書院, 2019 より改変］

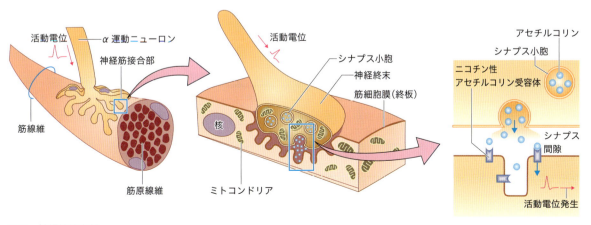

図2　神経筋接合部

第5章　運動機能

2. 身体部分の位置や力についての固有感覚は、姿勢・運動の制御に関わる

　ヒトは眼を閉じていても，手足がどこにあるのか，あるいは関節がどのように動いているのかを知ることができる．身体部位の位置や動きに関する感覚は**固有感覚（深部感覚）**と呼ばれ，姿勢や運動の制御に関わっている．固有感覚のもとになる感覚受容器は，筋に存在する筋紡錘とゴルジ腱器官である．

🟠 筋紡錘

　筋の中には筋紡錘が存在し，筋の長さと伸びの速さを測定している．**筋紡錘**は紡錘状の鞘に入っていて，一般の筋線維（**錘外筋線維**）と平行に存在する．筋紡錘にも筋線維（**錘内筋線維**）があり，その中心部に感覚終末が巻きついている（図1）．感覚終末のⅠa線維は筋が伸びたときに反応し，Ⅱ線維の反応は筋の長さと比例する．筋紡錘の感覚終末は伸展感受性受容器であり，細胞膜が伸びるとイオンチャネルが開き，陽イオンが細胞内に流入することで興奮する．錘外筋線維にはα運動ニューロンがついているのに対し，錘内筋線維にはγ運動ニューロンが終止している．

🟠 ゴルジ腱器官

　筋が骨に付着する部分が**腱**である．腱には**ゴルジ腱器官**が存在し，筋にかかる張力を測定している．ゴルジ腱器官では，コラーゲン線維が感覚終末のⅠb線維に巻きついている．筋が収縮すると，腱は伸ばされ，コラーゲン線維の隙間が減り，Ⅰb線維が圧迫されて興奮性に反応する（図2）．

🟠 筋紡錘とゴルジ腱器官の反応特性

　筋紡錘とゴルジ腱器官は特徴的な反応を示す．筋におもりをつけて伸ばす実験をしたとしよう（図3A

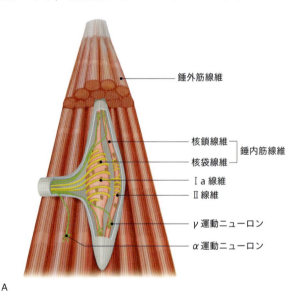

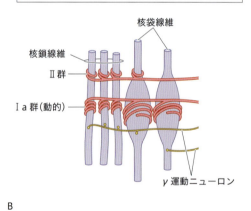

図1　筋紡錘

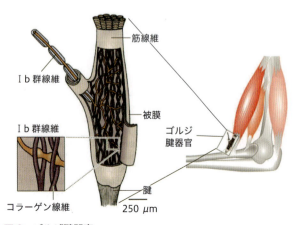

図2　ゴルジ腱器官

[高草木薫：脊髄．本間研一（監）：標準生理学 第9版．p344, 医学書院, 2019 より]

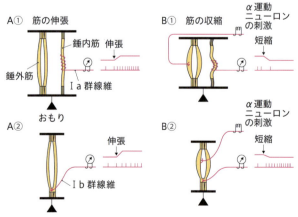

図3　筋紡錘とゴルジ腱器官の反応特性

の実験).このとき,筋は素早く伸ばされるので,筋紡錘のIa線維は大きく反応する(図3A①).これに対して,筋にかかる張力は少しだけ増えるので,Ib線維は少しだけ反応が増える(図3A②).

次に,α運動ニューロンを刺激して筋を収縮させたとしよう(図3Bの実験).筋を収縮すると,筋紡錘は縮むため,Ia線維は反応を出さなくなる(図3B①).これに対し,腱器官は思いっきり引っ張られるのでIb線維は大きく反応する(図3B②).

このような反応特性からも,筋紡錘は筋の長さや伸び,ゴルジ腱器官は筋の張力を測っていることがわかる.

α–γ連関

γ運動ニューロンは錘内筋線維に終止しているが,その機能は何であろうか.それはα–γ連関として説明される.図3の実験をもとに説明する.筋を伸ばすとIa線維の反応は増える(図4A).また,α運動ニューロンを刺激すると,筋紡錘は緩み,Ia線維の反応は落ちる(図4B).ところが,図4Bの状態では錘内筋線維は弛んでしまっているため,筋の伸張が起きてもIa線維は反応できない.ここで活躍するのがγ運動ニューロンである.α運動ニューロンが刺激されるのと同時にγ運動ニューロンを刺激し,錘内筋線維を収縮させれば,錘内筋線維の弛みを補正でき,Ia線維は反応できる状態になる(図4C).実際,随意運動時には錘内筋線維の弛みを防ぎ,Ia線維の反応を落とさないよう,α運動ニューロンの発火時にはγ運動ニューロンも発火し,錘内筋線維の長さを調節している.

筋紡錘とゴルジ腱器官の活動に基づく脊髄反射

筋紡錘とゴルジ腱器官の求心性神経(Ia線維,II線維,Ib線維)が活動すると,さまざまな脊髄反射が引き起こされ,姿勢・運動の制御に関わる.主な脊髄反射を表1に示す.詳細は本章4項(➡184頁)で説明する.

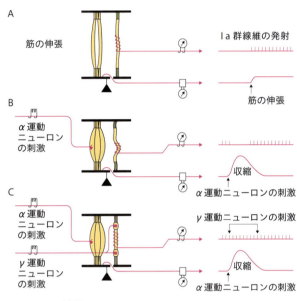

図4 α–γ連関

表1 主な脊髄反射の特徴

	伸張反射 stretch reflex	拮抗抑制 antagonistic inhibition	自原抑制 autogenic inhibition	屈曲反射 flexion reflex
感覚刺激	骨格筋の伸張		骨格筋と腱にかかる張力	おもに皮膚に作用する侵害刺激
受容器	筋紡錘(一次終末)		腱受容器(腱器官)	おもに皮膚の自由神経終末
一次求心性線維の種類	Ia(Aα)線維		Ib(Aα)線維	III(Aδ)線維,IV(C)線維
骨格筋への作用(反射運動)	同名筋と共同筋の活動亢進	拮抗筋の活動低下	同名筋・共同筋の活動低下と拮抗筋の活動亢進	侵害刺激を受けた肢の屈曲(対側肢の伸展)
基本的な脊髄内神経回路の働き	Ia線維は同名筋と共同筋を支配するα運動ニューロンを単シナプス性に興奮させる	Ia線維は抑制性介在ニューロンを興奮させて,拮抗筋を支配するα運動ニューロンの活動を抑制する	Ib線維は,抑制性介在ニューロンを介して,同名筋と共同筋を支配するα運動ニューロンを抑制し,興奮性介在ニューロンを介して拮抗筋を支配する運動ニューロンの活動を興奮させる	侵害刺激は,複数の介在ニューロンを経由して肢全体の屈筋運動ニューロンの興奮と伸筋運動ニューロンの抑制を誘発する.下肢の場合は,反対側の伸展を伴う(交叉性伸展反射)
機能的役割	筋緊張を維持し,筋の長さ(関節位)を反射性に制御して,姿勢や肢位を保持する	伸張反射と協調して関節を元の位置に保つ	筋張力を一定に維持して運動を調節する	侵害刺激から肢を遠ざける生体防御

同名筋:反応した受容器と同じ筋
共同筋:同名筋と共同で,関節の運動に対して,同じ作用をする筋
拮抗筋:同名筋と逆の作用をする筋

〔高草木薫:脊髄.本間研一(監):標準生理学 第9版,p337,医学書院,2019より〕

3. 運動機能は，複数の中枢により階層的に制御される

動物は植物とは違い，外界に積極的に作用するため，**運動**という機能を獲得した．そのため，**筋骨格系**が発達し，それを制御する神経機構が発達した．

ヒトの運動機能は複雑であるため，運動は複数の中枢により階層的に制御される．

● 運動の階層性

家から大学まで，自転車で通学することを想像してみよう．家を出るときには，ドアノブに手を伸ばし，つかみ，回して押す．そして，自転車まで歩き，またがり，タイミングよく足に力を入れてペダルをこぎ始める．大学までの道順に沿って，通路を決めて走行するが，交通ルールにはきちんと従い，信号には眼を向け，赤だったら止まる．坂を下るときには動かずに姿勢を維持するが，カーブを曲がるときには倒れないようにバランスをとる．

このように日常的な行動でも，運動の階層性を垣間見ることができる．運動には，それを開始する**意図**が必要である．大学に行きたくなければ，大学に行くという行動は発生しない．次に，**行動の計画**が立てられる．家を出て，交通ルールにしたがって，通学路を自転車で移動することである．行動計画を実行するには，**動作の順序**を組み立てる必要がある．たとえば家を出るときには，ドアノブに手を「伸ばし」「つかみ」「回して」「押す」という順番で動作を行う必要がある．また，赤信号では止まるなど，感覚情報に対して**適切な動作**を行う必要がある．自転車を運転するには，どの方向にハンドルを動かすのか，運動の方向を決めなければならない．そして，その方向に動くためにペダルを回転させるという**運動パターン**を繰り返さなければならない．ペダルを回転させるには，適切に**筋を収縮**させなければならない．

このように運動には少なくとも，図1のような階層が存在する．

さらに，タイミングよく動くこと，滑らかに運動すること，適切に姿勢を保持することなども，運動には重要な要素である．

● 運動の種類

運動は全身を使うため，種類に分解するのは難しいが，表1によく行われるいくつかの運動の種類を列挙する．

これらの運動には，自発的に行うものと，自動的に行われるものがある．自発的に行う運動は**随意運動**であり，自動的に行われるのは**反射**などである．随意運動にはおもに上位中枢が関与し，反射にはおもに下位中枢が関わる．意思に反して動くのは**不随意運動**である．

● 運動中枢の階層（図2）

運動の階層性に対応するように，運動中枢にも階層がある．

脳幹と**脊髄**には，筋に指令を送る運動ニューロンが存在し，下位運動中枢として位置づけられる．下位運動中枢は，筋への運動指令の最終出力器官であるだけでなく，反射や**パターン発生機構** central pattern generator（CPG）の中枢であり，姿勢制御や歩行運動などと関わる．下位運動中枢の運動ニューロンを，**下位運動ニューロン**と呼ぶ．

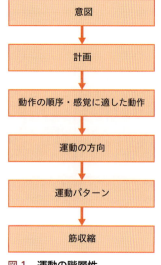

図1　運動の階層性

表1　運動の種類

到達運動	手や足を目標に向けて動かす動作．タイミングよく，素早く，滑らかに手足を大きく動かすため，運動のタイミングや滑らかさの障害を検出しやすい．
把握運動	指で物体をつかむ動作．物体の形を正確に捉え，それに合わせて指を精密に形づくらなければならない．
眼球運動	眼を動かす動作．速度の異なる数種類の運動からなり，少ない数の外眼筋で制御されるため，神経回路の理解に重要である．
歩行運動	パターン運動の代表．パターン発生機構（CPG）の理解に重要である．
頭部の運動	頭部には多くの感覚器官があるため，その位置を一定に保つ必要がある．

大脳皮質や基底核，小脳は上位運動中枢に位置づけられる．運動の意図から計画，順序，運動方向の決定などは**大脳皮質運動野**（高次運動野，一次運動野）で行われる．基底核は運動のタイミングを制御し，小脳は滑らかな運動を可能にする．大脳皮質は基底核・小脳と，視床を介したループ構造をもち，3つの構造が互いに情報を伝達することにより，適切な運動指令が下位運動中枢に送られる．大脳皮質運動野から脳幹・脊髄に運動指令を送るニューロンを**上位運動ニューロン**と呼ぶ．

1）下位運動中枢

- **脊髄**：首より下の筋に直接投射する運動ニューロンが存在する．また，歩行などのCPGが存在する．
- **脳幹**：頭部の筋に直接投射する運動ニューロンが存在する．嚥下などのCPGが存在するとともに，脊髄のCPGを駆動する．

2）上位運動中枢

- **大脳皮質（高次運動野・一次運動野）**：高次運動野は複数の領野から構成され，自発的な運動の計画，動作の順序などの指令を作り出し，一次運動野にその情報を送る．一次運動野では，それぞれの動作の運動方向から筋収縮に必要な情報を計算し，脳幹・脊髄に送る．
- **小脳**：大脳皮質運動野とのループ構造によって，滑らかな運動を可能にする．下位中枢からの体性感覚情報も受け取り，姿勢制御に関わる．
- **基底核**：大脳皮質運動野とのループ構造によって，運動のタイミングを制御する．

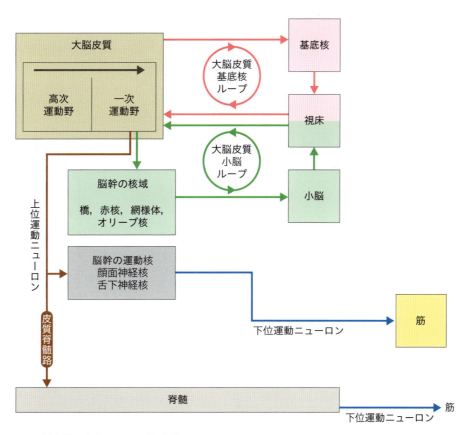

図2　基底核と小脳による運動の制御

4. 脊髄は下位運動中枢で，脊髄反射の中枢である

脊髄は，体性感覚情報を受けとる中枢であるとともに，下位運動中枢でもあり，脊髄反射の中枢として重要である．

脊髄反射

反射とは，意識とは関係なく，感覚受容器の刺激が効果器を駆動する画一的な反応のことである．受容器の興奮が求心性神経を通って，反射中枢に到達し，運動ニューロンなどの遠心路を通って，筋などの効果器に作用する（図1）．

反射中枢が脊髄にあるものを**脊髄反射**という．反射は，筋収縮のバランスをとるのに重要である．姿勢を保ち，運動中，関節に過度の屈曲・伸展が生じないように筋を制御する．反射中枢からは上行路を経由して上位中枢に信号が行き，上位中枢からは下行路を経由して反射中枢へ信号が行く．これらの経路は反射の強さを制御するのに使われる．

伸張反射

伸張反射とは，筋の伸張に対して，その筋を収縮させる反射であり，筋を一定の長さに保ち，姿勢を維持するのに役立つ．受容器は**筋紡錘**である．筋が伸ばされると，筋紡錘のIa線維が活動する．Ia線維は，脊髄前角で単シナプス性に同名筋・協力筋のα運動ニューロンに結合し，興奮させる．

膝蓋腱反射は伸張反射の代表例である（図2）．

相反抑制

相反抑制は，筋の伸張に対して，**拮抗筋**の収縮を抑制する反射である．伸張反射と同様，筋を一定の長さに保ち，姿勢を維持するのに役立つ．筋が伸ばされると，筋紡錘のIa線維が活動する．Ia線維は，脊髄中間角で抑制性介在ニューロンに結合し，興奮させる．抑制性介在ニューロンの興奮は，拮抗筋のα運動ニューロンの活動を抑制し，その結果，拮抗筋は弛緩する．

抑制性介在ニューロンの神経伝達物質はグリシンである．

自原抑制

自原抑制は**Ib抑制**とも呼ばれる．筋が収縮する

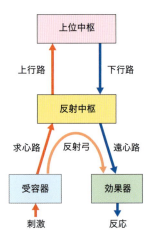

図1 反射の概要

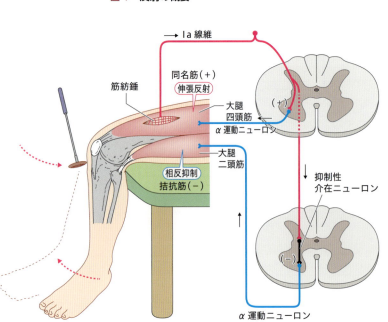

図2 伸張反射（膝蓋腱反射）と相反抑制

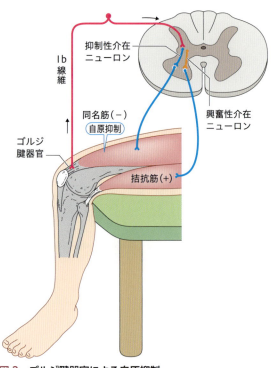

図3 ゴルジ腱器官による自原抑制

と，筋の張力が増える．すると，ゴルジ腱器官のⅠb線維が興奮する．Ⅰb線維の興奮は抑制性介在ニューロンを興奮させ，**同名筋**のα運動ニューロンの活動を抑制する．その結果，同名筋は弛緩する．**拮抗筋**のα運動ニューロンは，同名筋とは逆に刺激される．

このように，筋の収縮に対して，その筋を弛緩させるように作用する反射であり，筋張力の急激な増加を防ぐ（図3）．

屈曲反射と交叉性伸展反射

皮膚に痛みを感じると，手や足を引っ込める反射が**屈曲反射**である．その際に，反対の手や足が伸びるのが**交叉性伸展反射**である．片方の足を引っ込めたとき，もう片方の足で体重を支えるように働き，侵害刺激から手足を遠ざける**防御反応**として役立つ．

受容器は**皮膚**の**侵害受容器**である．皮膚の求心性線維が脊髄に興奮を伝達する．その後，多シナプス性に反応が起こり，同側の足の屈筋が収縮し，伸筋が弛緩する．同時に，反対側の伸筋が収縮し，屈筋が弛緩する（図4）．

誘発筋電図

誘発筋電図は脊髄反射を理解するのに重要である．膝窩部で後脛骨神経に電気刺激を加え，後脛骨神経の支配筋である下腿三頭筋の筋電図を記録．すると，2つの波形が見える（図5）．潜時が短い（刺激してから短時間で出現する）波形は，α運動ニューロンの刺激を介して筋が収縮する**M波**である．一方，潜時の長い波形は，Ⅰa線維，α運動ニューロンを経由して筋が収縮する**H波**である．Ⅰa線維はα運動ニューロンよりも太いため，電気刺激に反応しやすい．電気刺激が弱い場合，Ⅰa線維しか反応しないため，H波だけが観測される．ここで電気刺激を強くすると，α運動ニューロンも反応するようになり，H波とM波の両方が観測される．さらに電気刺激を強くすると，今度はH波の大きさ（振幅）が小さくなる．

H波の振幅が小さくなるメカニズムは，活動電位の**両方向性伝導**と**不応期**で説明できる．α運動ニューロンを刺激し，活動電位を発生させると，活動電位は軸索の両方向，すなわち，筋とα運動ニューロンの細胞体に向かって伝導する．すると，Ⅰa線維経由でα運動ニューロンに発生した活動電位とα運動ニューロンを逆伝導した活動電位とが衝突する．衝突した活動電位の両隣は不応期に入っているため，活動電位はそれ以上伝導できず消失する．そのため，Ⅰa線維経由でα運動ニューロンに発生した活動電位は筋まで到達せず，H波は発生しない．

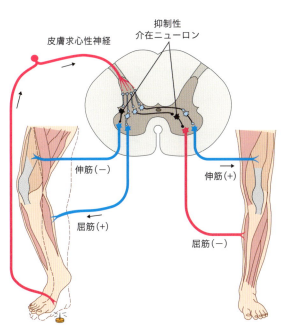

図4　屈曲反射と交叉性伸展反射

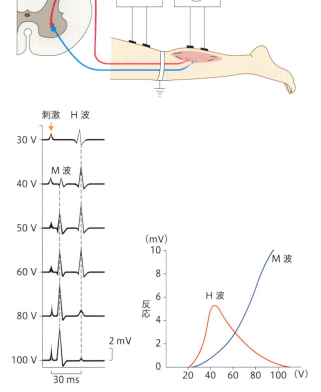

図5　下腿三頭筋における誘発筋電図

5. 姿勢や歩行運動は，下位運動中枢が制御する

下位運動中枢は，姿勢と歩行運動をはじめとするパターン運動の生成をコントロールしている．

姿勢制御

ヒトは，立ったり座ったりして，身体の位置を積極的に維持することがある．これを姿勢という．身体の重心を安定に保つ，つまり，倒れないように姿勢を制御するのは脊髄の伸張反射のほかに，脳幹の神経回路が担っている．

前庭頸反射

第4章21項（➡174頁）で説明したとおり，頭の回転運動に対して，頸部筋を収縮・弛緩させる反射が前庭頸反射である．頭部を地面に対して垂直に保つのに関わっている．

頸反射

頭を片方にねじると，頭を向けた側の上肢と下肢が伸展し，反対側の上肢と下肢は屈曲する．また，頭を後屈すると上肢が伸展し，下肢が屈曲したり，頭が前屈すると，上肢が屈曲し，下肢が伸展したりする．これらの頭の位置と四肢の姿勢に関連する反射を頸反射と呼ぶ（図1）．

頭と首の位置関係は，上部頸椎の関節，靱帯，頸筋の筋紡錘などの受容器で検知される．頸反射は頸部の受容器で起こるため，前庭器官が壊れていても反射は残る．しかし，上部頸椎（C1～C3）の後根を切除すると失われる．

歩行に関わる脊髄の神経回路

上・下肢の交替性の伸展と屈曲によって体を前進させる律動的な運動が歩行である．ネコの場合，移動速度によって，並足 walk，速足 trot，駆け足 gallop に分けられる（図2）．このような歩行運動のリズムとパターンは脊髄でつくられる．

歩行には，脊髄中間帯から前角に位置する介在ニューロン群が関わる．歩行リズムをつくるニューロン群をパターン発生機構 central pattern generator （CPG）という．その下流で，リズムに基づいて，関節の動きのパターンをつくるニューロン群（パターン形成介在ニューロン群）が働く．パターン形成介在ニューロン群の指令を受けて，筋を収縮させるのが，運動ニューロン群である（図3）．

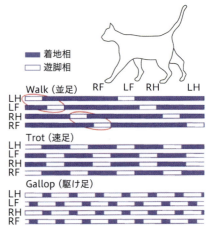

図2 ネコの歩行のパターン

（Shepherd GM：Neurobiology, 2nd ed. p424, Oxford University Press, 1988 より）．

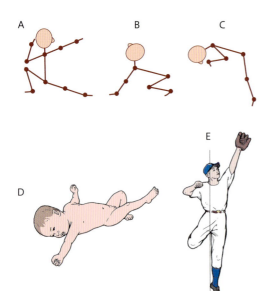

図1 頸反射
A～C. 頸反射のパターン．
D. 脳性小児麻痺では頸反射が亢進することがある．
E. 野球でみられる頸反射．
（Fukuda, 1961 より）

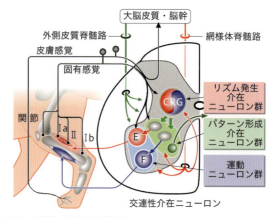

図3 脊髄の歩行発現機構

（Takakusaki K, et al：Advanced Robotics, 2008 を改変）

皮膚や，筋のⅠb線維に刺激を加えると，歩行リズムがリセットされるため，これらの入力はCPGに直接入力すると考えられる．ただし，これらの入力を遮断しても，歩行リズムは保たれるため，歩行リズム自体は感覚入力に依存せず，CPGで独自につくられると考えられている．

歩行に関わる脳幹の領域

脊髄のCPGは，上位にある脳幹のいくつかの領域からの支配を受けている（図4）．実際，脳幹の特定の部位を電気刺激すると，歩行が誘発される．橋-中脳境界部の網様体にある**中脳歩行誘発野** mesencephalic locomotor region（MLR）を連続刺激すると，座っていた動物は立ち上がり，歩きだす（図4D）．また，**橋中心被蓋野腹側部** ventral tegmental field of pons（VTF）や間脳にある**視床下部歩行誘発野** subthalamic locomotor region（SLR）を刺激しても，歩行が誘発される．

逆に，**橋中心被蓋野背側部** dorsal tegmental field of pons（DTF）を刺激すると，動物は歩行を止めて，座り込む．このように，脳幹には歩行に関連する領域が複数存在し，歩行の開始や停止にかかわっていると考えられている．

MLRの信号は，網様体脊髄路を下行し，脊髄の歩行神経回路に作用する．また，大脳皮質の運動関連領野は，錐体路を介して歩行の開始を合図する．

歩行中の脊髄反射の役割

歩行では，脊髄反射が重要な役割を果たす．体を支える肢を切り替えるとき，蹴りだす肢は**屈曲反射**によって素早く屈曲し，支える肢は**交叉伸展反射**によって素早く伸展する．また，足関節の動きは**伸張反射**と**相反抑制**に依存する（➡本章15項参照，206頁）．

一方で，脊髄反射の強さや効果が歩行周期（着地相，遊脚相）によって異なることもある．たとえばⅠb線維は通常，自原抑制であるが，歩行の着地相では，足を伸展したときに，伸筋Ⅰb線維から伸筋運動ニューロン群へ，興奮性介在ニューロンを介して興奮が伝わり，通常とは異なる効果が発せられる．このことにより，伸筋群に力が入り，肢への荷重を支えることができる．

その他の運動パターン

咀嚼，呼吸，発声，嚥下なども，一定のリズムをもった運動であり，延髄網様体にあるCPGによってつくられる．

下顎の運動は，閉口筋群（咬筋，側頭筋，内側翼突筋）と開口筋群（顎二腹筋，額舌骨筋，外側翼突筋）が協調して行う．咀嚼運動は，開口筋と閉口筋の収縮，舌の突出と後退がリズミックに起こる運動であり，延髄網様体にある咀嚼CPGが司る．これに以下の反射が加わることで「食べる」という動作が行われる（図5）．

- **開口反射**：舌や口腔の粘膜を刺激すると，開口筋が収縮する反射．
- **咬筋反射**：閉口筋の筋紡錘からの求心性線維（三叉神経中脳路核）を介した伸張反射．
- **嚥下反射**：食塊などが咽頭後壁などに触れると，舌，口腔，咽頭，喉頭，食道の筋が協調して食塊を飲み込む反射．

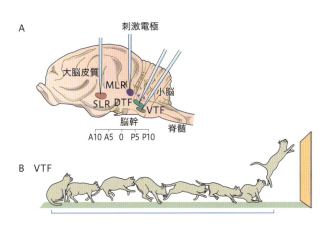
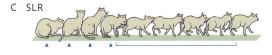
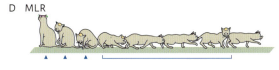
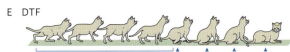

図4　歩く-立つ動作に関連する脳の領域
A. 刺激電極の位置．
B～E. 各部位を連続電気刺激したときに起こる運動（⌴）と姿勢の変化（▲）．
（森 茂美：神経研究の進歩38：173，1991より）

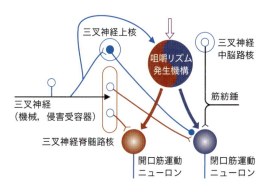

図5　下顎の運動システム

6. よく見えるように眼球を動かすのは脳幹である

　眼球運動は6つの**外眼筋**，すなわち上直筋，下直筋，外側直筋，内側直筋，上斜筋，下斜筋によって制御される．外眼筋の運動ニューロンは脳幹の動眼神経核［Ⅲ］，滑車神経核［Ⅳ］，外転神経核［Ⅵ］に存在する．上斜筋は滑車神経［Ⅳ］支配，外側直筋は外転神経［Ⅵ］支配，それ以外は動眼神経［Ⅲ］支配である．

外眼筋の収縮と眼の運動方向（表1）

　眼がまっすぐ前を向いているとき，それぞれの外眼筋を単独で収縮させると，図1Aに示す方向に眼が動く．

　内側直筋を収縮させると眼は内転し，**外側直筋**を収縮させると眼は外転する．**上直筋**を収縮させると眼は上内側に動き，**下直筋**を収縮させると眼は下内側に動く．

　上斜筋と下斜筋は少し複雑である（図1B）．**上斜筋**を収縮させると眼は下外側に動き，**下斜筋**を収縮させると眼は上外側に動く．これは，筋がどこに終止するかで説明できる．上斜筋は滑車を介して眼の上方奥に終止するため，収縮すると終止が手前に移り，眼は下に動く．下斜筋も同様である．

> **Column　臨床における外眼筋の検査**
>
> 　解剖学や生理学では，眼がまっすぐ前を向いている状態から，それぞれの外眼筋を収縮させたときに眼球がどの方向に動くのかについての理解を求める．そのため，解剖生理学の教科書では図1Aのような図をよく見かける．
>
> 　一方，脳神経内科などで外眼筋の機能を検査するときは，眼球を内転あるいは外転させてから，眼球が上下に動くかを観察する．たとえば，上斜筋の場合，眼がまっすぐ向いているときに収縮すると，眼球は下外側に動くが，眼球を内転させた後で上斜筋を収縮すると，眼球は下に動く．したがって，上斜筋の機能を検査する場合，眼球を内転させてから眼が下に動くかを検査する．
>
> 　このように，眼球の位置によって，外眼筋の収縮方向と眼球の運動方向は異なるので注意が必要である．

表1　外眼筋の起始，停止，神経支配，作用

外眼筋	起始	停止	神経支配	作用
外側直筋	総腱輪	眼球外側面	外転神経［Ⅵ］	外転
内側直筋	総腱輪	眼球内側面	動眼神経［Ⅲ］	内転
上直筋	総腱輪	眼球上面	動眼神経［Ⅲ］	上転・内旋・内転
下直筋	総腱輪	眼球下面	動眼神経［Ⅲ］	下転・外旋・内転
下斜筋	眼窩内側壁	眼球後半外側面	動眼神経［Ⅲ］	上転・外旋・外転
上斜筋	眼窩後壁	滑車→眼球後半上面	滑車神経［Ⅳ］	下転・内旋・外転

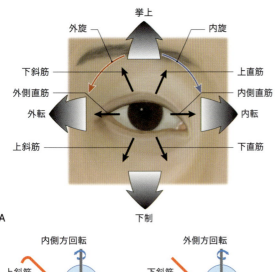

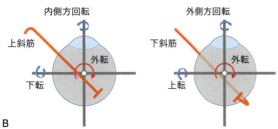

図1　眼球運動の種類
A．外眼筋収縮時の眼の運動方向．
B．上斜筋と下斜筋の作用．

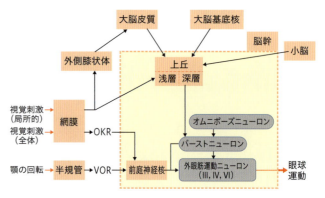

図2　眼球運動の神経回路
OKR：視運動性反応，VOR：前庭動眼反射
枠内は脳幹を示す．

眼球運動の種類

眼球運動には複数の種類がある．頭が急速に動いたときに反射的に反対に眼を向ける**前庭動眼反射** vestibulo-ocular reflex（VOR），頭がゆっくり動いたときに視野が動いた方向に眼を向ける**視運動性反応** optokinetic response（OKR），小さい物体を追従する**滑動性追従眼球運動** smooth pursuit，随意的に素早く眼を動かす**サッケード** saccade，視線を手前や奥に動かす**輻輳開散眼球運動** vergence などである．各眼球運動の最終経路は共通しているが，入力源は図2のように異なる．以下に各眼球運動の神経回路を説明する（前庭動眼反射は第4章19項参照➡170頁）

1）視運動性反応

頭部のゆっくりとした動きによって視野が動くと，眼は視野と同じ方向に動く．これを**視運動性反応**と呼ぶ．前庭動眼反射が頭部の素早い回転による視野のずれを補正するのに対し，視運動性反応は頭部のゆっくりとした動きを補正する．網膜上で視野のずれが生じると，その情報は視蓋前域から複数の核（副視索核，橋被蓋網様核）を経由して前庭神経核に到達し，前庭動眼反射と共通の経路で外眼筋の神経核に伝えられ，眼が動く．

2）サッケード

われわれが1秒に2〜3回行っている急速眼球運動のことを**サッケード**と呼ぶ．サッケードには脳幹の神経回路が関わっており，**前頭眼野** frontal eye field（FEF）や上丘からの指令で駆動される．

脳幹の神経回路には眼球運動を抑制する**オムニポーズニューロン** omni-pause neuron（OPN）と眼球運動を促進する**バーストニューロン**がある．普段は，すべての眼球運動を抑制するオムニポーズニューロンが活動することで，眼球運動は抑制されている．ここでたとえば，「左に眼を動かせ」という指令が前頭眼野や上丘からくると，左の**興奮性バーストニューロン** excitatory burst neuron（EBN）が活動し，左外転神経核が興奮し，左外側直筋が収縮する．また，左外転神経核の〔内側縦束（MLF）を通る〕交叉性ニューロンが右動眼神経核を興奮させることで右内側直筋も収縮し，両眼が左に素早く動く．さらに，左の**抑制性バーストニューロン** inhibitory burst neuron（IBN）も興奮し，右外転神経核の外側直筋運動ニューロンを抑制する（図3）．

サッケードは，水平サッケードと垂直サッケードで関わる脳幹の領域が異なる．水平サッケードには**内側橋延髄網様体** paramedian pontine reticular formation（PPRF）と**内側延髄網様体** medullary reticular formation（Med RF）が，垂直サッケードには**中脳網様体** mesencephalic reticular formation（MRF）が関わる（図4）．

MLF症候群（核間性眼筋麻痺）

内側縦束 medial longitudinal fasciculus（MLF）が障害されると，外転神経核から反対側の動眼神経核への経路が絶たれる．すると，側方注視時，すなわち横を見るとき，片方の眼が内転できなくなり，左右の眼の像がぶれる**交叉性複視**が生じる．この現象は，ほとんどの場合，両側性である．つまり，右を注視しても，左を注視しても交叉性複視が起こる．

一方，両眼を同時に内転させる**輻輳運動**は，MLFを通らない経路によって制御されているため，障害されない．

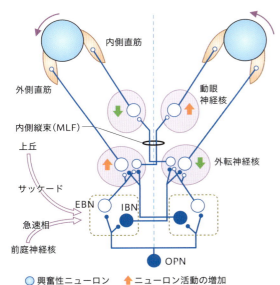

図3　急速相とサッケードの発生機構
興奮性バーストニューロンは同側，抑制性バーストニューロンは反対側の外転神経核ニューロンに結合する．
〔伊佐 正：脳幹．本間研一（監）：標準生理学 第9版．p363，医学書院，2019 より〕

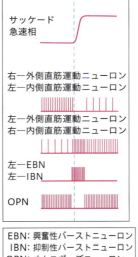

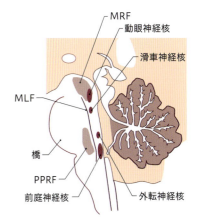

図4　サッケードの水平成分と垂直成分

7. 大脳皮質からの運動指令は錐体路を通って脊髄に伝えられる

大脳皮質の一次運動野を中心とした皮質からは，脳幹や脊髄に随意運動を制御する強力な伝導路が出ている（図1）．脳幹に終止するものを**皮質核路** corticonuclear tract（または**皮質延髄路** corticobulbar tract），脊髄に終止するものを**皮質脊髄路** corticospinal tract と呼ぶ．

皮質核路の線維の一部と皮質脊髄路の線維が延髄の錐体を通るために，まとめて**錐体路** pyramidal tract と呼ばれる．

錐体路の起始

錐体路がおもに起始する一次運動野は，中心前回から中心傍小葉の前半部に位置する．中心前回の下部から上に向かって，頭頸部，上肢，体幹を担当する部分が順に並んでおり（図2），下肢を担当するのは中心傍小葉である．このように，ある機能を果たす中枢の領域の中で，各部位が体の異なる部位を担当していることを**体部位局在**と呼ぶ．

起始細胞は，これらの領域のⅤ層に位置する錐体細胞である．その中でもとくに大きな細胞を，記載者の名を冠して**ベッツ**（Betz）**の巨大錐体細胞**と呼ぶ．

このほかに，運動前野や一次体性感覚野などからも脊髄への下行性線維が出る．一次運動野からの線維とは，終止部位や働きが異なると考えられている．

錐体路の経路と終止

一次運動野Ⅴ層の細胞から出た線維は内包の後脚，大脳脚と縦橋線維の中央部，錐体を通って下行する．

皮質核路の線維は，順次，上記の経路から外れて

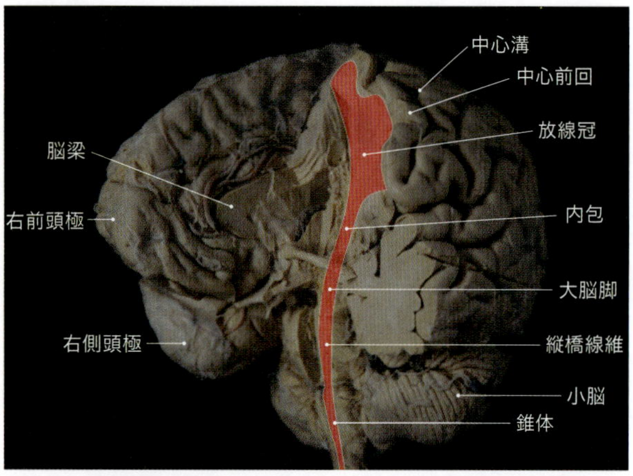

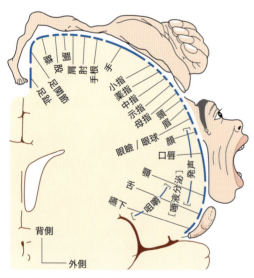

図1　錐体路の走行
ヒトの脳標本で，左半球の中心前回より前の部分と側頭葉と辺縁葉の前部を切除し，一次運動野から起こる錐体路の線維を内包，大脳脚，縦橋線維，錐体を通して剖出したところ．赤く塗ったのが錐体路の線維束．

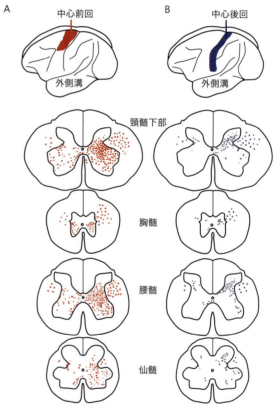

図3　錐体路の終止部位
サルの大脳皮質を破壊して変性に陥った線維を染色した実験．
A. 中心前回にある一次運動野（赤で示した領域）を破壊すると，対側の脊髄側索と，脊髄灰白質の後角頭部を除く広い領域に変性線維が見られる．数は少ないが，同側にも変性線維が存在する．
B. 中心後回にある一次体性感覚野（青で示した領域）を破壊すると，変性線維は対側の側索と脊髄灰白質に多いが，Aに比べて狭い範囲で，後角基部を中心に分布する．

（Kuypers HGJM：Brain. 83：161–184, 1960 より）

図2　ヒト一次運動野の体部位局在
（Penfield and Rasmussen：The Cerebral Cortex of Man. A Clinical Study of Localization of Function. Macmillan, 1950 より）

脳幹網様体と脳神経運動核（体性運動性と鰓弓運動性）に終止する．介在ニューロン経由の間接的な支配を含めると，一側の一次運動野が両側の運動ニューロンを支配するのが基本である．ただし，顔面神経核のうち，顔面下部の筋を支配する運動ニューロンは対側からの直接支配が多い．

皮質脊髄路の線維は延髄下端の錐体交叉で大部分が対側にわたり，脊髄側索を下行する．残りの線維はそのままの位置を保って脊髄前索を下行する．側索を通る線維束を**外側皮質脊髄路** lateral corticospinal tract/**錐体側索路** lateral pyramidal tract，前索を通る線維束を**前皮質脊髄路** anterior corticospinal tract/**錐体前索路** anterior pyramidal tract と呼ぶ．これらの線維は脊髄の各髄節のⅤ層からⅨ層に終止する．外側皮質脊髄路の線維は下行する側索と同側に，前皮質脊髄路の線維の多くは対側にわたって終止するので，起始からみると大部分が対側に終止することになる（図3）．

錐体路の機能と進化

脳幹網様体と脊髄Ⅴ～Ⅷ層には局所回路をつくる介在ニューロンが多く存在する．錐体路はもともとこれらを介して間接的に運動ニューロンを駆動していたと考えられている．

サルを用いた研究によれば，脊髄の介在ニューロンは運動ニューロンに対して数髄節上位に位置している．霊長類になって錐体路が発達すると，一部の線維は運動ニューロンに直接シナプスをつくるようになる．ヒトではその割合が高くなったことで，より精密な制御が可能になったと考えられている．

その他の下行性伝導路

錐体路以外に運動に関与する下行性伝導路として，赤核，上丘，間質核，前庭神経核，網様体からの下行路がよく知られている（図4）．

赤核脊髄路 rubrospinal tract は，赤核大細胞部から起こる伝導路で，すぐに交叉して下行し，脊髄では側索を通る．ヒトの赤核大細胞部は痕跡的であるので，赤核脊髄路の役割は限定的である．

上丘の深層の細胞から起こる**視蓋脊髄路** tectospinal tract（哺乳類以外では上丘を視蓋 tectum と呼ぶ）は，交叉して対側の脊髄前索を下行して上部頸髄まで達する（図4A）．

前庭脊髄路 vestibulospinal tract には，前庭神経外側核から起こる外側前庭脊髄路と，前庭神経内側核から起こる内側前庭脊髄路がある．**外側前庭脊髄路**は，同側の前側索（前索と側索の腹側部）を下行し，脊髄全長で同側のⅧ層を中心に，一部がⅦ層にも終止する．**内側前庭脊髄路**は，両側の内側縦束（MLF：脊髄では前索の内側部）を下行し，頸髄から胸髄中部までの両側のⅧ層と隣接するⅦ層に終止する．

間質核脊髄路は，中脳のMLFの腹側に位置する**カハール間質核**から起こり，おもに同側を下行して脊髄Ⅷ層を中心に終止するが，一部は隣接するⅦ層に至り，終止部位は前庭脊髄路に似る（図4B）．

網様体脊髄路 reticulospinal tract は，おもに大細胞性網様体（網様体の内側2/3）から起こる．橋に起始細胞をもつ橋網様体脊髄路の線維は同側の前側索を下行し，脊髄全長でおもに同側のⅧ層に，一部が隣接するⅦ，Ⅸ層に終止する．

延髄に起始細胞をもつ**延髄網様体脊髄路**は，両側の側索を下行しておもに両側のⅦ層に終止し，一部がⅧ，Ⅸ層に達する（図4C）．

これらの下行路は，赤核脊髄路を除いて前角内側部を中心に終止しており，内側の運動ニューロン群を駆動，すなわち体幹筋の運動におもに関わっていると考えられる．

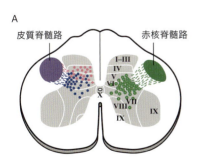
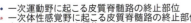
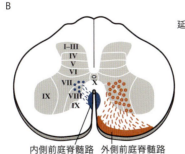
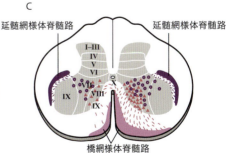

図4　下行性伝導路の脊髄での走行と終止部位

さまざまな下行性伝導路の脊髄灰白質の下行部位と，灰白質内の終止部位を示す．
（Brodal：Neurological anatomy in relation to clinical medicine. 3rd, Oxford University Press, 1981 より）

8. 随意運動の指令は大脳皮質の一次運動野から送られる

一次運動野 primary motor area（M1）は，微小な電気刺激で運動が惹起される皮質領域で，ブロードマンの4野に相当する．一次運動野には錐体路（皮質核路と皮質脊髄路）の起始細胞が最も多く存在する．他の運動関連領野（運動前野，補足運動野，帯状皮質運動野），一次体性感覚野，視床，脳幹などから多くの情報が一次運動野に入り，統合されて錐体路への出力がつくられる．

一次運動野

一次運動野は，中心溝の前に位置する．外側溝に近い側では中心溝の前壁を占めるのみだが，背側に向かうほど中心前回の表面に広がり，さらに内側面の中心傍小葉の前半に及んでいる（図1）．

1）一次運動野の歴史

19世紀後半，ヒューリングス・ジャクソン（John Hughlings Jackson）によるてんかんや片麻痺患者の臨床研究から，運動には対側の大脳皮質が重要であることが明らかになった．フリッチュ（Fritsch G）とヒッツッヒ（Hitzig E）は，動物実験で大脳皮質を電気刺激して，運動が引き起こされる範囲を特定した．この時点では中心溝の前後にまたがる広い範囲が想定されていたが，ベッツ（Betz）による巨大錐体細胞の発見や，弱い電気刺激による解析の結果，中心溝の前に限局すると考えられるようになった．

2）一次運動野の機能

一次運動野の機能単位，すなわち大脳皮質のカラムや錐体路の単一の起始細胞がどのような機能をもつかについては，単一の筋を支配するという**筋再現説**と，複数の筋を含む単一の運動パターンを担当するという**運動再現説**の間では長い議論があった．

大脳皮質内に電極を挿入して微小な電気刺激を行うと，単一の筋の収縮が生じるが，その分布はモザイク状であり，単一のカラムを構成するというわけではない．また，皮質脊髄路の単一の線維に色素を注入して追跡すると，1本の錐体路線維が脊髄前角の複数の運動ニューロン群にシナプスをつくっていることがわかる．

3）一次運動野ニューロンの活動

サルにハンドルを握らせ，手首を屈曲あるいは伸展させる．このときに，皮質脊髄路に軸索を伸ばす**一次運動野ニューロン**（錐体路細胞）の活動電位を記録すると，運動開始直前に活動することがわかった（図2）．

そこで，ハンドルに錘をひっかけて，ハンドルを動かすには大きな力が必要になるようにすると，一次運動野ニューロンの活動は，必要な力に比例して大きくなった（図3）．これは**筋再現説**の考え方と合致する．

一方，手でハンドルを握り，それを平面上の8つの指標に向けて動かしてみた．一次運動野ニューロンは，特定の方向にハンドルを動かしたときに活動することがわかった（図4）．このことから，一次運動野ニューロンは運動方向をコードしていると考えることができ，これは**運動再現説**の考え方と合致する．

実際には，両方を担当するニューロンが一次運動野に存在すると考えられている．握ったハンドルを動かすときと，ハンドルの握り方を変えるときでは使われる筋が異なる．ハンドルを動かしているときの一次運動野ニューロン活動を計測すると，ハンドルを動かした方向に対応して活動するニューロン（運動再現説に合致）もあれば，筋電図と同じような反応パターンを示すニューロン（筋再現説に合致）も存在する（図5）．

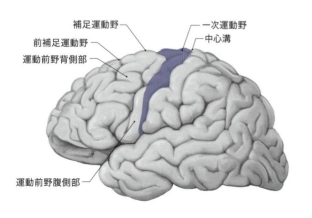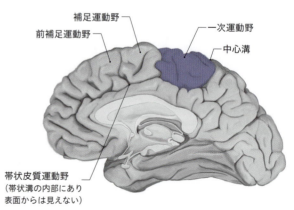

図1　一次運動野の位置

このように，一次運動野は単純な運動や筋収縮の情報を脊髄に送っている．

4) 錐体路の経路

錐体路には，霊長類で発達する運動ニューロンに直接シナプスをつくる経路と，脳幹網様体や脊髄Ⅴ～Ⅶ層を介して間接的に運動ニューロンに影響を与える経路がある．1つの関節が屈曲・伸展するには，1つの筋が収縮するだけでなく，拮抗筋を弛緩させたり腱反射を抑制したり，複数の筋を制御する必要がある．一次運動野は錐体路を通して，ある単純な運動を実現するために必要な筋の運動パターンをつくり出していると考えられる．

運動ニューロンへの直接の経路を担う起始細胞を **CM細胞** cortico–motoneuronal cells と呼ぶ．CM細胞は中心溝前壁に限局して分布しており，中心前回表面には広がっていない．そのため，一次運動野内に機能の異なる部分が存在すると考えられる．

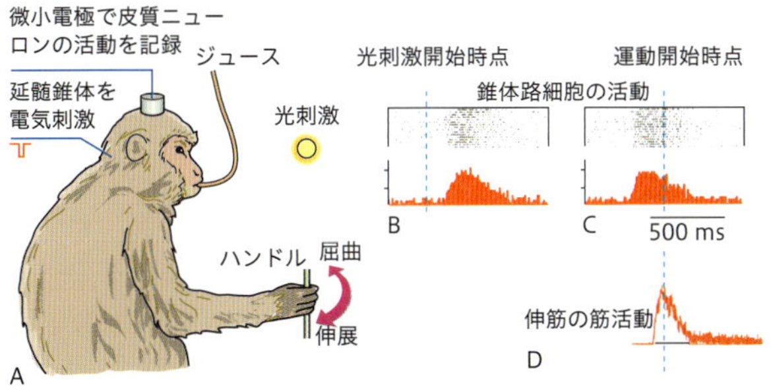

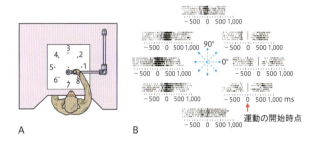

図2 サルが運動を行っている際の一次運動野錐体路細胞の活動

A. サルの一次運動野に微小金属電極を刺入し，光刺激に応じて一次運動野と反対側の手首を屈曲・伸展したときのニューロン活動を記録する．また，延髄錐体に埋め込んだ刺激電極から刺激を加え，逆行性応答により錐体路細胞であると同定する．
B. 光刺激開始時点でそろえた一次運動野の錐体路細胞の活動．
C. Bと同じものを運動開始時点でそろえたもの．ヒストグラムの上昇が，Bより急峻で，このニューロンの活動が，光刺激開始時点よりも運動開始時点にそろっていることがわかる．
D. 手首の伸筋の筋電図．CとDを比べると，錐体路細胞の活動が筋活動に先行していることがわかる．

(Tanji J, et al：J Neurophysiol 48：633–653, 1982 より改変)

図4 運動の方向をコードしている一次運動野ニューロン

A. サルが，中央のハンドルを，周辺の8方向のうち点灯したターゲットに向かって動かす．
B. その際の一次運動野の活動を，運動の開始時点でそろえて示す．このニューロンは，ハンドルを左および左前方に動かした際，最も強く活動を示し，反対方向に動かした際には逆に抑制された．

(Georgopoulos AP, et al：J Neurosci 2：1527–1537, 1982, Exp Brain Res Suppl 7：327–340, 1983 より)

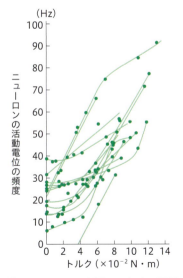

図3 一次運動野ニューロンの活動と回転力の関係

手首の伸展により生じたトルク（回転力）と手首の伸展を支配すると考えられる錐体路細胞の発火頻度（縦軸）は，線形の関係にある．個々の線は，それぞれ1個のニューロンからのデータを示す．

(Cheney PD, et al：J Neurophysiol 44：773–791, 1980 より)

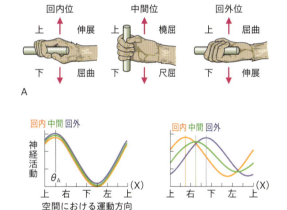

図5 運動の方向をコードしている一次運動野ニューロン

A. サルが握ったバーを上下左右など8方向に動かす際，手掌の方向（回内位，回外位，その中間位置）を変えると，手根関節を伸展・屈曲したり，橈屈・尺屈したりする必要があり，使う筋が異なる．
B. その際の一次運動野のニューロン活動を縦軸に，空間上の8方向を横軸にしてプロットすると，サイン波で近似できる．手掌の方向にかかわらず，同じ反応を示す例を模式的に示す．空間内における運動方向をコードしているニューロンによるものと考えられる．
C. 手掌の方向により，反応が変化する例を模式的に示す．筋電図も同じようなパターンを示し，筋活動をコードしているニューロンによるものと考えられる．

(Kakei S, et al：Neurosci Res 46：1–10, 2003 より)

9. 環境と身体の感覚情報を用いて，適切な随意運動が実現される

　大脳皮質には複数の運動関連領野がある．一次運動野の前方にはいくつかの高次運動野が存在し，環境と身体の情報を用いて，適切な運動が実行されるのに役立っている．ここでは，運動前野，補足運動野，前補足運動野，帯状皮質運動野の構造と，ニューロン活動からみた機能について解説する．

運動前野

1) 運動前野の区分と機能

　運動前野 premotor area は，一次運動野の前に接する領域で，ブロードマンの6野に相当する（図1）．おもに視覚情報を利用した運動の中枢であり，感覚情報と動作を結びつけ，運動と動作を誘導し，動作のプランを形成する機能をもつ．感覚情報との統合や，運動と動作の誘導は，頭頂葉からの情報に基づいて行われる．前頭連合野でつくられる抽象的なプランを，より運動に直結したプランに変換すると考えられている．

　運動前野は，背側部（PMd）と腹側部（PMv）に分けられる．背側部が目標の選択に重要な役割を果たすのに対して，腹側部は視覚情報に基づいた動作の誘導に重要な役割を果たす．

　運動前野背側部（PMd）は，視覚情報に連合された動作を行うのに重要である．たとえば，黄色の点が出たら左を，青色の点が出たら右を指さす，といった動作で機能する．このような**条件付き視覚運動連合**において，PMdニューロンは，運動の指示が出ただけで活動しはじめる．

　運動前野腹側部（PMv）の後方部は，視覚情報だけでなく，触覚情報をも取り入れ，身体周辺の物体に手を伸ばしたり，食べたりする動作にかかわる．PMvの前方部は物体の把持，すなわち指でつまんだり，物体を握ったりする動作にかかわる．多くのニューロンは，つまむ物体を見ただけで活動を上昇させ，物体の物理的特性（大きさや形など）の情報を把持運動に変換する．なかには，他者がつまむ動作をするだけで活動するニューロン（ミラーニューロン）もある．ハンドルを順手あるいは逆手で握り，ハンドルを動かす実験（→前項図5）では，ほぼすべてのニューロンが運動再現説に合致することがわかっている．

　また，運動前野の微小部分は特定の動作を左右に関係なく表現し，それを同側または対側の一次運動野に伝えている．

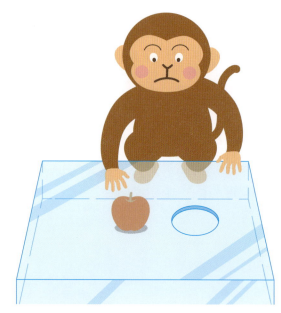

図2　運動前野の損傷

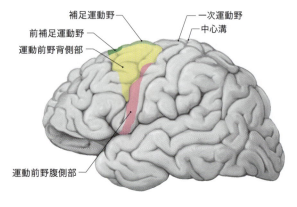

図1　運動関連領野の位置

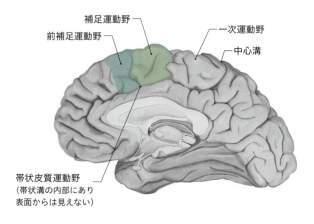

2）運動前野の損傷

運動前野を損傷すると，視覚情報を利用した運動ができなくなる．筋は収縮できるのに巧緻性が損なわれたり，視覚情報を動作に結びつけることができなくなったりする．

たとえば，手と餌の間に透明な板を貼り，周辺に穴を開けた場合，普通は周辺に開けられた穴に腕を入れて餌を取るが，運動前野を切除されたサルは餌に向かって直接手を伸ばすため，板に阻まれて餌を取ることができない（図2）．

以上のように運動前野は，感覚情報に基づく運動，運動の企画，他者の運動内容の理解などに重要な役割を果たすと考えられている．

補足運動野と前補足運動野

1）補足運動野と前補足運動野の位置と区分

補足運動野 supplementary motor area は大脳の内側面で，中心傍小葉の一次運動野の前方に位置する．補足運動野が損傷されると，自発的な運動や発語がなくなり，それに対して強制把握という現象がみられる．**強制把握**とは目の前にある対象を手に取らずにはいられない現象で，それが道具の場合は使わずにいられないという現象（道具の強迫的使用）もみられる．また，動作を順序よく行ったり，左右の手を使い分けたりすることが難しくなる．このように，補足運動野は運動の自発性を実現し，運動の時系列の制御を行っている．

補足運動野の前方には**前補足運動野**がある．この領野は動作の準備段階で活動することが知られており，状況に応じた動作の切り替えや，新しい動作の開始を司る．

2）補足運動野の機能

補足運動野は，意図的な運動，協調運動，順序運動の中枢である．ここでは，順序運動について説明する．

順序運動とは，複数の動作を適切な順序で実行することである．たとえば，コップに水道水を入れるときには，コップを蛇口の下に持っていった後に栓をひねる．サルに「押す」「引く」「回す」という3つの動作を，いろいろな順番に行うように訓練する．すると，一次運動野ニューロンは特定の動作のときに活動するのに対し，補足運動野ニューロンは，特定の動作がある順番で行われたときにだけ活動する．一次運動野ニューロンはどのような順番であっても，「回す」に対して活動する（図3A）のに対し，補足運動野ニューロンは「引く」「回す」「押す」の順番における「回す」のみに対して活動する（図3B）．**前補足運動野**は，動作の種類（「引く」「回す」「押す」）にかかわらず，何番目か（たとえば2番目）の動作のときに活動する（図3C）．

以上のことから，前補足運動野が順番を補足運動野に伝えると，その順番に対応する動作が補足運動野で取り出され，一次運動野がその動作を行う指令を出力する，と考えることができる．

帯状皮質運動野

帯状皮質運動野 cingulate motor area は補足運動野と前補足運動野の下方で，帯状溝の内部に隠れた領野である．辺縁系からの入力を多く受けて，運動と，その結果として得られた報酬をモニターしていて，その運動が自らにとって意味があるかどうかを判断し，個体の欲求を運動につなげる役割を担っている．

A 一次運動野ニューロンの活動

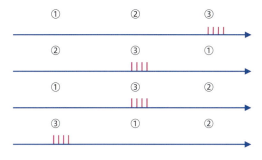

B 補足運動野ニューロンの活動

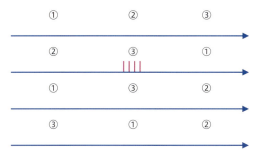

C 前補足運動野ニューロンの活動

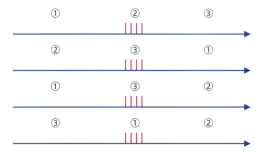

図3 順序運動課題における一次運動野と補足運動野のニューロン活動

①②③は特定の動作，たとえば，①「押す」②「引く」③「回す」に対応する．

（丹治 順：脳と運動．共立出版，2009より改変）．

10. 小脳は，感覚情報と運動指令を統合し，的確な運動を実現する

小脳は運動の制御に関わっている．**前庭小脳**は眼球運動，**脊髄小脳**は姿勢制御，**橋小脳**（大脳小脳）は随意運動の制御である（→第3章22〜24項，100頁）．

小脳の部位によって入出力が異なるため，関わる運動の種類は異なるが，運動の調節に使われている神経回路はどの部位でもほぼ等しい．ここでは，小脳の神経回路がどのように運動を学習するのかについて述べる．

小脳の神経回路

小脳皮質の出力細胞は抑制性細胞である**プルキンエ細胞**である．プルキンエ細胞の樹状突起には2種類の特徴的な興奮性入力がある（→第3章23項，102頁）．

1つ目は顆粒細胞の軸索が分子層で平行に走り（**平行線維**），プルキンエ細胞に多くのシナプスをつくるものである．小さい入力が高頻度に入ってくるのが特徴であり，運動の**調節信号**を司ると考えられている．

2つ目は延髄の下オリーブ核ニューロンの軸索（**登上線維**）が，プルキンエ細胞の樹状突起に巻き付き，大きな信号を与えることである（→102頁，図1参照）．この入力は運動の**誤差情報**を運ぶと考えられている．

長期抑圧

平行線維とプルキンエ細胞のシナプスでは，長期的な伝達効率の減弱，すなわち**長期抑圧** long–term depression（LTD）が起こる（図1）．平行線維からの入力と同時に，下オリーブ核からの信号が登上線維を介してプルキンエ細胞に到達すると，平行線維とプルキンエ細胞のシナプスでLTDが起こる．プルキンエ細胞のNMDA受容体から流入するCa^{2+}により，低いCa^{2+}濃度上昇があると，長期増強（LTP）（→52頁，図1参照）とは逆に，AMPA受容体がシナプス後膜からエンドサイトーシスされ，シナプス後膜のAMPA受容体数が減少すると考えられている（図1）．その結果，プルキンエ細胞は平行線維からの入力に応答しづらくなる．このシナプス伝達効率の長期的な変化が運動学習の基盤であると考えられている．

LTDを基盤にした小脳の運動学習の例として，前庭動眼反射のゲイン調節と瞬目反射条件付けが挙げられる．

前庭動眼反射のゲイン調節

前庭動眼反射とは，頭が回転したときに，網膜像のブレを最小限にするために眼球を反対方向に動かす反射である（→第4章19項，170頁）．たとえば，右に頭が回転したとき，右外側半規管が反応し，右前庭神経核ニューロンが左外転神経核ニューロンを興奮させ，左外側直筋を収縮させるため，左眼は左に回転する．また，左外転神経核ニューロンが右動眼神経核ニューロンを興奮させるため，右眼も左に回転する．ここで，右に頭を回転したときに生じる左向きの網膜上の動きをスクリーンを動かすことで人工的に大きくする実験を行ったとしよう．すると，眼の左回転は次第に大きくなる．これを前庭動眼反射の**ゲイン調節**という（図2）．

この現象には前庭小脳の片葉が重要であることが知られている．頭を回転したときに生じる網膜上の動きを人工的に大きくした場合，網膜のズレ情報が下オリーブ核の登上線維を介して片葉のプルキンエ細胞に入力される．一方，頭の回転によって生じる前庭神経核の信号は，顆粒細胞の平行線維からプルキンエ細胞に入力される．平行線維と登上線維が同時に活動すると，平行線維とプルキンエ細胞のシナプスでLTDが生じる．その結果，プルキンエ細胞の出力が弱まり，プルキンエ細胞の投射先である前庭神経核の活動が強まることにより，前庭動眼反射のゲインが大きくなる．

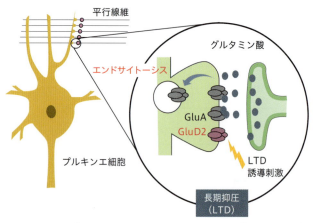

図1 小脳プルキンエ細胞と平行線維とのシナプスの長期抑圧（LTD）
LTDの誘導刺激がくると，AMPA受容体（GluA）がエンドサイトーシスによって細胞内に取り込まれ，シナプス後部表面のAMPA受容体の数が減少する．

以上のように，小脳の LTD は，運動の大きさを調節することで，適切な運動が発現できるようにする役割を果たしている．

瞬目反射条件付け

眼の角膜に空気を吹き付けると，ヒトや動物はまばたきをする．これを**瞬目反射** eyeblink reflex と呼ぶ．空気を吹き付ける前に音を聞かせることを何度も繰り返すと，音を聞いただけでまばたきをするようになる．これを**瞬目反射条件付け** eyeblink conditioning という（図3）．

瞬目反射条件付けは，古典的条件付けの一種である．つまり，音は本来，**生理的な反応を引き起こさない条件刺激** conditioned stimulus（**CS**）であるが，瞬目を引き起こす**無条件刺激** unconditioned stimulus（**US**）と組み合わせて繰り返し提示すると，CS を与えただけで**条件反射** conditioned responses（**CR**）がみられるようになる．音をしばらく聞かせた直後に空気を吹き付けるタイプの瞬目反射条件付けでは，小脳が学習に深く関わっていることが知られている．

瞬目反射では，角膜が刺激されると，三叉神経を介して顔面神経が活動し，眼輪筋が収縮する．三叉神経の活動は，三叉神経核から延髄の下オリーブ核にも伝わる．そのため，US の情報はプルキンエ細胞と，小脳核の1つである中位核に入力される．

一方，音の情報は蝸牛神経核を介し，橋核から苔状線維を伝わる．そして，顆粒細胞からプルキンエ細胞に入力するとともに，中位核にも入力する．よって，プルキンエ細胞と中位核の2つの部位でCS–US の連合が生じる．そして，中位核ニューロンは赤核を介して顔面神経核に投射し，まばたきを制御する．

ここで，中位核ニューロンがプルキンエ細胞から強力な抑制性入力を受けていることに注目しよう．瞬目反射条件付け前は，この強力な抑制のため，橋核を介した CS の入力だけでは中位核ニューロンは活動しない．ところが，CS と US が同時に起きると，平行線維と登上線維が同時に活動し，平行線維とプルキンエ細胞のシナプスでLTD が生じる．すると，プルキンエ細胞の活動は弱まり，中位核ニューロンへのプルキンエ細胞から強力な抑制が解除される．そして，橋核を介した CS の入力だけで中位核ニューロンが活動するようになる．このように，プルキンエ細胞がかけていたブレーキがLTD によって解除されることにより，普段は表にでない **CS → CR 回路**が顕在化するようになる，というのが瞬目反射条件付けの最有力の仮説である．

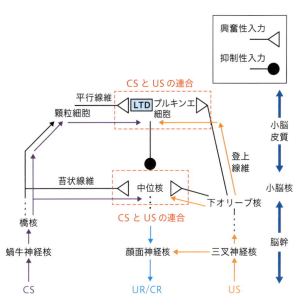

図3 瞬目反射条件付け（遅延課題）に関わる小脳回路

CS：conditioned stimulus，US：unconditioned stimulus，CR：conditioned responses，UR：unconditioned responses

［岸本泰司：瞬目反射条件づけ．脳科学辞典．DOI：10.14931/bsd.6400 (2016) より］

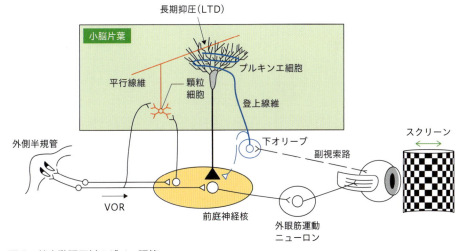

図2 前庭動眼反射のゲイン調節

［永雄総一：前庭動眼反射．脳科学辞典．DOI：10.14931/bsd.1754 (2021) より］

11. 大脳基底核は，必要な運動と不必要な運動を選別する

大脳の深部にある**大脳基底核**は，必要な運動と不必要な運動を選別して調節する役割を果たしている．
大脳皮質−基底核ループでは，複数のループが並列に存在する．**運動ループ**は大脳皮質の運動関連領野（一次運動野，運動前野，補足運動野）から発し，四肢や体幹の運動を制御している．**眼球運動ループ**は大脳皮質の前頭眼野，補足眼野から発し，眼球運動を制御する．**前頭前野ループ**と**辺縁ループ**はそれぞれ高次機能や情動のコントロールに関わっていると考えられている（図1）．

大脳基底核の3つの経路

大脳基底核には3つの経路，すなわち①ハイパー直接路，②直接路，③間接路があり，大脳皮質と大脳基底核の出力部位をつなぐ（➡第3章26項，108頁）．
① **ハイパー直接路**：視床下核が大脳皮質から入力を受け，直接，淡蒼球内節・黒質網様部の出力部に投射する経路である．大脳皮質の情報が出力部に到達するのが一番速い．大脳皮質と視床下核ニューロンが興奮性作用をもつのに対し，淡蒼球内節・黒質網様部は抑制性作用をもつため，ハイパー直接路は大脳皮質からの入力に対して視床などを抑制する．
② **直接路**：線条体が大脳皮質から入力を受け，直接，淡蒼球内節・黒質網様部の出力部に投射する経路である．大脳皮質の情報が出力部に到達するのが，ハイパー直接路よりも遅い．線条体ニューロンが抑制性作用をもつため，ハイパー直接路と異なり，大脳皮質の入力に対して視床を興奮させる．
③ **間接路**：線条体が大脳皮質から入力を受けたあと，淡蒼球外節，視床下核を経由し，淡蒼球内節・黒質網様部の出力部に投射する経路である．大脳皮質の情報が出力部に到達するのが一番遅い．抑制性作用をもつニューロンを3つ介するため，大脳皮質の入力に対して視床などを抑制する．

線条体（尾状核・被殻）と**視床下核**が大脳基底核の入力部であり，大脳皮質から入力を受けること，また，**淡蒼球内節**と**黒質網様部**が出力部であり，視床と脳幹に投射することがポイントである．

3つの経路の機能と仕組み

次に，この3つの経路がどのように関わりあうことで，大脳基底核が不必要な運動を抑え，必要な運動を適切なタイミングで出力することができるのか，その仕組みについて説明する．
まず，運動を適切なタイミングで出力するのは**直接路**である．通常では，淡蒼球内節・黒質網様部

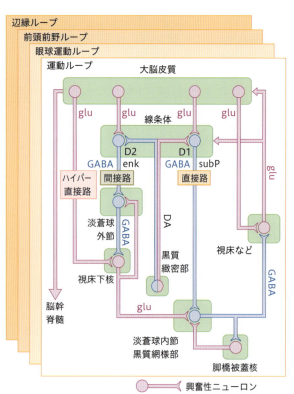

図1　大脳基底核の神経回路
興奮性ニューロンは赤で，抑制性ニューロンは青で示す．
D1, D2：ドパミンD1, D2受容体．DA：ドパミン，enk：エンケファリン，GABA：γ-アミノ酪酸，glu：グルタミン酸，subP：サブスタンスP.
(Alexander GE, et al：Functional architecture of basal ganglia circuits: neural substrates of parallel processing. Trends Neurosci 13：266–271, 1990 を元に作成)

ニューロンが視床・脳幹ニューロンを抑制しているため，運動は発現しないが，直接路が働くと運動が発現する．前述のとおり，直接路は大脳皮質の入力に対して視床を興奮させる．すなわち，大脳皮質からの入力で線条体直接路ニューロンが活動すると，淡蒼球内節・黒質網様部ニューロンは抑制される．その結果，淡蒼球内節・黒質網様部ニューロンの活動が減弱し，視床・脳幹ニューロンが淡蒼球内節・黒質網様部ニューロンの抑制から脱し（**脱抑制**），興奮する．その結果として運動が発現する（図2）．

ハイパー直接路は，運動が早すぎるタイミングで起こらないように抑えると考えられている．大脳皮質の情報が出力部に到達するのはハイパー直接路が一番早く，視床を抑制する方向で働く．ハイパー直接路が活動すると，直接路が働く直前に視床・脳幹ニューロンが一瞬強く抑制されるため，運動が早すぎるタイミングで起こることはない．

間接路は，運動を素早く止めるのに役立つと考えられている．大脳皮質の情報が出力部に到達するのは間接路が一番遅い．間接路ニューロンの活動により，淡蒼球外節ニューロンの活動が減弱し，淡蒼球内節・黒質網様部ニューロンが脱抑制により再び興奮する．その結果，視床・脳幹ニューロンは抑制され，運動が素早く止まる．

また，ハイパー直接路と間接路は，大脳基底核の出力部位を広範に抑制している．このことから，運動時には，不必要な運動が起こらないように抑制が働いていると考えられている．

以上のことから，大脳皮質からの入力が来ると，ハイパー直接路による抑制，直接路による脱抑制，間接路による抑制が順番に働くことにより，必要な運動を適切なタイミングで引き起こすことができると考えられている．

ドパミンニューロンの調節機能

黒質緻密部はドパミンニューロンで構成されており，おもに線条体に投射している．**ドパミンニューロン**は線条体の直接路ニューロンにはD1受容体を介して興奮性に，間接路ニューロンにはD2受容体を介して抑制性に働く．このことから，ドパミンニューロンは直接路と間接路のバランスを調節していると考えられている．たとえば，ある運動を行ったときにドパミンニューロンが活動したとすると，その運動に関連する直接路が強化される．すると，その運動（行動）が発現しやすくなる．このようにして，運動や行動を選択する学習が生じると考えられている．

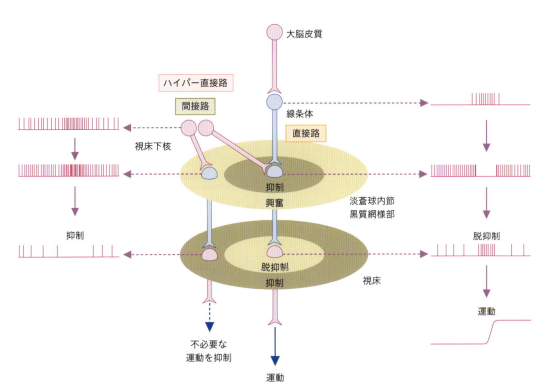

図2　大脳基底核の機能：ハイパー直接路・直接路・間接路

ハイパー直接路，直接路，間接路からの入力による淡蒼球内節・黒質網様部，視床の興奮性の空間的分布と発射活動の時間的変化を模式的に示す．直接路は脱抑制によって必要な運動を引き起こすのに対し，ハイパー直接路，間接路は不必要な運動が不必要な時間に起こらないように抑制していると考えられる．

（Nambu A：Seven problems on the basal ganglia. Curr Opin Neurobiol 18：595-604, 2008 より）

12. 錐体路を損傷すると，随意運動ができなくなる

　自らの意思で身体を動かすことを**随意運動**と呼ぶ．大脳皮質の運動野から起こる錐体路が脳幹と脊髄の運動ニューロンに興奮を伝え，それが末梢神経を伝わって骨格筋が収縮する．この経路のどこかが損傷を受けると随意運動ができない**麻痺**の状態となる．

　単に「運動ニューロン」という場合は，脳幹と脊髄にある骨格筋支配のニューロンを指す．錐体路のニューロンは随意運動に必須であるため，これを**上位運動ニューロン**，骨格筋を直接支配するニューロンを**下位運動ニューロン**と呼ぶ（**図1**）（→182頁）．どちらも損傷されると随意運動ができなくなる．ただし，その症状には異なる点がある．

　ここでは上位運動ニューロンと下位運動ニューロンの損傷による症状とそのメカニズムをみていこう．

● 下位運動ニューロンの損傷

　下位運動ニューロンは，脳幹や脊髄の血管障害，腫瘍，外傷，変性疾患などにより，細胞体や軸索の近位部が損傷される．また，末梢で軸索が損傷されることもある．いずれの場合も下位運動ニューロンが骨格筋に興奮を伝えられなくなり，麻痺した筋が作用する関節は動かなくなる．たとえば，屈筋が麻痺して伸筋が障害を受けていない場合は伸展位に固定され，逆の場合は屈曲位に固定される．麻痺した筋を伸張方向に他動的に（他者が）動かすと，軽い力で抵抗なく動く（**弛緩性麻痺**）．

　下位運動ニューロンの障害初期には，運動ニューロンの自発的な脱分極によって，そのニューロンの支配する少数の筋線維が局所的に短時間収縮することがある．この**線維束性攣縮**（**筋線維束性収縮**）には，良性のものも多いが，下位運動ニューロン疾患の諸症状であることもあり，注意が必要である．

　骨格筋は，筋原線維の合成と分解を常に繰り返している．筋は，神経から興奮を伝えられて収縮することにより，筋線維の合成が促進されて発達する．収縮できない状態が長く続くと，萎縮していく．また，筋収縮以外に，支配神経から栄養因子を受け取ることでも維持される．栄養因子としてアデノシン三リン酸（ATP），脳由来神経栄養因子（BDNF），LDL受容体関連タンパク質4（Lrp4），筋特異的受容体型チロシンキナーゼ（MuSK），アセチルコリン（ACh）が知られている．神経支配がなくなってこれらの分子が筋線維に届かなくなると，筋の細胞膜の透過性が増して筋線維の萎縮が始まる．

　関節が動かない状態が長く続くと，関節周囲の結

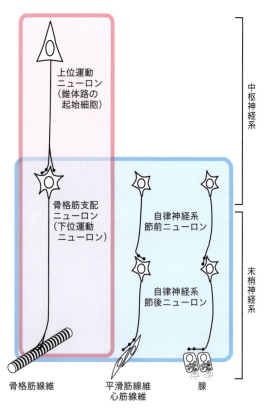

図1　運動ニューロンの定義
骨格筋を直接支配するニューロンや，自律神経系の節前・節後ニューロンを運動ニューロンと呼ぶ．骨格筋支配の運動ニューロンを下位運動ニューロン，それを支配する大脳皮質のニューロンを上位運動ニューロンと呼ぶことがある．

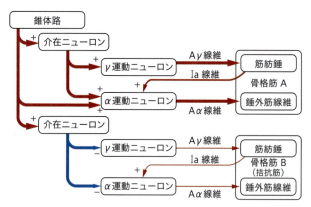

図2　脊髄内の反射と下行性制御
脊髄のα運動ニューロンは，伸張反射をはじめ，多くの反射路に制御されている．さらに上位中枢からは錐体路など複数の下行路の影響を受ける．錐体路がある骨格筋Aを収縮させる場合，錘外筋線維を支配するα運動ニューロンと，筋紡錘の錘内筋線維を支配するγ運動ニューロンも興奮させることによって，筋を強く収縮させている．それと同時に抑制性介在ニューロンを介して拮抗筋Bの運動ニューロンの活動を低下させることで，拮抗筋を弛緩させて運動をスムーズに実現させている．錐体路が損傷された場合，拮抗筋の抑制が減少し，関節が少しでも動くと伸張反射が拮抗筋どうしで同時に起こるため，痙縮の状態になる．

合組織の柔軟性が失われ，関節の可動域が減少する．これを**関節の拘縮**と呼ぶ．

上位運動ニューロンの損傷

上位運動ニューロンは，細胞体から軸索終末まで中枢神経系内部に位置し，血管障害，腫瘍，外傷，変性疾患などで損傷されうる．上位運動ニューロンが損傷されても下位運動ニューロンが残存している場合は，そこに接続する錐体路以外の下行性伝導路や反射路を形成する感覚入力などは温存される．そのため，自らの意思で筋を収縮させることはできないが，さまざまな反射などによって筋は収縮する（図2）．

この場合，関節を他動的に動かすと，伸張する側の筋に対して伸張反射が引き起こされるので，抵抗を生じる．この抵抗は関節を急激に動かそうとすればするほど強くなる．これを**痙性麻痺**と呼ぶ（図3）．脳血管障害のように急激に錐体路が損傷された場合は，急性期に筋の弛緩がみられるが，やがて痙性麻痺の状態となる．腱反射は正常より亢進し，正常では見られない**病的反射**が認められるようになる．

病的反射（表1）には多くあるが，上位運動ニューロンの障害（錐体路障害）を確認する際によく用いられるのが**バビンスキー（Babinski）反射**である．これは患側の足底外縁を後ろから前に強くこすると，母趾が背屈する現象である．正常では同じ刺激で底屈するが，生後2歳までは正常でも背屈することが知られており，錐体路が未発達なことを反映している．

このように筋緊張が異常に亢進した状態は，患者にとって苦痛が大きく，十分な睡眠がとれない場合もある．また，食事や更衣などの日常生活動作に影響を及ぼし，介護にも支障をきたす．さらに，痙性麻痺では関節が特定の肢位に固定されるため，**拘縮**を引き起こす．上肢は肩関節が内転・内旋し，肘関節から遠位の関節は屈曲する．下肢は股関節が伸展・内転・内旋し，膝関節は伸展する．足関節は伸展・内反し，**尖足**と呼ばれる状態になる．歩行の際にはつま先が床に引っかかるため，股関節を外転させて脚が外側に弧を描くように動かさなければならない．

痙縮に対する治療としては，内服薬，ボツリヌス毒素の局所注射，バクロフェンの髄腔内投与などによる筋緊張の緩和が行われる．内服薬は全身に作用するために眠気などの副作用が出る場合がある．**ボツリヌス毒素**はボツリヌス菌が産生する毒素で，神経筋接合部においてSNAREタンパク質を分解することでアセチルコリンの放出を阻害する．3〜4カ月で効果が減弱するので，局所注射を繰り返す必要がある．**バクロフェン**はGABA作動薬であり，長期間において安定な物質のため，体内埋め込み型のポンプを使って微量ずつ脊髄周囲のクモ膜下腔に投与することができる．

筋萎縮性側索硬化症

上位運動ニューロンと下位運動ニューロンの両方が変性する疾患がある．**筋萎縮性側索硬化症** amyotrophic lateral sclerosis（ALS）である．ALSは人口10万人あたりの有病率が2〜7人で，男性に多く，平均発症年齢は約60歳，家族性のものもあるが単独で起こる（孤発性）ものも多い．上位運動ニューロン，下位運動ニューロンともに侵されるが，どちらかが先により強く障害されることがある．病的反射の有無，症状が進行性で初発部位から広がることを確認し，類似の疾患を除外したうえで診断が確定する．

四肢の筋力低下のため，腕を上げたり歩行や起立が困難になり，咽頭・喉頭筋などの筋力低下により声を出しにくくなったり嚥下障害が現れたりする．進行して呼吸筋が麻痺すると，人工呼吸器を使用しなければ生命を維持できない．眼球運動と膀胱直腸機能は温存され，感覚に異常がないため，眼の動きで意思を伝えることが可能である．現状では根治させる方法がなく，進行を遅らせる作用のある薬剤による治療とリハビリテーションで対応する．

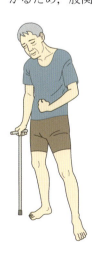

図3　痙性麻痺の肢位
左片麻痺の患者の肢位．上肢は屈曲位をとり，下肢は足関節が底屈して**尖足**と呼ばれる状態となる．

表1　錐体路障害を示唆する病的反射

名称	反射中枢の高さ	方法
ホフマン反射（Hoffmann's reflex）	C8〜T1	患者の中指の末節を検者の母指で掌側に向かって強くはじいた際，患者の母指が内転する
トレムナー反射（Trömner's reflex）	C6〜T1	患者の手首をやや背屈させ，指は中指のみ背屈させて中節を固定した状態で，末節を背側に向かって強くはじいた際，患者の母指が内転する
バビンスキー反射（Babinski's reflex）	L4〜S1	仰臥位で下肢を伸展して力を抜いた状態で，足底外縁を後ろから前に強くこすると母指が背屈する
チャドック反射（Chaddock's reflex）	L4〜S1	仰臥位で下肢を伸展して力を抜いた状態で，外果の下方を後ろから前に強くこすると母指が背屈する．バビンスキー反射の変法．出現率が高い

代表的なもののみ挙げる．正常で出現する場合もあるので左右差などを確認する必要がある．

13. 小脳の損傷によって運動失調が起こる

小脳は，さまざまな機能を営んでいる．運動に関しては正確さと滑らかさを実現するための制御と学習を司る．近年，言語機能を始めとした高次機能においても，小脳が重要な役割を果たすことが明らかになってきている．

小脳は腫瘍，血管障害（出血，梗塞，血管奇形），感染，脱髄疾患，変性疾患，外傷などのさまざまな原因で損傷を受ける．その際，損傷部位に応じて異なる症状が現れる．

前庭小脳の損傷と症状

前庭神経系からの入力は，苔状線維によって**片葉小節葉**を中心とした前庭小脳にもたらされる．片葉小節葉からの出力は前庭神経核で中継されて，内側縦束（MLF）などを通って外眼筋の運動核に至る．

片葉小節葉の損傷により眼球運動に障害が起こる．**衝動性眼球運動** saccade（サッケード：視覚対象を視野の中央で捉えようとするときなどの急速な眼球運動）において，適切な移動角度を超えて動いてしまったり（**過大測定**），動きが足りなかったり（**過小測定**），速度が遅くなったり（**遅い衝動性眼球運動**）するものである．また，注視方向に急速で逆方向に緩徐な注視麻痺型の**眼振** nystagmus も出現する（図1）．

前庭動眼反射も障害される．**前庭動眼反射**とは頭部が動いた際に眼球を逆方向に動かして視線を安定させる働きである．この反射をあえて抑制する必要がある場合には，小脳が重要な役割を果たす．前庭小脳の損傷でこの抑制が適切に働かなくなる．たとえば，患者に，目の前にかざした母指を注視してもらい，患者の上半身を回転させると，患者は注視を続けることができず，眼振が生じる．

脊髄小脳の損傷と症状

脊髄小脳は，苔状線維によって脊髄神経や三叉神経からの情報を受ける．とくに正中に近い**小脳虫部**の皮質は，室頂核を介して網様体と前庭神経核に出力を送る．網様体脊髄路と前庭脊髄路は，おもに脊髄前角内側部にある体幹筋支配の運動ニューロンを制御する．その際，小脳と同側の筋の運動が調節される．

そのため，小脳虫部の損傷は同側の体幹失調を引き起こす．**失調** ataxia とは，共同筋と拮抗筋の協調や，1つの運動に関与する異なる関節の運動の協調が失われることを意味する．体幹失調では体幹の姿勢制御ができなくなり，一定の姿勢をとることができず，酔っているようにふらふらし，倒れないために脚を広げて歩くようになる（図2）．座位からの立ち上がりも困難になる．

検査では，踵を後ろの足のつま先に接するように踏み出す継ぎ足歩行や，開眼と閉眼で直立姿勢を保持するロンベルグ（Romberg）試験を行い，姿勢の動揺を評価する（図3）．

橋小脳の損傷と症状

小脳半球を中心とする橋小脳は，苔状線維によって橋核経由で大脳皮質からの情報を受けて，**球状核**，**栓状核**，**歯状核**を介して赤核や視床に出力を送る．視床からは一次運動野を中心に情報が伝えられ，そこから錐体路を通して主として四肢の運動が制御される．小脳は対側の一次運動野に影響を与え，そこから起こる錐体路は一次運動野の対側の筋を制御するので，小脳と同側の運動が調節される．

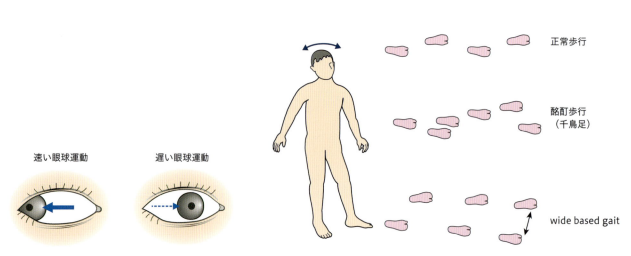

図1　眼振

図2　歩行の異常

小脳半球の損傷でも同側に失調が生じる．障害されるのは四肢の運動である．たとえば，指先を対象物に近づけようとすると，正常では滑らかな軌道で素早く指を動かすことができるが，小脳失調では動作が円滑にできない．臨床でよく用いられる検査に**鼻指鼻試験**がある（図4A）．患者に示指の先で自分の鼻と検者の指先とを交互にできるだけ早く触れさせる．小脳失調では不規則な軌道を描いて時間がかかり，目的に届かなかったり行きすぎたりする．**膝打ち試験**は患者を椅子にかけさせ，自分の膝を手掌と手背で交互にすばやく叩かせる（図4B）．小脳失調では動作が遅く，リズムや叩く場所が一定しない．手の回内と回外をすばやく繰り返させる**回内回外試験**も，同様に動作が遅く，不規則である．下肢の失調を検査する場合は，患者を仰臥位にして，片足の踵を対側の下腿に沿ってすばやく上下させる**踵膝試験**などがある．失調があるとまっすぐに上下させることができず，不規則な速度と軌道を描く（図4C）．

また，筋緊張が低下するのも小脳失調の特徴である．患者に，上肢の力を抜いた立位をとらせ，検者が上体を揺らすと，損傷された小脳と同側の上肢が筋緊張が低下しているために，より大きく揺れる．筋緊張は**トーヌス**とも呼ばれ，筋を伸張する際の受動的な抵抗のことである．反射や上位中枢からの制御など多くの要因が関わる．

小脳半球は大脳皮質の広い範囲からの入力を受けるので，高次機能にも関与している．そのため，小脳半球の損傷では言語機能も障害される．その場合，発語の速度や量が不規則に動揺する**断綴性言語**や，**爆発性言語**と呼ばれる状態がみられる．

失調は小脳の損傷以外でも，たとえば内耳の異常で平衡感覚が正常に伝えられなくなった場合や，脊髄後索などの損傷で固有感覚が伝えられなくなった場合などにみられる．また，大脳皮質，とくに前頭葉の損傷では，小脳失調と似た症状を呈することがあるため，慎重に区別する．麻痺や筋力の低下があって正常な運動ができない場合にも，注意が必要である．

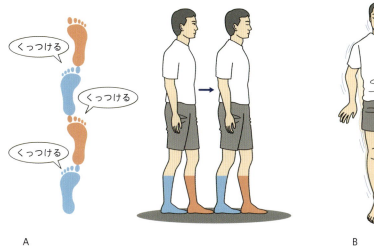
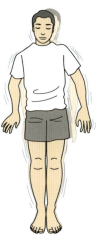

図3　運動失調の有無を調べる協調運動機能検査
A. 継ぎ足歩行．B. ロンベルグ（Romberg）試験．

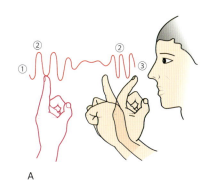
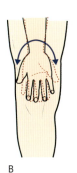
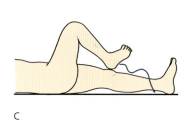

図4　四肢の運動失調の検査
A. 鼻指鼻試験でみられる異常．①行き過ぎ（hypermetria），②企図振戦（intention tremor），③目標に届かない（hypometria）．
B. 膝打ち試験．自分の膝を手掌と手背で交互に素早く叩かせる．
C. 踵膝試験．運動失調では踵が蛇行したり，向こうずねの上から落ちてしまう．

14. 大脳基底核の損傷によって不随意運動や筋緊張の異常が起こる

　大脳基底核の病変によって，さまざまな疾患や症状が引き起こされる．ここでは代表的なものとして**パーキンソン（Parkinson）病**，**ハンチントン（Huntington）病**，ジストニア（dystonia）を挙げる．

パーキンソン病

　パーキンソン病は，パーキンソン（James Parkinson）によって1817年に報告された，60歳以上に多くみられる疾患である．黒質緻密部のニューロンが変性して，線条体へのドパミン作動性投射が減少する．遺伝性もあるが，むしろそうではない場合が多い．運動に関係する4大主徴が特徴である（図1）．
① 静止時振戦：じっとしているときに生じる1秒間に4～6回の周期の手や足の震えで，睡眠中は収まる．
② 筋固縮：上下肢の筋の緊張が高まり，固くなって動かしにくくなる．受動的に屈伸する際に鉛のパイプを曲げているような抵抗があり，「鉛管様」と表現される．
③ 寡動・無動：動作の開始が速やかにできない．歩くときに足が出づらい．表情が乏しく，話し方に抑揚がなくなる．
④ 姿勢反射障害：体のバランスがとれず，転倒しやすい．いったん歩き始めると，立ち止まったり方向を換えたりすることが難しくなる．

　パーキンソン病では，**黒質緻密部**のニューロン内部に**α−シヌクレイン**というタンパク質が異常を起こして蓄積し，細胞が変性して，ドパミンが不足する．病理組織上，細胞内に**レビー小体**と呼ばれる構造がみられる．これはα−シヌクレインが蓄積したものである．
　線条体においてドパミンが不足すると，直接路は活動が減少し，間接路は活動が増加する．その結果，視床への抑制が強くなり，大脳皮質への出力が低下して運動が乏しくなる（図2）．ただし，すべての症状がこうした神経回路モデルで解釈できるわけではない．レビー小体は，黒質だけでなく，嗅球や自律神経系にも認められることがあり，患者はしばしば嗅覚障害や自律神経障害を合併する．
　治療としては，ドパミンの補充が必要となるが，ドパミンは血液脳関門を越えられないので，前駆物質のL−ドーパを経口投与する．多くの患者で症状が軽減されるが，次第に効果が減弱してきたり，副作用が強くなってきたりする．そこで淡蒼球や視床下核への電気刺激など，さまざまな治療法が検討されている．

ハンチントン病

　ハンチントン病は，ハンチントン（Huntington G）によって1872年に報告された疾患で，**舞踏運動**と呼ばれる不随意運動，精神症状，行動異常，認知障害などを特徴とする（図3）．かつては**ハンチントン舞踏病**と呼ばれていた．常染色体優性遺伝を示す遺伝性疾患で，原因遺伝子として*huntingtin*遺伝子が同

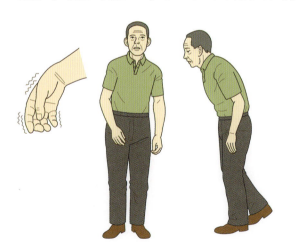

図1　パーキンソン病の症状
パーキンソン病では安静にしているときに手指に特徴的な周期の振戦（ふるえ）がみられる．動作が小さくなり，字や図形を書くと小さく震えた線になる．表情が乏しく姿勢は前傾し，身体が傾いても足が速やかに出ないので転倒しやすい．

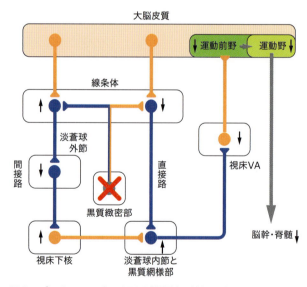

図2　パーキンソン病における基底核の神経回路
パーキンソン病では，黒質緻密部のニューロンが変性するため，線条体におけるドパミンの作用が弱まり，直接路ニューロンは活動が低下し，間接路ニューロンは活動が亢進する．そのため視床と大脳皮質への抑制が強くなり，適切な動作が抑制される．↑はその経路の活動の亢進を，↓は活動の低下を表す．

定されている．遺伝子にグルタミンをコードするCAGの繰り返しが異常に多く存在するために，ポリグルタミンが生じて細胞毒性をもつ．

ハンチントン病では，おもに線条体から淡蒼球外節に投射する細胞が変性し，間接路の視床下核の活動が低下する．その結果，視床への抑制が弱くなり，大脳皮質への出力が増強して，過剰な運動を生じると考えられている（図4）．進行すると精神症状や認知症が現れるが，初発症状がうつ状態のこともある．

高齢で発症した場合は進行が比較的緩徐だが，若年発症例は進行が早い．ハンチントン病には現在のところ有効な治療法がなく，対症療法にとどまっている．

ジストニア

筋の緊張度（トーヌス）の異常を意味する名称で，骨格筋が正常なトーヌスを保てず，本人の意思にかかわらず異常な動作や不自然な姿勢を示す病態である（図5）．症状が起こる身体の部位は症例によってさまざまで，**全身性ジストニア**，**片側性ジストニア**，**局所性ジストニア**などに分類される．眼瞼の筋や頸部の胸鎖乳突筋，僧帽筋などに生じるものが多く，患者ごとに決まったパターンを示す．

特定の動作を行おうとした際に出現するジストニアもある．字を書くときに痙攣が起こる**書痙** writer's cramp，音楽家が演奏する際に起こる**musician's cramp**がよく知られている．

原因は大脳基底核のみではないと考えられるが，パーキンソン病患者にジストニアの症状がみられることがあり，また抗パーキンソン病薬が奏効する場合があるなど，大脳基底核の関与が強く示唆される．

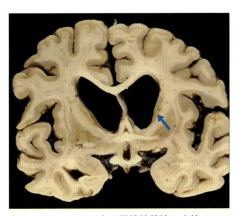
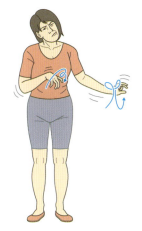

図3　ハンチントン病の尾状核萎縮と症状
ハンチントン病では線条体が萎縮するため（青矢印），側脳室が拡大し，尾状核の側脳室への隆起が平坦になる．手や足に舞踏様と呼ばれる不規則な不随意運動が起こる．
〔写真は，中野今治：臨床に役立つ神経解剖．水野美邦（監）：標準神経病学 第2版．p xxxi．，医学書院，2000 より〕

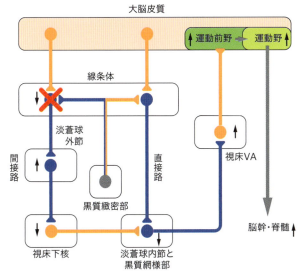

図4　ハンチントン病における基底核の神経回路
ハンチントン病ではおもに線条体の間接路ニューロンが変性する．そのため直接路が優位になり，視床への抑制が低下し，過剰な運動が引き起こされる．

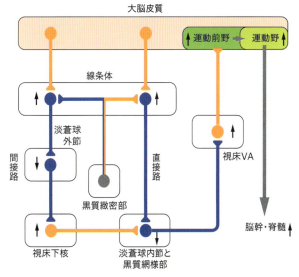

図5　ジストニア
ジストニアの際には，直接路と間接路両方の活動性が亢進している．
（Delong MR：Primate models of movement disorders of basal ganglia origin Trends Neurosci 13: 281–285, 1990）

15. 神経可塑性によって運動麻痺を回復することができる

中枢性運動麻痺は，リハビリテーション治療において神経可塑性を誘導することにより，回復することができる．そのメカニズムを理解するためには，**運動単位**，**皮質内抑制**，**相反抑制**などの随意運動の制御について理解することが重要である．

運動単位

運動単位 motor unit は運動を司る最小単位であり，脊髄前角細胞である**α運動ニューロン** αmotor neuron，末梢神経，筋からなる．運動機能の改善とは，最終的にはこの運動単位の活動を変化させることになる．では，運動単位の活動を変えるにはどうすればよいかというと，脊髄前角細胞の発火様式を変える必要がある．リハビリテーション治療によって運動の改善を図るということは，すなわち，この運動単位の制御を変化させることになる．

α運動ニューロンの制御

α運動ニューロンに入力を行っている経路は，①筋紡錘からの入力，②上位運動ニューロンからの入力，③脊髄介在ニューロンからの入力である（図1）．

すなわち，リハビリテーション治療による運動機能改善に関わる可塑的変化はこの3つの経路に起こっているはずである．逆にこの3つのいずれかに変化をきたしていないようであれば，それは可塑的変化を誘導しているとは言えない．

motor rehabilitation の原則

運動機能改善のための motor rehabilitation の原則は，「Dose dependent（容量依存性）」，「Task specific（課題特異性）」，「Use dependent plasticity（使用依存的可塑性）」である．リハビリテーションには訓練の量が重要であるとともに，その課題内容に依存する．よって獲得したい task に関連した訓練を数多く行うべきである．

上肢訓練の目的が，日常生活での麻痺手の使用であれば，日常生活で使用する際に必要な動作を数多く行うことが重要である．日常生活で使用する手指の機能としては「握る・離す」（grip and release）と「つまむ・離す」（pinch and release）が重要である．

下肢に関しては，歩行機能を獲得するために，歩行に必要な運動を数多く行うことが重要である．

特定の課題を数多く行うことにより，ヘブ（Hebb）の法則にしたがい，特定の回路の**機能的結合**（functional connectivity）が強化される[1]．

脳卒中における麻痺の回復に際しては，残存回路による機能再構築が重要な役割を担っている[2]．

運動野の神経細胞は，水平方向の介在ニューロンを介して，互いに機能的結合をもっている．その一方で，不要な回路に電気的活動が拡がらないように，GABAを介して皮質内抑制系介在ニューロンが抑制をかけている[3]．

皮質内抑制系介在ニューロンの働きにより masking され，普段は使用されていない残存ニューロンを unmasking する過程においては，皮質内抑制系介在ニューロンの脱抑制が重要な役割を果たしている[4]．

皮質内抑制（ICI）intracortical inhibition

運動野における GABAA を介する ICI の評価には，paired pulse transcranial magnetic stimulation（TMS）による short intracortical inhibition（SICI）が用いられる．

SICI の測定では，試験刺激として**安静時運動閾値** resting motor threshold（RMT）の120%の刺激強度の運動野磁気刺激を用い，条件刺激として80%**活動時運動閾値** active motor threshold（AMT）の運動野経頭蓋磁気刺激を用いる[5]．

慢性期脳卒中片麻痺患者の上肢運動機能の改善には，損傷半球運動野の SICI の脱抑制が関与しており，運動機能の改善と SICI の脱抑制の程度が相関することが示されている[6]．これは，運動野における SICI の脱抑制により unmasking が生じ，脳から脊髄のα運動ニューロンへの下行性入力が増加したことで，神経可塑性による運動機能改善が生じたことを示している．つまり，図1の「②上位運動ニューロンからの入力」に可塑的変化が生じたことを示している．

Brain machine interface（BMI）を使って，患者の運

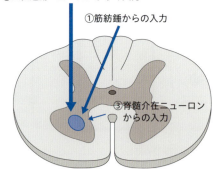

図1 α運動ニューロンへの3つの入力経路

α運動ニューロンへの入力経路は①筋紡錘からの入力，②上位運動ニューロンからの入力，③脊髄介在ニューロンからの入力である．

動企図を脳波から読みとり，それに合わせて，手指をロボットハンドや電気刺激によって動かすことにより，慢性期脳卒中片麻痺患者の運動機能の改善が認められた．BMIによって皮質運動野の興奮性の増大を認め，皮質脊髄路からα運動ニューロンへの入力が増加していた[7]．

なお，経頭蓋磁気刺激によって損傷半球におけるRMTの減少を認めている．

相反抑制（RI）reciprocal inhibition

α運動ニューロンへの入力のほとんどは，脊髄介在ニューロンからきている．脊髄介在ニューロンは，一次感覚細胞の入力，脳から下行してくる軸索および下位運動ニューロンの軸索分枝からのシナプス入力を受けている．介在ニューロン同士でネットワークが形成されており，これにより多くの入力に応じて協調性のある運動プログラムが調節できるようになっている．この脊髄介在ニューロンにおける機能的結合を変化させ，可塑的な変化を起こすことが重要である．

随意運動を制御する脊髄介在ニューロンの働きとして重要なものに，相反抑制（RI）がある．

通常の単関節運動の場合，図2に示すように，α運動ニューロンの興奮により主動筋が収縮し，同時にγ運動ニューロンの興奮により錘内筋も収縮する．主動筋の収縮により，筋紡錘におけるIa線維からの求心性インパルスが発射され，脊髄に入り，脊髄レベルで介在ニューロンを介して拮抗筋を支配するα運動ニューロンに対して抑制性の入力を行う．これが**相反抑制** reciprocal inhibition（RI）である（図3）[8]．介在ニューロンの経路の違いにより，2シナプス性相反抑制，シナプス前相反抑制がある．

屈曲・伸展を素早く繰り返すなど，スムーズな動きを可能としているのは，相反抑制などの脊髄介在ニューロンの働きがあるからである．

相反抑制の評価にはH反射を用いた条件‒試験刺激が用いられる[8]．脳卒中，脊髄損傷，ジストニアや痙縮の患者においては，この相反抑制が乱れていることが知られている[9]．

相反抑制を制御している介在ニューロンは，皮質運動野からの投射を受けており，経頭蓋磁気刺激による運動野刺激と腓骨神経感覚神経刺激のタイミングを合わせることにより，相反抑制を変化させることが可能である[10]．また，経頭蓋直流電気刺激により運動野の興奮性を増加させた状態でpatterned electrical stimulationを腓骨神経に加えることにより，効果的に相反抑制を変化させることができる[11]．

慢性期脳卒中片麻痺患者における痙縮の改善と相反抑制の改善は相関しており，運動機能の改善においても相反抑制が関与し，脊髄レベルでの可塑的変化が重要な役割を担っていると考えられる[6]．

歩行運動の制御

歩行時，われわれはとくに意識しなくても，歩こうとすると常に一定の筋活動を起こすことが可能である．歩行のようなステレオタイプな筋活動を制御する場合には，個々の筋活動をそれぞれ脳の運動野でコントロールするのではなく，いわゆる**歩行運動関連回路** locomotor circuit が機能している．このlocomotor circuitは脊髄に存在し，脳からの下行性入力により刺激が入ると，歩行運動が起こる[1]．

このlocomotor circuitは，**脊髄反射** spinal reflex から構成されると考えられている．足関節の動きは**単シナプス反射** monosynaptic reflex で起こり，拮抗筋への

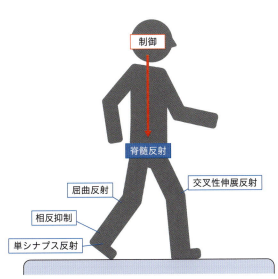

図2　Locomotor circuitを構成する脊髄反射

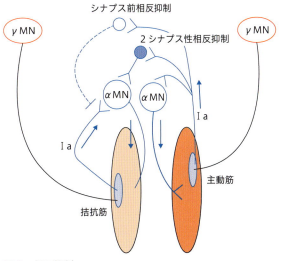

図3　相反抑制
αMN：α運動ニューロン，γMN：γ運動ニューロン，Ia：Ia感覚神経

抑制は相反抑制によってなされる．また，遊脚期での下肢の振り出しの筋活動は**屈曲反射** flexor reflex の筋活動様式と同一である．また，一方の下肢を振り出す際に，対側は立脚期となり，体重を支持しなくてはならないので，伸展される．これは**交叉性伸展反射** crossed extensor reflex で引き起こされる．つまり，歩行運動だけをみると，その運動は脊髄反射により再現可能であると言える（図2）．

Minassian ら[12] は T11–12 の脊椎上を経皮的に電気刺激することにより，多髄節の後根刺激が，大腿四頭筋，ハムストリングス，前脛骨筋，ヒラメ筋の posterior root muscle reflex（後根筋応答）を誘発することを報告している．つまり，同部位における電気刺激により，locomotor circuit を構成する脊髄反射への入力が可能になると考えられる．実際に，同部位への運動閾値上の刺激により，歩行運動様の下肢運動が観察される．

リハビリテーション治療における歩行訓練では，この歩行運動関連回路を強化するとともに，上位中枢からの下行性入力の増加を目指し，歩行特異的な運動回路の強化をはかる．

近年は，この locomotor circuit を刺激しながら歩行訓練を行う方法などもリハビリテーション治療に応用されつつある．

[文献]

1) Jackson A, et al：Neural interfaces for the brain and spinal cord – restoring motor function. Nat Rev Neurol 8: 690-699, 2012

2) Nudo RJ, et al：Neural substrates for effects of rehabilitative training on motor recovery after ischemic infarct. Science 272: 1791-1794, 1996

3) Rossini PM, et al：Non–invasive electrical and magnetic stimulation of brain, spinal cord, roots and peripheral nerves: Basic principles and procedures for routine clinical and research application. An updated report from an I.F.C.N. Committee. Clin Neurophysiol 126: 1071-1107, 2015

4) Jacobs KM, et al：Reshaping the cortical motor map by unmasking latent intracortical connections. Science 251, 944-947, 1991

5) Kujirai T, et al：Corticocortical inhibition in human motor cortex. J Physiol 471: 501-519, 1993

6) Fujiwara T, et al：Modulation of cortical and spinal inhibition with functional recovery of upper extremity motor function among patients with chronic stroke. Restor Neurol Neurosci 33: 883-894, 2015

7) Shindo K, et al：Effects of neurofeedback training with electroencephalogram–based brain computer interface for hand paralysis in patients with chronic stroke – a preliminary case study. J Rehabil Med 43: 951-957, 2011

8) Day BL, et al：Reciprocal inhibition between the muscles of the human forearm. J Physiol 349: 519-534, 1984

9) Nakashima K, et al：Reciprocal inhibition between forearm muscles in patients with writer's cramp and other occupational cramps, symptomatic hemidystonia and hemiparesis due to stroke. Brain 112: 681-697, 1989

10) Masakado Y, et al：The effect of transcranial magnetic stimulation o reciprocal inhibition in the human leg. Electromyogr Clin Neurophysiol 41: 429-432, 2001

11) Fujiwara T, et al：Transcranial direct current stimulation modulates the spinal plasticity induced with patterned electrical stimulation. Clinical Neurophysiology 122: 1834-1837, 2011

12) Minassian K, et al：Posterior root–muscle reflexes elicited by transcutaneous stimulation of the human lumbosacral cord. Muscle Nerve 35: 327-336, 2007

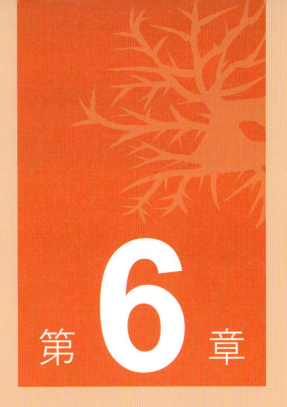

第6章

生命維持に関わる中枢機能

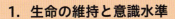

1. 生命の維持と意識水準
2. 本能と意欲

1. 視床下部による内臓機能の調節は生命維持に不可欠である

視床下部と**視索前域**は，内分泌機能の中枢であると同時に自律神経系を制御する中枢であり，内臓機能の調節にきわめて重要な役割を果たしている．本項では，それらに関わる視床下部の神経核と制御のしくみについて述べる．

循環血液量の調節

血圧の維持は，全身の活動に必須である．それには循環血液量と浸透圧をモニターし，水分摂取と腎臓での水分やNa^+の排泄量を調節することが重要である．血液の浸透圧は**視索上核**と**室傍核**で受容される．視索上核と室傍核のニューロンは軸索を下垂体後葉に伸ばしており，血液浸透圧が上昇すると，そこで**バソプレシン**（抗利尿ホルモンADH）を分泌する．バソプレシンは腎臓の集合管に作用して膜の水透過性を高めるため，水の再吸収が促進されて循環血液量が増加する（図1A①）．血液浸透圧が低下するとバソプレシンの分泌が抑制され，腎臓での水の排泄が亢進して循環血液量が減少する（図1A②）．

下垂体疾患でバソプレシンの合成や分泌が阻害されると**中枢性尿崩症**が，バソプレシンの作用が阻害されると**腎性尿崩症**が起こる．尿崩症では腎からの水の排泄が亢進して薄い尿が大量に出る．

栄養と代謝の調節

栄養摂取と代謝の制御も，全身の活動を維持・調節する上で重要である．栄養状態や摂食状況に関する情報は門脈，頸動脈小体，胃，小腸から舌咽神経，迷走神経，脊髄神経経由で孤束核などの脳幹の神経核にもたらされ，さらに視床下部の外側野，腹内側核，背内側核，弓状核に伝えられる．また，脂肪組織から分泌される**レプチン**をはじめとする末梢由来の液性因子が，延髄の最後野，視床下部の弓状核，腹内側核，背内側核などに作用する．これらの情報が統合され，室傍核を介して**摂食行動**を制御する．

例えば飢餓状態のときには胃から分泌される**グレリン**が末梢神経経由で間接的に，また視床下部でも産生されて直接的に視床下部の**弓状核**や**腹内側核**に作用する．そこでニューロペプチドY（NPY）ニューロンやAMP活性化プロテインキナーゼ（AMPK）陽性ニューロンを活性化し，プロオピオメラノコルチン（POMC）陽性ニューロンを抑制して，摂食行動を促す（図1B①）．栄養が十分にあるときには，脂肪組織から分泌されるレプチンが弓状核に直接作用してNPYニューロンとAMPKニューロンを抑制し，POMCニューロンを活性化して摂食を抑制する（図1B②）．

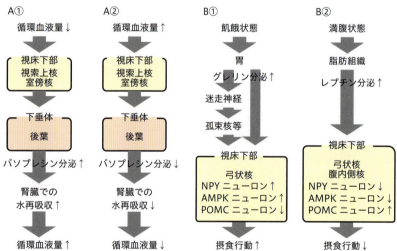

図1　視床下部の循環血液量と栄養・代謝の調節
A. 視床下部が関与する循環血液量の調節機構．
A①：循環血液量が減少すると，視床下部がそれを検知してバソプレシンの産生を増加させ，下垂体後葉から分泌する．これによって腎臓での水の再吸収が増加して循環血液量を維持する．
A②：循環血液量が増加すると，視床下部がそれを検知してバソプレシンの産生を低下させ，下垂体後葉での分泌が減少する．これによって腎臓での水の再吸収が低下して尿量が増大し，循環血液量が減少する．
B. 栄養・代謝の調節機構．
B①：飢餓状態に陥ると，胃などからのグレリンの分泌が増大し，迷走神経などを介して視床下部に作用して，NPYニューロンとAMPKニューロンの活動が高まり，POMCニューロンの活動が減少し，摂食行動を誘発する．
B②：満腹状態になると，脂肪組織からレプチンの分泌が増加して視床下部のニューロンが飢餓状態とは逆の活性を示し，摂食行動が抑制される．

体温調節

ヒトをはじめとする哺乳類は恒温動物で，体温を狭い範囲で調節して全身の代謝などに至適な条件を維持している．身体の各部の温度は末梢の温度受容器でモニターされ，脊髄後角のI層と結合腕傍核を介して視床下部の視索前域に伝えられる．視索前域にも温度受容器があり，脳内の温度を検知する．

寒冷時や体温が低下しているときは，視索前域のGABA作動性ニューロンのうち，視床下部の背内側核や延髄の縫線核に投射しているニューロンが活動を低下させるため，これらの神経核が活性化する．これらのニューロンには，脊髄側角の交感神経系節前ニューロンを興奮させる作用があり，交感神経系が活性化して末梢血管が収縮して熱が奪われるのを防ぎ，褐色脂肪を刺激して発熱を促す（図2A①）．**褐色脂肪**は動物が冬眠して運動しない際にも体温を維持するために働く組織で，ヒトでは乳幼児に多いが成長とともに減少する．

感染症や炎症時の発熱にも視床下部が関与する．これらの場合には発熱物質である**プロスタグランジンE2**が産生され，血液を介して視索前域に作用して，背内側核と縫線核を介して発熱を促す．

暑い環境や体温が上昇しているときは，視索前域のGABA作動性ニューロンが視床下部の背内側核や延髄の縫線核のニューロンを抑制することで，交感神経系が抑制されて末梢血管が拡張し，体表からの放熱を促すとともに褐色脂肪の発熱を抑える（図2A②）．

ストレス反応

ヒトを含めて動物は，ストレスがかかると**視床下部-下垂体-副腎系（HPA系）**が反応する．

身体的ストレスとなる外傷や炎症などによる強い痛みの情報は，痛覚伝導路を通して，一方では視床VPL核，VPM核から体性感覚野に伝えられ，他方では視床髄板内核群などから帯状回前部や島皮質を介して扁桃体に伝えられる．さらに，脊髄から直接的に，また結合腕傍核などを介して間接的に視床下部に伝えられる（図2B）．

精神的・社会的ストレスは，前頭連合野を中心とした大脳皮質から分界条床核や扁桃体を介して視床下部に伝えられる（図2B）．背内側核の交感神経系制御システム（図2A）は，ストレス反応にも関与し，ストレス下では交感神経系が活性化して血圧，脈拍，血中のカテコラミン濃度の上昇がみられる．

視床下部の室傍核からは副腎皮質刺激ホルモン放出ホルモン（CRH）が分泌されて，下垂体前葉からの副腎皮質刺激ホルモン（ACTH）分泌を促し，副腎皮質からコルチゾルが分泌される．**コルチゾル**には免疫系を抑制する作用があり，体内の炎症を制御する．

コルチゾルが高い状態では免疫系が抑制されているため，長期化すると感染症やがんに罹患しやすくなる．また，コルチゾルの作用によって，海馬が萎縮したり，心的外傷後ストレス障害（PTSD）やうつ病を発症したりすることがある．

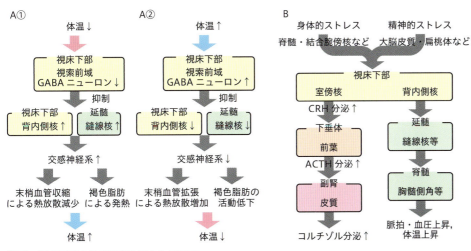

図2 視床下部の体温調節とストレス反応
A. 視床下部が関与する体温調節機構．
A①：体温が低下すると，視索前域のGABA作動性ニューロンの活性が低下して，視床下部背内側核や延髄縫線核の活動が増大し，交感神経系が活性化して体温が上昇する．
A②：体温が上昇すると，視索前域のGABA作動性ニューロンの活性が亢進して，視床下部背内側核や延髄縫線核の活動が低下し，交感神経系の活動が低下して体温が低下する．
B. 視床下部のストレス反応．
強いストレスに曝されると，身体的ストレスでも精神的ストレスでも，視床下部の室傍核と背内側核が反応する．室傍核はCRHの分泌を増加させ，下垂体からのACTH分泌を高めて，副腎皮質からのコルチゾル分泌を亢進させる．背内側核は延髄縫線核，胸髄側角を介して交感神経系を活性化して，脈拍，血圧，体温の上昇などの変化をきたす．

2. 睡眠と覚醒の切り替えには脳幹と視床下部が関与する

睡眠は，哺乳類と鳥類に広くみられる現象である．しかし，類似の働きをもつ活動休止状態は，昆虫なども含めた広い範囲の動物に確認されている．

睡眠と覚醒

眠っている状態を**睡眠**，起きている状態を**覚醒**と呼ぶ．誰もが日常生活の中で当たり前に区別している状態だが，脳波の測定が行われるようになって科学的な研究対象となった．また，それによって睡眠の中にレム睡眠［REM sleep；REMは急速眼球運動(rapid eye movement)の略］とノンレム睡眠が区別された．

レム睡眠の間は，脳の活動が高まり，眼球が急速な動きを繰り返すのに対して，それ以外の骨格筋は弛緩している．夢の多くはレム睡眠中に見るとされる．

ノンレム睡眠は脳が休んでいる状態で，脳の代謝と温度が低下する．体温・血圧・呼吸数なども低下するが，全身の骨格筋はある程度活動している．

睡眠時の脳波

脳波で重要な成分は周波数によって**α波**（8～13 Hz），**β波**（14～30 Hz），**θ波**（4～7 Hz），**δ波**（0.5～3 Hz）が区別される．

覚醒状態の脳波は，外部からの刺激によって変化する（図1）．眼を開いて安静にしている状態ではβ波が主体で，目を閉じるとα波が主体となる．

ノンレム睡眠は脳波の状態によって4段階に分けられる．最も浅いステージ1ではα波の振幅が低下して2～7 Hzの波が出現する．ステージ2では紡錘波，ステージ3では2 Hz以下の高振幅のδ波が増え，最も深いステージ4ではδ波が大部分となる．レム睡眠ではθ波が優勢である．

睡眠のリズム

ヒトは眠りに入ると，45～60分程度かけてノンレム睡眠のステージ1から4へと眠りが深くなっていく．そこからさらに1～2時間かけて眠りが浅くなっていき，レム睡眠に移行する．レム睡眠期が終わると再びノンレム睡眠の各段階を経て約90分後に次のレム睡眠期に至る．これを4～5回程度繰り返して覚醒する．

概日リズム

動物には，ほぼ1日周期で代謝などの細胞活動や個体の行動を制御する仕組みがあり，**概日リズム**（サーカディアンリズム circadian rhythm）と呼ぶ（circadianはほぼ1日の意味）．概日リズムは身体のさまざまな細胞にみられるが，脳において重要な役割を果たすのは**視交叉上核**である．この細胞は網膜の特殊な神経節細胞（メラノプシンという感光性タンパク質をもつ）から明暗の情報を受け取っている．

視交叉上核はこれを他の情報と統合して概日リズムを形成し，**松果体**に伝える．松果体は**メラトニン**と呼ばれるホルモンを分泌するが，その濃度は夜間に上昇する．視交叉上核の概日リズムは，夜間の早い時間に光を浴びると遅れ，早朝に光を浴びると早くなる（➡第7章2項，224頁）．

睡眠と覚醒の制御（図2）

睡眠と覚醒には多くの因子やニューロンが関与する．

1）ニューロンによる制御

大脳皮質に直接作用して覚醒レベルを維持するニューロン群としては，橋から中脳にある青斑核の**ノルアドレナリン作動性ニューロン**，背側縫線核の**セロトニン作動性ニューロン**，背外側被蓋核と脚橋被蓋核の**コリン作動性ニューロン**，さらに視床下部にある結節乳頭核の**ヒスタミン作動性ニューロン**が

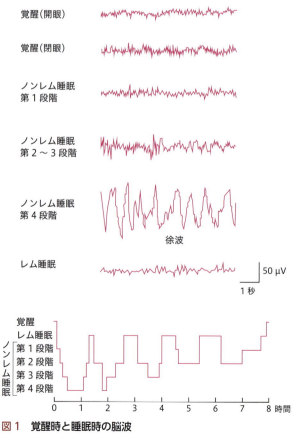

図1　覚醒時と睡眠時の脳波

知られている．これらのニューロンは大脳皮質の広い範囲に線維を送り，皮質の活動を高めている．睡眠と覚醒の切り替えには，ヒスタミン作動性ニューロンがとくに重要である．

これらのニューロンを活性化するのが，視床下部の外側域に散在する**オレキシン作動性ニューロン**である．ノルアドレナリン作動性ニューロンとセロトニン作動性ニューロンは，睡眠に作用する視索前域の中にある腹外側視索前野（VLPA）のGABA作動性ニューロンを抑制して，覚醒レベルを維持している．

2) 液性因子による制御

液性因子としては，プロスタグランジンD₂（PGD₂）とアデノシンが知られている．

PGD₂は，クモ膜や脈絡叢，希突起膠細胞などから産生されて脳脊髄液中に拡散される．PGD₂は，**視交叉**から視床下部のクモ膜において，アデノシンの産生を促進する．

アデノシンは，コリン作動性ニューロンやヒスタミン作動性ニューロンを抑制し，VLPAのGABA作動性ニューロンを活性化する．このGABA作動性ニューロンがオレキシン作動性ニューロン，ヒスタミン作動性ニューロン，その他の覚醒を維持している脳幹のニューロン群を直接・間接に抑制する．その結果，大脳皮質は活動を低下させて睡眠状態に移行する．

睡眠と覚醒の障害

1) 抗アレルギー薬による副作用

抗アレルギー薬として，抗ヒスタミン薬がある．最初に開発された第1世代の薬は，末梢でのアレルギー反応を抑えるだけでなく，中枢神経系においてもヒスタミンの作用を抑制するため，眠気を生じるなどの副作用があった．第2世代の薬は，中枢神経系での作用が少なくなっていて，眠気を生じにくい．

2) 睡眠時無呼吸症候群

肥満などが原因で就寝中に気道が閉塞して睡眠が障害される**睡眠時無呼吸症候群**では，慢性的に睡眠不足の状態となって，日中に強い眠気に襲われたり，集中力が続かなくなったりする．背景となる肥満の改善とともに，就寝中の気道を確保する治療が行われる．

3) ナルコレプシー

日中，突然激しい眠気に襲われて意識を消失し，脱力する**ナルコレプシー**という疾患がある．この疾患では，オレキシン作動性ニューロンの選択的な消失が明らかになり，遺伝子操作でオレキシン作動性ニューロンを抑制した動物実験でも，ナルコレプシーに似た症状を起こすことが明らかにされた．現在では，オレキシン作動性ニューロンとヒスタミン作動性ニューロンを活性化する作用をもつモダフィニルが治療薬として使用されている．

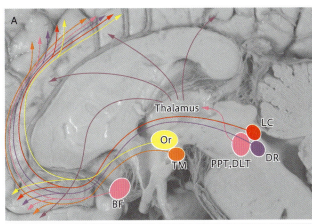
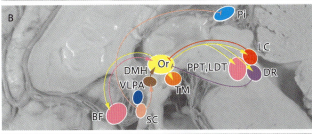
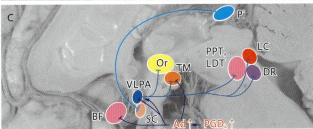

図2 睡眠と覚醒の制御

睡眠と覚醒を制御するニューロン群（黒字）とニューロンの投射．「→」は活性化を，「⊣」は抑制を表す．

A. 大脳皮質は視床下部の隆起乳頭体核からのヒスタミン作動性ニューロンの投射（オレンジ），青斑核LCからのノルアドレナリン作動性ニューロンの投射（赤），背側縫線核DRからのセロトニン作動性ニューロンの投射（紫），前脳基底部BFからのコリン作動性ニューロンの投射（ピンク）などによって覚醒度を高められている．脳幹〔脚橋被蓋核（PPT），背外側被蓋核（DLT）〕からのコリン作動性ニューロンの投射は視床を介して大脳皮質を活性化する．

B. 覚醒時には視交叉上核SCが刻む概日リズムの情報を視床下部背内側核（DMH）を介して視床下部外側野にあるオレキシン作動性ニューロン（Or）が受け取り，Aに示した大脳皮質への投射ニューロン群を活性化することで大脳皮質を覚醒させている．

C. 脳脊髄液中のプロスタグランジンD₂（PGD₂）の作用でアデノシン（Ad）が上昇すると，腹外側視索前野（VLPA）の活性化，前脳基底部と隆起乳頭体核（TM）の抑制が起こる．VLPAはオレキシン作動性ニューロンを抑制し，さらに隆起乳頭体核，青斑核，背側縫線核，脚橋被蓋核と背外側被蓋核などを抑制するため，意識レベルが低下して睡眠に入る．

3. 視床下部は自律神経と本能行動の中枢である

内分泌系は、血中にホルモンを放出して、全身の器官の状態を制御する。その効果は、そのホルモンの受容体をもつ細胞すべてに及び、比較的緩やかな時間経過で変化する。

自律神経系は、より局所に対して速やかな変化をもたらす。たとえば、眼球内において近い距離にある縮瞳筋と網様体筋に、個別に作用することができる。

視床下部は、内分泌系だけでなく、自律神経系も制御する、内部環境を制御する最も上位の中枢である。

視床下部への臓性感覚入力

内臓を制御するためには、内臓からの情報が不可欠である。脊髄神経を通る**臓性感覚線維**は、脊髄の後角と中心管の周辺に終止する。これらの領域は、視床下部に直接線維を送るほか、孤束核、結合腕傍核、中心灰白質にも投射している。迷走神経、舌咽神経、顔面神経の感覚線維は**孤束核**を中心に終止する。孤束核の上部には味覚線維が、下部には一般臓性感覚線維が終止する。下部は、視床下部の**外側野**、**背内側核**、**室傍核**、**内側視索前野**に直接線維を送るほか、**網様体**、**結合腕傍核**、**中心灰白質**にも投射する。網様体、結合腕傍核、中心灰白質は、それぞれ視床下部への入力を担っているので、脊髄神経領域と脳神経領域からの臓性感覚入力が視床下部に集まってくることになる（図1）。

視床下部へのその他の入力

視床下部は、自律神経機能に関する入力を、脳の多くの領域から受けている。とりわけ重要なのは**扁桃体**であり、その皮質核、内側核、中心核、基底核が視床下部に線維を送る。経路は2種類あり、扁桃体から内側上方に向かって短いコースで視床下部に至るものと、側脳室で尾状核の内側に沿う**分界条**を形成して、大きなアーチを描いて中隔の近傍に至り、分界条床核を通って内側前脳束経由で視索前域内側核と視床下部に至るものである。

扁桃体の**皮質核**と**内側核**には嗅覚情報が豊富に入り、そこから視索前域内側核、視床下部前野、外側野、副内側核などに伝えられて、生殖行動などの**本能行動**に寄与している。

中心核は、嗅覚以外にもさまざまな情報を基底核や外側核経由で受け取っており、**情動反応**を司っている。中心核は視床下部外側野に投射して、そこから自律神経機能を制御する。

また、前頭連合野の眼窩面や内側面（帯状回前部を含む）の皮質から、視床下部に対して直接に、あるいは扁桃体中心核や基底核を経由して間接的に投射があり、これも自律神経機能に関与する。

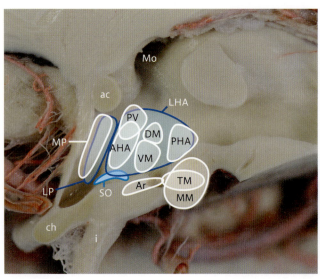

LHA：lateral hypothalamic area　視床下部外側野
AHA：anterior hypothalamic area　視床下部前野
PHA：posterior hypothalamic area　視床下部後野
PV　：paraventricular nucleus　室傍核
DM　：dorsomedial hypothalamic nucleus　背内側核
VM　：ventromedial hypothalamic nucleus　腹内側核
MPA：medial preoptic area　内側視索前野
LPA：lateral preoptic area　外側視索前野
SO　：supraoptic nucleus　視索上核
Ar　：arcuate nucleus　弓状核
TM　：tuberomammillary nucleus　隆起乳頭体核
MM　：mamillary body　乳頭体
Mo　：interventricular foramen　室間孔（モンロー孔）
ac　：anterior commissure　前交連
ch　：optic chiasm　視交叉
i　　：infundibulum　漏斗

図1　視床下部の区分
視床下部とその前方に接する視索前域の代表的な神経核や区分の位置を示す。この領域は前後に4つの領域（視索前域、視床下部前域・中間域・後域）、内側–外側に3つのゾーン（脳室周囲帯、内側帯、外側帯）に分けられる。図中では、脳室周囲帯と内側帯の神経核は白線で、外側帯の神経核は青線で示した（➡第3章，86頁を参照）。

視床下部の自律神経機能制御（図2）

交感神経系には，胸髄から上部腰髄の側角に節前ニューロンの細胞体が位置し，そこから出た節前線維が末梢の神経節で節後ニューロンに接続し，さらに節後線維が標的器官まで達して，平滑筋，心筋，腺の機能を制御している．

視床下部の室傍核，弓状核，外側野などから出た線維は，内側前脳束を通って脳幹に入ると，結合腕傍核から網様体外側部を通って脊髄の側索背側部を下行する．その途中で，疑核，孤束核，迷走神経背側核，脊髄側角などに順次終止していく．

迷走神経背側核には副交感神経系の節前ニューロン，**脊髄側角**には交感神経系の節前ニューロンがある．**結合腕傍核**や**延髄網様体外側部**からこれらの節前ニューロンへの投射も知られている．**疑核**は咽頭や喉頭の骨格筋（横紋筋）を支配する鰓弓運動核であり，**孤束核**は臓性感覚の中継核であり，自律神経系そのものではないが，臓性機能に深く関わる．このほかにも間接的な投射が存在する可能性が大きい．

このように，視床下部において自律神経機能の制御を中心的に担っているのは室傍核，弓状核，外側野である．

室傍核には，下垂体後葉に軸索を伸ばしてオキシトシンとバソプレシンを分泌する大型細胞と，ソマトスタチンなどを分泌する小型細胞があるが，これらに加えて脳幹や脊髄の自律神経中枢に投射する小型細胞が存在する．ただ，脊髄投射細胞にもオキシトシンやバソプレシン発現細胞が多く，投射先である脊髄の側角にもオキシトシンやバソプレシンを含有する神経線維が観察されている．**弓状核**の脊髄投射細胞はプロピオメラノコルチン，α–MSH（メラニン細胞刺激ホルモン），CART（cocaine and amphetamine regulated transcript）などを産生する．

外側野から脊髄へ投射する細胞も，α-MSHやCARTを産生する．ただし，その機能はよくわかっていない．

視床下部から脳幹と脊髄の自律神経中枢への投射では，運動野からの錐体路のような体部位局在は認められていない．また，中心灰白質，結合腕傍核，網様体を経由した間接的な投射も多い．そのため，各器官への個別の制御がどのようになされているか，詳細はわかっていない．

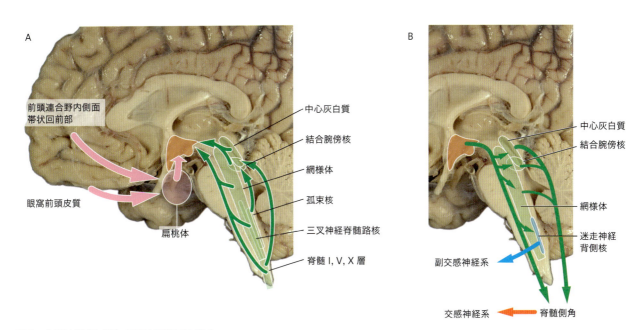

図2 自律神経系に関わる視床下部の入出力
A. 自律神経機能に関して視床下部へは前頭連合野内側面や眼窩面から扁桃体を介した入力，脊髄や脳幹からの臓性入力がある．
B. 視床下部からの出力としては，中心灰白質，結合腕傍核，網様体，迷走神経背側核，脊髄側核への直接の出力があり，また中心灰白質，結合腕傍核，網様体などを介した間接的な出力も存在する．

4. 辺縁系は感情と情動の中枢だけではない

情動 emotion とは，動物がもつ反応の1つで，快・不快といった原初的な感情に彩られ，自律神経系，免疫系，内分泌系への臓性出力，行動，表情などの体性出力，それらの主観的な体験からなる．情動は生存のための基本的な反応で，われわれの意思決定にも影響を与える．

パペッツ回路

1930年代に，**パペッツ**（James Papez）は，辺縁葉とそれに密接に連絡する視床下部，視床の構造を含んだループ状の伝導路（海馬→乳頭体→視床前核→帯状回→海馬）を，情動を司る回路と考えた[1]．多くの感覚情報が視床を介して一次感覚野に伝えられる経路を「思考の流れ」と呼び，それと対比して，この回路に含まれる乳頭体→視床→帯状回の経路を「感情の流れ」と呼んだ．この回路は**パペッツ回路**ないし**情動回路**と呼ばれるようになったが，その後の研究で，これはむしろエピソード記憶の形成に重要であることが明らかになった．

1940年代に，**マクリーン**（Paul D. MacLean）は，情動反応の際に交感神経系を中心とした自律神経系（臓性神経）が活性化して，血圧や脈拍が上昇したり立毛筋が収縮したりするなどの臓性出力が顕著であることから，情動反応に関わる脳領域を**内臓脳** visceral brain と呼んだ[2]．さらに，その主役である辺縁葉とそれに密接に連絡する皮質下構造（扁桃体，視床下部，中隔など）を合わせて**辺縁系** limbic system ととらえる概念を提唱した．辺縁系からの出力は，脳幹と脊髄を介して自律神経系に連絡している（図1）．

情動と長期記憶形成の2つのシステム

1957年，エピソード記憶を形成できなくなったHMという患者の症例が報告された[3]（➡第7章8項，236頁を参照）．HMは，海馬を原因とする重度のてんかん発作に苦しめられていた．今日ほど薬物療法が発達していなかったため，原因となる海馬を両側で切除したのだった．術後，HMは日々の出来事の記憶であるエピソード記憶を形成することができなくなってしまった．しかし，情動にはなんら問題がなかった．そこで同様の症例の検討と，動物実験による辺縁系のネットワークとその機能に関する詳細な研究が進展した．

長期記憶形成の障害は海馬だけでなく，前述のパペッツ回路の構成要素，すなわち乳頭体，視床，帯状回後部などの損傷でも引き起こされることが明らかにされた．また，ネットワークの解析により，海馬から乳頭体や視床前核を経て情報を受け取るのは，**帯状回後部**であり，そこから海馬傍回や嗅内野を介して海馬に情報が戻ることもわかってきた（図2）．

それに対して，**扁桃体**とおもに連絡しているのは，視床背内側核，帯状回前部，前頭前野眼窩面，側坐

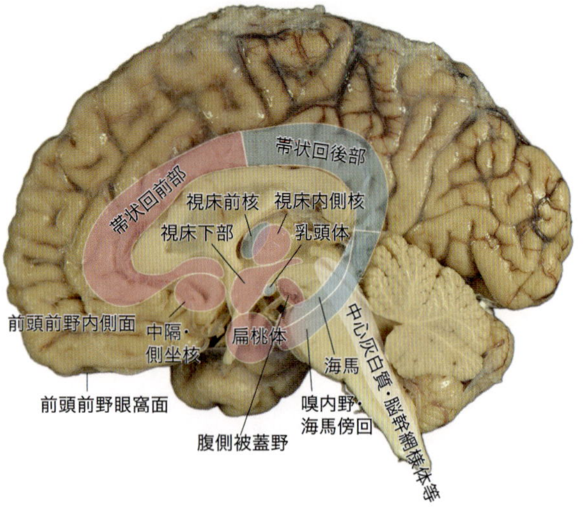

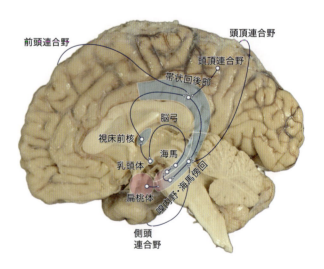

図1　辺縁系の構成要素
辺縁系は辺縁葉の皮質と，それと連絡する皮質下構造からなる．辺縁系の主な構成要素を示し，エピソード記憶形成に関わる部分を水色で，情動に関わる部分をピンクで表示した．中脳の中心灰白質と脳幹網様体は通常では辺縁系に含めないが，情動に密接に関わっている．

図2　エピソード記憶形成システム
エピソード記憶の形成に関わる皮質や神経核は，パペッツ回路の大部分を含んでいる．ただし，帯状回は後部のみが関与している．帯状回後部と海馬傍回にはさまざまな連合野から情報が集まり，それが嗅内野を経由して海馬に伝えられる．

核，視床下部の視索上核，室傍核，副内束核，外側野などと，それらを介した脳幹や脊髄ならびに下垂体である．帯状回前部や前頭前野眼窩面の皮質は，情動が引き起こされたときの逃避行動などを司り，脳幹や脊髄へのルートは情動に伴う自律神経反応に関与している（図3）．

このように辺縁系には**情動**と**長期記憶形成**という機能の異なる2つのシステムが存在していることが明らかにされた．ただし，これらは完全に独立しているわけではない．扁桃体と海馬の間には連絡があって，情動を引き起こすような特異な体験はエピソード記憶に残りやすいことが知られている．

辺縁系と内臓：脳腸相関

辺縁系の情動システムは，マクリーンが指摘したように，内臓と関係が深く，**腸管神経系**と密接に関わっている．腸管だけでなく泌尿器系や生殖器系などを含む内臓からの情報は，脊髄神経を通って脊髄で中継されたのち視床を介して大脳皮質に到達する．脊髄からの情報は脊髄から直接，あるいは網様体や中脳中心灰白質等を介して間接的に視床に至り，さらに島皮質，帯状回前部などに伝えられる．これらの皮質領域は扁桃体と相互に連絡があり，内臓の状態が辺縁系の情動システムに入力される．つまり，情動システムは，入力の点でも出力の点でも内臓と密接につながっている．

さらに内臓の状態は，神経系による連絡だけでなく，サイトカインなどの液性因子によっても脳に伝えられる．それには免疫系が深く関与している．また，辺縁系の変化は視床下部や下垂体によって，ホルモン経由でも内臓に影響を与えている．近年，こうした影響によって腸管の細菌叢も変化し，また細菌叢の変化が神経系にも影響を与えることが明らかになってきた．このような脳と腸管の相互作用と**脳腸相関**と呼ぶ（図4）．

辺縁系の機能の多様性

辺縁葉の皮質は，古皮質と原皮質を中心に進化の過程で早い時期に出現し，扁桃体，視床下部，視床などと密接に連携して辺縁系を構成した．そして，辺縁系は，情動や摂食行動や性行動などの本能的な行動，臓性神経系やホルモンを介した全身の制御に関わってきた．しかしながら，哺乳類での新皮質，とくに霊長類での連合野の発達に伴って，これらの領域からの情報を受け取って空間認知やエピソード記憶の形成にも重要な役割を担うようになった．

辺縁系は，単に情動の中枢を司るだけでなく，脳の高次機能に不可欠なシステムであるといえる．

[文献]

1) Papez JW: A proposed mechanism of emotion. Arch Neurol Psychiat 38: 725-743, 1937
2) MacLean PD: Psychosomatic disease and the visceral brain; recent developments bearing on the Papez theory of emotion. Psychosom Med 11: 338-353, 1949
3) Scoville WB, Milner B: Loss of recent memory after bilateral hippocampal lesions. J Neurol Neurosurg Psychiat 20: 11-21, 1957

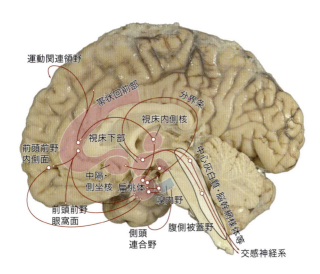

図3　情動システム
情動に関わるシステムには，帯状回前部と扁桃体が中心的な役割を果たしている．処理された情報は一方では帯状回前部から運動関連領野などに送られて，危険な状況から逃れるための行動を引き起こし，他方では視床下部を介して交感神経系を活性化させて，心拍出量を上げるなど，そうした行動をとるのにふさわしい内臓や血管の調節を行う．

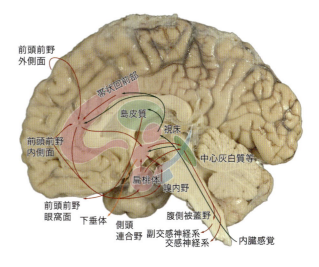

図4　脳腸相関
内臓からの情報は辺縁系の情動システムに伝えられる．大きなストレスがかかるとその反応として視床下部・下垂体を介して内分泌系の反応が引き起こされ，また，扁桃体や視床下部から中心灰白質を介して自律神経反応が引き起こされる．
島皮質は外側にあるので，この面からは本来見えないことに注意する．

5. 報酬系は行動の結果を判定し，ドパミン神経は，報酬予測誤差情報を伝える

これまでに大脳のさまざまな働きをみてきた．運動にせよ知的な活動にせよ，その多くは**意欲**があって初めて遂行できる．この意欲を司っている中枢，すなわち**報酬系**の存在が，最近の研究で明らかになってきた．また，意欲に影響を与える要因も解明が進んできている．

ここでは報酬系と意欲について述べる．

● 報酬系とは

われわれは日々の生活の中でさまざまな目標を達成しようとして行動を計画し，時間や労力を費やして実行に移す．その結果として得られるものを**報酬**と呼ぶ．これは，飲み物を冷蔵庫から取り出して瓶を開けて飲むといった比較的単純で短い行為から，長い期間をかけて準備や努力が必要な遠大な目標の達成まで，さまざまな場合が含まれる．

報酬が得られなかったり少なかったりすると，われわれはそこから学習して行動を変化させたり，別の目標に向かったりする．目標に向かおうとする**動機づけ**は，そのときの状態によって変化する．極端に喉が渇いているときは飲み水に対する動機づけが強くなり，金銭に対する動機づけは小さくなって，少々高価な飲み物でも買ってしまうかもしれない．また，ある条件下での動機づけは報酬が大きければ強くなり，行動によって目標に近づくほど強くなる．報酬が予想外に少なければ，次に同じ行動をとろうとする動機づけが減少するかもしれない．このように動機づけ，報酬の予測，行動の計画と実行，報酬の評価などを処理する脳の領域があり，**報酬系**と呼ばれる．

● 報酬系のネットワーク

報酬系は大脳皮質，基底核，視床，その他の皮質下の神経核を含む．中心的な役割を果たすのは前頭連合野（腹内側部）と辺縁葉の皮質（帯状回前部や海馬など）の一部→腹側線条体（側坐核や嗅三角）→腹側淡蒼球→視床背内側核（MD）→前頭連合野と辺縁葉の一部とつながるループ状の伝導路である（図1）．これは大脳皮質と基底核，視床のループに対比される．尾状核と被殻は新線条体，あるいは背側線条体と呼ばれ，報酬系の腹側線条体に対比される．

背側線条体は黒質緻密部からドパミン作動性投射を受けて，その活動を調節される．それに対して**腹側線条体**は黒質より内側にある中脳の腹側被蓋野からドパミン作動性投射を受けて調節されている．腹側線条体のドパミン受容体にも D1，D2 の2種類があり，D1 受容体がアクセル役，D2 受容体がブレーキ役であることは背側線条体と同様である．

動物を用いて課題を上手く達成すると餌などの報酬が得られるタスクを実行させ，課題や報酬を変化させて調べると，腹側線条体のニューロンには短期的な報酬への期待と相関する活動を示すものや，課題のスケジュールがどこまで進んだかをモニターしているものが確認される．帯状回前部には長期的な報酬への期待と相関した活動を示すニューロンが認められる．

● ドパミン神経と報酬予測誤差

ドパミン神経は，このような報酬と学習に欠かせない重要な役割を果たしている．

ドパミン神経が報酬に関連することは，ラットの脳内自己刺激実験から明らかになった．ラットの脳に電極を植え込み，**オペラント条件付け**用の箱（図2A）に入れ，ラットが自らレバーを押すと，電流が流れる装置を使ったところ，ある脳部位に電極を刺したときに，ラットが好んでレバーを押すことが報告された．この脳部位は，**内側前脳束** medial forebrain bundle（MFB）であった．MFB はドパミン神経の軸索が通る道であるため，ドパミン神経が報酬の信号伝達に関わっているのではないかということは古くから知られていた．

近年の研究から，ドパミン神経が報酬の情報伝達に

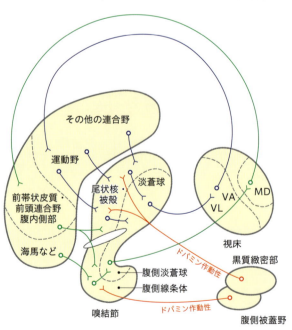

図1　大脳皮質–基底核–視床のループと報酬系
運動に関係する皮質–基底核–視床のループには大脳皮質の広い範囲と尾状核・被殻，淡蒼球，視床 VA，VL などが含まれる．それに対して報酬系には前頭連合野の一部や辺縁葉の皮質（帯状回前部や海馬を含む）と腹側線条体，腹側淡蒼球，視床 MD が含まれる．

どのように貢献しているのかがわかってきた．具体的には，黒質緻密部や腹側被蓋野のドパミン神経は，報酬予測誤差の情報を持っていることが明らかになった．たとえば，ベルの音（条件刺激，CS）が聞こえると，しばらく経ってから餌（無条件刺激，US）がもらえる古典的条件付けをイヌに学習させたとする．学習初期には，ドパミン神経は餌，つまり報酬が出たときに反応するが，学習が進むとベルが鳴ったときに反応するようになり，餌が出たときには反応しなくなる．一方で，学習成立後，ベルは鳴ったのに，餌を与えなかった場合，ドパミン神経は反応を減弱させる．つまり，ドパミン神経は，報酬が得られることがわかった時点で反応し，予測できる報酬には反応しない．また，予測された報酬が得られなかったときには反応が落ちる．このような反応様式を**報酬予測誤差**と呼ぶ（図2B）．

このような報酬予測誤差に関連する活動は，思いがけず報酬がもらえたときに，その行動を強化する学習に寄与していると考えられている．ドパミン神経が，側坐核などの投射先でドパミンを放出すると，D1受容体を介し，大脳皮質と側坐核の興奮性シナプスの可塑性に影響する．すると，いま行われた行動に関わる大脳皮質–側坐核シナプスが強化され，その結果，強化された行動が発現しやすくなる．

報酬系の異常

薬物依存

報酬系に異常を起こす端的な例が薬物依存である．依存を起こす薬物には，アルコール，ニコチン，麻薬，覚醒剤，有機溶剤など多くの種類があるが，依存のメカニズムには共通して報酬系が関与している．

依存には開始期，移行期，完成期がある．開始期において薬物の報酬効果によってドパミンが放出されて腹側線条体のシナプスに可塑性変化が生じる．薬物の種類によって，その作用点は腹側被蓋野のニューロンから腹側線条体のニューロンまで異なっている．いずれもドパミンの放出とD1受容体への刺激が強化される方向に変化する．移行期は薬物摂取が気晴らしのレベルから依存へと変化する時期である．前頭連合野，扁桃体などへもドパミン作動性ニューロンの投射があるが，これらの変化によって薬物を求める渇望と薬物の探索行動が形成される．薬物の慢性的な摂取によって，前頭連合野や腹側線条体のニューロンに形態および分子レベルでの変化が定着するのが完成期である．この時期に至ると薬物の探索が習慣として固定され，合目的的な修正が難しくなるため，刑罰などで不利益を受けても薬物の探索と摂取を止めることが困難になる．薬物の使用中ではなく，薬物を止めている間に完成期に至るので，いったん薬物摂取を繰り返すと健常な状態に戻すことは極めて難しい．

この他にも，**アパシー** apathy（興味や意欲の欠如）と報酬系の関係が注目されている．アパシーはうつ病，認知症，パーキンソン病，脳卒中後など多くの疾患で生じる．その神経基盤として報酬系の機能低下が注目されており，今後さらに解明が進むとみられている．

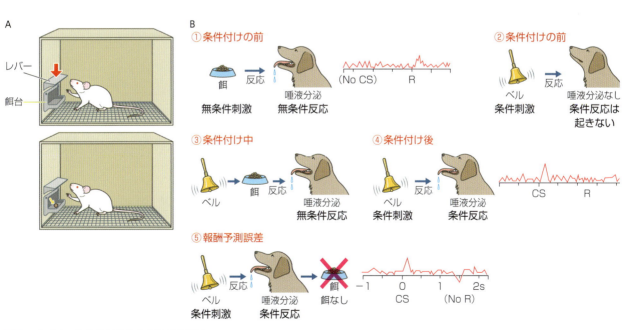

図2　オペラント条件付けと古典的条件付け
A. オペラント条件付け．空腹のラットを，レバーを押す（赤矢印）と餌がもらえる（黄矢印）装置のあるケージに入れる．ラットは偶然レバーを押して餌が出てくると，因果関係を学習し，餌を期待してレバーを頻繁に押すようになる．
B. 古典的条件付け．通常では唾液の分泌を起こさないベルの音が，無条件刺激である餌と同時に提示されることで条件付けされ，餌がなくてもベルの音だけで唾液が分泌されるようになる．

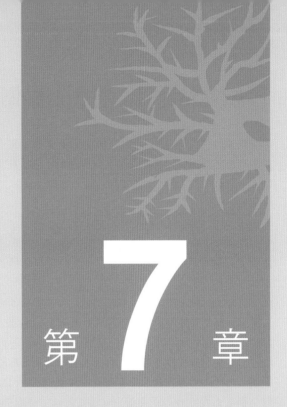

第7章

脳の高次機能

1. 認知機能
2. 言語機能
3. 学習と記憶
4. 中枢機能の差異

1. 視覚情報は，背側と腹側の連合野に至る

視覚系の主な機能として，物体の動き，色や形を認識することが挙げられる．これらの情報は一次視覚野に入力されてから，2つの視覚経路で処理される．

大脳皮質の2つの視覚経路

一次視覚野の視覚情報は，側頭連合野に向かう**腹側視覚経路**と，頭頂連合野に向かう**背側視覚経路**によって伝達される．

これは，皮質を部分的に損傷したサルの研究から明らかにされた．餌箱の上に置いた物体の形を識別する課題と，物体に近い餌箱を選ぶ課題をサルに行ったところ，下側頭葉皮質を損傷したサルと下頭頂葉皮質を損傷したサルとで異なる障害がみられた．下側頭葉皮質を損傷したサルは形を識別することはできないが，物体までの距離はわかる（図1A）．一方で，下頭頂葉皮質を損傷したサルは形を識別できるが，物体までの距離がわからなかったのである（図1B）．

このことから，側頭葉に向かう腹側視覚経路は物体の識別に関わる**物体視経路**，頭頂葉に向かう背側視覚経路は距離などの空間情報に関わる**空間視経路**と名づけられた（図2）．

ヒトの脳損傷患者の研究からも同様の知見が得られている．頭頂葉に障害をもつ患者は物体の区別はできるのに，物体を指でつかむのが困難である．一方で，後頭葉から側頭葉にかけて障害をもつ患者は，物体の区別はできないのに，物体を指でつかむことはできる．つまり，物体の識別と，距離の推定に基づく行動は異なる脳領域で処理されている．

運動視

物体がどの方向にどの程度の速さで動いているのかの推定は，生存に必要な重要情報である．このような運動視の情報は，空間視経路に属する**大脳皮質MT（middle temporal）野**で処理される．MT野には，動きの方向によって異なる反応を示す細胞が多数存在する．たとえば，物体を右上に動かすと神経活動

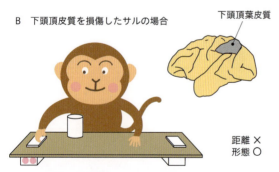

図1 視覚経路を損傷したサルの実験
A. 三角柱と四角柱が餌箱の上に置いてある．例えば三角柱の下の餌箱に餌を入れ，四角柱の下の餌箱には入れないようにする．サルは，三角柱の下の餌箱を開くことを学習するが，下側頭葉皮質を破壊するとできなくなる（形態認知の障害）．
B. 円柱の近くにある餌箱に餌を入れ，円柱から離れた位置にある餌箱には入れないとする．サルは，円柱に近い餌箱を開くことを学習するが，下頭頂葉皮質を破壊するとできなくなる（空間認知の障害）．

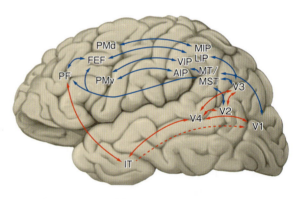

図2 視覚処理の中間段階に関わる皮質領野
AIP：前頭頂間溝野，FEF：前頭眼野，IT：下側頭皮質，LIP：外側頭頂間溝野，MIP：内側頭頂間溝野，MST：内側上側頭野，PF：前頭前野，PMd：背側運動前野，PMv：腹側運動前野，VIP：腹側頭頂間溝野，V1～V4：一次～四次視覚野．

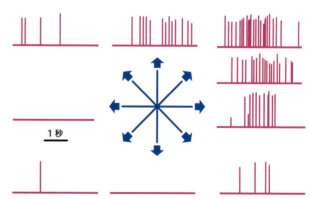

図3 運動方向選択性を示すMT野ニューロンの例
このニューロンは，物体が右上に動いたときには多くの活動電位（縦線）を発生するが，反対の左下に動かしたときには反応しない．MT野には，いろいろな方向に反応する細胞が存在する．

が強いが、左下に動かしたときには神経活動がほとんど生じない、などである（図3）。このように特定の動きの方向に反応するニューロンを**運動方向選択性細胞**と呼ぶ。

運動方向選択性細胞が障害されると、動きが滑らかに見えない運動盲が生じる。1983年の**運動盲**の症例（Zihl, et al：Brain 106：313-340, 1983）は、滑らかな動きが見えず、「世の中すべてがコマ送りの映画のように見える」と述べた。たとえば、コーヒーカップにコーヒーを注ぐとき、注ぎ始めの瞬間、コーヒーが凍りついたように固まったように見え、次の瞬間にはコーヒーがあふれかえっている、などである。

形態視

網膜では、光の強度の時間パターンが視細胞によって検出される。この情報がどのように統合されて物体の形の認知につながるのだろうか。形態視の初期段階では、物体の輪郭が抽出される。実際、一次視覚野では輪郭の傾き（方位）を検出する細胞（**方位選択性細胞**）が存在する。

物体視経路の次の段階である**二次視覚野**、**四次視覚野**では、輪郭の曲がり具合、すなわち曲率が計算されると考えられている。二次視覚野や四次視覚野のニューロンは、直線よりも曲がった線によく反応するからである（図4）。

二次視覚野、四次視覚野よりさらに処理が進んだ**下側頭葉皮質**のニューロンは、中程度に複雑な特徴の図形に反応し、直線や曲線のみには反応しない。このような反応性は、四次視覚野にある曲率に反応する細胞の情報が統合されることでできていると考えられている（図5）。

物体そのものに反応するニューロンが存在するかどうかはわかっていない。ただし、顔に反応するニューロンが下側頭葉皮質に存在することは幾度となく報告されている。**顔ニューロン**と呼ばれるこれらのニューロンは、顔には反応するが、それ以外の物体や顔の一部分を除いた画像には反応しない。顔の認知は、ヒトの社会行動の基盤である。また、顔の視覚特徴から個人を識別する能力が欠けてしまう障害（**相貌失認** prosopagnosia）も知られており、顔がその他の物体に比べて、優先的に処理されている可能性もある（図6）。

いずれにしろ、形態認知の最終段階では、複雑な物体そのものに反応するケースも存在する。

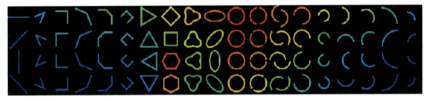

図4　形態視の段階
四次視覚野ニューロンの活動例．赤は強い活動を、青は弱い活動を示す．
（Tand R, et al：Curvature-processing domains in primate V4. Elife 9: e57502, 2020 より）

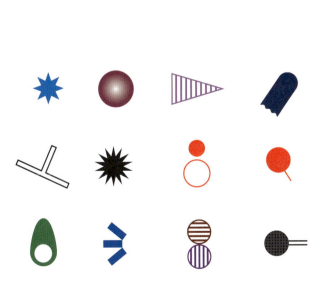

図5　下側頭葉皮質で処理される中程度に複雑な特徴の図形
下側頭葉皮質ニューロンを最適に反応させる図形を調べた結果、図に示した図形をさらに単純化した図形には、反応を示さなかった．

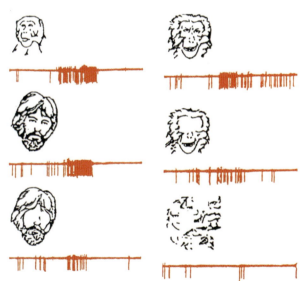

2秒

図6　サル下側頭葉皮質の顔ニューロン
顔ニューロンは、サルやヒトの顔（左上、右上、左中央）には強く反応するが、眼をくり抜いた画像（中中央、左下）には弱い反応を示し、顔をスクランブルした画像（右下）には反応しない．
（Bruce, et al：J Neurophysiol 46：379, 1981 より改変）

2. 概日リズムは視床下部で作られ，時間の感覚は大脳皮質・小脳・大脳基底核で形成される

われわれには，時間の感覚がある．楽しいことは短く感じたり，辛いことは長く感じたりする．しかし，時間を直接検知する受容器はない．これは，時間が脳の中で作られる感覚だからである．脳にはいくつかの時間スケールがある．年月のように長い過去を思い出すのは記憶の働きであるが，身近な時間感覚として24時間周期，数分や数秒の経過時間，音楽のリズム，複数の事象が同時に起こったかなど，時間に関連した感覚がある．

概日リズム

生物に普遍的である約24時間周期を**概日リズム**と呼ぶ．概日リズムの中枢は視床下部の**視交叉上核** supra-chiasmatic nucleus にあり，ここで生成されるリズムは，**時計遺伝子**による振動機構による．

哺乳類には，*Clock*，*Bmal*，*Per*，*Cry* の4種類の時計遺伝子が存在する．*Clock* と *Bmal* の遺伝子産物である CLOCK，BMAL は転写因子として働き，*Per* と *Cry* 遺伝子の転写を促進する．そして，*Per* と *Cry* の遺伝子産物である PER，CRY は，CLOCK，BMAL の転写促進作用を抑制する．このネガティブフィードバックループが1回転するのに約24時間かかるため，概日リズムが生成される（図1）．

明暗の変化がない実験室で生活すると，睡眠や体温変化のリズムは24時間周期からずれてくる．この周期を**フリーラン周期**と呼び，ヒトでは約25時間である（図2）．

本来は約25時間である周期が約24時間になるのは，外因性の因子によってリズムが約24時間に同調するからである．同調因子として最も重要なのは**光**である．光情報は，内因性光感受性神経節細胞であるメラノプシン細胞から，網膜視床下部路を介して視交叉上核に伝えられる．その結果，視交叉上核の振動は約24時間周期をとるようになる．視交叉上核の振動は，神経性あるいは体液性に多くの臓器に伝えられ，結果としてホルモンの分泌などが概日リズムに則る．たとえば，松果体から分泌されるホルモンである**メラトニン**には顕著な概日リズムがみられる．**松果体**は視交叉上核から室傍核，交感神経系を介して概日リズムの信号を受け，交感神経終末から分泌されるノルアドレナリンによってメラトニンの合成が調節されることによって，メラトニン分泌が概日リズムをもつようになる（→第6章2項，212頁）．

経過時間の計測

ストップウォッチを持つと，思わずスタートさせて，ちょうど1秒で止めようとした経験はないだろうか．われわれは，数秒の経過時間を内的に計測することができる．たとえば1秒の経過時間を内的に測るとき，経過時間の計測に関わるニューロンは活動を少しずつ上昇させ，1秒と判断したところで最大の活動をとる（図3の青線）．1秒より短い時間の計

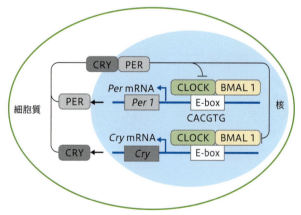

図1　時計遺伝子のネガティブフィードバックループによる概日リズム発振機構

CLOCK，BMAL タンパク質の作用により，*Per*，*Cry* の mRNA が転写され，PER，CRY タンパク質が生成される．すると，PER，CRY が CLOCK，BMAL を抑制し，*Per*，*Cry* mRNA の転写が抑制される．その結果，PER，CRY タンパク量が減り，抑制が解除されることで CLOCK，BMAL が活性化する．このようなネガティブフィードバックが24時間周期で働くことで，概日リズムが生成される．

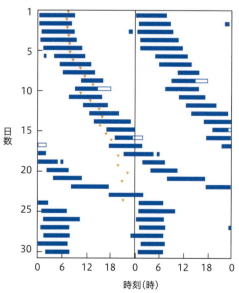

図2　ヒト睡眠覚醒リズムと直腸温リズムのフリーラン〔横軸（時刻）は2日分プロットされている〕

━：睡眠　▼：直腸温リズムの最低値位相．
被験者は第3～24日に昼夜変化から隔離されている．

測の場合，ニューロン活動はすばやく上昇し，1秒より早い段階で最大値に到達する（図3の緑線）．1秒より長い時間の計測では，ニューロン活動の上昇はゆるやかで，最大活動は1秒より遅いタイミングで生じる（図3のオレンジ線）．このような活動は判断に関連するニューロン活動（➡次項）に酷似しており，前頭前野，頭頂連合野，高次運動野，視床，小脳，大脳基底核などで観測される．

短い周期的活動（リズム）

音楽のリズムは1秒より短い周期が多い．このように短い周期的活動は，概日リズムのように遺伝子の転写のサイクルでは説明できない．同じリズム（たとえば500 ms間隔）で音を繰り返し鳴らし，音が鳴るタイミングで机をタッピングする課題を行うと，初めは音に少し遅れてタッピングするが，そのうち，音と同時にタッピングできるようになる．このような課題に反応するニューロンは，初めは音に少し遅れて反応するが，そのうち，音に先行して反応するようになる（図4）．つまり，音のタイミングを予測し，リズミックに反応するようになるのである．このような反応は小脳，大脳基底核，大脳皮質でみられ，リズムに則り，予測したタイミングで行動するのを可能にしている．

同時性知覚

雷が鳴ったとき，稲妻が見えた後に雷鳴が聞こえる．これは，光の伝播速度が音よりも速いため，光が先に眼に到達するからである．しかし，10 m先で手をたたくと，手があわさったのと同時に音が鳴ったように聞こえる．これはなぜだろうか．

そもそも刺激が生じてから，その刺激が主観的に体験されるまでには時間がかかる．聴覚刺激の場合，音が蝸牛に到達するまでに時間がかかるうえ，蝸牛の有毛細胞が反応してから聴覚皮質に信号が伝達されるまでに一定の時間を要する（➡第4章15項，162頁）．この時間は感覚の種類によって異なる．蝸牛の有毛細胞は機械受容器であるため反応が速いが，網膜の視細胞は代謝型受容体の反応を介するため反応が遅い．このため，刺激が受容器に到達してから大脳皮質に信号が伝達されるまでの時間は，聴覚のほうが視覚よりも短い．

このように，刺激の伝搬や感覚受容の仕組みに違いがあるため，刺激が生じてから主観的に体験されるまでの時間は感覚の種類によって異なる．それにもかかわらず，10 m先で手をたたいたとき，手があわさったのと同時に音が鳴ったように聞こえるのは，脳が刺激発生源までの距離を考慮して刺激伝播速度による遅れを補正したり，頻度が多い音と光の時間差を同時に知覚するような順応が起こったりするからである．

一方で，同時に起こっているのに，同時には感じられない現象もある．たとえば，赤いドットが上方向に動いているとしよう．ドットの色が赤から緑に変わるのと同時に，運動方向が上方向から下向きに変わった場合，色の変化が運動方向の変化よりも先に知覚される．つまり，同じ視覚の情報であっても，属性によって切り替わりが知覚されるタイミングが異なる．このように，主観的な「同時」には複雑なメカニズムが関わり，その全容は解明されていない（図5）．

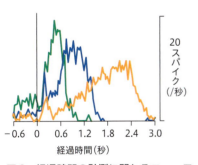

図3　経過時間の計測に関わるニューロンの活動

サルには手がかり刺激から一定の時間後に眼を動かすよう訓練される．
緑：手がかり刺激から0.5秒後に眼を動かすときのニューロン活動．
青：手がかり刺激から1秒後に眼を動かすときのニューロン活動．
オレンジ：手がかり刺激から2秒後に眼を動かすときのニューロン活動．

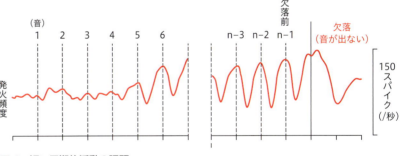

図4　短い周期的活動の課題

小脳歯状核ニューロンは，周期的に音が呈示されたとき，4回目まではほぼ反応を示さないが，5回目以降は音が鳴る前に活動を増強させる．予測的活動は繰り返す回数が増えるほど大きくなる．

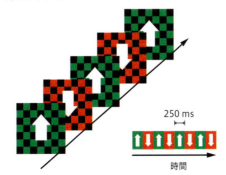

図5　同時性知覚の錯覚

3. 意思決定とは，複数の選択肢を1つに絞るプロセスである

ヒトは感覚入力に対して反射的に行動することもあるが，多くの場合，複数の選択肢の中から1つの行動を選択する．複数の選択肢から1つを選ぶ審議のプロセスを**判断**あるいは**意思決定** decision making と呼ぶ．

判断（意思決定）の仕組み

判断とは，脳の中の裁判みたいなものである．裁判では，有罪・無罪という2つの選択肢に対して，証拠を集め，集まった証拠を検討した上で，判決が下される．判断でも，複数の選択肢に対して，どの選択肢を選べばよいのか，情報を収集・蓄積し，ある選択肢を選ぶに値するだけの情報がたまったら判断が確定する，というプロセスを経る．このような判断の仕組みは，見たものが何であるかを判断する**知覚判断**の研究から明らかにされた．

1) 運動方向弁別課題

知覚判断を調べる課題の代表が，ランダムドットが動いている方向を答える**運動方向弁別課題**である（図1）．この課題では，ランダムドットが上か下，あるいは右か左のどちらに動いたかを答える．つまり，2つの選択肢から1つを選ぶことになる．ランダムドットには多くのドットが含まれる．すべてのドットが同じ方向に動けば，簡単に動きの方向がわかるが，少数のドットしか同じ方向に動かなければ判断は難しい．簡単なときには素早く正確に答えることができるが，難しいときには判断に時間がかかり，正答率も低い．

2) 判断に必要な2段階のプロセス

この課題を解くには少なくとも2段階のプロセスが必要である．

動きを答えるにはまず，物体がどの方向に動いたかがわからなければならない．これに対応する運動方向選択性細胞は**大脳皮質MT野**にある（➡本章1項，222頁）．しかし，これだけで2つの選択肢を1つに絞ることはできない．判断に必要な情報を収集するプロセスが重要である．MT野は，ドットがどの方向に動いたかという情報を提供する．

一方，頭頂葉の**外側頭頂間野**（**LIP野**）などの領野では，MT野から伝達された動きの情報が収集される．その情報が一定以上蓄積されると，判断が確定し，行動が発現すると考えられている．ランダムドットのほとんどが同じ方向に動くとき，LIP野の反応はすばやく上昇する．これは，ドットが動く方向に関わる強い証拠が次々とLIP野に入ってきて蓄積されるからであり，その結果，すぐに判断が確定する．一方，少数のドットだけが同じ方向に動く場合，LIP野の反応が上昇する速度は遅くなり，それに伴っ

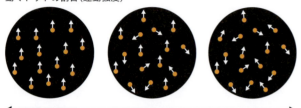

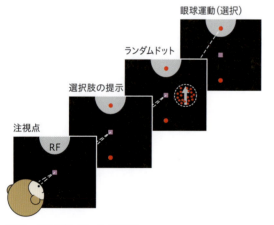

図1　ランダムドットの課題

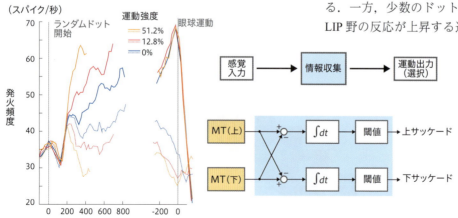

図2　LIP野での情報収集と意思決定

実線：ドットがLIP野ニューロンの最適方向に動くとき．
点線：ドットがその反対方向に動くとき．

て反応時間も遅くなる（図2）．

同じ方向に動くドットの数にかかわらず，LIP野ニューロンの活動は眼球運動の直前にピークをむかえる．これは，LIP野の活動がピークをむかえると判断が確定し，直後に行動が発言するからだと考えられている．

このように，判断の神経基盤には，①証拠の収集と蓄積，②それが一定の値を超えたら判断が確定する，というプロセスが含まれると考えられている．

選択肢の価値の判断

運動方向弁別課題では，2つの選択肢は等価である．しかし，選択肢の価値が同じであることは，一般的ではない．**眼窩前頭連合野**や**内側前頭前野**のニューロンは，選択肢の価値や報酬予測に応じて反応する．

1) 報酬の予測

たとえば，4回連続で正しく解答した後に報酬が得られる課題の場合，最初の解答時には報酬が得られないため，報酬への期待は低く，行動選択の価値は低い．しかし，最後の解答時には直後に報酬が得られるため，報酬への期待は高く，行動選択の価値は高い．内側前頭前野のニューロンは，最初の解答時の活動は弱いが，解答が進むにつれて活動が上昇する．このようなニューロンは，ある程度，長期的な報酬予測をしていると考えられている．

2) アイオワ・ギャンブリング課題

選択肢の長期的な価値に基づいて，正しく判断ができるかをテストするのによく用いられるのが，**アイオワ・ギャンブリング課題** Iowa Gambling Task である（図3）．このテストでは4つのカードの山があり，被験者はいずれかの山からカードを1枚引く．高い報酬（100ドル）の山の中には，低い罰金（−250ドル）のカードを高い確率（0.5）で引くもの（図3のA）と，高い罰金（−1,250ドル）のカードを低い確率（0.1）で引くもの（図3のB）とが存在する．低い報酬（50ドル）の山のなかにも，低い罰金（−50ドル）のカードを高い確率（0.5）で引くもの（図3のC）と，高い罰金（−250ドル）のカードを低い確率（0.1）で引くもの（図3のD）とが存在する．ただし，平均報酬は低い報酬の山のほうが高い．平均報酬を計算するには複数の試行が必要であるため，最初は高い報酬がある山からカードを引くのが有利であるように見えるが，たくさん引くと，最終的には低い報酬の山のほうが得であるということがわかる．一般の被験者はこれを理解し，最初は高い報酬がある山からカードを引くが，そのうち低い報酬の山からカードを引くようになる．しかし，眼窩前頭連合野や内側前頭前野が損傷された患者は，常に高い報酬がある山からカードを引き続ける傾向にある．

選択的注意

世の中は膨大な量の情報であふれており，すべてを処理することはできない．そのため，ヒトは外界の情報から必要な情報だけを抽出し，不必要な情報を排除することができる．このように，一部の情報を優先的に利用する機能を**選択的注意** selective attention と呼ぶ．

たとえば，光が呈示されたかどうかを検出する課題を課した場合，注意を向けた空間位置では，注意を向けていない空間位置に比べて検出感度が上昇し，検出にかかる反応時間が短縮する．このような**空間的注意** spatial attention には**眼球運動領域**〔**前頭眼野** frontal eye field（FEF），上丘など〕が関与していると考えられている．実際，FEFを電気刺激すると，刺激したニューロン群が表現している空間位置での検出感度が上昇する（図4）．さらに，FEFを電気刺激したときの視覚領野〔たとえば四次視覚野（V4）〕の反応特性を調べると，感覚刺激に対する反応が上昇する．

これらのことから，ある空間位置に注意を向けると，その位置に対応する眼球運動関連ニューロンからの司令により，感覚領域での感覚表現の感度が上昇し，その結果，検出感度が上昇すると考えられている．

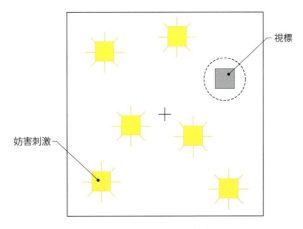

図4　FEFを電気刺激することにより，特定の空間位置に注意が向く

左脳のFEFを電気刺激すると，右視野にある視標の検出感度が上昇する．

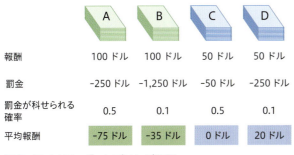

図3　アイオワ・ギャンブリング課題

4. 前頭前野は，柔軟な判断に必要である

世の中の状況は時々刻々と変化する．そのため，いつも同じ判断をしたり，時間をかけて適切な判断を学習するだけではなく，状況によって柔軟に，瞬時に，判断を切り替える必要がある．このような場面では**前頭前野**が重要な役割を果たしている．

フィニアス・ゲージの症例

前頭前野の障害として有名なのがフィニアス・ゲージの症例である（図1）．フィニアス・ゲージ（Phineas Gage，1823–1860年）は鉄道工員であった．ある日，トンネルを掘るため，長い棒で穴に爆薬を詰めていたところ，誤って爆薬に火がつき，棒がゲージの頭を貫通した．幸い命は取り留めたが，その後ゲージの性格が激変した．事故前は穏やかで，責任感がある人と評されていたが，事故後は攻撃的で反社会的になり，仕事を継続することができなくなった．そのため，「Gage is no longer Gage（もはやゲージではない）」と言われるようになった．

ゲージの頭蓋骨は保存されており，最新のMRIと組み合わせて再構成された結果，損傷部位が前頭前野，特に内側前頭前野であることがわかった．このことから，**前頭前野**は人格に関わる高次機能，特に意思決定や社会性などの機能に重要であると考えられている．

前頭前野の障害

前頭葉を切断したチンパンジーの性格が穏やかになったことから，ヒトの精神疾患に対して前頭葉白質切截術（**ロボトミー** lobotomy）が行われた時期があった．眼窩から長いメス（**ロイコトーム** leucotome）を刺入し，前頭前野の神経線維（白質）を切断するものである．精神疾患の症状を抑制できることから注目され，1949年に開始者のエガス・モニス（Egas Moniz）はノーベル生理学・医学賞を受賞したが，人格の変化，無気力，抑制の欠如などの副作用も大きく．人権的な問題から現在は行われていない．

アルツハイマー病，レビー小体型認知症に次いで多い認知症である**前頭側頭型認知症**でも，前頭前野の障害をみることができる．前頭側頭型認知症では，前頭葉や側頭葉前方のニューロンが変性し，脳が萎縮する．身だしなみに無頓着になるなど社会性が欠如したり，相手に暴力をふるうなど抑制が効かなくなったり，同じような行動を繰り返したり，人格が大きく変わったりする．

実行機能

社会で生きていくためには，柔軟な意思決定が必要である．たとえば，自宅にいて玄関のチャイムが鳴れば，インターホンで応答したり玄関のドアを開けたりするが，他人の家の玄関チャイムが鳴ったとしても，普通は応答しない．このように，環境に応じて瞬時に適切に判断を調節しなければならない．このような機能を**実行機能** executive function という．

実行機能を調べる方法として最も有名なのが**ウィスコンシン・カード・ソート・テスト** Wisconsin card sort test（**WCST**）である（図2）．

このテストでは，4枚のカードが被験者の前に並べられる．被験者はそれとは別に1枚のカードを渡される．ここで，被験者はカードに書かれている図形の色・形・数のどれかがマッチしたカードの上に手元のカードを置かなければならない．色・形・数のいずれか1つが正解であるが，どれが正解であるかは被験者に伝えられず，正しいカードの上に手元のカードを置いたかどうかだけがフィードバックされる．

すると，被験者は最初の何回かは間違えるが，試行を重ねるうちに連続して正解できるようになってくる．ここで，被験者には何も言わずに，マッチさせなければならない手がかり（色・形・数）を変更する．たとえば色合わせを数合わせに変更する．すると，健常者は数回の試行のうちに，マッチさせなければならない手がかりが変わったことを理解し，新たな手がかりに沿ってカードをマッチさせるようになる．ところが，前頭前野に損傷をもつ患者は，いつまでたっても元の手がかりのままカードを合わせ

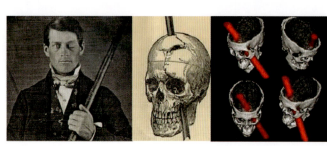

図1　フィニアス・ゲージ（Phineas Gage）（Science, 1994）

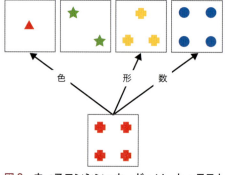

図2　ウィスコンシン・カード・ソート・テスト（WCST）

てしまう．このように，求められる反応が変わったにもかかわらず，以前の反応が繰り返される現象を，**保続** perseveration という．

抽象的な概念の表現

WCST を行うには，マッチさせなければならない手がかり，つまり「ルール」が何であるかという情報を記憶しなければならない．実際，前頭前野には，ルールに選択的に反応するニューロンが見つかっている．

たとえば，次のような課題をサルに訓練する．低い音が聞こえた直後に呈示された 2 つの画像が「同じ」だったらレバーを離すように訓練する．次に，高い音が聞こえた直後に呈示された 2 つの画像が「違う」場合にレバーを離すように訓練する．すなわち，音の高さによって，2 つの画像が「同じ」ときにレバーを離すか，「違う」ときにレバーを離すかで，ルールが異なる (図3)．

このような課題を行っているときに，前頭前野のニューロンを記録すると，音の高さによって異なる反応を示すニューロンを見つけることができる．たとえば高い音が出たとき，すなわち 2 つの画像が「違った」ときにレバーを離すルールのときには強く反応するが，低い音，すなわち 2 つの画像が「同じ」ときにレバーを離すルールのときには反応しない，といったニューロン活動がみられる．このようなニューロンは，課題のルール，すなわち抽象的な概念を表現することができるニューロンではないかと考えられている．

前頭前野は，ルールに則った判断の制御に大事な領域である．

conflict monitoring

もう 1 つ大事な実行機能が，状況の変化を検知することである．このような機能は，以下のような実験で調べることができる (図4)．

たとえば，真ん中の注視点を見ていると，左右に黄色と赤の点が出現し，しばらくすると注視点が黄色か赤のどちらかに変わる．サルはできるだけ素早く注視点と同じ色の点に眼を向けるように訓練される．たとえば，注視点が黄色に変わったら，できるだけ素早く黄色の点に眼を向けると報酬がもらえる．ここで，注視点が繰り返し同じ色（ここでは黄色）に変化すると，サルの反応時間はだんだん短くなる．ところが，しばらく黄色が続いていた注視点が，赤に切り替わると，反応時間が延長する．これは，今まで黄色に眼を向ける準備をしていたのを止め，赤に眼を向けるようになるのに時間がかかるためだと考えられる．このように，状況が変わったときに，対立する要素が発生したことを検出する高次機能を **conflict monitoring** という．

conflict monitoring に関連する神経活動は，**前帯状回皮質** anterior cingulate cortex（ACC）や**前補足運動野** pre-supplementary motor cortex（pre-SMA）でみられる．注視点が黄色から赤に切り替わった試行では，ACC や pre-SMA の一群のニューロンは一瞬大きく活動する．この活動は，おもに大脳基底核の**ハイパー直接路**を介して，行動をすばやく抑制する．ACC や pre-SMA の活動が遅れると，準備していた行動を抑制できず，以前の反応が繰り返されることになる．つまり conflict monitoring のおかげで，状況が変わったときに以前の反応が抑制され，正確な行動をゆっくりと発現できるようになっている．

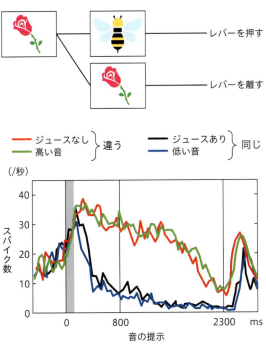

図3 「ルール」に反応するニューロン

（Wallis JD, et al: From rule to response: Neuronal processes in the premotor and prefrontal cortex. J Neurophysiol 90: 1790-1806, 2003 を参考に作成）

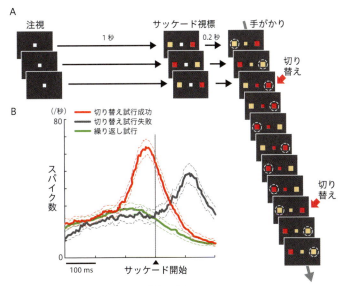

図4 conflict monitoring の神経活動

（Hirosaka O, et al: Switching from automatic to controlled behavior: cortico-basal ganglia mechanisms. Trends Cogn Sci 14: 154-161, 2010 を参考に作成）

5. 左脳のウェルニッケ野の損傷により，感覚性失語が起こる

　言語は，ヒト特有のコミュニケーション手段である．鳥の歌やハチのダンス，サルの鳴き声など，動物にもコミュニケーション手段は存在するが，これらは言語ではない．したがって，脳科学における言語の理解は，言語に障害をもつ失語症患者の研究を中心に，発達してきた．

幼児期における言語の学習

　言語の獲得には，幼少期からの学習が重要であることがわかってきている．1歳未満の乳児でも，言語獲得に向けた学習をしている．たとえば，1歳までに，母語特有の音声を聞き分ける能力を習得する．米国人の幼児は8〜10か月の間に「r」と「l」の聞き分けが上達するのに対し，日本人の幼児の聞き分け能力は減退する．このような学習は，人とのリアルな対面でのコミュニケーションをすると起こり，動画や音声などの視聴覚教材に触れるだけでは起こらない．したがって，乳児期に多く接する言語に特化した言語能力が発達し，他の言語に関わる能力は，この時点で退化しはじめるということになる（**図1**）．

　言語の学習には，聴覚だけでなく，視覚も重要である．たとえば，「ba」という音を聞かせながら，「ga」を発音している映像を見せると，その中間の「da」が聞こえる（**マガーク効果**）．このように，言語は聴覚情報と視覚情報を統合した結果から生成される．

言語獲得の臨界期

　言語獲得は小児期まで続く．この時期までに母語はほぼ習得される．

　このような考え方は，後天性小児失語症，つまり，外傷や腫瘍などで言語中枢に障害を受け，小児期に言語機能を失った患者の研究から得られた．**後天性小児失語症**では，いったん言語は失われるが，言語機能が再獲得される．失語症の発症年齢が低いほど，残存する言語能力は小さいが，一時的な失語症からの回復は早く，12〜13歳までの若年層における言語機能は，最終的には完全に回復する．一方，12〜13歳を過ぎてから失語症になると，十分な期間をかけても，言語機能は完全には回復しない．このようなことから，12〜13歳くらいまでが**言語獲得の臨界期**であると考えられている．

　臨界期が終わったあとも，言語を獲得することは可能である．実際に，成人になってから第2外国語を獲得する人は大勢いる．しかし，第2外国語を処理する脳領域は，臨界期に第2外国語を修得する早期バイリンガルと，成人になってから第2外国語を修得する後

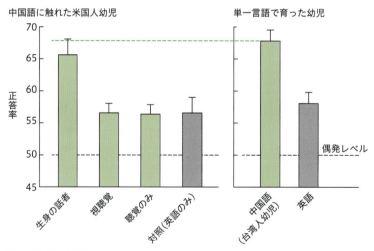

図1　幼児は月齢9か月で非母語の音素を学習できる

米国人幼児を3群に分け，月齢9〜10.5か月の間，新しい言語（標準中国語）のセッションを，25分間×12回，初めて受けさせた．1つ目の群は，標準中国語を母語とする話者と対面で行った．2つ目の群は，動画で同じ内容を視聴した．3つ目の群は，音声のみを聴いた．対照群は同様のセッションを英語で受けた．その後，月齢11か月の際に，標準中国語の音素弁別検査を実施した．対面で標準中国語話者に触れた幼児のみ，標準中国語の音素弁別ができた．動画や音声で標準中国語に触れた幼児には学習効果がみられず，対照群と成績が変わらなかった．
対面で標準中国語の話者に触れた米国人幼児の成績は，生まれたときから標準中国語を経験している同じ年齢の台湾人幼児とほぼ同等であった．
(Kuhl PK, et al: Foreign-language experience in infancy: effects of short-term exposure and social interaction on phonetic learning. Proc Natl Acad Sci USA 100: 9096-9101, 2003 より)

期バイリンガルとでは異なる（図2）．早期バイリンガルでは，母語と第2外国語はほぼ同じ脳領域で処理される．しかし，後期バイリンガルでは，母語と第2外国語は異なる場所で処理される．このようなことから，年齢によって，第2外国語の修得の仕方が異なると考えられている．

感覚性言語中枢

言語機能には，いくつかの脳領域が関わっている．脳の病変部位によって，言語機能の障害にいくつかのパターンがあることが見いだされたのは，150年ほど前のことである．

ドイツの神経学者**ウェルニッケ**（Wernicke）は1874年，よくしゃべるけれども，人の言うことも自分の言ったことも理解できない患者を見いだした．このような症状を呈する患者の病変を調べた結果，左上側頭回から中側頭回，角回，縁上回にかけての領域に障害があることがわかった．左上側頭回の後部（ブロードマン22野後部）が**ウェルニッケ野**，すなわち**感覚性言語中枢**である（図3）．

ウェルニッケ野の障害による失語症を，**ウェルニッケ失語**，あるいは**感覚性失語** sensory aphasia と呼ぶ．ウェルニッケ失語では発話はスムーズであるが，使う単語が間違っていたり，単語の構成音素の順番が間違っていたり（**音素性錯語**）するため，内容を理解できないことが多い．またウェルニッケ失語では，他人の話を理解することが困難であるため，ウェルニッケ野を聴覚理解の中枢とする考えもある．しかし音素性錯語などから，ウェルニッケ野の機能を聴覚理解だけでは説明できず，現在では，ウェルニッケ野は言語音と言語の概念を連合するシステムの一部だと考えられている．

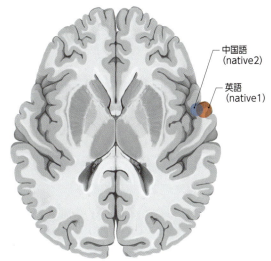

A　早期バイリンガル

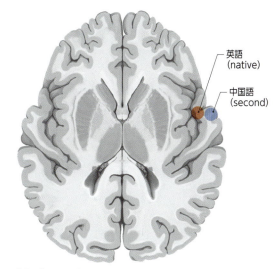

B　後期バイリンガル

図2　早期バイリンガルと後期バイリンガルで利用される脳領域

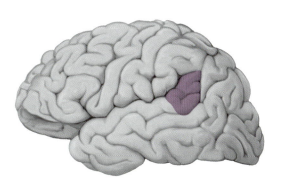

図3　ウェルニッケ失語の損傷部位（模式図）

6. 左脳のブローカ野の損傷により，運動性失語が起こる

運動性言語中枢

フランスの神経学者**ブローカ**（Broca）は1861年，言語理解は比較的保たれていたものの，「タン，タン」としか話すことのできない患者を報告した．その患者の脳を調べた結果，左下前頭回（ブロードマン44野と45野）を中心とした領域が損傷していることを発見した（図1）．この領域が**ブローカ野**，すなわち**運動性言語中枢**である．

ブローカ野の障害による失語症を**ブローカ失語**，あるいは**運動性失語** motor aphasia と呼ぶ．ブローカ失語では，発話は遅く，抑揚に欠ける．名詞は正しく使えるため，コミュニケーションは可能であるが，動詞や前置詞，接続詞を正しく使うことが困難である．また，一見，会話を理解しているように見えるが，文法の利用や理解に障害がある．日本語では特に助詞の使い方や理解に障害をきたす．発話時に「が，を，に」などが欠如したり，「近くの町で火事があった」を「近くに町に火事があった」と誤用したりする．これは，発話だけでなく，書字でもみられるため，文法の障害と考えられる．また，文章の構造が複雑な長文を理解するのが困難である．たとえば，「私は隣の県に住む友人が首相と会った記事を読んだ」という文章の理解は困難である．さらに，助詞を埋める課題の成績が悪い．以上のことから，ブローカ失語では，単語の集合を文にする処理と発話の両方が損傷されると考えられている．

言語処理ネットワークのモデル

ブローカ野，ウェルニッケ野，そして両者を結ぶ**弓状束**が**言語処理ネットワーク**の中心である．この言語処理ネットワークは左半球に存在する．

一方，右半球の損傷では，不適切なタイミングやイントネーションで発話したり，発話が情動的に平板化したり，他人の発話の情動的手がかりを解釈できなかったりすることがある．

言語処理ネットワークのモデルにはいくつかが知られている．最もわかりやすいのが**ウェルニッケ–リヒトハイム**（Wernicke–Lichtheim）**の図式**である（図2）．

この図式では，感覚性言語中枢，運動性言語中枢の上位に言語の概念中枢があり，それらを結ぶ伝導路が想定されている．そして，どの中枢あるいはどの伝導路が障害されるかにより，異なるタイプの失語症が現れると考えられている．

まず，感覚性言語中枢（ウェルニッケ野）が障害されると「ウェルニッケ失語」が発症し，運動性言語中枢（ブローカ野）が障害されると「ブローカ失語」が発症する．ブローカ野とウェルニッケ野を結ぶ**弓状束**が障害されると，発語は流暢で，言語理解も正常に近いにもかかわらず，言葉の復唱ができなくなる．これを「**伝導性失語** conduction aphasia」と呼ぶ．ただし，伝導失語は左上側頭回と下頭頂葉（ブロードマン39, 40野，一次聴覚野，島皮質やその下部白質）に及ぶこともあるため，弓状束の単純な阻害や切断では説明できない．

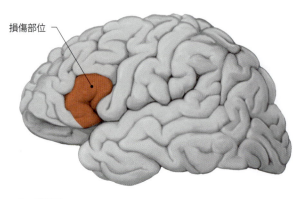
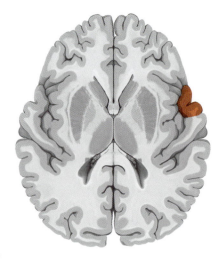

A　外側面　　　B　水平断

図1　ブローカ失語の損傷部位

さらに，感覚性言語中枢と概念中枢の伝導が障害されると**超皮質性感覚性失語**と呼ばれる特徴的な失語症が，概念中枢と運動性言語中枢の伝導が障害されると**超皮質性運動性失語**と呼ばれる特徴的な失語症が生じる．

超皮質性運動性失語は，絵を見て名前を言ったり，動物の種類を列挙したり，「た」から始まる単語を挙げたりするのが困難であるが，復唱に問題がないのが特徴である．つまり，語を生成して自発的に発語する機能が障害されている．運動性失語であるので，しゃべり方は非流暢である．

超皮質性感覚性失語は，聞いた言葉を繰り返したり，「山」と言いたいのに「川」と言ってしまったりする間違いが起きるが，復唱に問題がないのが特徴である．感覚性失語であるので，しゃべり方は流暢である．ウェルニッケ失語，ブローカ失語，伝導性失語を起こす広範な領域が障害されると，**全失語**が起こる．これは，中大脳動脈支配領域の脳血管障害でのみ起こる（表1）．

ウェルニッケ–リヒトハイムの図式は19世紀後半のものであり，20世紀前半にはすたれていた．しかし，20世紀後半にゲシュヴィント（Geschwind）がこのモデルを復興させ，さらに左角回を重視するモデルを提唱した．**ウェルニッケ–ゲシュヴィント（Wernicke–Geschwind）のモデル**では，左角回で視覚情報から聴覚情報へ，あるいは聴覚情報から視覚情報への変換が行われると考えられた．たとえば文字を復唱するとき，まず視覚系で文字が処理され，腹側視覚経路から角回に文字の情報が伝えられる．そして，文字が話されたかのように聴覚情報に変換され，ウェルニッケ野，ブローカ野を介して発語に至る，というものである（図3）．

近年の研究から，ウェルニッケ野やブローカ野以外の脳部位（**島皮質，大脳基底核，側頭前頭頭頂連合野**）が言語に重要な役割を果たすことがわかってきている．また，弓状束は2方向性であり，一方向性の単純なモデルとは相反する．以上のことから，言語は既存の言語処理ネットワークモデルよりも複雑なシステムとして構築されていると考えられる．

表1　失語症の主要タイプの全鑑別

失語症のタイプ	発語	理解	復唱能力	他の徴候	損傷領域
ブローカ	非流暢，努力を要する	1単語や文法的に単純な文に対してはおおむね保持	障害されている	右半身不全麻痺（腕＞脚）：障害に気づいており，抑うつ的になりうる	左前頭皮質後部とその下部構造
ウェルニッケ	流暢，過剰，発音明瞭，メロディック	障害されている	障害されている	運動徴候なし：不安，攻撃的，多幸的，妄想的になりうる	左後上側頭および中側頭皮質
伝導性	流暢，調音に若干の障害	正常あるいはおおむね保持	障害されている	ないことが多い：右腕の皮質性の感覚消失・脱力を経験する可能性あり	左上側頭回と縁上回
全失語	非流暢，乏しい	障害されている	障害されている	右半身麻痺	左シルビウス裂周辺の広範な損傷
超皮質性運動性	非流暢，爆発的	正常あるいはおおむね保持	正常あるいはおおむね保持	時に右半身の脱力	ブローカ野の前部または上部
超皮質性感覚性	流暢，乏しい	障害されている	正常あるいはおおむね保持	運動徴候なし	ウェルニッケ野の後部または下部

〔橋本龍一郎（訳）：第55章　言語．宮下保司（日本語版監修）：カンデル神経科学．第2版．p1396，メディカル・サイエンス・インターナショナル，2022より〕

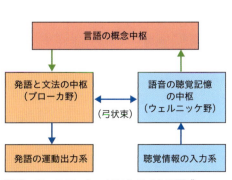

図2　ウェルニッケ–リヒトハイムの図式

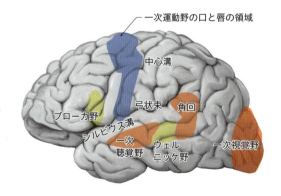

図3　言語に関わる脳領域

7. 意識にのぼる長期記憶には，エピソード記憶と意味記憶がある

記憶とは，少なくとも次の3つの過程のことをいう．事項や事象を覚えること（**記銘**），覚えた事項・事象を脳内に保持すること（**保持**），それから覚えた事項・事象を再生すること（**想起**）である．

記憶の保持時間に基づく分類

記憶は，その持続時間から大きく**短期記憶** short–term memory と**長期記憶** long–term memory とに分けられる．短期記憶とは数分前に提示された数字の列を暗証するような記憶であり，長期記憶とは数時間から日や月，あるいは数年間残る記憶のことである．

保持時間に基づく記憶の分類は，長期記憶に障害をもつが，短期記憶には障害をもたない人がいるという報告から生まれた．たとえば，単語を10個覚える課題を想像してみよう．単語を10個，順番に呈示されると，健常者では最後のほうに提示された単語の正答率が高い．これは，最後のほうに呈示された単語は，短期記憶に保持され，それより前に呈示された単語は上書きされ，短期記憶から消えるからだと解釈できる．これを**親近効果**と呼ぶ．

次に成績が良いのは，最初に呈示された単語である．これは，最初に呈示された単語はたくさんリハーサルされるため，長期記憶に保存されるからだと考えられる．これを**初頭効果**と呼ぶ．その結果，中ほどで呈示された単語の正答率が低いことになる（図1）．

ここで記憶に障害をもつ患者のケースを見てみよう．記憶，特に長期記憶に障害をもつ患者は，最初と中ほどで呈示された単語の正答率が健常者より低いが，最後のほうに呈示された単語の正答率は健常者と差がない．このことは，短期記憶と長期記憶には異なる脳部位が関わっていることを示している．

記憶の内容に基づく分類

現在では，記憶の内容に基づく分類のほうが一般的である．短期記憶にはいくつかの種類があることがわかっているが，絶えず更新される情報を能動的に記憶する**作業記憶** working memory が，重要だと考えられている．たとえば，「今日，車を駐車場のどこに停めたか」などの記憶は，その日，車をどこに停め

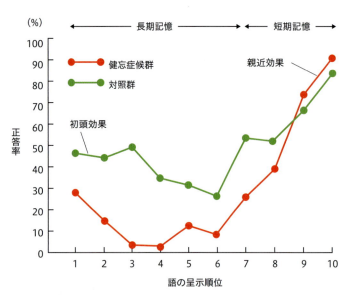

図1　記憶の再生
記憶テスト（自由再生法）における健忘症候群と対照群の比較．被験者に単語を1つずつ順番に10語呈示する．被験者は，その直後に呈示順に関係なく自由にその単語を想起することを要求される．各単語の再生率は，呈示された順位と関係がある．対照群では，単語リストの初期（**初頭効果**）と最後（**親近効果**）の部分で再生率が高い．健忘症候群では，初頭効果が減弱している．

（Baddeley AD, et al：Amnesia and the distinction between long–term and short–term memory. J Verb Learn Verb Behav 9：170–179, 1970 を一部改変）

たかを覚えている必要はあるが，次の日には忘れて記憶を更新しなければならない．このような記憶は，記憶した情報を一時的な作業に用いるという意味で，**作業記憶**と呼ばれている．たとえば，引き算などの計算は，演算という作業を行うために，何から何を引くか，を一時的に記憶しなければならない．

長期記憶には数種類あることがわかっている．長期記憶は大きく**陳述記憶** declarative memory とそれ以外の**非陳述記憶** non–declarative memory に分けられる．記憶の内容が意識にのぼり，言葉で述べることができるものが陳述記憶，意識にのぼらないものが非陳述記憶である．陳述記憶はおもに個人の体験の記憶（思い出）を意味する**エピソード記憶** episodic memory と事柄の記憶に対応する**意味記憶** semantic memory からなる．非陳述記憶のなかで，スポーツや楽器を演奏するといった，自然に身体が動くという行為により再現できる記憶（技術習得）を**手続き記憶** procedural memory という（図2）．

作業記憶と前頭前野

作業記憶には**前頭前野**が重要である．このことは，作業記憶を要する**遅延反応課題**を用いた研究から明らかにされた．たとえば，8カ所のうちの1カ所に黒い点が一瞬だけ呈示され，数秒後に黒い点が呈示された場所に目を向けなければならない，という遅延反応課題を行っているサルの前頭前野ニューロンから神経活動を記録したとしよう（図3）．この課題では，どこに黒い丸が呈示されたかを数秒間，作業記憶に保持する必要がある．保持している期間を**遅延期間** delay period と呼ぶ．前頭前野には，遅延期間に活動を示すニューロンが見つかっており，これが作業記憶の保持に対応する神経活動であると考えられている．これらのニューロンは，特定の場所（たとえば右下）の情報を保持しなければならないタイミング（遅延期間）で活動する．それぞれの場所の作業記憶の保持は，異なる前頭前野ニューロンが担当する．

場所の作業記憶には**背外側前頭前野**が関わっている．一方で，どの物体を見たか，など**物体**の作業記憶には**腹外側前頭前野**が関わっている．すなわち，作業記憶の種類によって，関わる前頭前野の領域が異なるのである．

このような知見はヒトでも確認されている．**機能的核磁気共鳴画像** functional magnetic resonance imaging（fMRI）を用いた研究によると，作業記憶課題の遅延期間中には，外側前頭前野の血流が増加する．

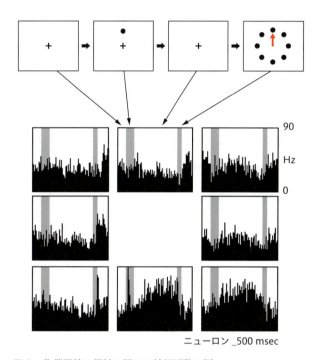

図3 作業記憶の保持に関わる神経活動の例

遅延反応課題では，特定の事象を短時間記憶しなければならない．図の課題では，サルは十字を注視すると，黒丸が8カ所のうちのどれかに呈示される（この図では上）．黒丸が消えてから数秒経った後に十字が消えると，サルは記憶した方向（上）に眼を向ける（赤矢印）．図の細胞は，黒丸が下あるいは右下に呈示された後に黒丸が消えた時間帯（遅延期間）に強く反応するため，下あるいは右下の記憶に関連する．

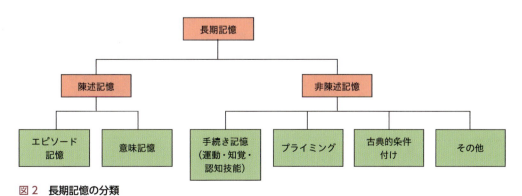

図2 長期記憶の分類

（Squire LR：Memory and brain. Oxford University Press, New York, 1987 より）

8. 海馬は，陳述記憶の形成に不可欠である

海馬が陳述記憶の形成に不可欠であることは，海馬を切除された症例から明らかになった．その後，海馬で**長期増強** long-term potentiation（**LTP**）が報告され，LTPが陳述記憶の痕跡である，という仮説が提唱された．陳述記憶とLTPはどのように関わっているのか．今でも盛んに研究されている．

海馬と陳述記憶

第3章20項（→96頁）で説明されているとおり，海馬の記憶障害で有名なのが，HMという患者の症例である．HMは1953年，てんかんの手術のため，両側の海馬と周辺部位を切除された．その後，術後に起こった新しい出来事を記憶することができなくなった（**前向性健忘** anterograde amnesia）．障害された記憶の種類は**陳述記憶**であり，特に**エピソード記憶**の障害は著しかった．一方で，運動技能などの**手続き記憶**には障害がなかった．HMは術前のことは比較的よく覚えていたが，術前1~3年の記憶にも軽度の障害があった（**逆向性健忘** retrograde amnesia）．また，**短期記憶**には問題がなく，その他の知能にも問題がなかった．

このように，HMの記憶障害の特徴は，新しい記憶を形成することができなくなることであったため，海馬は記憶の保持ではなく，**記銘**に関わっていると考えられた（図1）．

海馬と空間記憶

海馬を損傷した動物では，空間記憶の障害が起こることが知られている．HMにも空間記憶の障害があり，新しく転居した自宅の間取りをなかなか覚えられなかったと報告されている．齧歯類ではたとえば，8方向に腕が伸びている迷路のなかで，餌のある腕を識別する課題を行うと，正常な動物は，数回の試行でどの腕に餌があるかを記憶するが，海馬を損傷した動物は，どの腕に餌があるのかをなかなか覚えることができない．場所の記憶に関連していると言われているのがおもに**場所細胞** place cell である．特定の場所を動物が通過すると，海馬の場所細胞は活動する（図2）．

ここで，ある場所に行くと電気ショックを受けるという実験を考えてみよう．電気ショックを繰り返すと，その場所に行くだけで，動物はすくみ行動を起こすようになる．次に，電気ショックを受けた場所に行ったときに活動した**海馬歯状回**のニューロン（おそらく場所細胞）に，ある特殊な膜タンパク質を発現させる．この膜タンパク質に光を当てると，陽イオンが通過するチャネルが開き，ニューロンは活動するようになる．つまり，電気ショックを受けた場所に行ったときに活動した海馬歯状回のニューロンを，あとから光で人工的に活動させるように仕掛けるのである．

そして，電気ショックを受けたことがない別の場所に動物を連れていく．ここでは通常すくみ行動は起こらない．しかし，海馬歯状回に光を当てて，膜タンパク質を植え付けたニューロンを人工的に活動させると，動物はすくみ行動を起こす．これは，違う場所にいるにもかかわらず，海馬歯状回ニューロンの興奮により，電気ショックを受けた場所の記憶がよみがえるからだ，と解釈することができる．

保持された記憶は，しばらく時間が経過すると，**大脳皮質**に移る．つまり，時間が経過したあとに，該当する大脳皮質領域を刺激すると動物はすくみ行動を起こす．一方で，時間が経つと，海馬歯状回を刺激しても，すくみ行動を起こさなくなる．以上の

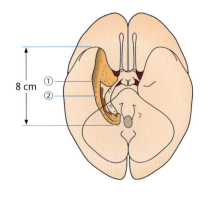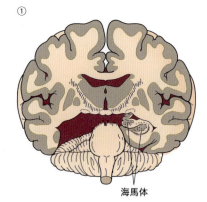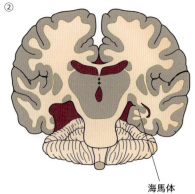

図1　両側側頭葉切除手術における切除範囲
手術では，両側側頭葉の切除を行っているが，左側に切除範囲を，右側に正常な構造を示してある．
（Scoville WB, et al: Loss of recent memory after bilateral hippocampal lesions. J Neurol Neurosurg Psychiatry 20: 13, 1957 より）

ことから，当初は記憶の記銘に関わる海馬のニューロンが，記憶の保持と想起をも担当するが，そのうち，記憶の保持と想起は，大脳皮質が担当するようになることがわかる．

長期増強は長期記憶の痕跡か

1973年，ラットの海馬で記憶の痕跡と考えられる現象が報告された．**長期増強**（**LTP**）である．第2章7項（→ 52頁）で説明したとおり，長期増強とはシナプス伝達効率の長期的な増強のことである．記憶情報を蓄えるためには，少なくともこのような長期的なシナプス可塑性が必要だと考えられている．

長期増強が記憶と関わることは多くの研究で明らかにされている．たとえば，長期増強の誘導に重要であるNMDA受容体のサブユニットの1つであるNR1を生後に欠損させたマウスでは，長期増強が消失する（図3A）．また，水槽に入った不透明な液体のなかの足場の位置を探すモリス水迷路課題では，正常群に比べて足場を探すのに時間がかかる（図3B）．さらに，水迷路課題学習後，足場を取り去ると，正常マウスは以前足場があった近辺を探し回るが，欠損マウスはグルグルと泳ぎまわり，足場がどこにあったかの記憶が消失しているようである（図3C）．このような研究から，長期増強が関わるさまざまな分子を欠損すると，長期増強だけでなく，**空間記憶**も障害されることが明らかになっている．

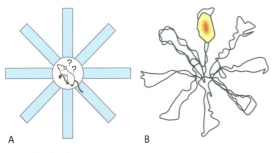

図2 場所細胞
A．8方向の迷路．
B．特定の通路に行った場合のみ反応が強くなる．

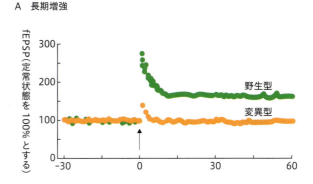

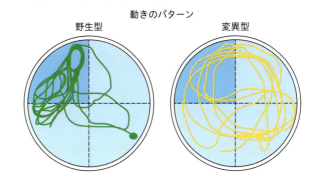

図3 海馬CA1領域のNMDA型グルタミン酸受容体が欠損したマウスでは長期増強，空間学習，記憶が障害される

A．NR1サブユニットの遺伝子をノックアウトすることで海馬CA1領域選択的にNMDA型グルタミン酸受容体が欠損したマウス（変異型）ではLTPが起こらなくなる．100 Hz，1秒間の刺激（矢印）によって野生型マウスでは顕著な増強が認められるが，変異型マウスではLTPが誘導できなかった．

B．CA1錐体細胞でNMDA型受容体を欠損したマウスでは空間記憶が障害されている．円形の水槽に入った不透明な液体によって足場（点線の四角）は隠れている（モリス水迷路）．水から脱出するためには，マウスは水槽の周りの壁にかかっている図形を手がかりに足場を見つけなければならない．

C．マウスをモリス水迷路で訓練した後，足場を取り除く．このプローブ試行では野生型のマウスは足場があった場所を含む4分割（目的の4分割）により長く滞在しており，足場があった場所を覚えていることを示唆する．変異型マウスでは無作為に泳いでいることから，記憶の障害が示唆される．

（Tsien JZ, et al: The essential role of hippocampal CA1 NMDA receptor-dependent synaptic plasticity in spatial memory. Cell 87: 1327–1338, 1996 より）

9. 手続き記憶には，大脳基底核と小脳のループ構造が関わる

手続き記憶は，非陳述記憶の1つであり，自転車に乗れるようになるなど，技能を習得し，記憶することである．一度の経験で記憶されるエピソード記憶などとは違い，繰り返しの経験と学習が必要である．手続き記憶はいったん形成されると，長期間保存され，なかなか消失しない．

手続き記憶は陳述記憶と異なる

手続き記憶とは，自転車や自動車の操縦や楽器の演奏など，技能の記憶である．手続き記憶は繰り返し学習することで獲得されるが，学習を繰り返したことの**主観的体験**とは異なる．これは，海馬に損傷のあったHM（➡第3章2項，60頁，および前項参照）が技能を獲得することはできたが，その技能を習得した覚え（主観的体験）がなかったことから明らかである．

たとえばHMは，鏡に映った自分の手を見ながら，大小2つの星形の輪郭線の間をはみださないようになぞることを学習した（図1）．健常者と同様，HMも最初はこの課題ができなかったが，数日繰り返すとできるようになった．しかし，HMはのちにこの課題を学習したことを覚えていなかった．つまり，エピソード記憶が形成されなかった．

このことから，手続き記憶は非陳述記憶に分類される．

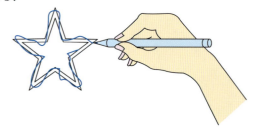

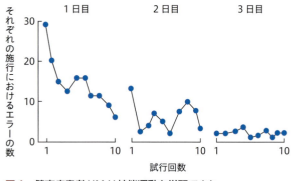

図1　健忘症患者HMは技能運動を学習できた
HMは，鏡に映った手を見ながら，2つの星の輪郭線の間をなぞるように指示された．グラフの点は，星を描く際に輪郭線をはみだした回数を示している．彼は以前に同じ課題を実行したことを思い出せないが，健常者と同様に，施行を繰り返すとともに成績は改善した．（Blakemore, 1977 より）

手続き記憶の種類

手続き記憶には運動技能，知覚技能，認知技能の3種類がある．自転車や自動車の操縦や楽器の演奏は**運動技能**である．一方，鏡文字を読み取る能力は**知覚技能**であり，複雑なパズルを解くのは**認知技能**である．

認知技能の評価に用いられる課題の1つに**ハノイの塔**がある（図2）．この課題では，3本の柱があり，最初は一番左の柱に大きさの異なる円盤が大きいものを下に重ねられている．課題は，これらの円盤を右端の柱に移し変えることである．ただし，一度に1つの円盤しか動かしてはならず，小さな円盤の上にそれより大きな円盤を置いてはならない．この課題は実行機能も必要とするが，陳述記憶に障害のある患者でもクリアできることから，手続き記憶の一種と考えられている．

手続き記憶の神経基盤

手続き記憶には，大脳基底核と小脳が中心的な役割を果たすと考えられている．これは，パーキンソン病，ハンチントン病，脊髄小脳変性症などの患者において，手続き記憶が障害されるからである．**小脳**は一般的に滑らかな運動の学習，**大脳基底核**は運動のタイミングの制御，とそれぞれ異なる機能をもつとされるが，双方とも手続き記憶の形成に関わっている．

実際には大脳基底核や小脳以外の脳部位も重要であることがわかりつつある．大脳基底核と小脳がともに，大脳皮質–視床を含むループ構造になっていることを思い出してほしい（➡第5章3項，182頁）．

近年，手続き記憶には大脳基底核と小脳といった脳構造よりも，大脳基底核，小脳，大脳皮質，視床を含む**ループ構造**が重要だと考えられている．このことは，運動技能の習得に大脳皮質運動野も重要な役割を果たしていることから明らかになってきた．たとえばサルに，母指と示指を使って，小さな穴か

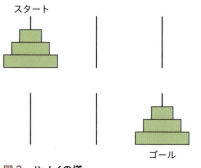

図2　ハノイの塔

ら餌を取るように訓練すると、一次運動野の指の屈曲や伸展に関わる皮質領域が増大し、逆にこの運動にあまり使わない手首の外転に関わる皮質領域が縮小する。このように、運動技能の習得によって、運動野での**体部位再現**が変化することが、ヒトでも動物でも明らかにされている（図3）.

運動技能の習得によって、運動野での体部位再現だけでなく、情報表現が変化することも明らかにされている。たとえば、サルに手でハンドルを握り、それを平面上の8つの指標に向けて動かす課題を訓練したとしよう（図4）. 正しく学習できたあと（図4①**基準期**）、今度は腕を動かすときに、ハンドルから時計回りに力（**外乱**）が加えられたとしよう（**順応期**）. 外乱に初めてさらされると、腕の動きは外から与えられた力に引きずられて大きく曲がるが（図4②）、これを繰り返すと、以前のようにまっすぐ腕を動かせるように学習する（図4③）. そして、外乱が急になくなると（**洗い出し期**）、最初は腕が逆方向に大きく曲がるが（図4④）、これも繰り返すと次第に腕をまっすぐ動かすようになる（図4⑤）.

ここで、この学習課題を行っているときの**一次運動野ニューロン**の活動を見てみよう. 第5章8項（→192頁）で説明したとおり、**一次運動野ニューロン**は運動の方向をコードしている（図5）. つまり、ある方向に腕を動かすと最大に活動する. 一次運動野ニューロンには、外乱が加えられると最適方向が外乱の方向（時計回り）にシフトし、外乱がなくなると、元に戻るニューロンがある（図5A「**動的**」ニューロン）. このようなニューロンは、外乱に対抗するのに必要な力を筋に出力していると考えられる. 一方、外乱が加えられると最適方向がシフトし、外乱がなくなってもそのまま最適方向がシフトしたままのニューロンもある（図5B「**記憶Ⅰ**」ニューロン）. このようなニューロンは、外乱が与えられた体験の記憶を保持していると考えられる. また、外乱が加えられても最適方向がシフトせず、外乱が取り除かれたときに最適方向が外乱の逆方向（反時計回り）にシフトするニューロン（図5C「**記憶Ⅱ**」ニューロン）も報告されており、このようなニューロンは、外乱が取り除かれた体験の記憶を保持していると考えられる. このように、手続き記憶は運動野の体部位再現だけでなく、各部位での神経回路の変化としても保存されているようである.

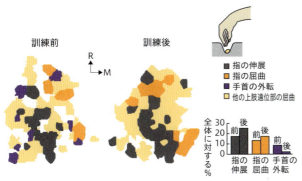

図3 運動技能の学習により運動地図は変化する

小さな穴から餌をとる訓練をする前と後のサル運動野の手領域の運動地図. 訓練前には、示指と手首運動を誘発する領域は運動地図の半分以下しか占めていない. 訓練後に皮質内微小刺激を行うと、訓練に関連した運動を誘発する領域は著しく拡大した. 指の伸展や屈曲といった個々の指運動を引き起こす地図上の領域は非常に大きくなった一方、新しい技能の獲得にあまり関与しない手の外転を制御する領域は逆に小さくなった.
R：吻側, M：内側.（Nudo, et al, 1996より）

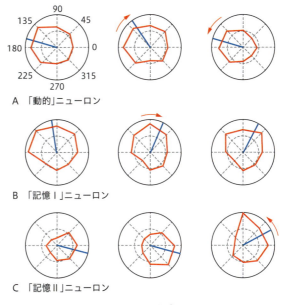

図5 一次運動野ニューロンの応答パターン

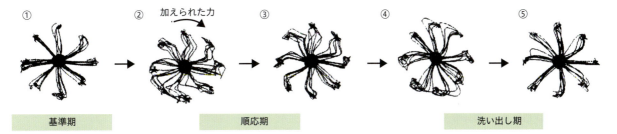

図4 運動学習課題

10. 性ホルモンは脳を分化させ，固有の性行動を引き起こす

中枢神経系にはいくつかの**男女差**（**性的二型** sexual dimorphism）が知られている．あるものは男女の性行動などの差の基盤となるもので，種の存続に重要な役割を果たしている．またあるものは，男女の平均値に差があるものの個人差のほうが大きいような性質のもので，重要性や再現性はさまざまである．

ここでは性ホルモンによって中枢神経系に形成され，男女の行動に大きく影響する相違を中心に見ていこう．

性ホルモンの分泌とその作用

発生の際に性染色体（男性は XY，女性は XX）が生殖腺の男性と女性への分化の方向を決定し，生殖腺は性ホルモンを分泌して身体のさまざまな器官の性的二型を生み出していく．性ホルモンは**ステロイドホルモン**のため，標的となる細胞内に入り込み，細胞内の受容体に結合し，これが転写因子としての作用によって細胞の活動を規定する．

生殖器系は女性が基本型であり，形成過程で**アンドロゲン**が作用することにより男性生殖器が分化する．中枢神経系にも性的二型があるが，その形成にも性ホルモンが関与する．

性ホルモンの影響を受ける脳領域

中枢神経系における性ホルモンの作用機序は実験動物で研究が進んでいる．構造上，視索前野，分界条床核，視床下部の一部の神経核は雌よりも雄で大きく，細胞数も多い．これらを**性的二型核**と呼ぶ．

ラットやマウスの雄では胎生末期から分娩後にかけて精巣から**テストステロン**が大量に分泌される．これが血液脳関門を越えて中枢組織に入り，アロマターゼを発現しているニューロンでエストロゲン（エストラジオール）に変換される．**エストロゲン**は自己分泌あるいは傍分泌によって，そのニューロンや近傍のニューロンのエストロゲン受容体に作用して，中枢組織の雄への分化を促す．齧歯類（ラットやマウス）の場合，血中のエストロゲンはαフェトプロテインと結合していて血液脳関門を通過できないので，脳内でエストロゲンに変換されることが重要である．

アロマターゼは内側視索前野，分界条床核，視床下部の腹内側核と弓状核，扁桃体の内側核と中心核，外側中隔核，腹側淡蒼球に多く存在する（図1）．エストロゲン受容体もこれらの核に分布する．アロマターゼ発現ニューロンと同じ細胞に発現する率には差があり，分界条床核，扁桃体内側核，視床下部腹内側核では大部分が共存しているのに対し，視索前野では20％程度である．

こうして生じた脳の性的二型によって，繁殖期の雄と雌の性行動が異なる．発情期になると，雄には雌へのマウンティング，陰茎の挿入，射精などが，雌には陰茎を受け入れるためのロードシス（脊柱を前弯させ殿部を挙上すること）がみられる．遺伝子操作でアロマターゼをノックアウトしたマウスでは雄型の性行動がみられなくなる．

下位の中枢においても，性的二型は存在する．腰髄にある球海綿体脊髄核の運動ニューロンが支配する球海綿体筋と肛門挙筋は，雄では陰茎の基部にあって球海綿体筋反射や射精に重要な役割を果たすが，雌では発達が弱い．ラットにおいて出生直後には雌雄での差はみられないが，その後の成長過程で雌では細胞死（アポトーシス）が起こって筋線維数や運動ニューロン数が減少する．雄では出生直後のアンドロゲンの作用によって筋線維が維持され，筋からの栄養因子によって運動ニューロンが細胞死を免れることがわかっている．

ヒトを含む霊長類では，αフェトプロテインがエストロゲンに結合せず，事情が異なる．副腎過形成症という疾患で副腎からアンドロゲンが過剰に分泌されると女児の行動が男性化することが知られており，ニューロンのアンドロゲン受容体を介して性分化が生じると推測されている．

実際にヒトの脳でアンドロゲン受容体やエストロゲン受容体の分布を調べると，視床下部や扁桃体を

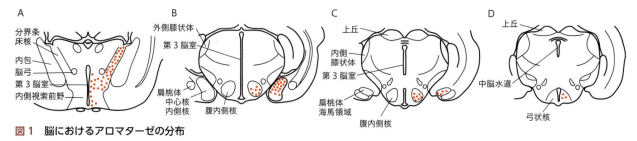

図1　脳におけるアロマターゼの分布

周生期のラット脳におけるアロマターゼ陽性細胞の分布．●は陽性細胞を表す．
（鶴尾吉宏：脳内でのアンドロゲン代謝酵素の局在と機能．電子顕微鏡 35：230–235, 2000 を元に作成）

中心に男女で大きく異なる神経核が存在しており（図2），男性と女性の嗜好や行動の違いにこれらの神経核を含むネットワークが重要な役割を果たしていると推測される．

その他の性的二型

大脳は男性のほうが女性より重いが，表面の脳回の数は女性のほうが多い．大脳半球の左右差にも違いがあり，右利きの男性は左の大脳半球のほうが重い傾向にあるが，女性では左右に有意差がない．

左右の大脳皮質を連絡する交連線維の多くが通る脳梁にも，性差が確認されている．脳梁の断面積を脳の大きさで補正すると，男性より女性で大きいことが知られているが，とりわけ**脳梁膨大**で顕著である．

同様に交連線維が通る**前交連**も，男性より女性でよく発達しているという報告がある．また，大脳皮質の領域によって性差があるという報告も多数存在する．ただし，性差を否定する研究もあり，個体差が性差より大きい傾向にあるものもあり，一致を見ていない点が多い．

他方，心理学的な検査で違いがみられる男女差も多い．男性が女性よりも攻撃的であったり，女性が発語に関して男性より流暢であったり，男性のほうが空間認識能力が高い傾向にあるなどが代表的な性差である（図3）．これらの構造上，あるいは神経回路上の基盤はいまだ明らかでないが，近年の脳機能イメージングで脳活動の領域による差を研究することが可能となり，詳細なメカニズムの解明が期待されている．

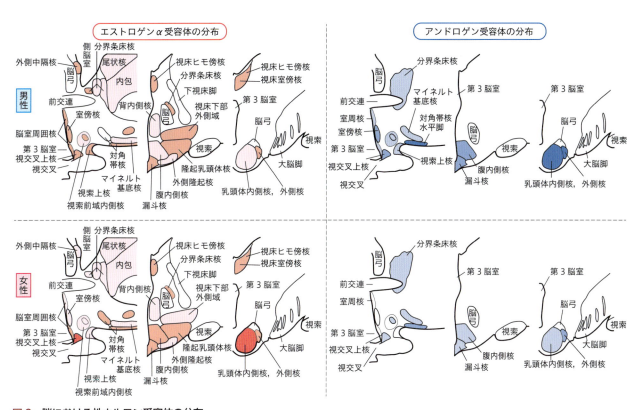

図2　脳における性ホルモン受容体の分布
ヒトの脳におけるエストロゲンα受容体を核内に持つ細胞の分布とアンドロゲン受容体を核内に持つ細胞の分布．それぞれ番号の順に前から後の異なる位置の断面を示し，色が濃いほど受容体を持つ細胞が密に分布する．
（Kruijver FPM, et al: J Comp Neurol 454: 115–139, 2002, Fernández-Guasti A, et al: J Comp Neurol 425: 422–435, 2000 を元に作成）

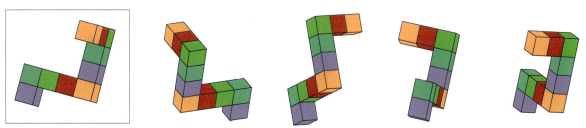

図3　心理テストにおける性差
立方体を組み合わせた立体図形を表示し，同じ形のものを選択する心理テストをメンタルローテーションテストと呼ぶ．この図の場合，左の線で囲んだ図形と同じものを右の4つの図形の中から選ぶ．その際に頭の中でこれらの図形を回転させて一致するかどうかを確認する必要がある．このテストでは男性の成績が優位によいことが知られている．

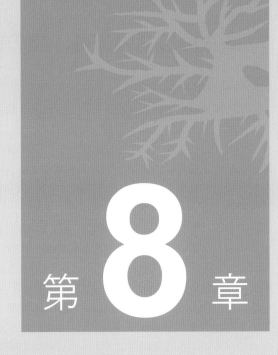

第8章

脳の高次機能障害

1. 高次脳機能障害は，脳の損傷によって生じる認知障害である

高次脳機能障害とは

病気や事故などで中枢神経系，とくに大脳が損傷されたために，言語・行為・思考・記憶・注意などの障害が生じることがある．これらを総称して**高次脳機能障害**という．脳には，こうした高次の機能を担う神経学的な構造がある．失語・失行・失認・半側空間無視，記憶障害などがこの障害に含まれるが，それらの症候は定義され，それを生じさせる部位（病巣部位）もおよそはっきりしている．その他，注意・情動・意欲・社会行動などの障害も含まれるが，それらは定義もまだ難しく，病巣部位もはっきりしないところがある．

ここで用語の問題に触れる．2001年度から推進されてきた厚生労働省の「対策支援モデル事業」にて規定されている高次脳機能障害は，より狭い範囲の障害を指す．外傷性脳損傷などによる記憶障害・注意障害・遂行機能障害・社会的行動異常障害のことだけを指し，上記の失語・失行・失認などは除かれている．

「高次脳機能障害は認知障害である」という場合の認知には，知覚の入力と運動の反応などの出力をつなぐ心的過程があり，それを知的活動の担い手として考えて，これらを情報の流れと捉えようという考え方がある．また，高次脳機能障害の個々の症状は，**神経心理学的症状**と言い換えることができる．

失語について

失語は，「いったん獲得された言語機能が中枢神経系の損傷によって言語の理解と表出に障害をきたした状態」と定義される．「聴く，話す，読む，書く」という言語機能が障害されている状態である．

1) 失語の歴史的経緯

高次脳機能のうち，その障害が局在する病変によって生じることがわかったのは，まず**言語**についてであった．ヒポクラテスは，「脳によってわれわれは思考する」と述べた．だが，その後も頭蓋内の中でも重視されるのは脳実質ではなく，脳室である時代が長く続く．やがてガル（Gall）が登場し，大脳は複数の大脳機能と同数の特別な装置から構成され，いくつかの能力に固有の神経の座があると述べた．たとえば，単語の記憶（名称の記憶）と言語能力（巧みな言語使用）は，どちらも前頭葉の異なる領域によって営まれると述べた．ただ，ガルは，頭蓋骨の外形からその人の精神能力がわかるという骨相学の考えを提唱していたために，当時の権威ある学者から反対され，ガルの革新的な考えは否定的に捉えられた．

だが，ガルの考えを継承する学者も少数ながら存在した．あるとき，ブローカ（Broca）はその1人による「言葉は前頭葉の機能である」という講演を聞いた．そのすぐ後でブローカは，どのような質問に対してもいろいろな身振りをしながら「tan, tan」と繰り返す患者（Tan氏）を診察した．Tan氏は，言われたことを理解しているようだった．彼の示す行動は，その場その場でよく合っており，知的能力は保たれていると考えられた．この診察のすぐ後で患者は死に，ブローカは詳細な神経解剖学的所見の報告を人類学会にて行った．左前頭葉を中心に，左シルビウス裂周辺の軟化巣がみられた（➡第7章6項，232頁）．ブローカは，Tan氏は構音言語に特有な運動を秩序立てる機能を失ったと解釈し，その状態をaphémieと呼んだ〔aphémieという言葉は定着せず，aphasia（**失語**）という用語が用いられるようになった〕．**左前頭葉**の下前頭回の後半部分（その後**ブローカ野**と呼ばれる）が病変の主体であったことから，構音言語の能力が成り立つのは，下前頭回が健全であることが必要であるとブローカは述べた（➡第3章30項 **図2C**，117頁）．その後ブローカは，言葉と前頭葉との関係を見いだしただけではなく，左脳と言葉との関係を見いだした．ブローカは，それまで経験した同様の8例がすべて左脳の損傷であるということに気づき，「われわれは左脳で話す」と宣言した．

2) 失語の種類

失語は，ブローカが見いだしたように左脳の障害によって起こることが圧倒的に多い．右利きの場合そのほとんどが左脳の障害後に，左利きの場合であってもその約2/3が左脳の損傷後に失語になる．失語は大きく2つのタイプに分けられる．

非流暢な失語とは，努力してつっかえつっかえ話し，語句の長さは短く，しゃべり方が遅い失語である．その代表は**ブローカ失語**であり，左前頭葉下部（ブローカ野）を中心とした領域の損傷によって生じる．

流暢性の保たれた失語とは，話す量はほぼ正常，努力性は認められず，語句の長さや話す速度も正常である．だが，「とけい」を「めけい」あるいは「めがね」という言い誤り（**錯語**）がみられ，適切な名詞が出ない失語である．その代表はウェルニッケ（Wernicke）**失語**であり，左側頭葉上部後半部分（**ウェルニッケ野**）を中心とした領域の損傷によって生じる．

健常者では，話された言葉の理解にはウェルニッケ野などが，また発話についてはブローカ野などが重要な役割をしている．このため，それぞれの部位が障害されると，様相の異なる失語が生じるとされている．

失行について

指示された運動を誤って行う，渡された物品を誤って扱う場合を「失行がある」という．指示された運動や物品を扱おうとする側の上肢に，他の運動障害（麻痺，失調など）がないことが条件となる．**失行**は失語と同様に左脳との結びつきが強く，おもに左脳の頭頂葉の障害によって生じる．たとえば兵隊の敬礼，金槌を使うなどの運動のプログラムは左脳に蓄えられており，そのプログラム自体が障害されるか，あるいはプログラムは保たれていても実際の運動を行う上肢の運動命令を司る部位との連絡が途絶えている場合に，失行が生じると考えられている．

半側空間無視について

半側空間無視とは，大脳半球の損傷された側の反対側に呈示された刺激を報告したり，その刺激に反応したり，刺激を定位したりすることの障害である．具体的には絵を模写するように求められると片側を省略して描くような症状を指す（図1）．

通常，この症状は**左半側空間無視**であることが多い．すなわち右脳損傷によって生じることが多く，左脳損傷によって起こる右無視は重度ではなく，長く続かないとされる．右脳の中でも頭頂葉の損傷が重視されているが，右上側頭回などを重視する意見もある．

半側空間無視は**注意障害**（片側の空間に向く注意の障害：**方向性注意**の障害）によって起こると考えている研究者が多い．受容野に注意を向けたことで視覚刺激に対する反応が増強されるという「空間的注意に関連するニューロン」が頭頂葉の連合野で見つかっていることなども，この考え方に支持を与えうる．この実験はサルを用い，注意を向ける必要のない視覚刺激に対する反応に比べて，注意を向ける必要のある視覚刺激の場合には，同じ視覚刺激であっても神経活動の増強がみられた．

注意障害について

ここでいう注意障害とは，上述した半側空間無視の方向性注意と区別して，**全般性注意**と呼ばれる．症状としては，注意の集中が悪く，何の課題であってもそれを持続して行うことが難しい（**行為の維持困難**）状態である．何となくぼんやりしている．たまたま人が入ってくるとそちらのほうに目を向けてしまって，最初に提示された課題からそれてしまう（**転導性の亢進**）などがよくみられる．

注意機能には少なくとも3つの要素がある．ある刺激にスポットを当てる機能を，選択機能という．多くの刺激の中から1つに反応する能力であり，**選択性注意**と呼ばれる（➡第7章3項，226頁）．**持続性注意**は，ある一定の時間，注意の強度を維持することである．意識が励起された状態を保ち，反応が良好なことを指す．注意による制御機能とは，2つ以上のことに同時に注意を向けたりする，行動を制御する機能を指し，**分配性注意**とも呼ばれる．

遂行機能障害について

遂行機能とは，「自立し，目的にかなった行動を上手に実行できる能力」である．社会の中で創造的な活動も含めて有効に活動するために必要な機能である．目的をもった一連の行動を有効に行うために必要な機能と規定され，具体的にはプランを立て，その実行の際に現れる問題解決能力のことを指す．このような遂行機能は前頭葉を中心に営まれていると考えられている（➡第3章30項 **図2D**, 117頁）．**前頭葉**のとくに**背外側**が両側で損傷されると，この遂行機能が障害される．

前頭葉に障害をもつ患者は，知能検査などの成績からみると，仕事の遂行にはとくに問題がないと思われるが，実際に就労を継続することは困難である．無気力，アイディアが欠損している，将来の行動を計画することが難しい，決断力の欠如，思慮分別のない決断をしてしまう，精神的努力が足りず自己修正ができないなどの症状がある．

［文献］
- 武田克彦，村井俊哉（編）：高次脳機能障害の考え方と画像診断．中外医学社，2016

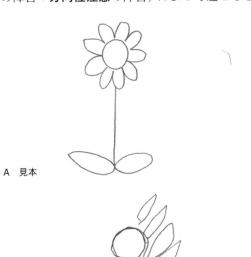

A 見本

B 患者の描画

図1 半側空間無視患者の描画
左半側空間無視を有する患者は，上の花の絵を模写するように言われると，左側を省略して描く．

2. 認知症では最近の記憶が障害される

認知症における記憶をはじめとする種々の認知機能障害を理解するためには，病理変化のみられる神経解剖学的な部位を特定するだけでなく，それに関わる脳のネットワークを理解する必要がある．脳のネットワークは，fMRI（機能的磁気共鳴画像）や脳波，PET，SPECT，MEG（脳磁図）などの記録法を用いて推定される．認知課題は，単独で活動する個々の脳領域だけでなく，緊密に結合した活動によって「機能的につながっている」と言われる複数の異なる脳領域のネットワークによっても実行される．

明らかな認知課題がない状態において，脳のネットワークは覚醒安静状態のネットワークとなり，脳の血流や代謝を調べる通常のイメージングで評価することができる．安静時の主なネットワークとしては，**デフォルトモードネットワーク** default mode network（**DMN**)[1]，背側注意ネットワーク，腹側注意ネットワーク，顕著性ネットワーク，前頭-頭頂制御ネットワークなどがある．

ここでは，脳血流や代謝イメージングに最も影響を与え，記憶障害にも関連するDMNを取り上げる．

デフォルトモードネットワーク

1) 一般概念

DMNは，受動的安静状態やマインドワンダリング（mind-wondering）のとき，すなわち，人が他人のことを考えたり，自分のことを考えたり，過去を思い出したり，未来を計画したりしているときに活動する（図1)[2]．DMNはもともと，特定の目的志向課題では不活性化することが知られており，**課題ネガティブネットワーク**と呼ばれることもあるが，自伝的課題や社会的作業記憶に関連する課題など，他の目的志向のタスクでは活性化することがある．DMNは，注意ネットワークなど脳内の他のネットワークと負の相関関係にある．

課題によってDMNが非活性化されるのは，脳全体の処理資源が動的に割り当てられるためだと考えられている（図2）．つまり，単純な課題や慣れ親しんだ課題であれば，少ない処理資源で処理できるが，難しい課題や複雑な課題であれば，より多くの処理資源が必要となる．しかし，脳全体の資源量は限られているため，そのときの処理資源の供給状態により，課題に関係のない領域の活動は低下すると考えられる．そのため，課題を適切に実行するために脳内の処理資源が必須の領域に割り当てられると，DMN領域に割り当てられる資源量が減少し，DMNの活動が低下することになる．DMNの活動は，課題がより困難であったり，複雑でより多くの処理資源を必要としたりする場合に，より顕著に低下する．

2) 解剖と機能

DMNは，解剖学的に定義された，相互に接続された一連の脳領域である．ネットワークは，中心となるハブとサブシステムに分けることができる（図3）．

① DMNの機能的ハブ

3つの**機能的ハブ**は自己の情報に関連する．1つ目は，**後部帯状皮質** posterior cingulate cortex（**PCC**）と**楔前部**で，ボトムアップの注意と記憶や知覚からの情報を組み合わせている．PCCの腹側部は，自己と他者に関する課題，過去の想起，未来の想像，概念処理や空間ナビゲーションなどの課題で活性化される．PCCの背側部分は，不随意の意識と覚醒に関与する．2つ目の**内側前頭前野** medial prefrontal cortex（**mPFC**）は，個人情報，自伝的記憶，将来の目標や出来事，家族など身近な人に関する意思決定など，自己処理に関する意思決定に関与する．mPFCの腹側部は，ポジティブな感情情報や内的に評価された報酬に関わる（→第7章3項，226頁）．3つ目のハブは**下頭頂葉**の**角回**で，知覚，注意，空間認知，行動を結びつけ，エピソード記憶の想起をサポートする．

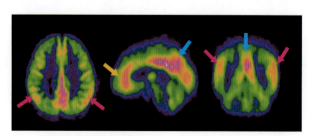

図1　覚醒安静時での脳血流
MRIを用いたarterial spin labelingによりデフォルトモードネットワーク（DMN）の主要なハブである後部帯状回から楔前部（➡），内側前頭前野（➡），下頭頂葉（➡）での血流増加がみられる．

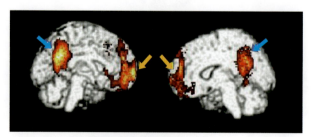

図2　しりとり課題時の脳血流低下
MRIを用いたarterial spin labelingにより，しりとり課題時に後部帯状回から楔前部（➡）および内側前頭前野（➡）で血流低下がみられる．

②背内側領域のサブシステム

背内側領域の4つのサブシステムは，他者について考えることに関連する．1つ目は背側mPFCで，他人の行動の目的を決定したり，推論したりするような社会的指向の思考に関与する．2つ目は側頭頭頂接合部で，「心の理論」として知られる他者に関する信念を反映している．3つ目は外側側頭葉で，社会的な意味や概念的な知識の検索に関係している．4つ目は前側頭極で，とくに社会的な概念情報を抽象化する．

③内側側頭領域のサブシステム

内側側頭領域の4つのサブシステムは自伝的記憶と未来のシミュレーションに関連する．1つ目は，新しい記憶を形成する海馬で，過去を思い出したり，未来を想像したりするのに関わる（➡第3章20項，96頁）．2つ目は海馬傍回で，空間や情景の認識とシミュレーションに関わる．3つ目は脳梁膨大後部皮質で，空間ナビゲーションに関わる．4つ目は，聴覚，視覚，体性感覚の情報と注意の接合部を形成する後下頭頂葉である．

これらのDMN領域は，常に同じ活動パターンを示すわけではない．PCCとmPFCは比較的共同して活動するが，下頭頂葉皮質，外側側頭葉皮質，海馬などの他の領域の活動は，課題の要求に応じて変化する[3]．

3）病態生理

DMN関連で最も注目すべき疾患は，**アルツハイマー病** Alzheimer's disease（**AD**）である．ADでは，アミロイドβ（Aβ）の蓄積，側頭葉内側部で目立つ脳の萎縮，および脳の血流や代謝の低下がみられ，とくにDMNの機能中枢であるPCCと楔前部，mPFC，下頭頂小葉で血流や代謝の低下が顕著である[4]．アミロイドの蓄積もPCCと楔前部およびmPFCで目立つ．また，これらの領域間の機能的結合性は，健常者に比べて著しく低下している．さらに，Aβの蓄積や認知機能の低下がなくても，ADの最大の遺伝的危険因子であるアポリポタンパク質E4遺伝子の有無によって，DMNの機能的結合が異なることがわかっている．したがって，脳機能イメージングを用いてDMNを調べることで，ADの発症リスクの判定や，ADによる認知機能低下の程度を客観的に評価できる可能性が示唆されている．

4）修飾

覚醒安静時のDMNノード間の機能的結合性は，通常では強いが，睡眠不足や鎮静薬によってDMN内の結合性は低下する．軽い非レム睡眠時には，mPFCと下頭頂皮質におけるDMNの活動減少が観察される．深い非レム睡眠時には，DMNの不活性化がPCCと楔前部，mPFC，頭頂側頭葉皮質で顕著になる．プロポフォールなどの鎮静薬は，楔前部と下頭頂葉におけるDMNの非活性化を誘導する．

［文献］

1) Raichle ME：The brain's default mode network. Annu Rev Neurosci 38：433-447, 2015
2) Buckner RL, et al：The brain's default network：anatomy, function, and relevance to disease. Ann N Y Acad Sci 1124：1-38, 2008
3) Uddin LQ, et al：Functional connectivity of default mode network components：correlation, anticorrelation, and causality. Hum Brain Mapp 30：625-637, 2009
4) Matsuda H：Role of neuroimaging in Alzheimer's disease, with emphasis on brain perfusion SPECT. J Nucl Med 48：1289-1300, 2007

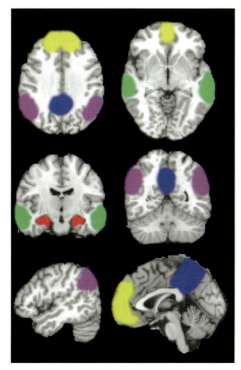

● 後部帯状皮質，楔前部，脳梁膨大後部皮質
● 内側前頭前野：背側，腹側
● 下頭頂葉
● 外側側頭葉，側頭極
● 海馬，海馬傍回

図3　デフォルトモードネットワーク（DMN）領域
DMNは主要ハブ3領域とサブシステム領域からなる．

3. 統合失調症では，対人・自我機能と認知と意欲に症状が現れる

統合失調症の症状

統合失調症は，有病率が0.7%の頻度の高い疾患で，10歳代後半〜30歳代に発症することが多い．

統合失調症の症状は，次の3群にまとめられる．

① **陽性症状**：自分を悪く評価し，言動を命令する幻声（**幻覚**）や，何者かから注目を浴び迫害を受けるという被害妄想（**妄想**），行動や思考における主体感や自他境界の喪失（**自我障害**），幻覚妄想や自我障害についての自己認識の困難（**病識障害**）．

② **陰性症状**：意欲や自発性の低下，目標に向けて思考や行動を組織する障害（**不統合**）．

③ **認知機能障害**

陽性症状が強まる急性期を繰り返す慢性的な経過をたどり，陰性症状や認知機能障害のために日常生活や対人関係や職業生活に困難を経験することが多い．

陽性症状

幻覚は，聴覚についての幻覚（**幻聴**）で，人の声のことが多く（**幻声**），本人を批判・批評する内容や本人の様子を見透かす内容が多い．妄想は，他人が悪意をもって本人を迫害するという内容が多く，**被害妄想**と総称する．**自我障害**は，「考えや体を操られる」（**作為体験**），「自分の考えが知れわたっている」（**考想伝播**）など，思考や行動における能動感・自己所属感・自他境界が障害される．これら幻覚・妄想や自我障害は，脳機能としての対人関係システムや自我機能システムの機能失調が背景にある．

陰性症状

陰性症状は，会話や行動・感情・意欲の領域で認められる機能の喪失で，「日常生活や社会生活のなかで適切な会話や行動や作業をすることが難しい」という生活障害の形で表れる．

会話や行動については，話のピントがずれる，相手の話や考えがつかみにくい，作業のミスが多い，行動の能率が悪いなどの形で認められる．注意を適切にはたらかせ，記憶の読み出しを行いながら，会話や行動を目標に向けてまとめあげるという，目標指向性の知的な機能が障害される症状である．

感情についての症状は，自分と他人の感情のいずれにも認められる．自分については，物事に適切な感情がわきにくく，感情をうまく表現できずに表情が乏しく硬い．他人の感情については，その理解が苦手になり，相手の気持ちに気づかなかったり，誤解することが増える．

物事を行うために必要な意欲にも影響が現れる．日常生活においては，仕事や勉強への意欲がわきにくく何もせずに時間をすごす（**無為**），洗面や入浴などの自身の清潔にかまわず，部屋を乱雑なままにする（**身辺処理への影響**），として現れる．

対人関係については，他人と交流をもとうとする意欲，会話をしようとする意欲が乏しくなり，無口で閉じこもった生活となることがある（**自閉**）．

認知機能障害の症状

認知機能は，背景となる脳機能に応じて，物を対象とする**神経認知** neurocognition，人を対象とする**社会認**

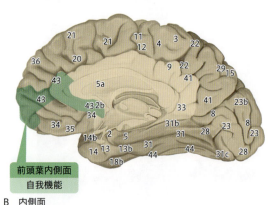

図1 髄鞘化が遅い高次連合野の脳部位とその機能

髄鞘化が徐々に進行し遅い時期に成熟する脳部位は，対人関係や実行機能や自我機能など，統合失調症で認められる症状と関連する機能を担っており，統合失調症の脳画像検査において変化が認められる．

この図の領野番号はPaul Flechsigが髄鞘形成の順序に基づいて皮質領野を区分した研究によるもので，細胞の層構造に基づいて区分したブロードマン（Brodmann）の領野番号とは異なっている．

（Flechsig PE：Anatomie des menschlichen Gehirns und Rückenmarks auf myelogenetischer Grundlage. G. Thieme, 1920を元に作成）

知 social cognition，自分を対象とする**自己認知** self recognition に分けることができる．

物を対象とする神経認知については，注意や記憶など広い範囲の認知領域に障害を認め，その程度は言語の即時再生（言われたことを忘れてしまう）と処理速度（物事の認知や行動が遅い）で強く，また**作業記憶**や**実行機能**の障害（目的に向けて効率的に行動できない）が統合失調症に特徴的とされることがある．人を対象とする社会認知には，対人関係の領域と社会生活の領域が含まれ，そのいずれにも障害を認める．

神経認知と社会認知についての当事者の体験は，「いくつもの仕事を一緒に言われると，混乱してうまく整理できなくなり，すると焦りだけが出てよけい混乱し，普通のことまでできなくなる」と実感されるもので，気分や意欲の体験と一体になっている．陽性症状で述べた病識障害は，自己認知の障害と考えることができる．

脳構造としての病態

陽性症状・陰性症状・認知機能障害という統合失調症の症状は，**対人関係・自我機能・表象機能**という，人でとくに発達した脳機能の障害を反映している．これらは脳構造や脳機能と関連させて考えることができる．

大脳皮質の**髄鞘化**が進む時期は脳部位により異なる．一次の感覚野や運動野では出生時にほぼ完成しており，**高次連合野**は思春期ごろまで進行する（図1）．

髄鞘化が遅い高次連合野の機能は，対人関係（側頭連合野），自我機能（前頭葉内側面），自己身体像（頭頂連合野），実行機能・表象機能（前頭連合野）であり，統合失調症の症状の背景にある機能と対応している．

実際，統合失調症の脳 MRI 研究からは，脳構造に軽度の変化があることが知られている．全脳体積が平均より約3％小さく，その変化は灰白質で大きく，前頭前野・側頭葉・辺縁傍辺縁系で大きい．これらの脳部位は，上記の髄鞘化が遅い脳部位と一致している．

統合失調症の発症が**思春期**から青年期に多いことは，こうした脳部位の成熟時期と関連すると想定される．対人関係・自我機能・表象機能を担う脳機能に脆弱性がある人において，それを健康な脳機能が代償できた時期が過ぎ，人間関係と表象操作が複雑化し，それを担う脳機能が発達する思春期から青年期に至ると，複雑化する処理を支えきれずに，統合失調症が発症すると想定できる．

組織学的には，統合失調症において**シナプス**数の減少が示唆されており，脳構造変化は細胞レベルやシナプスレベルでの変化を背景としたものと推測されている．

脳機能としての病態

統合失調症の幻覚妄想や自我障害の症状の治療薬である**抗精神病薬**は，共通して**ドパミン D2 受容体**の拮抗作用をもつ．そのことから，ドパミン系の過活性，とくにシナプス前細胞からのドパミン放出の亢進が辺縁系で生じることが，幻覚妄想や自我障害の病態であると考えられている（図2）．陰性症状と関連する**前頭葉**においては，ドパミン系の低活性があるとの想定がある．そうしたドパミン系の変化をもたらす上流の変化として，グルタミン酸系やGABA系，修飾要因としてセロトニン系などの関与が考えられている（➡第2章8項，54頁）．

幻覚や妄想の認知心理学的メカニズムとしては，思考や表象について自分が内部で生成したものと外界に由来するものを弁別する中枢モニター機能の障害が想定されている．自身が内部で生成した思考や表象を外界に由来すると誤って受け取ると，幻覚や妄想として体験されるとするものである．その機構として，自己の行動や思考を**フィードフォワード制御**している脳機構（未来の予測）の機能失調が想定されている．脳のドパミン系は報酬予測誤差を表現しており，フィードフォワード機構の1つと考えられる（➡第6章5項，218頁）．それは個体としては，意思決定における報酬の主観的価値を現している．このような仕組みで，ドパミン系の機能失調は幻覚・妄想や自我障害という臨床症状と関連している．

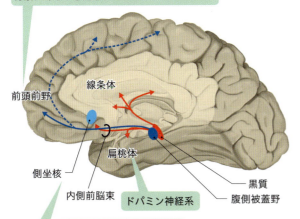

図2　脳機能としての統合失調症の病態
ドパミン神経系の機能の変化が，統合失調症の陽性症状（赤矢印）・陰性症状（青矢印）の病態の背景にあると考えられている．

[参考文献・資料]

統合失調症を一般向けに紹介した本に，『マンガでわかる！ 統合失調症』（日本評論社）がある．より詳しい内容が，日本統合失調症のホームページで「統合失調症の基礎知識」として公開されている．統合失調症の神経科学については，日本神経科学学会のサイト『脳科学辞典』の「統合失調症」「幻覚」の項目で紹介されている．

4. 双極症とうつ病は，気分の障害である

気分障害の症状と経過

双極症とうつ病を合わせて**気分症**という．両者は同じ抑うつ状態を伴うが，双極症では躁または軽躁状態を伴うことが特徴である．

以前は躁うつ病と呼ばれていた双極症は，家庭や仕事に支障をきたす躁状態を伴う**双極症Ⅰ型**と，気分が高揚して眠らなくても平気となるが，社会生活に障害をきたさない程度の軽躁状態と抑うつ状態を伴う**双極症Ⅱ型**に分けられる．治療せずに躁状態を繰り返すと，人間関係や社会的信用が損なわれるが，薬物療法と心理社会的治療により，コントロールできる場合が多い．

うつ病の生涯罹患率は，世界的には約15％，わが国では約7％である．一方，双極症は，世界的には約1％，わが国では約0.6％と報告されている．

うつ病は，ゲノム，養育環境，ストレス，身体的要因など，多くの要因が複合的に関与している．一方，**双極症**にはゲノムの関与が大きいが，胎生期の環境（妊娠中のインフルエンザ感染など）も関与している．

抑うつ状態は，筆舌に尽くしがたいほどのうっとうしい気分が一日中，毎日毎日続く抑うつ気分と，あらゆることに興味をもてず，何をしても楽しいと思えない，興味・喜びの喪失を中核症状とする．その他，不眠，食欲低下，疲れやすい，動作がゆっくりになってしまう（**精神運動制止**），自責感，集中できない，自殺念慮といった症状が現れる．

躁状態では，気分が爽快となり，眠らずに動き回り，休みなくしゃべり続け，活動的となる．しかし，集中できないため，仕事がはかどるわけではない．高額な買い物で多額の借金を作ったり，法的な問題を起こし，社会的信用を失うことも多い．重症の場合は，超能力があるといった誇大妄想もみられる．一方，**軽躁状態**では，他者からも明らかにいつもと違うことがわかるが，躁状態のように周囲に迷惑をかけたりすることはない．

うつ病は，約半数では一生に一度のエピソードで終わるが，双極症は，ほとんどの場合再発する．双極症は，再発を繰り返すと，次の再発までの期間が短くなっていくという特徴がある．

治療方法

1）薬物療法

うつ病に有効な治療は，抗うつ薬であり，セロトニン選択的取り込み阻害薬，セロトニン・ノルアドレナリン取り込み阻害薬，α2受容体阻害薬，三環系抗うつ薬など，いくつかの種類があるが，いずれもシナプス間隙のモノアミン（セロトニン，ノルアド

レナリン，ドパミン）を増加させることを介して，BDNF（Brain–Derived Neurotrophic Factor，**脳由来神経栄養因子**）を増加させることがその作用機序と考えられている（➡第2章6項，50頁）．

双極症には，気分安定薬と呼ばれるリチウムおよび3つの抗てんかん薬（ラモトリギン，バルプロ酸，カルバマゼピン），非定型抗精神病薬であるクエチアピン，オランザピン，アリピプラゾール，ルラシドンが使われる．うつ病に用いられる抗うつ薬は，躁転や急速交代化を招くリスクがあるものもあり，なるべく使わないほうがよいとされている．

とくに第1選択薬であるリチウムは，躁状態と抑うつ状態を改善する効果，躁状態・抑うつ状態を予防する効果に加え，自殺を予防する効果もある．

また，麻酔薬であるケタミンを低用量で用いることにより，即効性の抗うつ効果が得られることが注目されている．ケタミンは樹状突起スパインを増加させる．

2）電気けいれん療法

電気けいれん療法（ECT）は，両疾患の抑うつ状態に有効であり，抗うつ薬の効果が1〜2週間後に初めて観察されるのに対し，1週間以内に効果を発揮する．ECTの作用機序については，抗うつ薬と同様にBDNFを増加させること，受容体を脱感作させること，（けいれんに対する適応的変化として）神経細胞の膜電位が深くなることなどが考えられている．

病態

1）うつ病の発症メカニズム

抗うつ薬やECTがBDNFを増加させることに加え，ストレスにより**樹状突起スパインの減少**が起こることから，うつ病で樹状突起スパインが退縮し，抗うつ治療はこれを改善させるといううつ病の**神経可塑性仮説**が生まれた．死後脳研究においても，生前の抑うつ状態の強さとスパイン蛋白減少が関連していることが報告されている．最近の in vivo 二光子顕微鏡を用いた研究により，ストレスが前頭葉神経細胞の樹状突起スパインを退縮させ，抗うつ治療によりこれが改善することが示されている．また，抗うつ治療の結果，新たに生じたスパインのみを破壊することにより，抗うつ作用の維持が阻害されることがわかった[1]．これらの研究より，動物実験のレベルでは，樹状突起スパインが減少することが抑うつ状態と関連していることが示唆される．

ただし，ストレスによる樹状突起スパインの変化は，前頭葉や海馬では減少することが知られている一

方，側坐核，扁桃体といった情動関連脳部位において
は逆に増加することが報告されている（図1）．うつ
病・双極症における機能的MRI（fMRI）では，恐怖表
情刺激に対する扁桃体の賦活が亢進し，前頭葉の賦活
が抑制されていることが報告されている．

抑うつ状態では，全か無か思考，過剰な一般化と
いった認知の特徴を示すことが知られているが，これは
「闘争か逃走 fight or flight」と呼ばれるような二律背反の
解を与える，情動的な情報処理といえる．自然環境の中
では，敵に狙われているといった危機的環境の中で生き
延びるためには，情動的な情報処理を優勢にしたほうが
生き残る確率が高くなると想像される．うつ病において
は，慢性ストレスに対する脳の適応的変化として，認知
関連脳部位の樹状突起スパインの減少，情動関連脳部
位の樹状突起スパインの増加が起こり，認知/情動バラ
ンスが情動側に傾いている，と解釈することができる．

2）双極症の発症メカニズム

うつ病研究が抗うつ薬の作用機序とストレスによる
脳の変化の研究を中心としている一方，双極症におい
ては，**ゲノム解析**がスタートとなる．双極症のゲノム
ワイド関連研究（GWAS）では，4万人以上の双極症
例の解析において，64の関連するゲノム遺伝子座が
特定された．双極症のリスク遺伝子には，Ca^{2+} チャネ
ル，シナプス，神経伝達物質放出，神経新生などに関
わる遺伝子が多かった．

一方，われわれは患者とその両親の354家系で *de
novo* 変異を調べ，患者では，一般人口では機能喪失
変異がほとんどみられない遺伝子群に，機能喪失変異
が多いことを見いだした．そして，タンパク質機能障
害をもたらす変異は，Ca^{2+}，シナプス，神経伝達物質
放出，成長因子への応答など，神経細胞で中心的な役
割を果たす遺伝子に多いことがわかった[2]．双極症を
伴うことのある遺伝病にはダリエ（Darier）病，ウォル
フラム（Wolfram）病，慢性進行性外眼筋麻痺 chronic
progressive external ophthalmoplegia（CPEO）などがある

が，これらはいずれも小胞体およびミトコンドリアと
いう，細胞内 Ca^{2+} ストアとして機能する**細胞内小器官**
の疾患である．これらの原因遺伝子の変異マウスの研
究から，これらの遺伝子の変異により，神経細胞の興
奮性が高まり，モノアミンが過剰に分泌される場合が
あることがわかった．また，CPEOの原因遺伝子であ
るポリメラーゼγ（Polg）の変異マウスは，反復性うつ
状態，抗うつ薬による躁転を示し，リチウム治療中は
うつ状態の回数が減った．このマウスの解析から，
Polg変異に伴うミトコンドリアDNA変異蓄積が多く
みられる脳部位を探索した結果，視床室傍核に最も多
くの変異が蓄積していることがわかった[3]．視床室傍
核の刺激により，同様の反復性低活動状態が誘発され
たことから，視床室傍核は双極症の原因脳部位である
可能性が示唆された．**視床室傍核**は，セロトニン神経
の投射を受け，恐怖に関わる扁桃体と報酬に関わる側
坐核を同時に刺激している部位である（図2）（➡第3
章15項，86頁）．視床室傍核の過剰興奮が双極症に
関わっているとすると，この疾患がうつ・躁両極の症
状を示すことを説明できるかもしれない[3]．

気分安定薬であるリチウムには細胞内 Ca^{2+} 濃度上昇
を抑える作用があり，バルプロ酸は視床室傍核に多く
発現するT型 Ca^{2+} チャネルの阻害薬である．双極症
のうつ状態に有効な抗精神病薬は，すべてセロトニン
受容体遮断作用をもつことから，治療薬にはこの経路
を抑える働きをもつ可能性が考えられる[4]．

［文献］

1) Moda-Sava RM, et al：Sustained rescue of prefrontal circuit dysfunction by antidepressant-induced spine formation. Science 364：eaat8078, 2019
2) Nishioka M, et al：Systematic analysis of exonic germline and postzygotic de novo mutations in bipolar disorder. Nat Commun 12：3750, 2021
3) Kasahara T, et al：Depression-like episodes in mice harboring mtDNA deletions in paraventricular thalamus. Mol Psychiatry 21：39-48, 2016
4) Kato T：Current understanding of bipolar disorder：Toward integration of biological basis and treatment strategies. Psychiatry Clin Neurosci 73：526-540, 2019

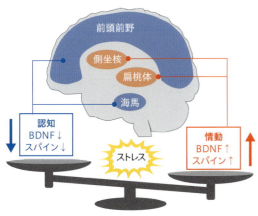

図1　うつ病と神経回路再編成

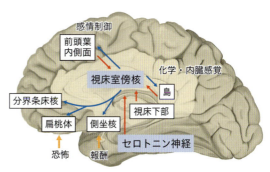

図2　視床室傍核をめぐる神経回路

視床室傍核からみて遠心性を→，求心性を→で示す．

第8章　脳の高次機能障害

5. 自閉スペクトラム症には，独特の認知特性がある

自閉スペクトラム症とは

自閉スペクトラム症 autism spectrum disorder（ASD）とは，脳の器質的な異常を基盤として，社会的コミュニケーションや相互関係の障害や限定された反復する様式の行動，興味，活動，感覚の問題などの特徴が，2～3歳程度の幼児期から生涯にわたってみられる神経発達障害/神経発達症の1つである．ASDの有病率は，概ね1～2％程度と考えられており，男女比は2～5：1で男性に多い．

以前は，言語や知的発達の遅れの有無などによって，自閉症，高機能自閉症，アスペルガー症候群などといった分類がなされていたが，最近は，その表現型の連続性や不均一性から，それらをまとめて自閉スペクトラム（連続体）症としている場合が多い．

自閉スペクトラム症の特徴

ASDの行動上の特徴を，**表1**にまとめた．社会的コミュニケーションや社会的相互反応の持続的な欠如，および行動，興味，または活動の限定的で反復的なパターンといった中核的な特徴に加え，非定型的な言語発達や運動の問題など，中核的ではないが関連する特徴がある．

病態・病因

ASDの病態や病因に関しては，いまだ解明されていない点が多い．病因としては，遺伝要因と環境要因の相互作用が考えられている．

神経解剖学や神経生理学的研究から，ASDの主要な病態モデルの1つとして，シナプス異常が提唱されている．近年のゲノム解析によりASD関連遺伝子が100以上同定されており，これらの遺伝子の多くはシナプス結合や神経伝達物質の調整に関与していると考えられている．環境要因としては，胎内環境（低酸素など）や周産期合併症（早産など）などが考えられている．

認知特性

ASDに特有の認知特性を，**表2**にまとめた．社会的認知や社会的知覚，実行機能，ボトムアップとトップダウン（局所 vs. 全体）の情報処理といった認知特性が，ASDに特異的な行動特徴や認知的構成要素に影響すると考えられている．

脳画像研究

ASDの病態や病因に関連する脳の責任部位やメカニズムを解明すべく，MRI（磁気共鳴画像），PET

表1　自閉スペクトラム症の行動上の特徴

中核的な特徴	中核的ではないが関連する特徴
I. 社会的コミュニケーションおよびさまざまな状況における社会的相互反応の持続的な欠如	I. 非定型的な言語的な発達および能力
・社会的・情緒的な相互関係の欠如 ・社会的相互反応で用いる非言語的コミュニケーション行動の欠如 ・交流関係を理解し，維持・発展させることの欠如	・6歳未満：しばしば理解力の面で遅れがみられ，音韻や文法に困難を抱える ・6歳以上：言語表現や意味論，語用論において独特さがみられるが，早期に見られた音韻や文法の問題は相対的に目立たなくなる
II. 行動，興味，または活動の限定的で反復的なパターン	II. 運動の問題
・固定的または反復的な動作，物の使用，または会話 ・同一性，ルーチン，または言語または非言語的行動への儀式的なパターンへの固執 ・非常に限定されて固定的な興味に，尋常でなく熱意をもったり集中したりする ・感覚刺激への過剰または低い反応，または環境の感覚面への過度な関心	・運動の遅れ：筋緊張低下，緊張病，協調性，動作の準備と計画，実践，歩行，バランスの障害
	III. 細部への過剰な集中

表2　自閉スペクトラム症に関連する行動特徴や認知的構成要素

I. 社会的認知と社会的知覚	II. 実行機能	III. ボトムアップとトップダウン（局所 vs. 全体）の情報処理
【行動特徴】 非定型的な社会的交流および社会的コミュニケーション	【行動特徴】 反復的で固執した行動，非定型的な社会的交流および社会的コミュニケーション	【行動特徴】 特異的な感覚知覚処理，細部への過集中，限定的な興味と反復的行動，非定型的な社会的交流および社会的コミュニケーション
【認知的構成要素】 感情知覚，生物学的動作の知覚，顔の情報処理，視線とアイコンタクト，共同注視，社会的注意とオリエンテーション，社会的動機，社会的報酬プロセス，非言語的コミュニケーション，感情の共感と同情，模倣，ふり遊び，自己認知，失感情症（自身の感情を理解したり表現することが困難）	【認知的構成要素】 注意の切り替えの困難さ，認知の柔軟性の乏しさ，ワーキングメモリーの低さ，計画・抑制性のコントロールの困難さ，次世代育成能力の乏しさ	【認知的構成要素】 全体 vs. 局所の知覚機能（優れた局所的な感覚知覚処理）の特異性，中枢統合（全体 vs. 局所の選択）の弱さ，システム化（ルールに基づいたシステムの構築への衝動，ルールに基づいたシステムを理解する能力，事実に基づく知識）の特異性

（ポジトロン断層法），脳波，MEG（脳磁図）などさまざまな神経解剖・神経生理学的研究が行われている．

ASDに関するMRI研究について**表3**にまとめた．ASD児では定型発達児と比べて，脳全体（とくに前頭葉・側頭葉領域）の体積が大きいことが広く報告されている．一方で，前頭葉・側頭葉・頭頂葉に非定型的な皮質の菲薄化がみられるという報告もある（**図1**）．これを説明する仮説として，生後間もなく脳で過剰に産生されたシナプス結合が成長の過程で最適化されていく「シナプスの刈り込み」過程が，ASDではうまく機能していないことが考えられている．

ASDでは，機能的結合性などの非定型性も多くのMRI研究で報告されており，定型発達とは異なる神経回路で情報処理していることが示唆されている．ASDでは，視覚・聴覚・触覚などさまざまな感覚刺激を受けた際，不安や恐怖などの情動処理に関わる扁桃体の活動が定型発達よりも高まることや，それらの感覚刺激に順応しにくいことが報告されている

（➡第3章21項，98頁）．また，聴覚過敏に関して，ASDでは微弱な聴覚刺激に対する聴覚性驚愕反応が亢進しているとの報告もある．

治療・対応

ASDの治療・対応法は，年齢によって異なる．非薬物療法と薬物療法があるが，いまだ根本的治療法は見つかっていない．

薬物療法としては，ASDの中核症状に対する効果は期待できないが，易刺激性や不眠などの症状に対して向精神薬が使用されることがある．

非薬物療法としては，幼小児期は療育が治療の主体となっている．療育とは，発達の遅れや発達障害のある児童に対し，個々の障害の程度や特性に応じて，医療と教育の両方面から支援することをいう．成人後は，障害特性に配慮した環境調整や，必要に応じた支援を継続することで，うつ病や不安障害などの二次障害を防ぎ，よりよい社会適応を保つことが可能となる．

表3　自閉スペクトラム症の主なMRI研究のまとめ

Ⅰ. 構造的MRI	Ⅱ. 拡散テンソル画像	Ⅲ. 安静時機能的MRI
・皮質：全脳の灰白質と白質の体積の増加，前頭側頭領域の灰白質と白質の体積の増加，前帯状皮質の増加，前頭葉と側頭葉と頭頂葉の非定型的な皮質の菲薄化 ・小脳：総体積の増加，灰白質の体積の増加，白質の密度の低下 ・扁桃：年少児ほど両側の体積が増加，扁桃体の発達の過程は全脳の体積全体の発達過程に従う ・脳梁：全体の体積の減少，局所的な体積の増加 ・大脳基底核：尾状核の体積の増加，非定型的な形状の構造 ・海馬：年少児における両側海馬の体積の増大，右側海馬の肥大，年長児では大きさに違いはない	・脳全体，前頭葉，弓状束，脳梁全体，前視床放線における**異方性比率（FA）**の減少 ・年少児における弓状束，脳梁全体におけるFAの増加 ・脳全体，前頭葉と側頭葉，および脳梁全体における**平均拡散能（MD）**の増加	・デフォルトモードネットワーク（DMN）における機能的結合の変化 ・線条体皮質回路，楔前部，帯状皮質および側頭前頭回路における結合の強化 ・前頭領域と後頭領域の結合の減弱

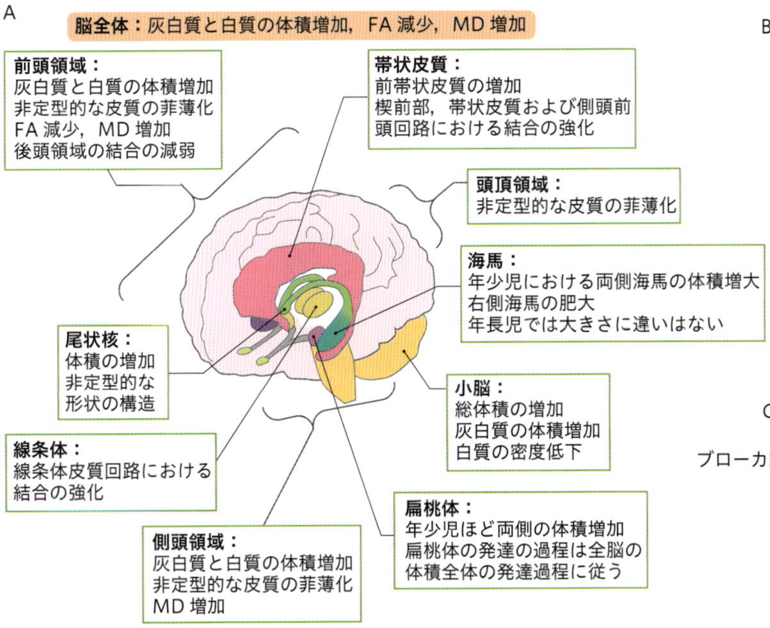

図1　自閉スペクトラム症のMRI研究の概要
自閉スペクトラム症では，前頭・側頭領域を中心に脳内の体積や機能的結合性などの非定型性が多くのMRI研究で報告されており，定型発達とは異なる神経回路で情報処理していることが示唆される．FA：異方性比率，MD：平均拡散能．

6. 依存性の薬物は，脳内の報酬回路を駆動する

　「依存」という言葉は，米国精神医学会の診断基準であるDSM-5では廃止されており，物質関連障害および嗜癖性障害という大分類において，化学物質の問題は**物質使用障害**と称されている．依存の上位概念には**嗜癖（アディクション）**という概念もある．英語の訳し方の問題もあり，用語はやや混乱あるいは曖昧な状況であるが，ここではいわゆる薬物依存は，物質使用障害に該当するものとし，覚醒剤依存，麻薬（オピオイド），睡眠薬の依存について概説する．

脳内の報酬回路

　アルコールやニコチンといった嗜好品から，覚醒剤や麻薬，睡眠薬といった違法あるいは使用に厳格な管理が必要とされるような薬物まで，依存対象となるような物質は，概ね脳内の報酬回路に作用することが知られている．

　中脳におけるドパミンニューロンの起始核は大きく分けて**黒質**と**腹側被蓋野**に分布している．このうち，黒質からのドパミンニューロンは線条体に投射し，黒質-線条体路を形成する．**黒質-線条体路**はおもに運動機能に関与している（➡第3章26項，108頁）．一方，腹側被蓋野のドパミンニューロンは，大脳皮質に投射するものは中脳-皮質路を形成し，辺縁系に投射するものは中脳-辺縁系路を形成する．**中脳-皮質路**はさまざまな認知機能に深く関わっているのに対して，**中脳-辺縁系路**は情動，とくに快の情動に深く関わっていることから**報酬系**あるいは**報酬回路**と呼ばれる（➡第6章5項，218頁）．中脳-皮質路も報酬の脳内処理に関わっていることから，中脳-辺縁系路に中脳-皮質路を加えたものを，広義の脳内の報酬回路と呼ぶ（図1）．

覚醒剤・コカイン

　覚醒剤は，一般にメタンフェタミンやアンフェタミンを指し，覚醒剤取締法の対象となっている．わが国で乱用されたり，依存対象となっている覚醒剤はおもにメタンフェタミンである．アンフェタミンの薬理作用にはまだ，よくわかっていない面もあるが，次のような作用機序が考えられる（図2）．

① ドパミントランスポーターの阻害によって，シナプス間隙のドパミンの再取り込みを阻害して，ドパミン濃度を高める．
② ドパミントランポーターを逆流させ，細胞内のドパミンをシナプス間隙に放出させる．
③ 神経終末内の**シナプス小胞モノアミントランスポーター2** vesicular monoamine transporter 2（VMAT2）を阻害し，小胞内のドパミンを細胞質へ放出させ，最終的に，細胞外に放出させる．しかし，ドパミンを細胞質から細胞外に放出させる詳しいメカニズムは十分に解明されていない．

　コカインは，ドパミントランスポーターに作用して再取り込みを阻害することで，ドパミン放出量を増加させる．

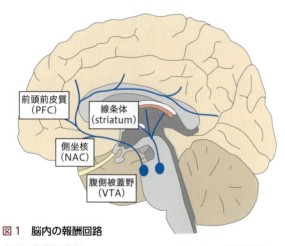

図1　脳内の報酬回路
中脳の**腹側被蓋野** ventral tegmental area（VTA）に起始核をもつドパミンニューロンは，おもに**側坐核** nucleus accumbens（NAC）と**前頭前皮質** prefrontal cortex（PFC）に投射する．腹側被蓋野のドパミンニューロンが刺激されると，投射先の側坐核内のドパミン神経終末からシナプス間隙にドパミンが放出され，ドパミン受容体を刺激することにより多幸感や陶酔感が得られる．

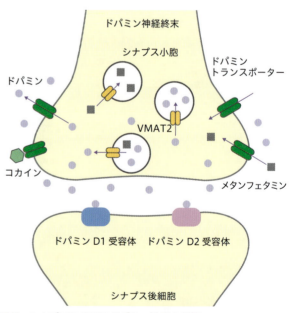

図2　シナプスにおけるドパミン放出の制御
ドパミンはVMAT2を介してシナプス前の神経細胞で小胞に貯蔵される．シナプス間隙に放出されたドパミンは，シナプス後のドパミンD1，D2などのドパミン受容体に結合するとともに，ドパミントランスポーターによって再取り込みをされる．

麻薬

通常は，モルヒネやヘロインのようなケシから生成されるオピエートやオピオイドを指す．鎮痛作用があるため，モルヒネやフェンタニルといったオピオイドは難治性疼痛やがん性疼痛の治療にも使われている．

米国では，終末期医療で使用されていたオピオイド鎮痛薬を改良した鎮痛薬が市場で比較的簡単に使用されるようになって以降，オピオイド鎮痛薬の乱用と依存が社会問題になり，2019年には約7万人が薬物の過剰摂取で死亡し，そのうち約5万人がオピオイドの過剰摂取で死亡しており，**オピオイド危機**と呼ばれている．

オピオイドの依存形成のメカニズムは十分にはわかっておらず，今も研究対象であるが，腹側被蓋野のドパミンニューロンを抑制性に制御しているGABA介在ニューロン上のμオピオイド受容体に作用し，GABA介在ニューロンを抑制し，その結果，脱抑制によって腹側被蓋野のドパミンニューロンの活動が高まり，側坐核におけるドパミン放出が高まることことが明らかになっている（図3）．

ベンゾジアゼピン系睡眠薬

ベンゾジアゼピン系の睡眠薬（あるいは抗不安薬としても使用され，マイナートランキライザーとも呼ばれる）は，ごく最近まで，最もよく使用される睡眠薬であった．それ以前に使用されていたバルビツール系の睡眠薬に比べて，過剰に摂取しても比較的安全であり，依存形成が比較的しにくいと考えられていたからである．

しかし，臨床現場ではベンゾジアゼピン系睡眠薬への依存が問題になっている．「マイナートランキライザー」という響きから，安全で軽微な作用の薬物という誤ったイメージもあり，内科や整形外科などの身体科で比較的気軽に処方されていると同時に，さまざまな種類があり，複数のベンゾジアゼピン系薬物を複数の医療機関から処方されていることも少なくない．その結果，乱用・依存といった問題に発展する．そのため，依存に詳しい精神科などではかえって，慎重に処方している．

また昨今は，睡眠薬もベンゾジアゼピン系ではなく，依存の懸念が少ないオレキシン受容体アンタゴニストやメラトニン受容体アゴニストの使用が広がってきている．ベンゾジアゼピン系の薬物はGABA$_A$受容体のベンゾジアゼピン結合部位に作用する．その結果，Cl⁻チャネルを開口頻度を高め，Cl⁻の透過性を高め，GABAの神経活動の抑制作用を強める．中枢神経におけるベンゾジアゼピン結合部位には，3つのサブタイプが知られている．それは中枢性のω1，ω2および末梢性のω3である．ω1サブタイプは催眠鎮静作用に，ω2サブタイプは抗痙攣作用，抗不安作用および筋弛緩作用に深く関与しているものと考えられている．ゾルピデム，ゾピクロンなどの薬物はω1サブタイプへの選択性を高めた薬物で，その頭文字をとってZ-drugとも呼ばれ，ベンゾジアゼピン類似薬あるいは非ベンゾジアゼピン系の睡眠薬と呼ばれることもある．筋弛緩作用がない点においては安全ではあるが，「非ベンゾジアゼピン系の睡眠薬」というとあたかも依存性もないかのような誤解を招く．実際にはゾルピデムの依存も大変多く経験する．ベンゾジアゼピン系睡眠薬の依存形成のメカニズムにもよくわかっていない点が多い．

最近の研究によれば，腹側被蓋野においてドパミンニューロンを抑制しているGABA介在ニューロン上のGABA$_A$受容体に作用し，その結果，脱抑制によって腹側被蓋野のドパミンニューロンの活動が高まり，側坐核におけるドパミン放出が高まることが依存形成の一翼を担っていることが示唆されている．

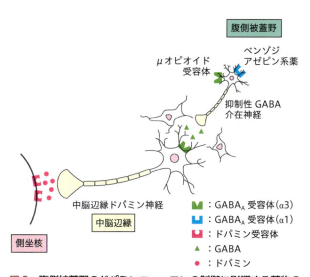

図3　腹側被蓋野のドパミンニューロンの制御に影響する薬物の作用

中脳の**腹側被蓋野** ventral tegmental area（VTA）において，ドパミンニューロンを抑制しているGABA介在ニューロン上にはμオピオイド受容体やGABA$_A$受容体（α1，α3）が発現している．オピオイドはμオピオイド受容体に，ベンゾジアゼピン系の薬物はGABA$_A$受容体（α1）に作用し，GABA介在ニューロンを抑制する．その結果，腹側被蓋野のドパミンニューロンが脱抑制となり，活動が高まり，側坐核においてドパミン放出が促進される．

[文献]

- 宮田久嗣，他（編著）：アディクション・サイエンス．朝倉書店，2019
- Howell LL, et al：Monoamine transporters and psychostimulant addiction. Biochem Pharmacol 75：196-217, 2008
- Koob GF：Neurobiology of Opioid Addiction：Opponent Process, Hyperkatifeia, and Negative Reinforcement. Biol Psychiatry 87：44-53, 2020
- Tan KR, et al：Neural bases for addictive properties of benzodiazepines. Nature 463：769-774, 2010

索引

和文索引

あ
アイオワ・ギャンブリング課題　227
アウエルバッハ神経叢　33
アセチルコリン　36, 54, 179
アセチルコリン受容体　55
圧覚　134
圧差　161
アディクション　254
アデノシン　213
アドレナリン　54
アドレナリン受容体　55
アパシー　219
アブミ骨　159
アブミ骨筋神経　28
アマクリン細胞　147
アミノ酸　54
アミン　54
アルツハイマー病　247
アロマターゼ　240
暗順応　148
暗所視　148
安静時運動閾値　206
暗調細胞　174
アンドロゲン　240
アンドロゲン受容体　241

い
イオンチャネル型受容体　54, 137
イオン濃度　46
イオンの透過性　48
胃枝，迷走神経の　31
意思決定　226
依存　254
一次運動野（M1）　112, 114, 183, 192
一次運動野ニューロン　192, 239
一次感覚細胞　137
一次感覚野　112, 114
一次嗅覚野　173
一次視覚野　113, 153, 154
一次体性感覚野（S1）　113, 114
一次聴覚野　113, 114, 164
一次脳胞　59
一次味覚野　175
一過性脳虚血発作（TIA）　130, 131
意味記憶　235
陰核背神経　18
陰茎背神経　18
陰性症状，統合失調症の　248
インターブロブ　115
インターブロブ細胞　154
咽頭枝，舌咽神経の　29

咽頭枝，上顎神経の　27
咽頭神経叢　29, 30
陰部神経　18
陰部大腿神経　16

う
ヴィク・ダジュール線条　153
ウィスコンシン・カード・ソート・テスト（WCST）　228
ウェーバー症候群　79
ウェルニッケ　231
ウェルニッケ–ゲシュヴィントのモデル　233
ウェルニッケ失語　231, 244
ウェルニッケ野　117, 231, 244
ウェルニッケ–リヒトハイムの図式　232
ウォルフラム病　251
迂回槽　123
うま味　174
運動
　── の階層性　182
　── の分解　84
運動器　138
運動機能　3, 182
運動技能　238
運動再現説　192
運動視　222
運動失調　203
運動神経　2
運動性言語中枢（運動性言語野）　117, 232
運動性失語　232
運動前野　112, 113, 194
　── 背側部（PMd）　194
　── 腹側部（PMv）　194
運動単位　178, 206
運動地図　239
運動ニューロン　7, 60, 68, 178, 200
運動ニューロンプール　178
運動方向選択性　157
運動方向選択性細胞　223
運動方向弁別課題　226
運動盲　223
運動ループ　198

え
衛星細胞　41, 43
会陰神経　18
腋窩神経　15
エストロゲン　91, 240
エストロゲンα受容体　241

エディンガー・ウエストファル核　24, 37, 74
エピソード記憶　97, 216, 235
遠近調節　145, 150
嚥下反射　187
エンケファリン　107, 108
遠視　150
縁上回　111
遠心性　2
遠心性線維　119
延髄　63, 72, 78
延髄根，副神経の　31
延髄網様体　215
延髄網様体脊髄路　77, 191
エンドストッピング　157
遠方視　144
塩味　174

お
横隔神経　10
横橋線維　73
横静脈洞　121, 129
横舌筋　25
横側頭回　111
黄体化ホルモン　93
横中隔　11
嘔吐反射　37
黄斑　145
黄斑回避　152
オージオグラム　166
オキシトシン　90
オトガイ舌筋　25
オピオイド危機　255
オプシン　148
オペラント条件付け　219
オムニポーズニューロン（OPN）　189
オレキシン作動性ニューロン　213
温覚　135
音源定位　134
音源定位機能　167
音素性錯誤　231
温度受容器　138, 140
音波　161, 162

か
回　62
下位運動中枢　183
下位運動ニューロン　182, 200
外核，下丘核の　164
外顆粒層　146
外眼筋　24, 60, 171, 188
外境界層（膜）　146, 147
外頸動脈　126

外頸動脈神経　34
開口反射　187
開口分泌　50
外棍　139
介在ニューロン　68
外耳　158
概日リズム　80, 212, 224
外耳道　158
外終糸　121
外髄板　80
外節，視細胞の　146
外節，淡蒼球の　107
外側核，前庭神経核の　98
外側嗅条　173
外側胸筋神経　13
外側溝　110
外側口，第4脳室の　122
外側膝状体（LG）　82, 85, 152, 154
外側上オリーブ核（LSO）　164, 167
外側脊髄視床路　66, 76, 142
外側前庭脊髄路　77, 170, 191
外側前腕皮神経　14
外側足底神経　18
外側側頭葉　247
外側帯，視床下部の　86
外側大腿皮神経　16
外側中心核　83
外側直筋　25, 188
外側頭頂間野　226
外側半規管　169
外側皮枝　8
外側皮質脊髄路　191
外側腓腹皮神経　19
外側腹側核　84
外側腹側核後部（VLp）　82
外側腹側核前部（VLa）　82, 84
外側毛帯　76, 164
外側野，視床下部の　215
外側隆起核　87
外側裂孔　129
回転加速度　159, 169
外転神経 [Ⅵ]　4, 20, 25, 60, 72
外転神経核　74
外套層　58
回内回外試験　203
海馬　94, 96, 111, 173, 236, 247
灰白交通枝　8, 34
灰白質　63
灰白隆起域　86, 87
海馬交連　118
海馬采　119
海馬台　97
海馬傍回　111, 113, 247
蓋板　58
外包　106
蓋膜　160
海綿間静脈洞　121, 129
海綿静脈洞　121, 129
外網状層　146, 172
外有毛細胞　160, 163

外リンパ　159, 161
下咽頭神経　31
顔ニューロン　223
下オリーブ核　73, 75, 103
下顎縁枝，顔面神経の　28
化学シナプス　50
化学ポテンシャル　46
下下垂体動脈　89
踵膝試験　203
下下腹神経叢　33
下丘　75
蝸牛　159, 160
下丘核　75, 164
蝸牛管　159, 160
蝸牛孔　160
蝸牛軸　160
蝸牛神経　23, 159
蝸牛神経核　74, 76, 164
蝸牛神経節　23
蝸牛マイクロホン　163
蝸牛ラセン管　160
下丘腕　76, 164
角回　111
核間性眼筋麻痺　189
拡散反射　153
覚醒　212
覚醒剤　254
角束　118
角膜　144
下顎神経 [V₃]　27
下顎神経節　34
下顎心臓枝，迷走神経の　31
下顎心臓神経　34
下肩甲下神経　13
下行性制御，聴覚路の　165
下行性伝導路　77, 191
下後頭前頭束　118
下矢状静脈洞　121, 129
下歯槽神経　27
下斜筋　188
下縦舌筋　25
下縦束　118
下神経節　29, 30
下垂体　88
下垂体後葉　89
下垂体後葉ホルモン　90
下錐体静脈洞　129
下垂体前葉　88
下垂体前葉ホルモン　92
下垂体門脈　89
下垂体漏斗　86
下前頭溝　110
下側頭葉皮質　223
課題ネガティブネットワーク　246
下唾液核　29, 74
可聴域　166
下腸間膜動脈神経叢　33
下直筋　188
下直腸神経　18
滑車下神経　26

滑車神経 [Ⅳ]　4, 20, 25, 60, 72
滑車神経核　74
褐色脂肪　211
活性化ゲート　49
活動時運動閾値　206
滑動性追従眼球運動　189
活動電位　48
下殿神経　18
寡動　204
下頭頂小葉　111
下頭頂葉の角回　246
カハール間質核　191
過分極　51
カラム構造，大脳皮質の　115, 154
顆粒細胞　102, 173
顆粒細胞層　155, 173
顆粒層，小脳の　102
ガル　244
加齢黄斑変性　151
眼圧　151
感音性難聴　166
眼窩回　110
眼窩下神経　27
感覚
　　　──の種類　134
　　　──の強さ　136
感覚器官　135
感覚機能　3
感覚細胞の種類　137
感覚障害，宙づり型の　71
感覚神経　2
感覚性言語中枢（感覚性言語野）
　　　　　　　　　　　　　117, 231
感覚性失語　231
感覚線維　68
感覚ニューロン　7, 60
感覚毛　160, 162
感覚様式　134
眼窩枝，上顎神経の　27
眼窩前頭皮質　173
眼窩前頭連合野　227
眼球　144
眼球運動ループ　198
眼球外膜　144
眼球血管膜　144
眼球線維膜　144
眼球中膜　144
眼球内膜　145
眼球壁　144
肝枝，迷走神経の　31
間質核脊髄路　191
眼振　202
眼神経 [V₁]　26
幹神経節　34
間接路　109, 198
間接路ニューロン　108
杆体　146
杆体錐体層　146
眼動脈　126
眼内圧　151

257

索引

間脳　2, 59, 62, 80
眼杯　61
眼プラコード　61
眼胞　61, 146
眼房　145
眼房水　145
甘味　174
顔面神経 [Ⅶ]　4, 20, 28, 60, 72, 174
顔面神経核　28, 74
顔面神経障害　29
眼優位性カラム　115, 154
関連痛　135

き

記憶　234
機械受容器　140
　——, 運動器の　139
　——, 皮膚の　138, 141
疑核　29, 30, 37, 74
気管支枝, 迷走神経の　31
起始核, 脳神経の　74
キスペプチン　91
偽単極性ニューロン　41
拮抗筋　184, 185
拮抗抑制　181
基底外側核群, 扁桃体の　98
基底核　98, 183
基底細胞　174
基底板　160
気導聴力　166
起動電位　137
企図振戦　203
希突起膠細胞　41, 43
キヌタ骨　159
キネシン　45
機能局在　143
基板　58
気分症　250
基本味　174
記銘　234
脚間槽　123
逆向性記憶障害　85
逆向性健忘　236
逆行性輸送　45
嗅覚　134, 172
嗅球　22, 61, 94, 111, 172
球形嚢　23, 159, 168
嗅溝　110
嗅細胞　22
嗅索　173
嗅三角　94, 95, 111
球状核　103
弓状核　87, 210, 215
弓状線維　118
弓状束　118, 232, 233
嗅上皮　22, 172
嗅神経 [Ⅰ]　4, 20, 22, 61, 172
嗅神経層　172
求心性　2
求心性線維　119

　——の分類　141
急性硬膜下血腫　131
旧線条体　106
嗅繊毛　172
嗅内野　96, 173
嗅脳　62, 94
嗅脳溝　111
橋　63, 73
橋核　73, 75, 77
頬筋枝, 顔面神経の　28
橋屈　59
頬骨枝, 顔面神経の　28
頬骨神経　27
胸鎖乳突筋　10, 31
橋小脳　101, 196, 202
胸神経　5, 8, 9
頬神経　27
胸心臓枝, 迷走神経の　31
胸心臓神経　34
胸髄　6
胸髄核　67, 143
強制把握　195
橋中心被蓋野背側部（VTF）　187
橋中心被蓋野腹側部（DTF）　187
協調運動機能検査　203
強直間代発作　132
胸肺枝　34
胸背神経　13
強膜　144
鏡面反射　153
橋網様体脊髄路　77
鋸状縁, 網膜の　145
ギラン・バレー症候群　49
筋萎縮性側索硬化症　201
筋緊張の低下　84
筋固縮　204
筋再現説　192
筋枝　10, 11
筋線維束性収縮　200
筋層間神経叢　33, 43
筋皮神経　14
近方視　144
筋紡錘　68, 139, 180, 184

く

空間記憶　97, 236, 237
空間視経路　222
空間的注意　227
空間認知　222
クーパー・シェリントン細胞　143
屈曲反射　69, 181, 185, 207
クッシング反射　128
屈折異常　150
クプラ　169
クモ膜　6, 120
クモ膜下腔　6, 120, 122, 125
クモ膜下出血（SAH）　131
クモ膜下槽　123
クモ膜顆粒　123
クモ膜小柱　120

クラーク核　67, 143
クラスタリン　151
グリア細胞　41, 42
グリシン　54
グリッド細胞　97
クリューバー・ビュシー症候群　98
グリンパティック系　128
グルタミン酸　51, 54
グルタミン酸受容体　55
グレリン　90, 210

け

頸横神経　10
頸下神経節　27, 28
頸胸神経節　34
頸屈　59
脛骨神経　19
頸枝, 顔面神経の　28
頸静脈孔　20
頸神経　5, 9
頸神経叢　8, 10
頸神経ワナ　10
頸髄　6
痙性麻痺　71, 201
軽躁状態　250
形態視　223
形態認知　222
頸動脈海綿静脈洞瘻（CCF）　131
頸動脈サイフォン　126, 127
頸動脈小体　78, 127
頸動脈洞　127
頸動脈洞枝, 舌咽神経の　29
茎突咽頭筋核, 舌咽神経の　29
茎突舌筋　25
頸反射　186
頸膨大　6, 64
ゲイン調節　196
血圧　78
血液脳関門　128
血管運動中枢　78
血管周囲腔　128
血管条　160
結合腕傍核　75, 76, 175, 215
楔状束　76
楔前部　246
結像　150
楔部　111
ゲノム解析　251
幻覚　248
言語　230
肩甲上神経　12
肩甲背神経　12
言語処理ネットワーク　232
原始的触圧覚　71
幻声　248
幻聴　248
原皮質　94, 112
健忘症候群　85, 96

こ

コア　165
コア型ニューロン　83
溝　62
抗アレルギー薬　213
好塩基性細胞　88
口蓋舌筋　25
後外側核（LP）　83
後外側溝，脊髄の　64
後外側腹側核（VPL）　82
後外側路　65
後角，脊髄の　65, 72
後下頭頂葉　247
後過分極　48
交感神経　32
交感神経幹　34
咬筋反射　187
後交通動脈　127
後硬膜動脈　129
後交連　80
後骨間神経　15
後根　7, 66
虹彩　24, 144
虹彩角膜角　145
後索　65
後索核　75
交叉性伸展反射　185, 208
交叉性複視　189
好酸性細胞　88
後枝，脊髄神経の　7, 9
高次運動野　183
後耳介神経　28
後篩骨神経　26
高次脳機能　3
高次脳機能障害　244
拘縮　201
甲状腺刺激ホルモン　92
甲状腺刺激ホルモン放出ホルモン　90
鉤状束　118
高次連合野　249
抗精神病薬　249
後正中溝，脊髄の　64
後脊髄小脳路　77, 143
考想伝播　248
後大腿皮神経　18
後大脳動脈　127
交通枝，肋間神経の　8
交通枝，鼻毛様体神経の　26
後天性小児失語症　230
後頭下神経　9
後頭葉　62, 110
後頭連合野　113
後内側腹側核（VPM）　82
後内側腹側核小細胞部（VPMpc）　82, 175
後脳　59
後半規管　169
後鼻枝，上顎神経の　27
後腹側核（VP）　82, 84
後部帯状皮質　246
興奮性シナプス後電位　51

興奮性バーストニューロン（EBN）　189
興奮の伝導　49
硬膜　6, 120
硬膜外血腫（EDH）　131
硬膜外葉　121
硬膜枝，迷走神経上神経節の　30
硬膜上腔　6, 120
硬膜静脈洞　121, 129
硬膜内葉　121
後葉，下垂体の　89
後葉細胞　89
交連線維　118
ゴールドマン–ホジキン–カッツの式　47
コカイン　254
呼吸中枢　78
黒質　73, 75, 106, 107, 254
黒質–線条体路　254
黒質緻密部　109, 199
黒質網様部　107, 198
後効果　136
鼓索神経　27, 28, 174
鼓室　158
鼓室階　160
鼓室神経　29
鼓室神経叢　29
後食道神経幹　31
孤束核　28–30, 37, 74, 76, 78, 174, 215
骨導聴力　166
骨半規管　159
骨盤神経叢　33
骨盤内臓神経　33
骨迷路　159
骨ラセン板　160
古典的条件付け　219
ゴナドトロピン　93
古皮質　94, 112
鼓膜　158
固有感覚　135, 143, 180
コリン作動性ニューロン　36, 107, 212
ゴルジ腱器官　139, 180, 184
コルチ器　23, 160
コルチゾル　91, 211
根枝　7
コンダクタンス　48
コントラスト　156

さ

サーカディアンリズム　212
最外包　106
最下内蔵神経　34
鰓弓　38, 60
鰓弓運動核　74
鰓弓器官　38
鰓弓神経　60
サイズの原理　178
細胞体　40
作業記憶　234, 249
作為体験　248
錯語　244

鎖骨下筋神経　13
鎖骨下動脈　126
鎖骨下ワナ　34
鎖骨上神経　10
坐骨神経　18
サッケード　189, 202
サテライトグリア細胞　43
サブスタンス P　107, 108
三叉神経 [V]　4, 20, 26, 60, 72
三叉神経運動核　74
三叉神経主感覚核　26, 74, 76, 142
三叉神経脊髄路核　26, 29, 30, 74, 76, 142
三叉神経節　26
三叉神経中脳路核　26, 74, 143
酸味　174

し

視運動性反応（OKR）　189
ジェンナリ線条　153
耳介　158
視蓋脊髄路　191
耳介枝，迷走神経上神経節の　30
耳介側頭神経　27
耳介軟骨　158
自我機能　249
視覚　134
視覚経路　222
視覚伝導路　152
視覚連合野　153
自我障害　248
耳下腺神経叢　28
耳管　159
弛緩性麻痺　71, 200
色覚　149
　――の情報処理過程　155
色覚異常　149
色素嫌性細胞　88
色素上皮細胞　147
色素上皮層　146
識別的触圧覚　71
四丘体　73, 75
糸球体層　172
軸下筋　7
軸索　40
軸索小丘　40
軸索輸送　45
軸上筋　7
白原抑制　181, 184
視交叉　22
視交叉上核　86, 212, 224
自己認知　249
視索上域　86
視索上核　87, 210
視索前域　86
視索前野　86, 210
思春期　249
視床　62, 80, 82
　――の入出力　82
歯状回　94, 111
視床下核　80, 81, 106, 107, 198

歯状核　103, 105
視床下溝　80
視床下部　62, 80, 86, 90, 210, 214
　—— 後域　87
　—— 前域　86
　—— 前核　87
　—— 中間域　87
　—— の区分　214
　—— 歩行誘発野　187
耳小骨　159
視床室傍核　251
視床症候群　85
視床上部　80
歯状靱帯　6, 121
視床髄条　80
視床性運動失調　84
視床枕（Pu）　83–85
視床痛　84
視床腹部　80, 81
視床網様核　81, 82
視神経［Ⅱ］　4, 20, 22, 61, 144, 146, 152
視神経円板　145
視神経管　20, 22
視神経細胞　147
耳神経節　27, 29
視神経乳頭　145
ジストニア　204, 205
姿勢制御　101, 104, 186
姿勢反射障害　204
耳石　168
耳石器　168
持続性注意　245
膝蓋腱反射　68, 184
室間孔　122
失語　244
失行　245
実行機能　228, 249
失語症　233
膝神経節　28
失調　202
室頂　73
室頂核　103, 104
室傍核　86, 210, 215
自動症　132
シナプス　40, 50
シナプス可塑性　52
シナプス間隙　40, 50
シナプス後可塑性　52
シナプス後電位　50
シナプス後膜　50
シナプス小胞　40
シナプス前可塑性　52
シナプス前終末　50
シナプスブトン　179
篩板　20
自閉　248
自閉スペクトラム症　252
嗜癖　254
耳胞　61
視放線　85, 119, 153

社会認知　249
視野欠損　151
斜視　155
斜台　121
尺骨神経　14
シャッファー側枝　96
縦橋線維　73
終止核，脳神経の　74
自由神経終末　135, 138, 140
終脳　2, 59, 62
終板　179
終板電位　55, 179
周辺視　148
主オリーブ核　103
主観的体験　238
縮瞳　150
樹状突起　40
樹状突起スパイン　250
出力線維　118
受容器電位　162
受容細胞後細胞　137
受容野，網膜神経節細胞の　156
シュワン細胞　41, 43
シュワン鞘　43
純音聴力検査　166
循環血液量の調節　210
順行性輸送　45
順序運動　195
順応　136, 140
瞬目反射　197
瞬目反射条件付け　197
上衣　64
上位運動中枢　183
上位運動ニューロン　183, 200
上衣細胞　43
上咽頭神経　30
上オリーブ核　75, 164, 167
上顎神経［V_2］　26
上下垂体動脈　89
松果体　80, 212, 224
上下腹神経叢　33
上眼窩裂　20
小鉗子　119
上丘　75
上頸神経節　34
上頸心臓枝，迷走神経の　31
上頸心臓神経　34
上肩甲下神経　13
条件刺激　99, 197
条件付き視覚運動連合　194
条件反射　197
小口蓋神経　27
小膠細胞　41, 43
上行性伝導路　76
小後頭神経　10
上後頭前頭束　118
小細胞層　155
上矢状静脈洞　121, 129
上歯槽神経　27
硝子体　145

上斜筋　25, 188
上縦舌筋　25
上縦束　118
上神経節　29, 30
上錐体静脈洞　129
上前頭溝　110
上唾液核　28, 74
上腸間膜動脈神経叢　33
上直筋　188
上殿神経　18
上殿皮神経　9
情動　117, 216
情動システム　217
衝動性眼球運動　202
上頭頂小葉　111
情動反応　95, 98, 99, 214
小内臓神経　34
小脳　2, 62, 100, 183, 196, 238
　—— の損傷　202
小脳延髄槽　123
小脳核　62
小脳活樹　100
小脳脚　62
小脳糸球　102
小脳虫部　100, 104, 105, 202
小脳テント　121
小脳半球　100, 105, 202
小脳皮質　62, 102
小脳傍虫部　100, 105
静脈洞交会　121, 129
食道神経叢　31
植物性機能　2
書痙　205
触覚　134
触覚盤　138
初頭効果　234
鋤鼻器　172
自律神経　2, 215
自律神経系　5, 32, 214
自律神経節　32, 60
自律神経叢　32
自律神経ニューロン　60
自律神経反射　36
視力低下　151
侵害受容器　138, 140
親近効果　234
神経核　63
神経芽細胞　58
神経可塑性仮説　250
神経管　58
神経幹，腕神経叢の　12
神経筋接合部　50, 179
神経筋特異性　11, 60
神経系　2
神経溝　58
神経膠細胞　41, 42
神経根，腕神経叢の　12
神経細胞　40
神経細胞層　146, 147
神経終末　40

神経上皮細胞　58
神経上膜　121
神経心理学的症状　244
神経性下垂体　88
神経節　5, 58, 60
神経節細胞　22, 147, 156
神経節枝，上顎神経の　26
神経線維　44
神経線維層　146
神経叢　7, 8
神経層，網膜の　146
神経束，腕神経叢の　12
神経堤　58
神経伝達物質　50, 54
神経認知　249
神経板　58
進行波　161
腎神経叢　33
（新）線条体　106
心臓神経叢　31, 32
伸長上衣細胞　43
伸張反射　68, 139, 181, 184
深腓骨神経　19
新皮質　62, 94, 112
深部感覚　134, 135, 180

す

随意運動　3, 101, 182, 200
髄液漏出症　125
錘外筋線維　180
遂行機能　245
遂行機能障害　245
髄質　62, 63, 118
髄鞘　44
髄鞘化，大脳皮質の　249
水晶体　145
髄節　64
錐体　146
錐体前索路　191
錐体側索路　191
錐体路　67, 73, 190, 193
垂直サッケード　189
垂直舌筋　25
水頭症　124, 125
錐内筋線維　68, 139, 180
髄脳　59
水平細胞　147
水平サッケード　189
水平半規管　169
髄膜　6, 120
睡眠　212
睡眠時無呼吸症候群　213
ステロイドホルモン　240
ストレス反応　211
スパイクタイミング依存性シナプス可塑
　　性　53
スパイン　50

せ

正円孔　20

性行動　240
静止時振戦　204
静止電位　46
正常圧水頭症（NPH）　124
正常眼圧緑内障　151
星状膠細胞　41, 42, 147
星状神経節　34
精神運動制止　250
性腺刺激ホルモン　93
性腺刺激ホルモン放出ホルモン　91
正中口，第4脳室の　122
正中神経　14
正中中心核　83
正中隆起　86
成長ホルモン　92
成長ホルモン放出ホルモン　90
性的二型（核）　240
青斑核　78
性ホルモン　240
正乱視　150
赤核　73, 75
赤核脊髄路　191
脊索　58
脊髄　2, 5, 6, 64, 183
脊髄円錐　64
脊髄灰白質　66
脊髄空洞症　71
脊髄根，副神経の　31
脊髄視床路　66
脊髄終糸　64
脊髄小脳　101, 104, 196, 202
脊髄小脳路　67
脊髄神経　2, 5
脊髄神経節　5, 7, 60
脊髄前角　60
脊髄側角　60, 215
脊髄損傷　70
脊髄白質　67
脊髄反射　68, 181, 184, 207
　──，歩行中の　187
脊髄反射路　68
脊髄半切症候群　71
脊髄辺縁細胞　143
脊髄網様体路　67
脊柱管　6
舌咽神経 [IX]　4, 20, 29, 60, 72, 174
舌下神経 [XII]　4, 20, 25, 60, 72
舌下神経核　74
舌下神経管　20
舌筋　24, 60
舌腱膜　25
節後線維　32
舌骨舌筋　25
舌枝，舌咽神経の　29
摂食行動　210
舌神経　27, 174
節前線維　32
舌の運動　25
セロトニン　54
セロトニン再取り込み阻害薬　50

セロトニン作動性ニューロン　212
セロトニン受容体　55
線維束性攣縮　200
前外側溝，脊髄の　64
前角，脊髄の　65, 72
前嗅核　173
前向性記憶障害　85, 96
前向性健忘　236
前交通動脈　127
前硬膜動脈　129
前交連　118, 241
仙骨神経　5, 9
仙骨神経節　35
仙骨神経叢　8, 18
　──の終枝　19
仙骨内臓神経　33, 35
前根　7, 65, 66
前索　65
前枝，脊髄神経の　7, 8
前篩骨神経　26
全失語　233
前障　106
栓状核　103
線条体　106–108, 198
前食道神経幹　31
仙髄　6
腺性下垂体　88
前正中裂，脊髄の　64
前脊髄視床路　66, 76, 142
前脊髄小脳路　77
尖足　201
前側頭極　247
前帯状回皮質　229
前大脳動脈　126
選択的（性）注意　227, 245
前庭　159
前庭階　160
前庭頸反射　23, 171, 186
前庭小脳　101, 104, 196, 202
前庭神経 [VIII]　23, 159, 168
前庭神経外側核　104
前庭神経核　74, 77, 170
前庭神経節　23
前庭脊髄反射　23, 171
前庭脊髄路　77, 191
前庭動眼反射（VOR）
　　　　　　　23, 104, 170, 189, 196, 202
前庭膜　160
前頭眼野　227
前頭神経　26
前頭前皮質　254
前頭前野　117
前頭前野ループ　198
前頭側頭型認知症　228
前頭葉　62, 110
前頭連合野　113
前頭連合野眼窩面　175
前脳　59
前半規管　169
全般性注意　245

索引

浅腓骨神経 19
前皮枝 8
前皮質脊髄路 191
前腹側核（VA） 82, 84, 85
前扁桃野 98
前房隅角 145
前補足運動野 195, 229
線毛 168
前葉，下垂体の 88

そ

想起 234
臓器感覚 135
双極細胞 147, 156
双極症（Ⅰ型，Ⅱ型） 250
双極性ニューロン 41
総頸動脈 126
躁状態 250
臓性運動神経 3
臓性感覚神経 3, 214
臓性神経 2
相反（性）抑制（RI） 171, 184, 207
総腓骨神経 19
僧帽筋 10, 31
僧帽細胞 172
僧帽細胞層 173
相貌失認 223
側角，脊髄の 65, 67
側坐核 95, 107, 254
側索，脊髄の 65, 67
側索核 75
側頭骨骨折 29
側頭枝，顔面神経の 28
側頭前頭頭頂連合野 233
側頭頭頂接合部 247
側頭葉 62, 110, 111
側頭連合野 113
側脳室 59, 62, 122
続発性正常圧水頭症（sNPH） 125
側副血行路 127
側副溝 111
束傍核 83
咀嚼筋枝，下顎神経の 27
外側毛帯核 164
ソマトスタチン 91

た

第1鰓弓 26
第2鰓弓 28
第3鰓弓 29
第3脳室 59, 62, 80, 122
第4脳室 59, 63, 73, 122
第4～6鰓弓 30
体温調節 211
大鉗子 119
台形体 164
台形体核 75
大口蓋神経 27
大後頭神経 9
大細胞性視床下部外側核 87

大細胞層 155
大耳介神経 10
代謝型グルタミン酸受容体 55
代謝型受容体 54
帯状回 111, 113, 216
帯状溝 111
苔状線維 96, 102
帯状束 118
帯状皮質運動野 195
対人関係 249
大錐体神経 28, 174
体性運動神経 3
体性感覚 116, 134, 138, 142
——の受容器 138
——の種類 138
体性感覚刺激，口腔内の 175
体性感覚神経 2
体性神経 2
体節 60
大腿三角 17
大腿神経 17
ダイテルス核 170
大動脈小体 78
大動脈腎動脈神経節 33
大動脈前神経節 34
大内臓神経 34
ダイニン 45
大脳 2, 62
大脳外側窩槽 123
大脳鎌 121
大脳基底核 62, 106, 198, 233, 238
——の損傷 204
大脳脚 63, 73
大脳縦裂 62
大脳–小脳ループ 105
大脳動脈輪 126, 127
大脳半球 62
大脳皮質 62, 110, 112, 114, 190
大脳皮質–基底核–視床のループ 218
大脳皮質–基底核ループ 109, 198
ダイノルフィン 107, 108
体部位局在 114, 115, 143, 190
体部位再現 239
体壁 2
多感覚連合野 113, 116
多極性ニューロン 41
脱髄 49
脱髄疾患 45, 49
手綱交連 80
脱分極 48, 51, 108, 199
タニサイト 43
多発性硬化症 49
ダリエ病 251
単感覚連合野 113, 116
短期記憶 234
単極性ニューロン 40
単シナプス反射 68, 207
単純型細胞 157
男女差 240
淡蒼球 106

淡蒼球内節 198
断綴性言語 203

ち

遅延期間 235
遅延反応課題 235
知覚技能 238
チャドック反射 201
中位核，小脳核の 103
注意障害 245
中央階，蝸牛の 160
中間細胞 174
中間神経 28
中間帯，脊髄の 65
中間聴条 164
中頸神経節 34
中頸心臓神経 34
中硬膜動脈 129
中耳 158
中心灰白質 214
中心核
——，下丘核の 164
——，扁桃体の 98, 214
中心管 64
中心溝 110
中心後回 110
中心後溝 110
中心視 148
中心前回 110
中心前溝 110
中心傍核 83
中枢神経系 2
中大脳動脈 126
中殿皮神経 9
中脳 59, 63, 73
中脳蓋 63
中脳屈 59
中脳水道 59, 73, 122
中脳被蓋 63
中脳–皮質路 254
中脳–辺縁系路 254
中脳胞 72
中脳歩行誘発野 187
虫部，小脳の 100, 104, 105, 202
聴覚 134
聴覚伝導路 165
聴覚野 165
腸管グリア細胞 43
腸管神経系 5, 217
長期記憶 95, 216, 234
——の分類 235
長期増強（LTP） 52, 53, 55, 236, 237
長胸神経 12
長期抑圧（LTD） 52, 194
鳥距溝 111
腸骨下腹神経 16
腸骨鼠径神経 16
聴性脳幹反応（ABR） 166
調節反射 150
超皮質性運動性失語 233

262

超皮質性感覚性失語　233
超皮質性失語　85
聴放線　119
長毛様体神経　26
跳躍伝導　44, 49
直回　110
直静脈洞　121, 129
直接路　108, 198
直接路ニューロン　108
陳述記憶　235, 236
チン小帯　144, 150

つ
椎間孔　6
椎骨動脈　126
椎前神経節　34
椎傍神経節　34
痛覚　135
継ぎ足歩行　203
ツチ骨　159

て
低髄液圧症　125
ティップリンク　162
底板　58
適刺激　134, 137
テストステロン　240
手続き記憶　235, 238
デフォルトモードネットワーク（DMN）
　246
デルマトーム　70
電位依存性 Na$^+$ チャネル　48
伝音性難聴　166
電解質組成, 外リンパと内リンパの
　161
てんかん　132
電気化学勾配　161
電気化学ポテンシャル　46
電気けいれん療法（ECT）　250
電気シナプス　50
電気ポテンシャル　46
伝導性失語　232
転導性の亢進　245

と
頭蓋内圧（ICP）　124
透過性, イオンの　48
動眼神経 [Ⅲ]　4, 20, 24, 60, 72
動眼神経核　24, 74
動眼神経副核　24, 37, 74
動機づけ　117, 218
頭屈　59
瞳孔　24, 144
瞳孔括約筋　24, 144
瞳孔散大筋　24, 144
統合失調症　248
橈骨神経　15
同時性知覚　225
投射線維　119
導出静脈　129

闘争か逃走　99, 251
同調曲線　163
頭頂後頭溝　111
頭頂葉　62, 110
頭頂連合野　113
糖尿病網膜症　151
島皮質　233
動物性機能　2
頭方位細胞　97
動脈圧受容器反射　36
同名筋　185
同名半盲　85, 153
動毛　160, 168
島葉　110, 111
トーヌス　203
特殊感覚　134
特殊感覚神経　2
特徴周波数　163
特発性正常圧水頭症（iNPH）　125
時計遺伝子　224
登上線維　102, 196
トノトピー　114, 164
ドパミン　54, 91
　―― D1 受容体　55, 109
　―― D2 受容体　55, 109, 249
ドパミン神経　218
ドパミンニューロン　199
トランスダクション　137
トレムナー反射　201

な
内顆粒層　146
内境界層（膜）　146, 147
内頸動脈　126
内頸動脈神経　34
内梺　139
内耳　159
内耳孔　20
内耳神経 [Ⅷ]　4, 20, 23, 61, 72, 159
内終糸　121
内髄板　80
内節, 視細胞の　146
内節, 淡蒼球の　107, 198
内舌筋　25
内臓　2
内臓感覚　135
内臓神経　34
内臓痛覚　135
内臓脳　216
内側核, 前庭神経核の　98
内側嗅条　173
内側胸筋神経　13
内側膝状体（MG）　82, 85, 165
内側縦束　77, 170
内側上オリーブ核（MSO）　164, 167
内側上腕皮神経　13
内側前核（AM）　82
内側前庭脊髄路　77, 170, 191
内側前頭前野　227, 246
内側前脳束　218

内側前腕皮神経　13
内側足底神経　18
内側帯, 視床下部の　86
内側中心核　83
内側直筋　188
内側腓腹皮神経　19
内側副オリーブ核　103
内側毛帯　73, 76
内分泌系　214
内包　62, 80, 106, 119
内包後脚　80
内網状層　146, 173
内有毛細胞　160
内リンパ　159, 161
内リンパ腔電位　163
ナルコレプシー　213
難聴　166
軟膜　6
軟膜終糸　121

に
苦味　174
ニコチン受容体　36, 55
二次感覚細胞　137
二次視覚野　223
二次脳胞　59
ニッスル小体　40
二腹筋枝　28
二分脊椎　58
乳頭腫　124
乳頭体　87, 216
乳頭体領域　86
入力線維　118
入力特異性, 長期増強の　53
ニューロフィラメント　45
ニューロメラニン　107
ニューロン　40, 42
尿崩症　210
認知技能　238
認知機能障害, 統合失調症の　248
認知症　228, 246

ね・の
ネルンストの式　46
粘膜下神経叢　33, 43
脳　2, 62
脳回　62, 110
脳幹　2, 63, 72, 183
脳弓　119
脳弓交連　118, 119
脳弓周囲核　87
脳血管障害　130
脳血栓症　130
脳溝　62, 110
脳梗塞　130
脳死　79
脳室　122
脳室周囲核　86
脳室周囲視索前域核　86
脳室周囲帯　86

脳室腹腔シャント　124
脳出血　131
脳循環　128
脳神経　2, 4, 20
　── の支配領域　21
脳脊髄液（CSF）　6, 120, 122–124
脳脊髄液減少症　125
脳塞栓症　130
脳卒中　130
脳腸相関　217
脳底静脈叢　129
脳底動脈　127
脳動静脈奇形（AVM）　131
脳動脈瘤　131
脳波　212
脳由来神経栄養因子（BDNF）　250
脳梁　62, 118
脳梁放線　118
脳梁膨大　241
脳梁膨大後部皮質　247
ノルアドレナリン　36, 54, 107
ノルアドレナリン作動性ニューロン
　　　　　　　　　　　　　　　　212
ノンレム睡眠　212

は

パーキンソン病　204
バーストニューロン　189
肺神経叢　31, 32
背側核，外側毛帯核の　164
背側核，蝸牛神経核の　164
背側呼吸ニューロン群　78
背側視覚経路　222
背側前核（AD）　82
背側線条体　107, 218
背側聴条　164
背側内側前頭前野（mPFC）　247
背側副オリーブ核　103
背側縫線核　78
背側路，視覚の　116, 153
背内側核（MD）　83, 85, 173
排尿の制御　69
ハイパー直接路　109, 198, 229
白交通枝　8, 34
白質　63
薄束　76
白内障　151
爆発性言語　203
バクロフェン　201
場所細胞　97, 236
バソプレシン　90, 210
パターン発生機構（CPG）　69, 186
パチニ小体　138, 141
鼻プラコード　61
鼻指鼻試験　203
ハノイの塔　238
馬尾　6, 64
バビンスキー反射　201
パペッツ　94
パペッツ回路　94, 97, 216

パラベルト　165
反回神経　31
板間静脈　129
半規管　159, 168, 169
半月神経節　26
反射　182, 184
半側空間無視　245
ハンチントン病　204, 205

ひ

被蓋　73
被害妄想　248
被殻　106, 108
非交通性水頭症　124
尾骨神経　5
尾骨靱帯　121
膝打ち試験　203
皮枝　11
皮質　63
皮質延髄路　190
皮質核　98
皮質拡大　153
皮質核路　77, 190
皮質橋路　73, 77
皮質脊髄路　67, 77, 190
皮質内側核群　98
皮質内抑制（ICI）　206
尾状核　106, 108
微小管　45
皮神経，下肢の　17
皮神経，上肢の　15
尾髄　6
ヒスタミン作動性ニューロン　212
尾側亜核　74
非陳述記憶　235
皮膚　138
皮膚感覚　134, 142
腓腹神経　19
皮膚分節　9, 60, 70
鼻毛様体神経　26
表在性受容器　135
病識障害　248
表象機能　249
病的反射　201

ふ

フィードバック機構　92
フィードフォワード制御　249
フィニアス・ゲージ　228
フィルヒョウ＝ロバン腔　128
風味　175
不応期　48, 49, 185
フォトプシン　146, 148
不確帯　81
不活性化ゲート　49
副基底核　98
腹腔枝，迷走神経の　31
腹腔神経叢　31, 33
副交感神経　32

伏在神経　17
複雑型細胞　157
副神経 [XI]　4, 20, 31, 60, 72
副神経核　74
副腎皮質刺激ホルモン　92
副腎皮質刺激ホルモン放出ホルモン　90
輻輳　150
輻輳運動　189
輻輳開散眼球運動　189
腹側核，外側毛帯核の　164
腹側核，蝸牛神経核の　164
腹側呼吸ニューロン群　78
腹側視覚経路　222
腹側前核（AV）　82
腹側線条体　95, 107, 218
腹側淡蒼球　95, 107
腹側被蓋野　95, 254
腹側隆起乳頭体核　87
腹側路，視覚の　116, 153
腹大動脈神経叢　32
腹内側核（VM）　210
不随意運動　3, 182
不正乱視　150
物質使用障害　254
物体視経路　222
舞踏運動　204
不統合　248
ブドウ膜　144
不動毛　160, 168
ブラウン・セカール症候群　71
プラコード　61
フリーラン周期　224
プルキンエ細胞　102, 196
プルキンエ細胞層　102
ブローカ　94, 232, 244
ブローカ失語　232, 244
ブローカ野　117, 232, 244
ブロードマン　112
プロスタグランジン D_2　213
プロスタグランジン E_2　211
ブロッブ　115, 154
プロテオリピドタンパク質　45
プロポフォール　247
プロラクチン　92
分界溝　58
分界条　214
分子層　102
分配性注意　245
文脈的恐怖条件付け　99

へ

平衡感覚　101, 134, 168, 170
平行線維　102, 196
平衡電位　46
平衡斑　23, 168
閉鎖管　17
閉鎖神経　17
閉塞性水頭症　124
壁板　119
ベッツの巨大錐体細胞　190

ペプチド　54
ペプチドホルモン構造　90
ヘブの法則　52
ヘリング小体　89
ベルト　165
ヘルド聴条　164
ベル–マジャンディーの法則　7
辺縁系　95, 216
辺縁層　58
辺縁葉　62, 94, 110, 111
辺縁ループ　198
ベンゾジアゼピン系睡眠薬　255
扁桃枝, 舌咽神経の　29
扁桃体　98, 173, 214, 216
　―― 海馬野　98
　―― 周囲皮質　98, 173
ペンフィールド　114
片葉　100
片葉小節葉　101, 104, 202

ほ

方位　115
方位カラム　154
方位選択性　157
方位選択性細胞　223
方向性注意　245
膀胱直腸障害　70
報酬系　218, 254
報酬の予測　227
報酬予測誤差　218
放出ホルモン　90
房飾細胞　172
紡錘回　111
膨大部稜　23
傍板上核　98
包絡線　161
歩行　186
　―― の異常　202
歩行運動関連回路　207
保持　234
ポジティブフィードバック　48
保続　229
補足運動野　113, 195
ボツリヌス毒素　201
ホフマン反射　201
ホムンクルス　114
ポリモーダル受容体　135, 140
ホルネル症候群　79
本能行動　214, 217

ま

マイクロフィラメント　45
マイスナー小体　138, 141
マイスナー神経叢　33
マイヤーのループ　85
マガーク効果　230
膜半規管　23
膜迷路　159
マクリーン　95
マジャンディー孔　73, 122

末梢神経　4
末梢神経系　2
末梢神経線維　44
マトリックス型ニューロン　83
麻痺　200
麻薬　255
慢性硬膜下血腫　131
慢性進行性外眼筋麻痺　251

み

ミエリン塩基性タンパク質　45
ミエリン鞘　44
味覚　134, 174
味覚伝導路　175
味細胞　174
耳　158
耳プラコード　61
ミヤール・ギュブレル症候群　79
脈絡叢　123
脈絡膜　144
ミュラー細胞　147
ミラーニューロン　194
味蕾　174

む

無為　248
無軸索細胞　147
無軸索ニューロン　41
無条件刺激　99, 197
無髄神経線維　44
ムスカリン受容体　36, 55
無動　204
無脳症　58

め

明順応　148
明所視　148
迷走神経 [X]　4, 20, 30, 60, 72, 174
迷走神経背側核　30, 74, 215
明調細胞　174
酩酊歩行　202
メラトニン　80, 212, 224
メラニン顆粒　107
メラノプシン　212
メルケル細胞　138
メルケル盤　138, 141

も

妄想　248
毛包受容器　139
網膜　22, 145
　―― の層構造　146
網膜色素変性症　151
網膜静脈閉塞症　151
網膜剝離　151
網膜部位局在　115, 153
網膜裂孔　151
毛様体　24, 144
網様体　63, 72, 75, 78
毛様体筋　24, 144, 150

毛様体小体　144, 150
毛様体神経節　24
網様体脊髄路　191
毛様体突起　144
網様部位局在　114
モナコフ聴条　164
モリス水迷路　237
モンロー・ケリーの原理　128
モンロー孔　122

や

薬物依存　219
ヤコビー線　65
夜盲　151

ゆ

有髄神経線維　44
有線野　153
誘発筋電図　185
有毛細胞　23, 160, 168

よ

腰神経　5, 9
腰神経節　35
腰神経叢　8, 16
　―― の終枝　17
腰髄　6
陽性症状, 統合失調症の　248
腰仙骨神経叢　16
腰仙膨大　7
腰椎穿刺　64
腰内臓神経　35
腰膨大　64
抑うつ状態　250, 251
翼口蓋神経節　27
抑制性シナプス後電位　51
抑制性バーストニューロン（IBN）　189
抑制ホルモン　90
翼突管神経　27
翼板　58
四次視覚野　223
ヨドプシン　146, 148

ら

ライスナー膜　160
ラクナ梗塞　130
ラセン器　160
ランヴィエ絞輪　44, 49
卵円孔　20
卵形囊　23, 159, 168
乱視　150
ランセン神経節　23
卵胞刺激ホルモン　93

り

梨状皮質　111, 173
梁下野　111
両眼性細胞　154
両眼立体視　154
菱形窩　73

265

両耳間音圧差　167
両耳間時間差　167
両耳側半盲　153
菱脳　59, 100
菱脳胞　72
両方向性伝導　185
緑内障　151
臨界期，両眼視の　154
臨界期，言語獲得の　242

る

涙腺神経　26
ルシュカ孔　73, 122
ルフィニ小体　138, 141

れ

冷覚　135
レチノトピー　153
レビー小体　204
レプチン　210
レム睡眠　212
連合線維　118
連合野　113, 116
レンショウ細胞　68, 69
レンズ核　106
連動性，長期増強の　53

ろ

老眼（老視）　151

漏斗　89
漏斗核　87
肋下神経　8
肋間上腕神経　8
肋間神経　8
ロドプシン　146, 148
ロボトミー　228
ロンベルグ試験　202

わ

ワレンベルグ症候群　79
腕神経叢　8, 12, 13
　――の終枝　15

数字・欧文索引

数字

Ⅰa 線維　139, 141, 180
Ⅰb 線維　141, 181
Ⅰb 抑制　184
2 発刺激促通　52
Ⅱ線維　139, 141, 180
Ⅲ線維　141
Ⅳ線維　141

ギリシャ文字

α–γ 連関　181
α 運動ニューロン　68, 178, 180, 206
α–シヌクレイン　204
α 受容体　36, 55
α 波　212
β 受容体　36, 55
β 波　212
γ アミノ酪酸（GABA）　51, 54
γ 運動ニューロン　68, 178, 180
δ 波　212
θ 波　212

A

Aα 線維　68, 141
Aβ 線維　141
Aγ 線維　68
Aδ 線維　141
abdominal aortic plexus　32
abducent nerve [Ⅵ]　4, 20, 25
accessory nerve [Ⅺ]　4, 20, 31
accommodation　150
accommodation reflex　150
acetylcholine（ACh）　36, 54
ACTH　92
action potential　48
activation gate　49
active motor threshold（AMT）　206
acute subdural hematoma　131
AD（背側前核）　82
adaptation　136, 140
adrenaline　54

afferent　2
after effect　136
after hyperpolarization　48
alar plate　58
Alzheimer's disease（AD）　247
AM（内側前核）　82
amacrine cell　147
amine　54
amino acid　54
AMPA 受容体　53, 55, 157
ampullary crest　23
amygdala　98
amyotrophic lateral sclerosis（ALS）　201
anaxonic neuron　41
anencephaly　58
angular bundle　118
animal function　2
ansa cervicalis　10
antagonistic inhibition　181
anterior cerebral artery　126
anterior chamber angle　145
anterior cingulate cortex（ACC）　229
anterior commissure　118
anterior communicating artery　127
anterior corticospinal tract　191
anterior cutaneous branch　8
anterior funiculus　65
anterior horn　60, 65
anterior meningeal branch　129
anterior pyramidal tract　191
anterior ramus　7, 8
anterior root　7, 65
anterior vagal trunk　31
anterograde amnesia　236
aordicorenal ganglion　33
apathy　219
aphasia　244
aqueduct of midbrain　59
aqueous chamber　145
aqueous humor　145
arachnoid　120
arachnoid granulations　123
arachnoid mater　6

arbor vitae　100
archicortex　94
arcuate fasciculus　118
arcuate fibers　118
arcuate nucleus（Ar）　214
association fibers　118
astrocyte　41
ataxia　202
auditory brain–stem response（ABR）　166
auditory ossicle　159
auditory tube　159
Auerbach's plexus　33
auricle　158
auricular cartilage　158
auriculotemporal nerve　27
autism spectrum disorder（ASD）　252
autogenic inhibition　181
autonomic ganglion　32, 60
autonomic nerve　2
autonomic nervous system　5, 32
autonomic neuron　60
autonomic plexus　32
AV（腹側前核）　82
axillary nerve　15
axon　40
axon hillock　40
axonal transport　45

B

Babinski's reflex　201
basal nuclei　62
basal plate　58
basilar artery　127
basilar membrane　160
basilar plexus　129
Bell–Magendie law　7
belt　165
Betz の巨大錐体細胞　190
bipolar cell　147
bipolar neuron　41
blob　154
blood–brain barrier　128
Bmal　224

body wall 2
bony labyrinth 159
Bowman 腺 22
brachial plexus 8, 12
brain 2
brain stem 2, 63
Brain–Derived Neurotrophic Factor
　（BDNF） 250
branchial arch 38, 60
branchial organ 38
Broca 232, 244
Broca 野 117
Brodmann 112
Brown–Séquard 症候群 71
buccal nerve 27

C

C 線維 141
C1–8 5
cardiac plexus 31, 32
carotid body 127
carotid–cavernous fistula （CCF） 131
carotid sinus 127
carotid syphon 126
cataract 151
cauda equina 6, 64
caudate nucleus 106
cavernous sinus 129
celiac plexus 31, 33
cell body 40
central nervous system （CNS） 2
central pattern generator （CPG） 69, 186
cerebellar cortex 62
cerebellar nuclei 62
cerebellar peduncle 62
cerebellum 2, 62
cerebral aneurysm 131
cerebral apoplexy 130
cerebral aqueduct 122
cerebral arterial circle 127
cerebral arteriovenous malformation （AVM）
　　131
cerebral cortex 62
cerebral crus 63
cerebral embolism 130
cerebral hemisphere 62
cerebral hemorrhage 131
cerebral infarction 130
cerebral peduncle 63
cerebral thrombosis 130
cerebrospinal fluid （CSF） 6, 120, 122, 124
cerebrum 2, 62
cervical enlargement 6, 64
cervical nerve 5
cervical plexus 8, 10
cervical segment 6
Chaddock's reflex 201
characteristic frequency 163
chemical synapse 50
chorda tympani 27, 28

choroid 144
choroid membrane 123
choroid plexus 123
chronic subdural hematoma 131
ciliary body 24, 144
ciliary ganglion 24
ciliary muscle 144
ciliary process 144
ciliary zonule 144
cingulate motor area 195
cingulum 118
circadian rhythm 212
circle of Willis 127
claustrum 106
climbing fiber 102
Clock 224
coccygeal nerve 5
coccygeal segment 6
cochlea 159, 160
cochlear duct 159, 160
cochlear ganglion 23
cochlear nerve 23
cochlear nucleus 164
cochlear–microphonic potential 163
column 構造 154
commissural fibers 118
common fibular nerve 19
conditioned responses （CR） 197
conditioned stimulus （CS） 197
conduction 49
conduction aphasia 232
conductive hearing loss 166
cone 146
conflict monitoring 229
confluence of sinus 129
cord 12
core 165
cornea 144
corpus callosum 62, 118
cortex 63
cortical magnification 153
corticobulbar tract 190
cortico–motoneuronal cells （CM 細胞）
　　193
corticonuclear 190
corticospinal tract 190
Corti's organ 160
cranial nerve 2, 4
cranial root 31
CRH 90
cribriform plate 20
critical period 154
crossed extensor reflex 208
Cry 224
Cushing reflex 128
cutaneous branch 11
cutaneous sensation 134

D

Darier 病 251

dark adaptation 148
dB HL （decibel hearing level） 166
decision making 226
declarative memory 235
decomposition 84
deep sensation 134
default mode network （DMN） 246
Deiters 核 170
delay period 235
demyelinating disease 49
demyelination 49
dendrite 40
depolarization 48
dermatome 9
diencephalon 2, 59, 62
dilatator pupillae 144
diploic vein 129
direction selectivity 157
disproportionately enlarged subarachnoid–
　space hydrocephalus （DESH） 125
dopamine （DA） 54, 91
dorsal scapular nerve 12
dorsal tegmental field of pons （DTF） 187
dorsomedial hypothalamic nucleus （DM）
　　214
dura mater 6, 120
dural venous sinus 129
dynein 45
dysmetria 84
dystonia 204

E

ear 158
Edinger–Westphal 核 24, 37, 74
efferent 2
electrical synapse 50
electrochemical potential 46
emissary vein 129
emotion 216
end plate 179
end stopping 157
endolymph 161
end–plate potential 55, 179
enteric nervous system 5
epaxial muscle 7
epidural hematoma （EDH） 131
epidural space 120
episodic memory 235
equilibrium potential 46
esophageal plexus 31
excitatory burst neuron （EBN） 189
excitatory post–synaptic potential （EPSP）
　　51
executive function 228
exocytosis 50
external acoustic meatus 158
external capsule 106
external carotid nerve 34
external ear 158
external segment 107

extra–ocular muscle　60
extreme capsule　106
eyeball　144
eyeblink conditioning　197
eyeblink reflex　197

F

F（fast twitch）型筋線維　178, 179
facial nerve [Ⅶ]　4, 20, 28
femoral nerve　17
fibrous layer of eyeball　144
fight or flight　99, 251
flavor　175
flexion reflex　181
flexor reflex　207
floor plate　58
folium　62
foramen ovale　20
foramen rotundum　20
fornical commissure　118
fourth ventricle　59, 63, 122
free nerve ending　135, 138
frontal eye field（FEF）　227
frontal lobe　62
frontal nerve　26
FSH　93

G

G タンパク質共役型受容体（GPCR）
　　　　　　　　　　　　54, 137
GABA（γ–aminobutyric acid）　51, 54
GABA 作動性ニューロン　107, 211
GABA 受容体　51, 55
GABA_A 受容体　55
GABA_B 受容体　55
Gall　244
ganglion　5, 58, 60
ganglion cell　22, 147
ganglionic branch　26
Gasser 神経節　26
generator potential　137
geniculate ganglion　28
genitofemoral nerve　16
Gennari 線条　114, 153
GH　92
GHIH　91
GHRH　90
glaucoma　151
glial cell　41
globus pallidus　106
glossopharyngeal nerve [Ⅸ]　4, 20, 29
glutamate　54
glycine　54
glymphatic system　128
GnRH　91
Goldman–Hodgkin–Katz の式　47
granular layer　102
Gray Ⅰ型　50
Gray Ⅱ型　50
gray matter　63

great auricular nerve　10
greater occipital nerve　9
greater petrosal nerve　28
greater splanchnic nerve　34
Guillain–Barré syndrome　49
gyrus　62, 110

H

H 波　185
hair cell　23, 160
hair follicle receptor　139
hear cell　168
Hebb の法則　52
Held 聴条　164
helicotrema　160
hemisphere, cerebellum　100
Herring 小体　89
higher brain function　3
hippocampal commissure　118
hippocampus　96
HM, 患者　96
Hoffmann's reflex　201
homunculus　114
horizontal cell　147
Horner syndrome　79
huntingtin 遺伝子　204
Huntington 病　204
hypaxial muscle　7
hypermetria　203
hypoglossal canal　20
hypoglossal nerve [Ⅻ]　4, 20, 25
hypometria　203
hypothalamus　62, 86
hypotonia　84

I・J

idiopathic NPH（iNPH）　125
iliohypogastric nerve　16
ilio–inguinal nerve　16
inactivation gate　49
incus　159
inferior alveolar nerve　27
inferior cardiac nerve　34
inferior cervical ganglion　34
inferior collicular nucleus　164
inferior ganglion　29, 30
inferior gluteal nerve　18
inferior hypogastric plexus　33
inferior laryngeal nerve　31
inferior longitudinal fasciculus　118
inferior mesenteric plexus　33
inferior occipitofrontal fasciculus　118
inferior petrosal sinus　129
inferior sagittal sinus　129
infraorbital nerve　27
infundibulum　86
inhibiting hormone（IH）　90
inhibitory burst neuron（IBN）　189
inhibitory post–synaptic potential（IPSP）
　　　　　　　　　　　　　　51

inner ear　159
inner hair cell　160
intention tremor　203
interaural level difference（ILD）　167
interaural time difference（ITD）　167
interblob 細胞　154
intercavernous sinus　129
intercostal branchial nerve　8
intercostal nerve　8
intermediate nerve　28
intermediate zone　65
internal acoustic opening　20
internal capsule　62, 106
internal carotid artery　126
internal carotid nerve　34
internal segment　107
interventricular foramen　122
intervertebral foramen　6
intracortical inhibition（ICI）　206
intracranial pressure（ICP）　124
involuntary movement　3
iodopsin　146, 148
ionotropic receptor　54
Iowa Gambling Task　227
iridocorneal angle　145
iris　24, 144
James Papez　94
jugular foramen　20

K・L

kinesin　45
Koniocellular（K 層）　155
L 錐体　149, 155
L1–5　5
lacrimal nerve　26
lacunar infarction　130
lamina of modiolus　160
lateral aperture　122
lateral corticospinal tract　191
lateral cutaneous branch　8
lateral femoral cutaneous nerve　16
lateral funiculus　65
lateral horn　60, 65
lateral hypothalamic area（LHA）　214
lateral lacunae　129
lateral lemniscus　164
lateral pectoral nerve　13
lateral pyramidal tract　191
lateral superior olive（LSO）　167
lateral ventricle　59, 62, 122
least splanchnic nerve　34
lens　145
lenticular nucleus　106
lesser occipital nerve　10
lesser splanchnic nerve　34
LG（外側膝状体）　82, 85
LH（黄体化ホルモン）　93
light adaptation　148
limbic lobe　62, 94
limbic system　216

lingual nerve 27
LIP 野 226
lobotomy 228
locomotor circuit 207
long thoracic nerve 12
longitudinal cerebral fissure 62
long–term depression（LTD） 52, 196
long–term memory 234
long–term potentiation（LTP） 52, 236
long–wavelength cone 149
LP（後外側核） 83
lumbar enlargement 64
lumbar ganglion 35
lumbar nerve 5
lumbar plexus 8, 16
lumbar puncture 64
lumbar segment 6
lumbar splanchnic nerve 35
lumbosacral enlargement 7
lumbosacral plexus 16
Luschka 孔 122

M

M 錐体 149, 155
M 波 185
macula 23, 145, 168
Magandie 孔 122
Magnocellular（M 層） 155
major forceps 119
malleus 159
mandibular nerve［V₃］ 27, 20
mantle layer 58
marginal layer 58
maxillary nerve［V₂］ 20, 26
MD（背内側核） 83, 85
medial clunial nerve 9
medial cutaneous nerve of arm 13
medial forebrain bundle（MFB） 218
medial longitudinal fascicle（MLF） 170
medial pectoral nerve 13
medial prefrontal cortex（mPFC） 246
medial preoptic area（MPA） 214
medial superior olive（MSO） 167
median aperture 122
median eminence 86
median nerve 14
medical cutaneous nerve of arm 13
medulla 62, 63
medulla oblongata 63
Meissner corpuscle 138
Meissner's plexus 33
membranous labyrinth 159
meninx 6, 120
Merkel cell 138
Merkel disk 138
mesencephalic locomotor region（MLR） 187
mesencephalic tectum 63
mesencephalic tegmentum 63
mesencephalon 59

metencephalon 59
Meyer's loop 85
MG（内側膝状体） 82, 85
mGluR6 受容体 157
microfilament 45
microglia 41
microtubule 45
midbrain 63
middle cardiac nerve 34
middle cerebral artery 126
middle cervical ganglion 34
middle ear 158
middle meningeal artery 129
middle–wavelength cone 149
Millard–Gubler syndrome 79
minor forceps 119
MLF 症候群 189
modiolus 160
molecular layer 102
Monakow 聴条 164
monosynaptic reflex 207
Monro 孔 122
Monro–Kellie doctrine 128
mossy fiber 102
motor aphasia 232
motor function 3
motor nerve 2
motor neuron 7, 60, 178
motor rehabilitation の原則 206
motor unit（MU） 178, 206
MST 野 116
MT（middle temporal）野 116, 222, 226
Müller cell 147
multiple sclerosis 49
multipolar neuron 41
muscarinic receptor 36
muscle of tongue 60
muscle spindle 139
muscular branch 10
musculocutaneous nerve 14
musician's cramp 205
myelencephalon 59
myelin basic protein（MBP） 45
myelin sheath 44
myelinated nerve fiber 44
myenteric plexus 33

N

Na^+–K^+ ポンプ 47
nasal placode 61
nasolacrimal nerve 26
neocortex 62, 94
neostriatum 106
Nernst の式 46
nerve fiber 44
nerve plexus 7, 8
nerve terminal 40
nervous system 2
neural crest 58
neural groove 58

neural layer 146
neural plate 58
neural tube 58
neuroblast 58
neurocognition 249
neuroepithelial cell 58
neurofilament 45
neuroglia 41
neuromuscular junction 50, 179
neuromuscular specificity 11
neuron 40
neurotransmitter 50
nicotinic receptor 36
Nissl body 40
NMDA 受容体 53, 55
nociceptor 138
node of Ranvier 44
noncommunicating hydrocephalus 124
non–declarative memory 235
noradrenaline（NA） 36, 54
normal pressure hydrocephalus（NPH） 124
notochord 58
nucleus 63
nucleus accumbens（NAC） 254
nystagmus 202

O

obstructive hydrocephalus 124
obturator nerve 17
occipital lobe 62
ocular dominance column 154
oculomotor nerve［Ⅲ］ 4, 20, 24
OFF 領域 156
olfactory bulb 22, 61, 172
olfactory cell 22
olfactory epithelium 22
olfactory nerve［Ⅰ］ 4, 20, 22
oligodendrocyte 41
omni–pause neuron（OPN） 189
ON 領域 156
ophthalmic artery 126
ophthalmic nerve 26
ophthalmic nerve［V₁］ 20
opsin 148
optic canal 20
optic cap 61
optic disc 145
optic nerve［Ⅱ］ 4, 20, 22
optic placode 61
optic vesicle 61, 146
optokinetic response（OKR） 189
ora serrata 145
organ of Corti 23
orientation column 154
orientation selectivity 157
otic ganglion 27, 29
otic placode 61
otic vesicle 61
otolith 168

outer hair cell 160

P

Pacinian corpuscle 138
pain 135
paired–pulse facilitation 52
paleocortex 94
Panx1（pannexin 1）チャネル 174
Papez 回路 94, 216
parabelt 165
parallel fiber 102
parasympathetic nerve 32
paraventricular nucleus（PV） 214
paravermis 100
paravertebral ganglion 34
parietal lobe 62
Parkinson 病 204
parotid plexus 28
Parvocellular（P 層） 155
pelvic plexus 33
peptide 54
Per 224
perilymph 161
peripheral nerve 4
peripheral nervous system 2
perivascular space 128
perseveration 229
PGD₂ 213
pharyngeal plexus 29, 30
pharyngotympanic tube 159
Phineas Gage 228
photopic vision 148
photopsin 146, 148
photoreceptor cell 146
phrenic nerve 10
pia mater 6, 120
pigmented layer 146
place cell 236
placode 61
polymodal receptor 140
pons 63
pontocerebellum 101
posterior cerebral artery 127
posterior cingulate cortex（PCC） 246
posterior communicating artery 127
posterior cutaneous nerve of thigh 18
posterior funiculus 65
posterior horn 65
posterior meningeal artery 129
posterior ramus 7, 9
posterior root 7
posterior vagal trunk 31
postganglionic fiber 32
prefrontal cortex（PFC） 254
preganglionic fiber 32
premotor area 194
preoptic area 86
pre–supplementary motor cortex
　（pre–SMA） 229
prevertebral ganglion 34

primary brain vesicle 59
primary motor area（M1） 192
procedural memory 235
projection fibers 119
prolactin（PRL） 92
proprioception 135
prosence phalon 59
prosopagnosia 223
proteolipid protein（PLP） 45
pseudo–unipolar neuron 41
pterygopalatine ganglion 27
Pu（視床枕） 83, 85
pudendal nerve 18
pulmonary plexus 31, 32
pupil 24, 144
Purkinje cell layer 102
putamen 106
pyramidal tract 190

R

radial nerve 15
rami communicantes 8
receptive field 156
recurrent laryngeal nerve 31
referred pain 135
refractive anomaly 150
Reissner's membrane 160
releasing hormone（RH） 90
REM sleep 212
renal plexus 33
Renshaw cell 69
resting motor threshold（RMT） 206
resting potential 46
reticular formation 63
reticular part of substance nigra 107
reticulospinal tract 191
retina 22, 145
retinotopy 114, 153
retrograde amnesia 236
rhinencephalon 62
rhodopsin 146, 148
rhombencephalon 59
rod 146
Romberg 試験 203
roof plate 58
root 12
rootlet 7
rubrospinal tract 191
Ruffini corpuscle 138

S

S（slow twitch）型筋線維 178, 179
S 状静脈洞 121, 129
S 錐体 149, 155
S1–5 5
saccade 189, 202
saccule 23, 159, 168
sacral nerve 5
sacral plexus 8, 18
sacral segment 6

sacral splanchnic nerve 35
saltatory conduction 49
saphenous nerve 17
satellite cell 41
scala tympani 160
scala vestibuli 160
Schwann cell 41
sciatic nerve 18
sclera 144
scotopic vision 148
secondary brain vesicle 59
secondary NPH（sNPH） 125
selective attention 227
selective serotonin reuptake inhibitor
　（SSRI） 50
self recognition 249
semantic memory 235
semicircular canal 159, 168
semicircular duct 23, 159
sensorineural hearing loss 166
sensory aphasia 231
sensory function 3
sensory modality 134
sensory nerve 2
sensory neuron 7, 60
septum transversum 11
serotonin 54
sexual dimorphism 240
short–term memory 234
short–wavelength cone 149
sigmoid sinus 129
smooth pursuit 189
social cognition 249
somatic motor nerve 3
somatic nerve 2
somatic sensation 134
somatic sensory nerve 2
somatotopy 114
somite 60
sound source localization 167
spatial attention 227
special sensory nerve 2
sphincter pupillae 144
spike timingdependent synaptic plasticity
　（STDP） 53
spina bifida 58
spinal cord 2, 5, 6, 64
spinal ganglion 5, 7, 60
spinal nerve 2, 5
spinal reciprocal inhibition（RI） 207
spinal reflex 207
spinal root 31
spinal segment 64
spine 50
spinocerebellar tract 67
spinocerebellum 101
spinoreticular tract 67
spinothalamic tract 66
spiral ganglion 23
spiral lamina 160

spiral organ　160
splanchnic nerve　34
stapes　159
stellate ganglion　34
sternocleidomastoid　10
Stevens のべき数の法則　136
straight sinus　129
stretch reflex　181
stria vasularis　160
striatum　106
subarachnoid cisterns　123
subarachnoid hemorrhage（SAH）　131
subarachnoid space　122
subclavian nerve　13
submandibular ganglion　27, 28
submucosal plexus　33
suboccipital nerve　97
subscapular nerve　13
substantia nigra　106
subthalamic locomotor region（SLR）　187
subthalamic nucleus　106
sulcus　62, 110
sulcus limitans　58
superior alveolar nerve　27
superior cardiac nerve　34
superior cervical ganglion　34
superior clunial nerve　9
superior ganglion　29, 30
superior gluteal nerve　18
superior hypogastric plexus　33
superior laryngeal nerve　30
superior longitudinal fasciculus　118
superior mesenteric plexus　33
superior occipitofrontal fasciculus　118
superior olivary nucleus　164
superior orbital fissure　20
superior petrosal sinus　129
superior sagittal sinus　129
supplementary motor area　195
supra–chiasmatic nucleus　224
supraclavicular nerve　10
suprascapular nerve　12
sural nerve　19
sympathetic nerve　32
sympathetic trunk　34
synapse　40
synaptic bouton　179
synaptic cleft　40
synaptic plasticity　52
synaptic vesicle　40

T

T1–12　5
tactile sense　134
tanycyte　43
tapetum　119
tectorial membrane　160
tectospinal tract　191
telencephalon　2, 59, 62

temporal lobe　62
tendon organ of Golgi　139
TEO 野　116
TE 野　116
thalamus　62
thermal sense　135
thermoreceptor　138
third ventricle　59, 62, 122
thoracic cardiac nerve　34
thoracic nerve　5
thoracic nucleus　67
thoracic pulmonary branch　34
thoracic segment　6
thoracodorsal nerve　13
tibial nerve　19
tip link　162
tonotopy　114, 164
transduction　137
transient cerebral ischemic attack（TIA）
　　130
transient receptor potential（TRP）受容器
　　135
transient receptor potential（TRP）チャネル
　　137, 140, 162
transverse cervical nerve　10
transverse sinus　129
trapezius　10
traveling wave　161
TRH　90
trigeminal ganglion　26
trigeminal nerve［Ⅴ］　4, 20, 26
trochlear nerve［Ⅳ］　4, 20, 25
Trömner's reflex　201
TRPM5 チャネル（transient receptor
　　potential channel subfamily M member 5）
　　174
trunk　12
TSH　92
tuning curve　163
tympanic cavity　158
tympanic membrane　158
tympanic plexus　29

U

U fibers　118
ulnar nerve　14
uncinate fasciculus　118
unconditioned stimulus（US）　197
unipolar neuron　40
unmyelinated nerve fiber　44
utricle　23, 159, 168
uvea　144

V

V1 野　153
V4 野　116
VA（前腹側核）　82, 84, 85
vagus nerve［Ⅹ］　4, 20, 30
vascular layer of eyeball　144

vegetative function　2
ventral tegmental area（VTA）　254
ventral tegmental field of pons（VTF）　187
ventricles　122
vergence　189
vermis　100
vertebral artery　126
vertebral canal　6
vestibular ganglion　23
vestibular membrane　160
vestibular neck reflex　171
vestibular nerve　23
vestibule　159
vestibulocerebellum　101
vestibulocochlear nerve［Ⅷ］　4, 20, 23
vestibulo–ocular reflex（VOR）　170, 189
vestibulospinal reflex　171
vestibulospinal tract　191
Vicq d'Azyr 線条　153
Virchow–Robin space　128
viscera　2
visceral brain　216
visceral motor nerve　3
visceral nerve　2
visceral sensory nerve　3
vitreous body　145
VLa（外側腹側核前部）　82, 84
VLp（外側腹側核後部）　82
voltage–gated potassium channel　48
voltage–gated sodium channel　48
voluntary movement　3
V–P シャント　124
VP（後腹側核）　82
VPL（後外側腹側核）　82, 84
VPM（後内側腹側核）　82, 84
VPMpc（後内側腹側核小細胞部）　82, 175

W・Z

Wallenberg syndrome　79
Waller 変性　45
Weber の法則　136
Weber 比　136
Weber syndrome　79
Weber–Fechner の法則　136
Wernicke　231
Wernicke 失語　244
Wernicke 野　117
Wernicke–Geschwind のモデル　233
Wernicke–Lichtheim の図式　232
white matter　63
wide based gait　202
Wilder Penfield　114
Wisconsin card sort test（WCST）　228
Wolfram 病　251
working memory　234
writer's cramp　205
Zinn's zonule　144
zygomatic nerve　27

271